Fundamentals of Clinical Supervision
(6th Edition)

临床心理督导纲要

（原著第六版）

［美］Janine M. Bernard，Rodney K. Goodyear　著

刘稚颖　译

中国轻工业出版社

图书在版编目（CIP）数据

临床心理督导纲要：原著第六版／（美）贾宁·M.伯纳德
（Janine M. Bernard），（美）罗德尼·K.古德伊尔（Rodney
K. Goodyear）著；刘稚颖译. —北京：中国轻工业出版社，
2021.1（2023.8重印）

ISBN 978-7-5184-3108-3

Ⅰ. ①临… Ⅱ. ①贾… ②罗… ③刘… Ⅲ. ①心理
咨询—咨询服务 Ⅳ. ①R395.6

中国版本图书馆CIP数据核字（2020）第136494号

版权声明

责任编辑：戴 婕

策划编辑：戴 婕 责任终审：腾炎福
责任校对：刘志颖 责任监印：吴维斌

出版发行：中国轻工业出版社（北京东长安街6号，邮编：100740）
印 刷：三河市鑫金马印装有限公司
经 销：各地新华书店
版 次：2023年8月第1版第3次印刷
开 本：850×1092 1/16 印张：28
字 数：400千字
书 号：ISBN 978-7-5184-3108-3 定价：118.00元
读者热线：010-65181109，65262933
发行电话：010-85119832 传真：010-85113293
网 址：http://www.chlip.com.cn http://www.wqedu.com
电子信箱：1012305542@qq.com
如发现图书残缺请拨打读者热线联系调换
200646Y2X101ZYW

出版者的话

由贾宁·伯纳德（Janine Bernard）教授和罗德尼·古德伊尔（Rodney Goodyear）教授合著的这本《临床心理督导纲要》（第六版），可以说是临床心理督导领域最权威的教材之一。本书原著自首次出版以来，一直持续地更新，多次再版，努力与该领域的发展与时俱进。

2005年我们首次引进出版了《临床心理督导纲要》（第三版），但当时中国的督导领域还处于萌芽阶段。近十几年来，与许多学科一样，中国的心理咨询行业得到了飞速发展，心理督导领域也处于蓬勃发展中。于是本书第六版的中文版就这样应运而生了。

本书作为临床心理督导领域的一本综合性专著，覆盖的理论模型非常广泛，作者不仅对经典的心理咨询理论流派以及新兴的后现代理论方法都进行了十分详细地阐述，同时还对网络技术、大数据等各种新方法和新技术进行了介绍，让人受益匪浅。希望它的出版能对中国临床心理督导领域献出自己的绵薄之力！

在此特别感谢本书的作者贾宁·伯纳德教授和罗德尼·古德伊尔教授，感谢他们给我们呈现了这样一本权威而经典的著作；感谢译者刘稚颖老师，她在翻译书稿时严肃认真、一丝不苟的态度和专业性保证了译稿的准确性和流畅性；感谢江光荣老师、赵旭东老师、施琪嘉老师和谢东老师，谢谢他们在百忙之中为本书写推荐语。我们也向一直关注本书、期待本书尽快面世的读者表示衷心的感谢，"万千心理"将一如既往地与广大读者真诚携手，为大家带来更多的心理学经典著作！

"万千心理"编辑部
2020年10月

译者序

在第一次翻译《临床心理督导纲要》（第三版）的时候，我还不是督导师。那时在中国的临床心理学界，还没有哪个专业机构正式提出并认证"督导师"的资格。当然，中国心理学会临床与咨询心理学注册系统那时也还没有成立。当时我是以中国轻工业出版社"万千心理"策划编辑的身份"相中"了这本书，之后不久我就离开了图书编辑的岗位，然后以共同译者和审校的身份继续与这本书"纠缠不休"。由于自己当时并没有接受过系统的督导培训，因此（以今天的眼光去审视）在翻译中肯定存在着一些理解或用词方面的错误。直到许多年后，当我被南京大学桑志芹教授"点名"去参加"中美联合心理咨询督导师连续培训项目"时，才知道来自美国的督导培训专家 Robert N. Portnoy 教授（他喜欢我们称呼他的昵称"Bob"）指定了本书第三版中文版为培训的主要教材。在学习和培训过程中，我内心一直处于惴惴不安之中，因为真正跟专家学习了督导

的理论及实践方法之后，才发觉之前的翻译理解不够准确，某些地方甚至存在错误，总希望能有机会弥补不足。这个机会又等待了好几年，终于被我等到了！2019 年春节前，我带着 Bob 老师推荐的另一本关于督导实践策略的著作去拜访"万千心理"的石铁先生，希望他引进并翻译出版。碰巧他们刚刚取得了《临床心理督导纲要》最新第六版的中文简体版权，正在找译者呢！结果我就自己送上门去了……

以上是我跟本书的一些"渊源"。有些事情、有些人，当时经历时并没有特别的感觉，但后来回味时却越来越美好。感谢桑老师经常"逼"我去南京学习，感谢 Bob 老师的教诲和支持，也感谢石铁先生对我一如既往的信任。

在翻译本书第六版的过程中，我时不时地涌起对作者的敬佩之心。作为一本督导领域的综合性专著，本书所覆盖的理论模型非常广泛，而且极具时代性，在几乎囊括了经典的心理咨询理论流派外，对于新兴的后现代理论方

法也有十分到位的阐述。在督导实践领域，作者更是与时俱进地对各种方法和技术进行了介绍，包括利用网络技术、大数据、循证实践等方面的新方法和新成果，令人大开眼界、受益匪浅。本书英文版是 2019 年出版的，书中大量引用了近 5—10 年的最新文献成果，其中最新的参考文献出自 2017 年。这样敬业和勤奋的态度，令人折服。这也是我强力推荐本书的原因之一，相信读者一定不会对本书的内容感到失望。

本书从第三版到第六版，不变的传统是始终包含了督导理论模型、督导关系、督导的实施、督导评价以及伦理法律问题这些核心内容。虽然作者在"前言"里介绍了第六版的新增内容，但由于本书的第四版和第五版并未翻译成中文，因此我觉得有必要将第三版与第六版的新增内容总体概括一下。

1. 有关督导模型的讨论扩充为两章，增加了新的第二代督导模型的相关介绍。

2. 丰富和强化了关于"多元文化督导"的重点内容，特别强调了督导师与被督导者的多元文化胜任力，这个方面目前在国内还没有引起足够的重视。

3. 在临床督导的实施部分，增加了非常多的具体方法和技术的介绍，对面临实践挑战的督导师们非常有帮助。

4. 第 8 章"个别督导"中新增了很多内容，包括互联网督导的方法及局限性、非线性督导策略、三人督导等。

5. 作者高度关注循证实践思想与现代科学技术在督导中的应用，第 8 章中增添了有关常规结果监测（Routine outcome measurement，简称 ROM）督导的详细介绍，第 12 章特别介绍了刻意练习对促进督导师专业发展的重要性 *。

6. 第 9 章团体督导的内容也进行了补充。

7. 全书贯穿了对专业人员反思性实践能力培养的观点，这是被督导者个人专业发展的重要内容。

8. 第 12 章"促进职业生涯发展"是全新的内容，重点关注对执业咨询师的督导，并比较了研究生实习期督导与已取得资质的从业者督导的区别。

9. 附录 A"督导个案研究"是新增的部分，提供了两个督导个案研究报告。

10. 附录 B"督导工具箱"在原来内容的基础上进行了更新和扩展，包含与督导相关的一些文件及测量工具。

第六版新增的内容这么多，读者们一定迫不及待地想要一睹为快了。

本书的读者群体包括临床心理学领域的学者、研究者、心理咨询师、心理督导师、相关专业的学习者以及教学人员。本书对于我国心理咨询行业的从业者资格鉴定及专业资质认证工作也有很好的理论和实践指导意义。

从初入行业时"我不知道我不知道"（见本书第 12 章图 12.2）的年少轻狂，到跌跌撞撞地进入"我知道我不知道"的自我怀疑，再到慢慢觉察沉淀下来的"我知道我知道"，从

---

* 推荐阅读 Rousmaniere 所著的《心理治疗师的刻意练习》，其中译本已出版。——译者注

心理咨询师到督导师的专业成长道路，不能仅仅满足于多年经验积累而形成的自动化操作，而是需要持续地对自己的工作结果进行检验和反思，进行刻意练习，这样才能不断地提升我们的实践能力，从而实现临床心理督导的双重目标：保障来访者福祉和满足被督导者的学习需要。

作为一名咨询师和督导师，我在工作中常常体会到一种静静的喜悦的感觉，正如杜甫的名句："好雨知时节，当春乃发生。随风潜入夜，润物细无声。"

是为序。

刘稚颖

2020 年 10 月于苏州大学

中文版序

大约30年前，当我和贾宁·伯纳德出版本书第一版时，关于督导的学术研究还处于萌芽阶段。从那之后，督导的学术研究已经成熟很多了。当这个领域开始明确认可督导是一种特定的胜任力要素并需要进行特定的训练后，有关督导的专业研究更是飞速增长。随着文献数量的快速增长，本书的每一个新版本都与前一版有很大的不同，我们希望努力确保本书能与该领域的发展与时俱进。例如，本书第一版中并没有单独设立一章来专门讨论多元文化督导的主题，这在当今是绝不可能的，因为当代督导理论已经将多元文化胜任力视为一个核心要素。另一个例子是，随着对督导国际化趋势的关注不断增加，我们也努力在本书的写作中吸收日益增长的国际性督导文献的内容。

近年来，中国心理健康专业领域正在发生极为迅速和令人激动的转型发展。其中中国心理学会临床与咨询心理学注册系统以及湖北东方明见心理健康研究所等机构正在努力构建一支有效的督导队伍，这支队伍正在运用已在全球各个国家广泛应用的督导理论和方法。与此同时，中国的督导专家们也在不断探索和创建适应中国文化和中国国情的本土化督导实践模式。

我特别希望本书能为培养中国的督导专业人才提供一些帮助。因此，我期待能继续向我的中国同行学习，并将所学内容加入本书的后续版本中。为此，特别欢迎读者们将你们的建议反馈给我，我的邮箱是 rod_goodyear@redlands.edu。

罗德尼·古德伊尔

前言

前言是一个颇有嘲讽意味的说法，因为它往往是在书稿的最后才写。我们得回到我俩准备写作《临床心理督导纲要》第六版的那个开始时刻。现在，回顾已经完成的这本书，它与前五版既相似又有不同，不同之处在于临床督导不断演变出来的一些特性，相似之处则在于我们所坚守的原则从第一版到第六版贯穿始终。

写作本书25年来，我们的目标是提供心理督导领域内既有学术性又兼具实用性的内容。我们始终秉持的写作理念是，不但要尽可能多地涵盖临床督导实践领域的内容，同时也要关注临床督导的研究成果。因此，本书的每一个新版本都会对前一版本问世以来督导领域的学术研究进行一个全面回顾。这样做很有必要，我们会看到哪些是近年来发展迅速的"热点"课题，哪些方面基本保持不变，哪些领域随着新观点的涌现而逐步推陈出新。我们很高兴地看到，年轻的研究者以及有声望的学者都对临床督导领域持续抱有极大的关注和兴趣。我们希望能借本书传递我们在研究文献中所感受到的令人振奋的能量。

尽管学术性已成为写作本书的一个"标签"，我们也努力使这本书能对督导实践者以及督导师训练者带来实用性的指导帮助。在每一章里，研究内容的呈现都是以临床督导实施过程这个大背景为基础的。正如临床督导所具有的特征一样，我们希望本书是理论、数据、关系以及实践的一个融合体。

我们始终努力使本书成为一个能够兼容并蓄不同理论流派的教材。虽然两位作者的心理学和咨询理论取向非常明确，但我们也尽可能吸收了婚姻与家庭治疗、社会工作、精神病学以及精神分析等领域的重要贡献。《临床心理督导纲要》同时也反映了美国本土之外的国家和地区在督导领域的研究进展。事实上，美国与其他国家的临床督导具有很多共同点。

第六版的新增内容

- 首先，我们欢迎"新人"Tony Rousmaniere 将他的专业知识融入第 5 章"督导关系：被督导者和督导师的因素"、第 6 章"多元文化督导"以及第 8 章"个别督导"，在这三章里增添了新的观点。

- 其次，考虑到新的第二代督导模型的不断涌现，我们将有关督导模型的讨论扩充为两章，包括第 2 章"督导模型：基于心理治疗的模型和发展模型"以及第 3 章"督导模型：过程模型和第二代模型"。在前五个版本中，有关督导模型的内容都只有一个章节。

- 我们高度关注科学技术在督导中的应用，第 8 章"个别督导"中增添了有关常规结果监测（ROM）督导的详细介绍。

- 第 6 章"多元文化督导"重点加大了有关多元文化督导的历史性资料，以及如何增强针对残疾人和不同政治观点被督

导者开展工作的多元文化胜任力。

- 第 9 章"团体督导和现场督导"新增了有关团体督导的一部分内容。

- 第 11 章"督导实践的伦理与法律基础"新增了关于"道德冲突"的一个部分。

- 第 12 章"促进职业生涯发展"是全新的内容，重点关注对执业咨询师的督导，目的是帮助执业咨询师从胜任水平进一步提升到专家水平。本章的另一个新内容是引入来访者咨询结果的测量作为临床督导有效性的一个评价指标。

- 附录 A"督导个案研究"是新增的部分，提供了两个较为综合的督导个案研究报告，其中涵盖了本书多个章节所论述的主题。

- 附录 B"督导工具箱"在原来内容的基础上进行了更新和扩展。

第六版的内容结构

全书分为五个部分。第一部分：临床督导引论及一般方法。第二部分：督导关系的不同维度。第三部分：临床督导的实施。第四部分：临床督导师的专业责任。第五部分：对从业者的督导。

第一部分：临床督导引论及一般方法，共

有 3 章。第 1 章"临床督导引论"对临床督导进行了概述，包括督导的定义及其在心理健康专业领域的重要作用。我们还提供了一个概念性的框架结构，以帮助读者理解该结构是如何与被督导者的发展相联系的。第 2 章"督导模型：基于心理治疗的模型和发展模型"，概要

介绍了督导的两个重要的理论模型——基于心理治疗理论的模型和发展模型。第3章"督导模型：过程模型和第二代模型"介绍了督导的第三种重要模型——督导过程模型。第3章还介绍了督导的第二代模型，并指导读者如何选择话合个人督导实践的理论模型。

第二部分：督导关系的不同维度。尽管新手督导师或许很急迫地想要学习督导方法、评价责任和伦理规范等，督导关系这一章的位置却昭告了关系本身在督导中的核心地位。事实上，所有的督导活动，包括对被督导者的评价，都是在督导关系中进行的。第4章"督导关系：三方和双方系统"涵盖了影响督导师和被督导者的双方及三方关系问题，其中心目标是构建积极的督导联盟。为此，我们探讨了影响督导联盟的积极和消极因素，以及如何处理督导关系中的矛盾冲突。第5章"督导关系：被督导者和督导师的因素"探讨了督导师和被督导者个人自身的心理特征和人际交往模式对督导关系的影响，包括阻抗、依恋、焦虑、羞耻感等关键因素，以帮助督导师和被督导者共同努力来促进被督导者的发展。第6章"多元文化督导"聚焦于督导三方关系中的每一方所展现的不同的文化认同，以及它们如何影响督导关系和咨询关系。这一章重点讨论了文化认同的重要性、文化在个人的内在和人际的表征以及社会正义的核心价值。

第三部分：临床督导的实施，这部分将带领读者了解临床督导的具体实施过程。第7章"督导体验的组织过程"将描述并强调督导实践的目的性，或称督导的基本结构。就像一场成功的音乐会有赖于高水平的音响系统，督导

的组织计划不力或缺乏稳定保障会损害这种专业互动的质量（Bernard，2005）。为此，本章将概述保障督导过程顺利进行的基本要素。第8章"个别督导"以及第9章"团体督导和现场督导"将介绍临床督导的不同模式：个别督导、团体督导及现场督导。这两章将描述督导实践的多种技术策略，它们可应用于面对面个别督导或借助现代通信技术的远程团体督导。尽管这些策略分别在两个章节里进行介绍，但其中部分或全部方法事实上可在不同的督导形式中通用。

第四部分：临床督导师的专业责任。这部分内容涉及临床督导极为重要的另一个基本结构——评价的专业责任，以及在伦理和法律框架下开展督导。书中将提供督导师与被督导者首次会谈之前必须充分告知的关于督导的信息。第10章"评价"增添了有关评价方面的文献更新，包括建立评价计划、提供反馈，等等。第11章"督导实践的伦理与法律基础"涉及临床督导的伦理及法律方面的一些重要内容，包括实质性权利与程序性正当程序权利的区别、伦理决策、督导师违反伦理或违法行为的后果，等等。

第五部分，亦即最后一章，第12章"促进职业生涯发展"，将介绍我们如何训练新手督导师的相关内容。在这一章，我们将重心转移到临床督导如何促进持续的专业发展。因此，我们将这个只有单独一章的第五部分命名为"对从业者的督导"。这部分将主要阐述入门水平的专业人员如何通过督导，通过积累经验，促使自己完成从胜任水平到专家水平的专业发展。

本书的最后提供了两个附录。附录 A "督导个案研究"是新增的，提供了两个督导个案研究报告；附录 B 在原有督导工具箱的基础上进行了更新，其中所包含的相关信息和测评工具，相信对督导实践者和研究者都会有所帮助。

致谢

如前所述，撰写前言给了作者一个机会——在作品最终问世之前，再看一眼自己的"孩子"。在我们已确信这个"孩子"手脚完好无缺可以"出生"之际，我们要衷心感谢一直默默支持和包容我们的亲密伴侣——Dick 和 Karen；感谢那些已经远赴美国其他地区及其他国家的专业同事；感谢经常和我们一起探讨督导相关内容的各位朋友。我们尤其要感谢我们的学生，他们极大地帮助我们思考并斟酌本书所应涵盖的重要内容。我们也要感谢 Peitao Zhu、Erin Friedman，还有 Kate Wolfe-Lyga，他们对本书的初稿部分章节提出了很好的建议。最后，感谢本书第六版的审阅者们提供的宝贵意见，他们是美国西佐治亚大学的 Julia S. Chibbaro、迈阿密大学的 Jennifer Green、堪萨斯大学的 Sarah Kirk、佐治亚大学的 Jef Skinner 以及俄勒冈大学的 Angela Whalen。

贾宁·伯纳德
罗德尼·古德伊尔

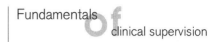

目录

第三部分　临床督导的实施

第五部分　对从业者的督导

第一部分

临床督导引论及一般方法

第 1 章

临床督导引论

在医学教育中，学生们会跟随医生团队对接受诊治的病人进行查房，了解病情变化，并讨论诊断和治疗相关的问题。法律专业的学生则在课堂上随时准备站起来发言，描述某个诉讼案例的关键论证、进行总结，或者回应其他同学的论证。在辩论过程中，教授将训练学生掌握苏格拉底式对话的专业能力。以上两种教育都运用了标志性教学法：为培养专门化人才而又极具该专业代表性的一种教学法（Shulman, 2005a）。

标志性教学法（Shulman, 2005a）具有三个特征：互动性、不确定性以及塑造性。"互动性"指学习发生于指导教师与学习者的对话过程中；"不确定性"指教学双方在学习开始前通常不能预先知道互动过程的内容重点及结果；"塑造性"指教师需要引导学生的思维过程，学习像"律师"（或者医生、心理学家，等等）一样进行思考（Shulman, 2005a, p.52）。Shulman（2005a, p.14）还补充说，标志性教学法同时也是一种"行动教学法，因为在教学中常常会出现这样的情形，'这些都很好，现在我们怎么做呢？'"

临床督导是为培养心理健康专业人才的标志性教学法（Barnett, Cornish, Goodyear, & Lichtenberg, 2007; Watkins, 2014b）。它与其他专业的标志性教学法一样，具有互动性、不确定性和塑造性的特征。督导是一个相当复杂的过程，除了运用特定的专业技能，还要求能够平衡互相冲突的不同需求（比如，在保护来访者的同时支持被督导者的发展，Veilleux, Sandeen, & Levensky, 2014）。本书将为读者提供与督导相关的重要概念与核心技能方面的知识。

每一名心理健康专业人员都应学习并掌握督导的工作能力，因为这是专业发展的必然趋势。事实上，督导在心理健康专业人员的工作活动中非常普遍（可参见 Lichtenberg, Hutman, Goodyear, & Overland, 即将出版）。Rønnestad、Orlinsky、Parks 和 Davis（1997）在一项对来自 12 个以上国家的 2000 多名心理治疗师的研究中发现，从事督导活动的治疗师人数比例从工作头半年的不到 1% 上升到专业实践满 15 年后的 85% ~ 90%。

因此，本书是为全体心理健康专业人员

提供的一个专业胜任能力所必需的核心训练体系。这个训练体系与心理治疗密不可分，它的历史可追溯到 100 多年前（Watkins, 2011）。

基本前提

很多读者也许都有过被督导的经历，有些人未来会成为督导师。他们在过去经验中形成的关于督导的感受和认知，或许会使得阅读本书对个人来说更有意义，也更具相关性，但也有可能在读到与旧有认知不一致的内容时会引发批评和疑问。为此，我们在写作本书时尽可能以经得起严格论证的方式呈现相关资料，希望读者在遇到与自己原先认知不一致的内容和观点时，依然可以客观公正地评判其价值。

本书的写作遵循以下三个基本前提。

- **临床督导是一种自成一体的干预过程。** 它有自己独特的要求、模型和技术。就像其他的心理学干预方法一样，督导师也应接受系统训练的准备才可开始实践。

- **各类心理健康专业在实施督导的过程中，其相似性大于差别性。** 大部分的督导技能和过程可在不同类别的心理健康专业中普遍适用。当然，不同专业之间也会在督导侧重点、督导模式等方面存在一些差异，这些差异就好比是不同专业在共同使用的标志性教学法上添加的独特亮点。尽管如此，有证据表明，即使是不同的专业领域（如咨询师、家庭治疗师、精神科医生和护士、心理学家以及社会工作者等）或在不同的国家（Ellis, Creaner, Hutman, & Timulak 2015; Son & Ellis, 2013; Son, Ellis, & Yoo, 2013; Watkins & Wang, 2014），督导的核心特征是相同的。因此，我们将广泛吸取跨学科和国际性的文献资料，深入探讨心理健康领域中临床督导实践的特征性课题和内容。

- **临床督导能有效促进被督导者的专业胜任力发展。** 当临床督导以提升被督导者的胜任力为目标时，它所产生的作用是很明显的。不过，当以来访者的咨询效果作为督导有效性的评价指标时，研究证据则存在一些不一致（Goodyear & Rousmaniere, 2017）。这个问题我们将在第 12 章进行专题讨论，同时也就如何在采用来访者结果作为评价指标时提升督导有效性提出了我们的建议。

专业名词

我们使用"临床督导"这个名词，符合所有心理健康专业的共同惯例。谷歌（Google Books' NGram）对超过 25 000 000 本图书的检索结果显示，"临床督导"的出现频率大大高于其他任何特定专业术语（比如，咨询师督导、心理督导或社会工作督导）。我们用"临床"来修饰"督导"这个概念，其用意是区别于管理领域的督导——上级对下级员工的工作指导。如果督导师不能区分这两种不同类型的督导，并试图对同一个被督导者同时进行这两种督导活动，就会产生不良的双重关系，这部分内容将在本书后面被提及。

我们认为，"咨询""治疗"和"心理治疗"这几个术语是可以互相替换的，因为它们彼此之间的区别是人为设立的，并且没有多大意义。同时，我们沿用罗杰斯（Rogers, 1951）所首创的"来访者"一词来指代心理治疗的服务对象。

"督导"与"训练"这两个概念是有区别的。"训练"是指"通过一个标准化的系列程序为受训群体提供系统教育"（Hill & Knox, 2013, p.776），而"督导"则是个性化的教育过程，督导师要根据被督导者在督导中所呈现的问题而灵活反应。训练师的主要角色是教师，在本章后面部分我们将区分教师与督导师角色的不同之处。

对应于"训练师－督导师"的区别，我们也需要区分"受训者－被督导者"之间的差异。"被督导者"的涵盖范围比"受训者"更为广泛："受训者"指刚进入一个系统培训项目的"被督导者"，所以这个名称并不适合于研究生阶段来寻求督导的对象。

督导对心理健康专业的重要性

督导是专业人员成长过程中必不可少的关键环节。正如两千多年前的希波克拉底誓言（the Hippocratic Oath）中所说的：

我向太阳神阿波罗，医神阿斯克勒庇俄斯，还有健康以及所有的天神宣誓，我将尽我的能力和判断，我将遵守以下誓言——**将向我求助的人当作我的父母看待，我将与他分享我的财物，如果需要我将帮助他减轻贫穷的负担，将他的后代视为我的兄弟手足**……（Hippocrates，约公元前400年）

这一誓言标志着教师或督导师的光荣职责。它同时也阐明了教师在帮助受训者成长发展中所承担的重要责任。这个誓言预示了我们贯穿全书的一个核心内容——督导师－被督导者关系的重要性。

督导对于正在学习掌握专业技能的被督导者而言是必不可少的，而它对于专业人士自身而言同样十分重要。之所以这样说，是由于专业人士具有不同于其他类型职业的工作性质（可参见 Goodyear & Guzzardo, 2000）：（1）工作的高度自主性；（2）需要依赖于高度专业化的知识体系（Abbott, 1988）；（3）需要在不确定的情况下进行专业判断（Sechrest et al., 1982）。Schön（1983，p.42）将专业人士的第三条工作特性形象地比喻为"在沼泽洼地里工作"，相比而言，其他类型的技术人员则可以依据准确定义的行业标准来开展工作。

由于专业人士所依赖的是高度专业化的知识体系，故而外行人一般很难对其工作进行监督。这也就意味着社会寄希望于专业人士的自我约束，但前提是，专业内的成员必须将社会与来访者的福祉置于自身利益之上（可参见 Cruess, Johnston, & Cruess, 2004; Schein, 1973; Schön, 1983）。这种行业自律包括制定行业准入门槛、规范专业行为标准，以及对不胜任的和违反伦理的专业人员进行惩戒。

正如 Holloway 和 Neufeldt（1995）所指出的，"督导在维持专业标准中具有非常关键的作用"（p.207）。心理健康专业的三种行业自律机制都离不开督导：（政府）监管委员会、专业伦理工作组、项目认证组。这三个组织都依托于督导这个关键环节来传授专业必备技能，并教育培养新人树立正确的价值观与职业伦理。督导还担负着保护来访者的行业责任，他就像守门人一样，审核受训者是否已经具备了从业的胜任能力。

督导对监管委员会的重要性

心理健康职业通常由中央或地方政府（或政府指定的机构）进行监管。这些机构负责对从业者的专业能力进行审核并发放许可执照，以保障来访者不受伤害。拥有执业许可证是从事专业实践的起码条件，这是政府监管机构保障社会公共利益的重要手段。

这些监管机构几乎无一例外地规定，申请执照或注册者必须满足一定的督导要求。通常来说，督导的要求包括：（1）执照或注册申请者必须累积一定数量的接受督导的专业实践时数；（2）督导需符合的条件（例如，督导与专业实践的时间比率，团体督导占全部督导的时间比率，什么人可以进行督导，等等）；（3）督导师的资质要求。这些监管机构依托于督导师来判断申请者是否适合从事专业实践。鉴于

督导的重要性，美国国家与地方心理学会联盟（Association of State and Provincial Psychology Boards, 2015）专门制订了一个"督导指南"，以规范督导师的资质和责任。

督导对专业组织资格认证的重要性

除了政府监管机构之外，某些专业组织也会对心理健康专业人员进行资格认证。这种认证主要有两个目的。

其一，在政府监管机构要求的基本职业胜任能力之上，对高级专业人员所需掌握的其他专业能力进行认证。例如，美国社会工作者认证学会（the Academy of Certified Social Workers，简称 ACSW），美国职业心理学委员会（the American Board of Professional Psychology，简称 ABPP），美国咨询师资格委员会（the National Board for Certified Counselors，简称 NBCC），美国婚姻与家庭治疗协会（the American Association for Marriage and Family Therapy，简称 AAMFT），英国咨询与心理治疗协会（the British Association for Counselling & Psychotherapy，简称 BACP），中国心理学会临床与咨询心理学注册系统（the Clinical and Counseling Psychology Registration System，简称 CCPRS），世界心理治疗委员会（the World Council for Psychotherapy，简称 WCP），等等。这些专业组织中有些（例如 CCPRS）规定了资格认证所必须达到的督导要求（包括类型及数量），也有一些组织（例如 ABPP）未做明确规定。

专业认证的另一个目的是，在政府监管不足的情况下，由专业组织提供一种资格认证。在这种情况下，专业组织相当于是在行使监管

责任。韩国咨询协会与韩国咨询心理学协会就是一个例子，因为韩国政府并没有对咨询及咨询心理学的从业者进行监管。这些专业组织就代替政府监管机构，对督导的类型和数量提出了要求。

督导对项目鉴定的重要性

项目鉴定是对心理健康专业培训项目进行审核并许可。在美国，任何一种心理健康专业都有自己的专业鉴定组织，这些组织均对受训者所接受的督导提出了指导性要求。例如，美国心理学会（the American Psychological Association，简称 APA, 2017b）授权每个培训项目自行决定对督导的要求，其他一些组织，譬如婚姻与家庭治疗教育鉴定委员会（the Commission on Accreditation for Marriage and Family Therapy Education，简称 COAMFTE）就明确规定，任何一个培训项目的参加者必须接受不少于 100 小时的面对面督导，并且每 5 小时直接接触来访者的实践必须接受 1 小时督导，满足上述条件方可准许结业（COAMFTE, 2014）。咨询与相关教育项目鉴定委员会（the Council for Accreditation of Counseling & Related Educational Programs，简称 CACREP, 2016）则要求，专业学生在实习与见习期间必须接受至少每周 1 小时个别督导及 1.5 小时团体督导；CACREP 对博士水平的教育项目则特别规定教学内容里必须包含"对督导的督导"。尽管具体要求有所不同，但所有心理健康专业的鉴定组织都一致强调，受训者必须接受高质量的督导。

将被督导者的胜任力作为目标

心理健康领域的督导最初始于社会工作督导。早在 19 世纪，就有慈善组织协会委派社会工作者对救济贫困群体的慈善活动进行督导，以确保救济对象得到人道的友好对待（Harkness & Poertner, 1989, p.115）。这种督导的关注对象是接受社会工作服务的弱势群体。尽管在 1901 年就有人提出督导的重点应关注专业人员而非来访者（Eisenberg, 1956），但直至 20 世纪 20 年代，这个观点才开始引起重视。Carroll（2007）认为，督导的兴起始于一个精神分析培训机构首次将督导作为受训者的必要条件。

当关注点从来访者转移到专业人员之后（可参见 Ekstein & Wallerstein, 1972），心理健康领域才开始涉及我们现在所讨论的"被督导者胜任力"的范畴。

近年来开始兴起的"胜任力运动"（Rubin et al., 2007, p.453）使被督导者的胜任力成为督导工作的中心任务，专家们做了大量努力对胜任力概念进行操作化定义，从而可对胜任力进行测量（Fouad et al., 2009）。这一运动的兴起，显示出社会对高水平专业领域的可信度的关注，并已在美国和欧洲的专业认证体系中得以体现（Adelman, 2008）。

胜任力由若干更细微、更具体及可测量的成分组合而成。Epstein 和 Hundert（2002）将胜任力定义为：

> 为了所服务的个人和社区的利益，在日常实践中一贯地、恰如其分地运用沟通、知识、技能、临床推理、情绪、价值观及反映；它有赖于个人的心智习惯，包括注意力、批判的好奇心、觉察以及在场。（p.227）

以上虽是 Epstein 和 Hundert 对医学专业胜任力的定义，然而心理健康专业的胜任力概念也与之基本一致（可参见 Rubin et al., 2007）。显然，胜任力并不仅仅是知识与技能的集合，它还要求具有专业的判断能力。胜任力是一种实践的智慧，类似于亚里士多德（Aristotle）提出的"phronesis"——意思是，一个人如何对某种特定情形进行判断，并构建和执行恰当的行动计划（Halverson, 2004, p.94）。

"2002 胜任力大会"可视为美国心理学界的一个分水岭（Kaslow et al., 2004）。虽然美国职业心理学学校与培训项目委员会（National Council of Schools and Programs of Professional Psychology）已经率先明确了胜任力在其培训模型中的重要性（Peterson, Peterson, Abrams, & Stricker, 1997），这次大会标志着"胜任力"概念得到了更为广泛的认可。更为重要的是，与会成员一致同意，督导是心理学家的一项核心胜任力。在这次大会上，由督导专家组成的一个工作小组报告了他们认为督导师应该具备的一些特定胜任力（Falender et al., 2004）。

从胜任力的观点出发，意味着受训者不但要通过学习提高其胜任能力，同时也必然在内心认同了胜任力的评判标准。他们在接受训练之初对自己的不胜任是无意识的（不知道自己为何不胜任），只有当他们了解了专业人员必须具备的胜任力并学会自我评估之后，才能意识到自己的能力不足。也就是说，他们有能力对自己的不足之处进行识别。在这个基础上，他们将进一步提升到有意识的胜任水平（Robinson, 1974）。受训者的最终目标是能够"评估自己知道的以及自己不知道的"（Falender & Shafranske, 2007, p.232），这种能力就是"元胜任力（metacompetence）"（Roth & Pilling, 2008）。

美国前国防部部长 Donald Rumsfeld（2002）有一个很著名的说法，认为人的意识存在"知道知道，知道不知道，不知道不知道"。元胜任力可以减少专业人员所面临的"不知道不知道"。

从理论上说，通过专业资格认证而获准独立从事实践的专业人员应该具备足够水平的胜任力以及元胜任力，从而有能力辨识超出自己胜任范围的某些情况，并寻求专业督导或咨询。从这个意义来说，这一类专业人员是能够自我督导的（Dennin & Ellis, 2003）。

因此，专业训练的一个终极目标是帮助被督导者发展元胜任力。但是，督导师自身首先应具备元胜任力，才能将此能力传授给被督导者。与被督导者一样，督导师的元胜任力发展同样需要通过针对督导师角色的系统培训及督导。

心理健康领域当前对胜任力的高度重视标志着专业人员的训练、督导及资格认证的重要发展。当然，其中也存在一些局限，我们将在第 12 章进行专门讨论。例如，胜任力由特定领域的专家们进行定义，而不同领域专家在如何定义胜任力方面存在分歧。从研究文献中涉及的督导胜任力概念上，我们可以发现它们的关注点和特异性存在一定的差别（可参见 Falender et al., 2004; Roth & Pilling, 2008; Tebes et al., 2011）。

督导下的实践：胜任力的发展途径

Peterson（2002）曾讲过一个笑话。在纽约城里，一名旅客拦住一个出租车司机，问他：“去卡内基大厦怎么走？”司机回答：“练习，练习，练习！”Peterson 提醒大家注意，司机并没有说“读书，读书，读书！”

这个笑话里，如果司机回答“督导下的实践，督导下的实践，督导下的实践！”，大概就不怎么好笑了，但实际上却更为准确。俗话说“熟能生巧”，其实更准确的表述应为“熟能稳固”——随着专业行为的练习增加，这些行为会变得更加自动化。然而这种练习导致的行为固定效果并不区分有效及无效的行为，也就是说，如果练习过程中缺乏正确的指导和反馈，那么练习所获得的行为结果可能也包括了无效的甚至有害的反应。练习者对自己行为的有效性往往缺乏足够的判断能力（可参见 Brosan, Reynolds, & Moore, 2008; Walfish, McAlister, O'Donnell, & Lambert, 2012）。

Dawes（1994）曾指出：

体验式学习需具备两个重要条件：第一，对错误的判断或行为反应的构成有明确的理解；第二，当这类错误发生时能提供即时、清晰和一致的反馈。在心理健康专业能力的训练过程中，这

两个条件都未能满足。（p.111）

来自督导或教练的反馈对学习动作技能如打字或驾驶汽车等也许并非必不可少（Dawes, 1994），因为这些任务的练习本身就能提供足够的反馈。例如，当司机过分猛烈地转动方向盘时，他立即会得到发动机的反馈；同样，踩刹车太慢就会追尾前车。因此，驾驶车辆的体验可直接提供充分的、即时而明确的反馈，从而帮助学习者提高驾驶技能。

然而，心理健康工作的实践是十分复杂而精细的，这种技能的获得有赖于另一个人提供有目的和明确的反馈。研究结果已经证实，缺乏督导的咨询实践并不能促进受训者的临床技能发展（Hill, Charles, & Reed, 1981; Wiley & Ray, 1986）。教育心理学家们在更为广泛的学习指导研究领域也得到了基本一致的结论（可参见 Kirschner, Sweller, & Clark, 2006）。与此类似，Tracey、Wampold、Lichtenberg 和 Goodyear（2014）也在研究中指出，心理治疗从业者若缺乏督导反馈会对其工作表现造成不利影响。

督导的作用并不仅限于专业技能的发展。临床督导师通过帮助被督导者将理论和研究成果应用于临床实践，从而在学校与实践之间架起了重要的桥梁（Williams, 1995）。督导的另一个作用是帮助被督导者更好地了解自我，特别是对专业工作可能造成影响的个人人格及人际行为的某些方面。Skovholt（2012）将督导的第二个功能视为专业人员不可避免的一个“启蒙”过程（p.286）。

督导师胜任力的重要性

督导对于被督导者胜任力的发展至关重要。但前提条件是，督导本身必须是有效的，可惜这一点往往并不能保证。Ellis 及同事（2014）发现，他们所调查的被督导者中，93% 的人报告其当前接受的督导存在一定的不足之处，超过三分之一的人（35.3%）接受的督导一定程度上是有害的。显然，督导师自身需要接受正规训练以提升其胜任能力。

有一种观念认为，成为一名好的治疗师是成为一名优秀督导师的充分条件。这其实就类似于假设，一名好的运动员一定能成为一名好的教练（或者，一名好的体育播音员）。这两类角色所需的技能既有重叠的部分，也有本质的不同。目前，专家们已经达成普遍共识，心理治疗师必须经过系统培训才能从事督导（APA, 2015; CACREP, 2016; Gonsalvez & Milne, 2010）。然而专家们的这一共识尚未在心理健康从业者中得到更普遍的推广。例如，Rings、Genuchi、Hall、Angelo 和 Cornish（2009）所调查的心理学实习督导师们只给出了不温不火的两条支持：第一，督导师接受了关于督导的督导，包括某种形式的观察（录音或录像）及反馈；第二，督导师完成了督导的课程。

随着督导培训机会的日益增多，心理健康领域内对于督导师接受训练的重要性的共识也逐渐得到提高。尽管心理咨询师的教育体系先于其他职业领域开始提供督导培训，直至 20 世纪 80 年代，督导培训的机会仍然十分有限（可参见 Hess & Hess, 1983; McColley & Baker, 1982）。后来，督导训练的机会逐渐增多起来，发展到今天，督导师培训已经成为绝大多数心理健康专业的必需条件。专业认证机构（例如 APA, CACREP 和 AAMFT）提出，它们所认证的博士水平项目应该包含一定数量的督导培训内容。

此外，还有另外两股力量推动了对督导培训重要性及其可获得性的重视。第一股力量来自政府管理部门。他们一再强调，提供督导服务的心理健康专业人员必须接受一定程度的督导培训。例如，美国有 72% 的州执照管理部门要求，督导培训是获得督导执照的必备条件（Field, 2016）。其他一些州心理学管理委员会也提出了类似的要求。比如，在美国加利福尼亚州申请执照的心理学家若想从事督导，则必须在每 2 年的执照有效期内参加一个 6 小时的督导工作坊。

第二股力量则来自专业协会组织。越来越多的机构开始对督导师的培训和工作能力进行认证。例如，CCE（the Center for Credentialing & Education）认证临床督导师、AAMFT 认证督导师，等等。在国际上，督导师认证的例子也不少见。比如，英国心理学会的"应用心理学执业督导师注册"，韩国心理咨询师协会认证的"督导师级别咨询师"，澳大利亚心理学委员会认证的"督导师"，以及中国心理学会临床与咨询心理学注册系统认证的"注册督导师"，等等。这类认证的数量还在不断增长，它传递出一个重要的理念：督导师的胜任力十分重要，并且必须经过训练才能获得。

督导师培训的重要性已经成为共识，但是，关于督导培训的有效性研究的文献仍然较少。不过，这些有限的研究文献确实支持了督导培训的积极影响。我们将在第 12 章再次讨论这个主题。

督导的定义

我们前面讨论督导相关内容时，似乎默认了大家都知道什么是督导。但是，此处应该给出一个关于督导的准确、正式的定义。这将有助于我们对督导实践过程的各个方面进行细致入微的探讨，同时这也是本书各章涵盖的主要内容。

当我们从字面上拆分督导这个名词时，可以推论出督导师拥有"超级的洞察力"*。事实上，督导师的确有可能获得对咨询或者治疗过程的一个精确、清楚的视角，因为他只是一名旁观者。Levenson（1984）谈到了上述观点。他观察到在他自己平时作为一名治疗师的工作过程中，有相当一部分时间处于困惑、迷茫和烦躁的状态中，就像"在茫茫大海中找不到方向"。但是，"当我督导别人的时候，所有的一切都变得十分清晰"（p.153）。

Levenson（1984）报告说，他发现理论和技术上的困难在督导的时候则会变得异常清晰起来。他还观察到，他所督导的治疗师当中，那些在接受督导时总是充满困惑的人在为别人督导时也获得了类似的一种清晰感。他推测这是"督导过程本身所具有的一种奇妙的、诱人的现象"（154 页），督导师在督导别人的时候

往往能够获得比自己做治疗时更高水平的抽象认识。或许这就是"指挥者"的独特视角和作用。

尽管如此，根据 Merriam-Webster（n.d.）在线词典解释，从语源学上来理解，督导的定义就是监督或检查，它来源于拉丁词 supervīsus，已知最早在英语中的使用出现于约 1645 年。实质上，进行监督正是任何一个专业领域里督导师们所承担的关键职能。督导的功能如此重要，但它的概念和定义在心理健康专业人员及受训者的督导过程中仍然是模糊的和不够精确的。

不同的作者对于督导所下的定义，由于受到诸如理论学派和训练重点等因素的影响，显现出明显的差异。我们在本书中对督导的定义，一方面要具备足够的特异性，以期对实际工作有帮助，同时又要足够广泛，从而能包纳督导的多重角色以及与督导相联系的各种学派和机构设置。

让我们先回顾一下本书自第一版起关于督导的工作定义（Bernard & Goodyear, 1992）：

督导是由一个具备更高资历的专业人员对来自同专业内（有时也可能不是同专业）初级人员

---

* 督导的英文单词 supervision 可以拆分成 super vision，即超级的洞察力。——译者注

所提供的一种干预。这种关系是：

- 评价性的，上下级关系。
- 需持续一定的时间。
- 同时具有多个目标：提高初级人员的专业能力，监控被督导者向来访者提供的专业服务的质量，并且对即将进入本专业的人员进行评价和严格把关。

上述督导定义的前一版本已经在美国和英国被非正式地作为督导的标准定义（可参见Milne, 2007）。因为这个定义非常简明，所以

需要进一步进行详细说明。以下分别说明关于督导定义的几个不同方面。

区分督导与其他专业活动的重叠功能

和教学、心理治疗及精神健康咨询一样，督导也是一种干预。督导和这些干预方法在很大程度上是相互重叠的（可参见 Milne, 2006）。但是尽管有这些互相重叠的部分，督导仍然是一种独一无二的干预方法。我们在表1.1中总结了督导与其他干预方法最主要的相似及不同之处。

表 1.1　督导与教学、咨询和辅导的比较

	相似	不同
教学	• 二者的目标都是传授新的知识和技能 • 都有评价和把关的功能	• 教学需遵循一套特定的课程或教材，而督导服从于特定的被督导者及他们的来访者的需要
咨询或治疗	• 都涉及接受方的问题行为、想法或情感	• 对被督导者的任何治疗工作都只是为了提高他们对来访者的治疗效果 • 督导具有评价性质，而咨询没有 • 来访者通常有更多的对治疗师的选择权，而被督导者对督导师的选择相对受限
辅导	• 二者都是使接受者的专业工作更有效	• 辅导是一个平等的关系，而督导关系是有等级区分的 • 督导是评价性的，而辅导不是 • 辅导可能是一次性的，督导必须持续一定时间

教学与督导

教学是督导的一个核心功能，经典督导教材的标题《心理治疗的教与学》（*The teaching and learning of psychotherapy*）预示着受督导者确实在扮演着学习者的角色（Ekstein & Wallerstein, 1972）。事实上，督导研究者们（Goodyear, 2014; Goodyear & Rousmaniere, 2017; Watkins & Scaturo, 2013）在关于督导的教育学讨论中早已明确了其教学成分。除了

教—学过程外，教学和督导还有一点是相同的，即它们都承担着评价的责任，两者最终都将执行一个重要的守门人的功能，决定着什么样的人有资格进入更高一级的培训或进入本专业工作领域。

不过，教学通常遵循一个明确的课程体系，它对于每一个学习者的教学目标都是一致的，而督导却并非如此。尽管督导的教学目标也是面向全体被督导者的，但这一目标是

比较宽泛的（如，培养胜任的从业人员）。在实际操作过程中，督导师要具体考虑每一个被督导者及其来访者的特定需要。Eshach 和 Bitterman（2003）指出，培养临床医生的挑战在于如何面对个性化需要的问题——这意味着教育体系本身也需要具备一定的灵活性，以适应受训者及其服务对象的不同需要。心理健康专业人员的培训也面临同样的情形。

值得注意的是，以下这些正是标志性教学法的本质特征，Shulman（2005a）观察到：

> 问题常常是很难准确定义的……病人所表现出来的症状也许是令人困惑的及互相矛盾的，各种信息充满了不完善、不一致，甚至是不准确的……医生们不仅会接触到大量不相关的信息，而且案例的相关信息经常是部分缺失的，直至问题开始有了解决方案之后才会变得明朗起来。（p. 492）

咨询（或治疗）与督导

在督导中也有咨询和治疗的成分。这点很重要，督导师需要帮助被督导者识别并处理他们的反移情，即咨询过程中因咨询师自身未解决的问题或来访者的适应不良行为所诱发的心理动力反应，包括情感、认知和行为（Hofsess & Tracey, 2010, p. 52）。反移情是在大约 80% 的心理治疗案例中普遍存在的现象（Hayes et al., 1998）。正因为被督导者处理其反移情的能力可以预测对来访者的咨询效果（Gelso, Latts, Gomez, & Fassinger, 2002），因此督导师的重要功能之一就是帮助被督导者处理好反移情的问题。但是这个处理反移情的过程就有点类似心理治疗，督导师不得不面临所谓的"教学与治疗"的两难困境（参见 Frawley-O'Dea, 2015）。

正如 Frawley-O'Dea 和 Sarnat（2001）所观察到的，"若想督导中在教学和'治疗'之间划分严格的界线，既没有必要，实际上也做不到"（p.137）。但是，督导师还是必须遵守一定的界限：对受督导者的治疗性干预应该仅限于为了促进他们对来访者的工作效果，为受督导者提供更广泛的治疗目标从职业伦理上讲属于不当行为（可参见 Goodyear & Rodolfa, 2012; Ladany, Lehrman-Waterman, Molinaro, & Wolgast, 1999; Neufeldt & Nelson, 1999），我们将在第 11 章讨论这个问题。

Page 和 Woskett（2001）根据以下几个方面对咨询与督导进行了区分：目标不同，咨询的目标是获得更完整、更令人满意的生活，而督导的目标是培养对咨询过程的个案概念化能力以及发展咨询技能；呈现方式不同，来访者通常通过言语沟通呈现内容，而被督导者通过多种形式呈现内容，包括言语、录音、录像、现场观察等；时间节奏不同，来访者可自由选择咨询节奏，而被督导者常常必须在下一次咨询会谈前获得对个案新的理解和技能；关系不同，在咨询中，来访者的退行可以被容忍，甚至得到鼓励，而在督导中却是不允许的，来访者可以有一些对咨询关系边界的挑战，但在督导关系中必须严格遵守边界。

另外还值得注意的是，来访者通常可以自愿接受或不接受治疗；他们有权选择他们的治疗师。相反，督导对于那些参加培训项目的受督导者并不是一种自愿的体验，而且他们经常无权选择谁是他们的督导师。基于这种情况，值得注意的是，Webb 和 Wheeler（1998）在他们的研究中发现，比起那些指定督导师的受督导者而言，那些能够自主选择督导师的受督导者能够在他们的督导师面前，暴露更多关于他们自己、他们的来访者以及督导过程中的一些相当敏感的信息。

最后一点，治疗与督导之间最重要的差别在于督导师负有评价的责任，而治疗师并不需要这样做。困难之处在于，督导师在其职业生涯中首先是一名治疗师，所以当他需要承担督导评价的责任时可能感觉到巨大的挑战，我们将在第 10 章和第 11 章重点探讨这个问题。

辅导与督导

辅导与督导是非常相似的活动。事实上，专业辅导在技术层面上经常被称为督导（比如"朋辈督导"）。

不过，督导师比辅导者拥有两个不同的责任：他们要为被督导者服务的来访者的福祉负责任，他们要确保被督导者已经具备足够的胜任力以进入更高水平训练或承担更高的专业责任。也就是说，督导师扮演着"守门人"的角色。另外，正如 Caplan 和 Caplan（2000）所观察到的那样，"辅导者并不拥有比被辅导者更高的行政权力，也无须对个案的结果负责"（pp. 18–19）。

督导关系是一个长期持续的过程。辅导可以是连续性的，但也可以是一次性的或少数几次的会谈过程，这取决于被辅导者在某一特定来访者或特定问题方面的具体需要。

本书尽管主要着重于对受训者的督导，但也不限于此。一个人的专业成长不应该在系统的专门培训结束后就停止了，它应该继续向前。第 12 章将专门讨论专业人员的继续教育问题，督导和辅导将有助于持续的专业发展和提高。

总之，诸如教学、治疗和辅导这些相关活动的某些特定方面，依然是督导的组成部分。督导应该被看作一种由多种技能组成的干预过程，这些技能在其他的干预形式中也是普遍运用的。然而，这些技能的组合结果使得督导成为与其他心理干预完全不同的一种独特形式。另外，起码有一种现象，"平行"或者是"交互作用"的过程（Doehrman, 1976; Searles, 1955），是督导区别于其他干预形式的独有特征（我们将在第 3 章讨论平行过程）。

同一专业的成员

Albee（1970）引用杜鹃鸟的例子来说明这样一个现象，即某一专业的成员督导来自另一专业的受训者。杜鹃鸟会把自己的蛋下在其他鸟的窝里，让别的鸟替自己哺育后代。Albee 的这个比喻，指的是美国临床心理学行业在第二次世界大战后利用美国退伍军人管理局作为临床心理学人才的主要训练基地。像杜鹃鸟一样，临床心理学的"雏鸟"被安放在精神病学的巢穴里抚养成长，从而习得了精神科的思维习惯。在融合了精神病学观点的同时，临床心理学也失去了某些本学科所独有的禀赋。

Gabbard（2005）在关于社会工作者和心理学家督导精神科住院医师这个问题上表达了类似的担忧。他也用了一个比喻，"父母对孩子们的影响更多地来自身教而非言传"（p. 334）。一个专业的成员训练另一专业的新人成为有效的心理治疗师并非不可能，但前提条件是，新成员们必须得到本专业领域资深人员的专业督导，以获得一种"使他（或她）成为一名真正的专业人员的特有品质，我们不妨称之为专业认同感"（Ekstein & Wallerstein, 1972, p.65）。

同专业督导起到了对专业人员"社会化"的功能，而跨专业督导则缺乏这种功能。Crocket 等人（2009）发现，从事跨专业督导的督导师报告了这一督导形式的很多积极方面，同时也提到了一些困难和问题，比如不同专业的职业伦理规范差异、对被督导者的专业领域认识有限，等等。Kavanagh 等人（2003）在澳大利亚的研究中发现，公共心理健康工作者们只有在接受本专业人员督导的条件下，才能感受到督导对自己专业发展的重要作用。

总的来说，咨询师和心理治疗师们有可能接受其他不同专业人员的督导，并且经常从他们那里得到很棒的培训。我们的意图并不是反对这种培训形式，而是从专业认同发展的角度来建议，督导训练应该主要由被督导者所想加入的同一专业领域的成员来提供。O'Donoghue（2004）提供了跨专业督导中很有帮助的一些指导原则（例如，清晰界定督导的范围，确保对双方的职业伦理规范及申诉过程都有详细的了解，保证督导双方对其专业的相同点和不同点进行讨论）。

督导是评价性的和有等级的

我们已经多次提到过，评价代表了督导的一个突出特征。督导师拥有咨询师、治疗师和辅导者都不具有的评价责任。这种评价责任来自督导师的专业职责——维护来访者利益，包括被督导者当前正在服务的对象以及被督导者完成训练获得从业许可后的未来服务对象。

这一评价的功能赋予督导师一种重要的人际影响权力。大多数被督导者都有很高的内在动机来学习并且愿意运用督导师的反馈来进行自我矫正，但是评价能够给被督导者提供额外的外在动力以推动他们的自身改变和提高。当然，这种影响权力也可能给督导师和被督导者带来些许的不愉快。

对督导师来说，他们首先是一名咨询师或治疗师，这种角色很少带有评价的色彩。事实上，很多人正是由于咨询的这种非评价特征而被吸引到这个领域里来。所以，评价者的角色对他们来说不仅是全新的，而且也是很不舒服的。

> 评价者的角色也会影响被督导者对督导师的认知。学生不仅仅是从督导师那里学习心理治疗，他们还要接受督导师的评价……这样，督导师就不仅是他们尊重的老师，也是他们所害怕的真正拥有实权的法官。（Doehrman, 1976, pp.10–11）

督导的评价功能意味着督导关系是有等级的。如果将等级关系与种族、性别等因素牵扯在一起时，问题就会变得复杂起来。比如，女权主义者在督导中面临等级关系这一现实时，会努力维持一种双方平等的合作工作模式（可参见，Prouty, Thomas, Johnson, & Long, 2001）。有些人（Edwards & Chen, 1999；Porter & Vasquez, 1997）则建议使用"共同探讨"一词来代替"督导"，以强调这是一种合作关系。然而，等级和评价是跟督导紧密交织在一起的，如果将这两个因素从督导中拿走，那么督导就不再是督导而仅仅是另一种干预。

由此，我们可以说评价是督导的一个重要

的、不可或缺的组成成分，但它也常常会给督导师和被督导者带来各种问题。所以本书中我们将以一个完整章节的篇幅（第 10 章）来讨论关于评价方面的问题，并且在关于伦理的第 11 章也会涉及评价的相关问题。尽管我们无论如何也不能（或不应该）将评价与督导分离，但是可以寻求一些方法以提高它的有用性并尽量减小它带来的问题。

督导是一个长期的过程

督导定义的最后一个元素是，督导是一个持续一定时间的干预过程。这一特征将督导与单纯的训练区分开来。训练通常只持续较短的时间，比如，一个教授某一专项技能的短期工作坊；督导与辅导也在这一点上存在明显区别，辅导具有非常明确的时间限制，它是一个专业人员向另一个专业人士寻求帮助，以建立或者重新建立他与来访者进行工作中的客观立场。

督导的时间持续性使得督导师－被督导者的这种关系能够持续发展。事实上，很多的督导理论家都高度关注督导关系的这种发展特性（参见 Beinart, 2014）。督导关系的质量对于督导学习过程以及被督导者所学到的内容都是十分重要的（Friedlander, 2015）。为了对这个问题有进一步的认识，我们在本书的第 4 章、第 5 章和第 6 章来讨论督导中的关系问题，其中包括这种关系通过何种途径发展起来，以及它如何随着时间而改变。

督导师的功能

督导师必须对他们的工作负责。然而，只

有当我们能够明确"对谁负责"以及"负什么责任"这两个问题时，督导师的"负责"才是有意义的。这就涉及督导师的功能应如何界定的问题。

Goodyear（2015）谈到了"对谁负责"的问题。他指出，督导师的"负责"对象，"向上"对老板或机构负责，"向下"对接受服务的对象负责，"向外"对更大范围的社会负责。换句话说，督导师必须对他们工作其中的机构或培训项目负责，对被督导者及其来访者负责，并对社会公众负责。反过来说，被督导者则必须对自己的来访者负责，对督导师负责，对更大范围的社会公众负责。

所有督导形式的普遍功能

表 1.2 回答了"对谁负责"以及"负什么责任"的问题。我们首先来看督导定义中提到的三种督导功能，这是所有督导形式都具有的普遍功能，即促进被督导者的专业发展、保护被督导者所服务的来访者利益以及履行守门人职责，以确保只有符合专业胜任力的受训者才有资格进入本领域。

督导师最首要的伦理责任是保障来访者的利益。当被督导者的发展需要与来访者的最大利益发生冲突时，永远要优先保障来访者的利益。这种情况下所保障的是特定个体（被督导者当前所服务的来访者）的利益。而履行守门人职责所保障的是非特定个体的利益，即被督导者未来可能服务的来访者。因此，保障来访者利益的责任与履行守门人的责任具有相似的目标，但在时效性和特定性维度上处于不同水平。

表 1.2　督导师的功能及需要履行的责任

	督导师负责的对象			
	被督导者	机构或培训项目	被督导者的来访者	专业和社会
所有督导形式				
促进被督导者发展	★	★		
保障来访者的利益		★	★	
履行"守门人"职责		★		★
部分督导形式				
提供心理恢复	★		★	
指导专业发展	★			
提供心理康复		★	★	★

假如督导师观察到被督导者存在对来访者造成伤害的情况，他必须准备好冒着挫伤被督导者自我的风险而采取适当措施，在极端情况下，甚至要强制被督导者退出专业领域。履行这些伦理责任可能是令人不悦的。不少督导师报告说，由于这一职责所带来的不舒服的感受，他们在对工作表现未能达到标准的被督导者提供反馈时，常常会表达得比较模糊和婉转（Hoffman, Hill, Holmes, & Frietas, 2005）。督导师们还察觉到，他们会为自己没有采取惩戒行动而寻找合理化的借口（比如，"将来总会有别的督导师修理这个被督导者的问题行为"，Goodyear & Rodolfa, 2012）。

如表 1.2 中所示，督导师在履行所有督导形式中的三种普遍功能时，均对所隶属的工作机构或培训项目负责。但是，当督导师的功能是促进被督导者专业发展时，他们也要对来访者负责。然后，当督导师的功能是保障来访者的利益时，他们对来访者负责。最后，在履行"守门人"功能时，他们还要对专业和社会负责。

部分督导形式的特定功能

Proctor（1986）也提出了督导的三种功能。她提出的第一种功能，形成性（formative）功能，可对应于促进被督导者发展的功能；第二种功能，规范性（normative）功能，大致等同于保障来访者利益和"守门人"功能。然而 Proctor 提出的第三种功能，恢复功能，指的是督导可为被督导者提供心理宣泄，帮助他们避免职业倦怠。在学校（Mullen & Gutierrez, 2016）和心理健康服务机构（Garcia, McGeary, McGeary, Finley, & Peterson, 2014; Hyrkäs, 2005），工作多年的心理咨询师很有可能受到职业枯竭、激情消退和低自我效能的困扰。督导被证实对被督导者的上述职业倦怠问题具有积极的效果（可参见，Knudsen, Ducharme, & Roman, 2008）。

当被督导者遇到上述职业倦怠问题时，督导师的这一恢复功能就显得十分重要。在执行这一功能时，督导师当然是对被督导者负责的。职业倦怠的三大特征为精力衰竭、犬儒主义及低效能（Maslach, Schaufeli, & Leiter,

2001），因此帮助被督导者处理职业倦怠问题，其实际效果就是为被督导者服务的来访者负责。

督导师还可以提供教导和指导的功能，尤其对较为资深的被督导者而言。在提供这一功能时，督导工作较少关注技能部分，而更多关注于督导师与被督导者的合作性关系（Johnson, Skinner, & Kaslow, 2014）。督导师要努力为被督导者提供专业智慧和心理支持，以帮助被督导者进行职业生涯发展相关的决策。正是由于这一专业指导功能对被督导者特别重要，因此它并非是所有督导关系共有的普遍功能。

督导的最后一种功能，是为违反伦理规范的从业者提供强制性督导，以帮助对方进行专业康复（可参见，Frick, McCartney, & Lazarus, 1995; Thomas, 2014a）。只有少数督导师会执行这种类型的督导功能，因为它涉及较为复杂的特有的伦理、法律及程序问题（Thomas, 2014a）。在执行这一功能时，督导师主要的负责对象是机构（此情况下，通常为某一专业管理委员会）、被督导者服务的来访者以及心理健康专业本身。在本书中我们不会专门讨论这一功能，有兴趣的读者可以参考其他作者的相关内容（Cobia and Pipes, 2002; Juhnke, Kelly, and Cooper, 2008; Thomas, 2014）。

被督导者对督导的认知

我们已经讨论了督导师应当承担的功能。那么，被督导者又是如何看待督导的呢？这个问题对督导师来说很重要，因为被督导者对督导的认知直接影响着他们与督导师的关系及互动过程。了解被督导者对督导的认知还有助于督导师提前做好准备，主动构建对督导的认知，或对被督导者的这些认知进行回应。

为了了解被督导者对督导的认知，我的同事 Michael Ellis，在他的工作坊中请学员们描述他们关于督导的比喻。这些比喻有关于督导师风格的，也有关于我们前面谈到的那些功能。例如，有的学员描述督导就好像是去校长办公室（评价功能）。当被督导者内心持有这样的督导认知时，他们就有可能为了自我保护而向督导师隐瞒关于自己的信息（参见，

Ladany, Hill, Corbett, & Nutt, 1996）。

关于督导的其他比喻就比较积极了。例如，被督导者形容督导好像是赶着一群羊的牧羊人，或者是沙漠里的一片绿洲、大雾弥漫中指引方向的一个灯塔。Milne 和 James（2005）将督导的过程比喻为骑一辆双人自行车。

Proctor（1991）关于督导的原型非常清晰地说明了督导的风格与功能。

他们是古鲁（印度的教派首领）或者是智慧女神，他们是智慧的象征；他们是大地之母，是万物的给予者，同时又提供无条件的积极关注。与此相反的是小丑或弄臣，他们对成绩沾沾自喜，用谜语掩藏自己的真实意图，而不管别人是否能理解。主教制定了法令并且无意识地运用权力。演员和导演分配角色任务并且演出戏剧。当

局要求人们遵守法律条文。妓女为了钱而提供服务，她们的肉体服务与爱情无关。还有勇士——为真理而勇敢奋斗的人，以及法官——用公正的标准进行评判。牧羊人和牧羊狗温柔而坚定地看管着他们的羊群。（p. 65）

最后，是关于督导的家庭隐喻，但它在人们的意识当中可能不甚清晰。最基础的一种就是将督导关系比喻为父母—孩子的关系。比如Lower（1972）就指出，督导情境会诱发无意识的父母—孩子幻想。这种情况在心理治疗中也普遍存在。这个隐喻运用到督导中比用在治疗中有时更加合适，有时则不那么合适。从个人成长的角度来看，这个隐喻就不太适合用于督导，因为个人成长并不是督导干预的主要目标（但这是心理治疗的主要目标之一），它只是督导中的一种手段，以促使被督导者成为更好的治疗师。从另一方面看，这个隐喻更适合用于督导，因为督导是一种评价性的关系，就像父母与孩子的关系一样，而心理治疗并没有评价功能。

关于督导的第二个家庭隐喻就是兄弟姐妹关系，年长者带领年幼者经历他们已经走过

的相同道路。这种养育和教导的关系在结构上和熟练的手工艺人与其学徒之间的关系比较相似。两种关系的共同之处在于，在经历了（通常来说）规定的学徒期后，学徒变成了手工艺人的同事。

督导师应该指导被督导者建立对督导关系的正确认知。这意味着在督导关系建立之初，就要让被督导者了解督导过程具体是什么样的。这一角色引导的工作（Ellis, Hutman, & Chapin, 2015）已被证明是有效的。无论如何，督导师最起码应当在督导关系一开始时，就与被督导者充分沟通督导双方的相互期待与承诺。事实上，这一做法已被行业协会列为最佳实践活动（ACES, 2011; APA, 2015）。

还有一点也很重要，督导师应当持续关注并定期检查督导关系的质量。这包括给被督导者提供机会讨论督导关系的质量，直接（例如在督导协议中）或间接地要求被督导者提出对督导的反馈。此外，督导师也可使用标准化测量工具如卡片分类测验（Li et al., 2016）作为收集信息的途径，同时也提供了一个讨论督导关系的机会。我们将在后面的章节里详细讨论与督导关系相关的这些问题。

督导的概念性模型

图 1.1 中描述的督导的概念性模型，基本涵盖了本书关于督导的全部内容。为适应Rodolfa 及同事（2005）创建的胜任力三维模型，我们将督导的概念性模型也分为三个维度，分别命名为督导的参变量、被督导者的发展水平和督导师的任务。

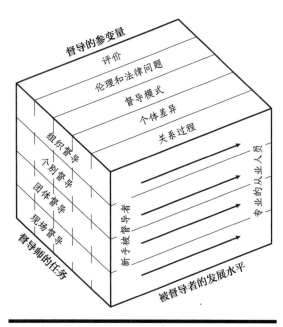

图 1.1   督导的概念性模型

督导的参变量

这是支撑着所有督导过程的最基本的督导特征，而与督导的特定功能或被督导者的水平无关。例如，督导师的模型或理论是任何情况下都会起作用的一个因素。同样，关系过程、多元文化议题、伦理及法律问题，以及评价和反馈，这些都是同样起作用的因素。

被督导者的发展水平

我们假定被督导者在专业发展过程中需要不同的督导环境，督导师干预的方式和方法会随着被督导者的水平不同而各有差异。因此，每个参变量（如，督导关系或者评价）的具体状况也会受到被督导者发展水平的影响。

本书后面将会讨论到，关于被督导者的发展过程可划分为几个阶段，不同的督导理论学家的观点有所区别。我们所画的图 1.1 中并没

有具体确定督导实际上划分为几个阶段。发展阶段影响着督导师的所有活动，我们相信在这里只说清楚这一点就已经足够了。

督导师的任务

督导师的任务其实就是督导师们的实际行为。在本书中我们主要讨论图中列出的四种主要任务（如组织督导、个别督导、团体督导以及现场督导）。当然也许还能想出更多，但是我们相信这四种任务应该是最常用的。

督导模型的运用

我们假设这三个维度之间是互相影响的。为了说明这一点，我们以一个督导师正在进行个人督导为例：他 / 她的工作必须在一定的关系背景下进行；工作将由督导师所遵循的特定理论或者模型作为指导；必须考虑到被督导者的个体差异（比如，种族和性别），考虑到伦理和法律因素；评价过程也会对督导工作产生影响。而被督导者的发展水平则对上述所有的这些因素具有调节作用。

应该说明的是，我们并不是希望用这个模型来解释督导过程中发生的所有事情，尤其是在说到督导师任务的时候。比如，我们很清楚督导的形式并不只有个别督导、团体督导和现场督导这三种。比如 Kell 和 Burow（1970）就讨论过将联合治疗作为督导的一种形式。尽管图 1.1 中并没有包括这一形式，但是读者很容易看出联合治疗和督导的概念性模型是多么一致。

接下来的 10 章，每一章都是针对这个模型中的某一方面特征加以讨论。我们希望通过

这个概念性的框架，读者能够更容易理解每章所讨论的特定话题与督导的整体图画（至少是我们所展望的这幅图画）的相互关系。

本书最后一章将把关注点从受训者的督导转移到专业从业者的督导上来。即便如此，这个概念性模型中的绝大部分内容依然是适用的。只有一个重要的差别，前面 10 章我们都在关注从新手到胜任的实践者的发展过程，而在第 12 章，我们主要关注从胜任的从业者到专家的发展过程。

结论

本章的目的是为后面的内容打下一个基础。我们希望通过提出督导的正式定义并讨论其他可能存在的一些似乎不太好理解的定义，能够为督导建立良好的基础，并使读者充分认识到督导的重要性。我们也希望这个概念性模型有助于读者理解督导及其不同方面的相互关系。

我们也对督导相关的历史背景、重要性和广泛性进行了讨论，然后对正式的和个性化的督导定义进行了相关描述。最后我们提出了督导的概念性模型，这个模型既代表了我们对督导的理解，同时也为本书的组织架构起到了指导作用。

第 2 章

督导模型：基于心理治疗的模型和发展模型

依据督导模型，正在学习探索中的督导师需要一个安全可靠的"父母"，以随时获得所需的支持和帮助。新手督导师有时不可避免地会感到手足无措，他们需要知道当这种情况出现时，求助于一个经过验证而值得信任的理论模型可以指导他们走出困境。

（Woskett & Page, 2001, p,14）

让我们用 Woskett 和 Page 的上述观点开始关于督导模型的讨论。事实上，理论模型起到了指引督导师开展具体工作的功能；同时，当特定模型重点关注某个观点时，必然会忽略其他重要的观点。本章我们希望能同时讨论督导模型的这两方面特征。

督导模型为督导师提供了一个概念性的理论框架。在模型的指导下，督导师才能够使督导过程保持一致性，从而满足被督导者的需要。模型既可适应于组织机构的背景，同时也兼顾社会和专业的背景。此外，某些模型的建立专门针对某些特定类型的来访者群体的治疗。由于心理治疗与督导的复杂性，没有任何一个模型能做到兼顾上述所有的重要方面。因此，当督导的特殊性发生演变时，侧重于督导不同方面的模型则不断涌现出来。

Garfield（2006）报告说，心理健康文献中已经提到的心理咨询与心理治疗方法多达1000 种以上。在 20 世纪 80 年代，督导领域的发展趋势表现为被心理治疗的发展变化而引领（Leddick & Bernard, 1980），包括心理治疗理论的发展（例如，女权主义理论、后现代心理治疗）、专业发展（如专业伦理守则）以及关键问题（如，多元文化心理治疗及督导中的专业能力）。尽管督导模型的发展还未达到里程碑水平，但是新的模型不断出现，同时旧模型也不断被更新。本章及下一章的目的是向读者提供关于各种督导模型的一个结构地图，并阐述每一类别督导模型的一些核心特征。在此之前，我们要先对一些关键的概念进行定义，同时说明一下我们认为督导师是如何了解这些不同的督导模型的。

我们倾向于使用"模型"而不是"理论"来描述督导。几乎所有心理咨询与心理治疗理论都试图涵盖心理问题发生、维持以及解决方案等尽可能广泛的领域，而督导模型则可繁可简，并且不一定是完全自我独立的。另外，当讨论不同督导模型的联合使用时（这是一个常见现象），我们也不会使用"整合"（integrate）这个词，因为整合、整合治疗师以及折中主义这三个词，往往被用来描述心理咨询及心理治疗方法。所以，当我们使用"整合"这个词时，特指不同心理治疗方法的联合使用，而不是指督导。

我们使用的结构图（如图 2.1 所示）将督导模型分为三个大类：第一类是以心理治疗理论为基础的各种模型；第二类是督导的发展模型；第三类是督导过程模型，这类模型主要是从不同优势角度来描述督导活动本身。

在介绍这三类模型并进一步详细描述每一种类之前，我们建议督导师在实践中不要受限于某一类型的督导模型，而应该跨类别联合运用三类模型的不同方面。我们认为这并不是整合或折中，这其实是体现了督导与心理治疗的差别。

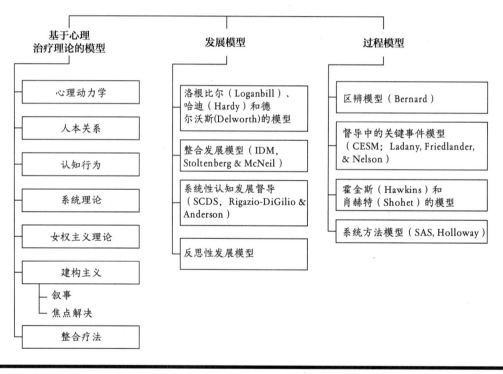

图 2.1　临床督导模型的主要分类

正如所有咨询与心理治疗都反映了其理论取向一样，关于治疗的督导也是如此。换句话说，好的督导一定会审查被督导者所提供的咨询或治疗是否有足够的理论基础。因此，无论一名督导师如何描述自己，他／她必定在某种程度上会运用基于心理治疗理论的督导模型而开展督导工作。此外，督导师常常会有意或无意地依赖于自己的心理治疗理论取向来理解他们的被督导者并考虑督导干预方案。同样，每一名督导师也会依据自己的理论取向来评估被督导者当前的发展水平。培训项目管理者懂得，刚进入实习课程的新生的督导需求是有别于最后一年的实习生的。如此说来，在督导中无视被督导者的发展差异是愚蠢的。即使一个人自我标榜为认知行为（或其他主流理论取向）督导师，他／她也必须借鉴近几十年来发展模型的研究成果。最后，越来越多的督导师，特别是在临床领域受训的督导师，也会采用督导的过程模型来指导其工作，聚焦于一次具体的咨询会谈、可用的干预方法、督导运作的过程特点，等等。总之，正如前面所说的，

随着督导领域知识和实践经验的不断积累，我们相信，大多数训练有素的督导师都会采用不同类别的多种督导模型，从而在督导实践中兼顾心理治疗理论、被督导者的发展以及督导过程。当然，也有人对这一观点表示质疑（如，Watkins, 2011）。

在开始讨论之前，我们想要说明的是，本书有相当大的部分专门用于讲解这些模型中的一部分，但是限于篇幅，我们在每一种模型的介绍中都只能达到一个比较概括的水平。我们先概要介绍直接与治疗密切联系的那些督导模型。本章介绍基于心理治疗理论的督导模型以及发展模型；在第 3 章，我们将介绍过程模型以及我们所谓的"第二代模型"。

基于心理治疗理论的督导模型

毫无疑问，基于心理治疗理论的督导模型代表了督导思想的"祖师爷"。之所以这么说，是因为早在督导被认为是一种独特的专业身份之前，督导的现象已经存在很久了。所以，督导等同于一种"训练新人"的工作类型。

根据多种估计，目前已经有几百种心理治疗理论或观点。督导理论目前已经在其中的一部分理论体系中得到发展，包括阿德勒学派（Kopp & Robles, 1989），现实疗法（Smadi & Landreth, 1988），格式塔学派（Hoyt & Goulding, 1989；Resnick & Estrup, 2000），以及荣格理论（Kugler, 1995），等等。不过由于篇幅的原因，我们将只介绍七种最权威及当前

主流的基于心理治疗理论的督导模型。

目前，临床督导师几乎都是从咨询师或治疗师中成长起来的。因而，督导师们几乎不可避免地会将其原先在咨询师角色中理解工作的理论视角迁移到督导师角色的工作中来。如果一个专业人员将自己青睐的心理治疗理论扩大到对整个世界的一般性理解，那这种迁移效果就会变本加厉。例如，经过对 32 个机构的 84 名心理学实习生进行调查后，Putney、Worthington 和 McCulloughy（1992）用资料记录说明了心理治疗理论对督导师的关注点和行为的影响程度。他们发现，被督导者感到认知行为取向的督导师关注被督导者的技能和策略

远多于人本主义、心理动力学以及存在主义取向的督导师。然而，被督导者感到采用后面这几种理论取向的督导师则更倾向于关注督导关系，在督导中部分行使治疗师的角色，并关注于对来访者问题的概念化解释。显然，督导师的理论取向的确会对督导过程产生影响。

下面，我们先从心理动力学督导开始，介绍基于心理治疗理论的督导模型。然后，按顺序介绍人本主义－关系取向、认知行为、系统理论、女权主义理论、后现代/建构主义以及整合疗法的督导模型。

心理动力学督导

督导的精神分析概念已有一段很长的历史。毋庸置疑，这些概念对督导理论与实践的影响远多于其他任何一种模型。例如，工作联盟这一极为重要的督导概念（见第 4 章）就源自心理动力学理论（Watkins, 2015），并进一步影响到所有理论取向的督导师的工作。

看起来弗洛伊德所得的荣誉不仅要归功于他发明的"谈话治疗"，还因为他是第一位心理治疗督导师。弗洛伊德对现实的临床治疗工作进行督导，他报告了这一开始于 1902 年的督导情形，当时有"相当数量的年轻医生汇聚在我的周围，表达出他们想要学习、实践和传播精神分析知识的意愿"。（Freud, 1914/1986, p.82）。

Frawley-O'Dea 和 arnat（2001）指出：

弗洛伊德是第一位督导师，因此他代表了我们每个人都对之保持着某种类型移情的督导师原型。在他的督导模型中，他将一种与他的治疗模型相类似的实证主义思维方式和坚持作为真理、知识和力量的最高仲裁者的个人地位联合起来了。（p.17）

督导不久后便成了精神分析专业机构的一种制度化内容，并在很长一段时间内不断得到发展。Ekstein 和 Wallerstein（1972）是最早建立督导模型的人，大部分心理动力学派的（以及许多其他）督导师都接受了这种模型。他们认为督导是一种教学和学习的过程，这一教学过程特别强调病人、治疗师和督导师之间的关系，以及三者相互作用的过程。督导的目的不在于提供治疗，而是教学，督导师跟被督导者一起紧密工作的目的是为了使他/她学会如何理解在解决督导师和自身关系冲突中的心理动力学（参见 Bordin, 1983; Mueller & Kell, 1972），从而能有益于被督导者将来与来访者进行的工作。

由于精神分析理论广泛的观点和丰富的概念，因而它在整个督导领域中不断地提供着各种观点和概念。精神分析学的作者为督导文献贡献了丰富的学术成果。随着心理动力学督导的演变，这种贡献仍在继续（Diener & Mesrie, 2015; Eagle & Long, 2014; Frawley-O'Dea & Sarnat, 2001; Gill, S., 2001; Jacobs, David, & Meyer, 1995; Rock, 1997; Sarnat, 2010, 2012, 2016; Watkins, 2013, 2015; Yerushalmi 2015）。心理动力学督导也正在试图应对一个基本挑战——如 Tuckett（2005）所指出的——为被督导者确定一个概念性模型，这个模型要兼顾广泛性与敏感性，使之足以解决临床实践中的两难问题，一方面精神分析的操作方法可以是灵活多变的，而另一方面从法律层面来考虑又必须避免治疗的过分随意性（p.31）。在 Tuckett 所做工作的基础上，Sarnat（2010）确定了督导师必须促进被督导者发展的四个胜任力范畴。

1. 与来访者（相应的，也包括与督导师）建立关系的能力，"因为心理动力学治疗师将关系视为治疗性改变的熔炉"（p.23）。

2. 自我反思的能力，即"在与来访者进行互动时，一种充分发展的对个人自身情绪、躯体以及幻想体验进行容忍、观察、思考以及心理治疗性运用的能力"（p.23）。

3. 心理动力学评估和诊断。

4. 与理论相一致的干预方法以及保持治疗关系的中立性。

了解被督导者必须学会什么还只是成功督导的一半。Frawley-O'Dea 和 Sarnat（2001）提出了一个督导模型，用几个关键维度来描述心理动力学督导的主要内容。

为了确定模型中的各个阶段，Frawley-O'Dea 和 Sarnat 回顾了心理动力学督导的发展历程。他们观察到，最早的督导是"病人中心的"，督导师的注意集中于来访者的动力学方面，并且采用的是教学式的方法。后来，Ekstein 和 Wallerstein（1972）等心理动力学督导师开始采用"被督导者为中心的"督导，对被督导者的动力学给予更多的关注。

上述这两种类型的督导都将督导师定位为一个在理论和技术上的"不参与（治疗）的专家"。相反，由 Sarnat（1992）提出并经后续改进（Diener & Mesrie, 2015; Frawley-O'Dea & Sarnat, 2001; Sarnat, 2016; Watkins, 2013）的关系模型则允许督导师将其注意力集中于治疗中的或督导中的双方互动关系。督导师的威信较少来自他/她作为理论和实践方面的专家角色，而更多地来自他/她作为"一个在相互影响的督导过程中的充分参与者"角色（p.41）。上述作者们认为，这样的方式才展现出心理动力学治疗非常基本的一个关键过程。

Frawley-O'Dea 和 Sarnat（2001）所提出的心理动力学督导模型包含如下三个维度。

维度 1：与被督导者关系中督导师权威的本质

督导师的权威可以理解为两个极端情况之间的连续体上的某一点。一端是来源于督导师在督导中所采用的知识的权威。他/她的立场是作为一个客观的和不参与的专家，帮助被督导者认识到"关于病人的心理什么是'真实的'，'正确的'技术是什么"（p.26）。另一端是来源于督导者参与行为的权威。他/她当然比被督导者具有更多的专业知识和技能，但是不做绝对性的知识性断言。他/她的权威存在于督导师－被督导者的关系过程中。Frawley-O'Dea 和 Sarnat 明确表达了对后一种权威形式的认可。Sarnat（2010, 2012, 2016）和 Watkins（2013）反复强调了与被督导者建立良好互动关系的重要性，包括适度的自我表露以及对反移情的开放性讨论。

维度 2：督导师的关注点

这一维度是指督导活动所参考的相关资料。具体地说，督导师可能将关注点集中于（1）来访者，（2）被督导者，（3）督导师与被督导者之间的关系。Watkins（2013）一再强调，督导师在探索上述各种关系中必须要对不同对象的多元性保持足够的敏感度。Sarnat（2016）则强调在督导中，也要适当关注非言语资料（例如，被督导者的情感和躯体感受等）。

维度 3：督导师主要的参与模式

最后这个维度关注督导师可能采取的角色或风格，如上述作者所描述的，包括教学型的教师、苏格拉底式的提问者、被督导者的情感容器，等等。最近，Sarnat（2016）指出了一种错误的两极做法，要么对被督导者进行教学（她认为这是经典心理动力学督导的姿态），要么对被督导者进行治疗。Sarnat 认为，尽管被督导者所表现出的强烈情感的确是一个进行教育教学的机会，但前提条件是督导师认为在督导中涉及这个问题是有意义的。

总之，我们完全可以断言，精神分析模型或心理动力学模型对督导的影响是无可匹敌的。随着研究者进一步从心理动力学的视角关注多元文化和关系动力学这些领域，新的研究文献仍在继续涌现。

人本主义－关系取向的督导

从 Frawley-O'Dea 和 Sarnat（2001；Sarnat, 2016）的模型，我们可以看到人本主义以及关系取向理论的基本原则对所有心理治疗流派的普遍影响。人本主义－关系取向的核心思想是增强体验觉察和运用治疗性关系促进改变。因此，督导的焦点主要是帮助被督导者在扩展其理论和技能的知识之外，同时也要增强自我探索能力以及运用自我作为一种改变媒介的技能

（Farber, 2010, 2012, 2014）。这种"运用自我"的技能包括与来访者关系中保持全身心在场、坦诚、真诚以及接纳的能力。

卡尔·罗杰斯（Carl Rogers）是这一理论流派当仁不让的代表人物。督导是罗杰斯所重点和长期关注的一件事。对于那些后来被统称为以人为中心模型的治疗师们，督导也同样占据着重要的核心地位。罗杰斯（1942；Covner, 1942a, 1942b）是最早报道采用电子技术记录面谈过程并将录音文字稿用于督导用途的人之一。在那之前，督导完全是以被督导者自我报告的形式进行的，精神分析取向的督导现在仍然经常采用这种方法，虽然这一做法正面临改变的压力（Sarnat, 2012, 2016）。

罗杰斯（1942）在聆听这些早期的治疗会谈录音后总结说，在非指导性方法中仅有教导式的训练是不够的。只有当学生们能够直接触及面谈内容的时候，他们才能发现自己的自然倾向是提供忠告建议还是控制治疗进程。这与 Patterson（1964）二十年后发表的观点是一致的，即以来访者为中心的督导是融合了教学和治疗元素的一种影响过程，尽管它既非教学，也不是治疗。

罗杰斯个人的督导概念似乎更倾向于治疗，这与当前人本－存在主义督导的观点较为一致。在一次与 Goodyear 的谈话中，他做出了如下陈述：

我认为我的主要目标是帮助治疗师建立自信，使他／她增加对自己的理解，并进而增加对治疗过程的理解。从这个目标来看，我发现探索治疗师在与来访者一起工作时所感到的任何困难都能获得丰富的成果。对于我来说，督导成了治

疗性面谈的一种改良形式（Hackney & Goodyear，1984，p.283）。

从罗杰斯的话语中可以清楚地看到，他的咨询理论与他的督导理念有着非常直接的内在联系。他相信，促进性条件（比如，真诚、共情、温暖）对于被督导者和来访者而言，同样都是必不可少的。Rice（1980）将以人为中心的督导描述为在关系的基础上依赖于一个过程理论。成功的以人为中心的督导师必须充分信任被督导者具有内在的能力和动机去获得成长并探索治疗环境以及自我。这也是一个治疗师同样应具有的信任（Rice，1980）。Patterson（1983）也强调了这种治疗与督导中的条件以及过程的相似性。

Patterson 和 Rice 都概括地论述了督导师必须向被督导者示范的对于人性和改变的态度以及对自我的态度。近期，也有其他研究者对此进行了响应（Farber，2010，2012，2014；Krug & Schneider，2016）。首先且最重要的，就是督导师对于被督导者作为一个个体的独特学习需要的基本尊重。这种尊重体现在督导环境中的合作性、关系性、重视被督导者的个人发展（Farber，2012，2014）。Krug 和 Schneider（2016）进一步强调，"当督导师能够示范出对被督导者隐藏在关于来访者和他们自己故事背后的内在体验和过程的调谐反应时，被督导者就通过自己的亲身体验习得了坦诚、接纳、共情以及热情的价值"（pp.30–31）。

除了个别例外（Bryant-Jeffries，2005；Farber，2010，2012，2014；Krug & Schneider，2016；Lambers，2007；Tudor & Worrall，2004，2007），

人本主义－关系取向的督导通常都会结合其他理论结构而形成一种联合模型（例如，Pearson，2006）或融合成一个督导的过程模型，而不是一种单一的理论模型。但是，罗杰斯关于心理健康培训过程的思想观点对督导的影响仍是深刻且久远的。在所有的训练项目中，学生必定会接触到的基本概念如共情、积极关注等技能都是直接从罗杰斯的理论衍生而来的。

认知行为督导

行为治疗与认知治疗最初是分别独立发展起来的。行为治疗的重点在于可观察的行为和对学习的（经典和操作）条件反射模型的依赖。理性和认知疗法则关注于改变来访者的认知，尤其是那些明显表现为"自我对话"的部分（如，Beck, Rush, Shaw, & Emery, 1979; Ellis, 1974; Mahoney, 1974, 1977; Meichenbaum, 1977）。随着这些模型变得更多地混合在一起（见 Barlow, 2014 中的大部分章节），最后它们就被归为一组，形成认知行为治疗（Cognitive-behavioral therapy，简称 CBT）模型这个更广的范畴。在基于心理治疗理论的督导模型中，CBT 督导的持续发展和扩大是最为显著的（Cummings, Ballantyne, & Scallion, 2015; Milne, 2008; Milne, Aylott, Fitzpatrick, & Ellis, 2008; Newman & Kaplan, 2016; Pretorius, 2006; Reiser, 2014; Reiser & Milne, 2012; Rosenbaum & Ronen, 1998）。

Boyd（1978）最初提出的以下四个观点是大多数 CBT 督导所共有的普遍特征。

1. 熟练的治疗师的工作成就更多来自所习得的技能，而不是"个性适合"。督导的

目的就是教授适当的治疗师行为并矫正不适当的行为。

2. 治疗师的职业角色由明确的任务所组成，每一项任务都要求特定的技能。培训和督导应当协助受训者培养这些技能、应用它们并不断改进。

3. 与其他行为一样，治疗技能也可以通过行为来定义，并符合学习理论的规律。

4. 督导过程中应当采用学习理论的原理。（p. 89）

根据以上观点，认知行为督导师在设立目标和督导过程方面的明确性和系统性要远胜于其他理论取向的督导师，这实在不足为奇（Cummings et al., 2015; Pretorius, 2006; Waltman, 2016）。Holbert 和 Wootton（2016）将协助被督导者矫正影响情绪和行为的功能不良性认知作为认知行为治疗（CBT）督导的核心目标。其他研究者则将更为广泛的 CBT 结构纳入进来，构成一个完整的 CBT 督导目标。

CBT 督导的下述结构最初是由 Liese 和 Beck（1997）创建的。最后一段是他们的一个总结，包括对其他使用类似过程的研究者所做贡献的评价（Cummings et al., 2015; Newman & Kaplan, 2016; Pretorious, 2006; Reiser & Milne, 2012; Waltman, 2016）。

- **签到**。这个过程主要起到破冰和建立个人连接的作用。

- **设置议程**。督导师会询问被督导者想要讨论的问题是什么，然后督导师也会加上自己认为需要的议题，组成一个议程。

- **回顾之前的督导过程**。督导师询问被督导者在前一次督导中学到的内容，可能也会问到这些内容是否有帮助。

- **询问之前督导的治疗个案的情况**。这个简要的步骤具有个案管理的功能。

- **回顾家庭作业**。这是 CBT 督导的一个核心环节。被督导者和督导师会共同商讨两次咨询之间被督导者应完成的家庭作业；回顾家庭作业，其中可能包括尝试新的技术，是非常关键的一项内容。

- **对议程中的各项议题安排优先顺序，然后逐项讨论解决**。CBT 督导的主要工作就是围绕这项主题。督导师最好能在督导之前先听一下被督导者的咨询会谈录音，然后采用直接指导、角色扮演以及启发被督导者提问，并进入问题解决环节。如果被督导者想不出来如何对来访者进行下一步工作，督导师就可以采用引导式发现，即苏格拉底式提问，来引导被督导者形成下一步工作思路。重要的是，被督导者一定要清楚督导师这么做的意图和目的。

- **布置新的家庭作业**。在完成前面几部分的工作之后，督导师开始确定当前被督导者需要完成的家庭作业内容。

- **督导师简要总结并给出形成性反馈**。在这个步骤中督导师会对本次督导的重点内容进行总结并给出反馈。督导师应该确信，被督导者在本次督导结束时能从所得到的形成性反馈中受益。督导师还必须持续评估被督导者在每次督导中的学习进步。

- **鼓励被督导者提出反馈**。虽然在整个督导过程中督导师随时都会征求被督导者的反馈，但最后这个步骤是为了确保被督导者的问题已经得到回答、他/她的意见已经被督导师听到。

除了关注外显行为、心理教育、认知等，督导师也会关注被督导者在 CBT 督导中的情绪感受。根据治疗模型，督导师需要处理与压力有关的非理性或无益的思维（比如，"我必须是我们督导小组里最好的咨询师"）以及这些消极思维导致的负性情绪，减少它们对被督导者的不利影响，以顺利达成学习目标（Liese & Beck, 1997）。Newman（2010; Newman & Kaplan, 2016）特别强调了为被督导者创建一个安全氛围的重要性，这反映了 CBT 督导的一个新的发展趋势，正如 Safran 和 Muran（2000）指出的那样，督导师有义务与被督导者建立一种积极的督导关系和工作联盟。

除了关注督导关系外，CBT 督导与其他所有主要的督导流派一样，也开始重视与文化相关的动力学过程（Newman & Kaplan, 2016）。CBT 督导所面临的挑战是，如何将这些新的关注重点与原有的标志性重点——评估与密切监控相结合。

总的来说，行为治疗督导师认为被督导者的潜力其实就是学习的潜力。督导师至少在部分程度上要为被督导者的学习负责任，因为他们是指导被督导者进入正确学习过程的专家。也许比其他多数督导师更突出的是，行为治疗督导师高度关注被督导者对技术掌握的程度（例如，Waltman, 2016）以及是否在工作中遵循某种特定的治疗模式。

系统督导

系统治疗实质上与家庭治疗是同义的。与个别心理治疗的情况相似，家庭治疗的领域也包含了很多不同的理论方法，包括结构家庭治疗、策略性治疗、鲍恩疗法（Bowenian）以及经验学派。随着时间推移，家庭治疗理论表现出更多整合的特点，系统督导就是这种发展趋势的最好代表（Beck, Sarnat, & Barenstein, 2008; Celano, Smith, & Kaslow, 2010; Fraenkel & Pinsof, 2001; Kaslow, Celano, & Stanton, 2005; Lee & Everett, 2004; Lee & Nelson, 2014; Storm, Todd, & Sprenkle, 2001; Todd & Storm, 2014）。下面的讨论内容与这一整合趋势是一致的，此处"系统督导"并不特指某一种具体的家庭疗法。

所有系统治疗的特征都表现为对系统互动过程的关注。系统治疗的独特贡献在于它认为"治疗师及其督导师都是系统互动过程的积极参与者"（Beck et al., 2008, p.80）。作为系统专家，督导师需要对家庭系统动力、家庭与治疗师（被督导者）之间以及督导师－被督导者关系保持调谐反应。如果督导中还包含了一个现场督导的反映小组（见第 9 章），那这个系统动力学就会变得更加复杂，督导师的责任相应地就更大了。

Celano 等人（2010）将整合性婚姻与家庭治疗督导的核心成分概括为如下五点。

1. 形成一个系统（理论的个案）概念化（例如，用家庭循环过程的理论对问题进行概念化）。

2. 帮助被督导者营造一个系统性治疗联盟（例如，与每个家庭成员都建立起工作联盟）。

3. 引入并强化重构（对问题的重新命名或重新定义，从而更为创造性地解决问题）的过程。

4. 协助被督导者应对治疗中出现的消极互动现象，提高家庭成员间的凝聚力，辅助家庭重建和提高养育技能。

5. 理解并应用现有的循证家庭治疗模型。

系统督导还有一个非常突出的标志性特征是，它会关注被督导者的原生家庭问题（Celano et al., 2010; Storm, McDowell, & Long, 2003）。事实上，Montgomery、Hendricks 和 Bradley（2001）对这个问题已做了详细论述，指出：

原生家庭动力学的激活是督导中的一个重要问题，因为它影响着咨询师对待来访者的客观性和情绪反应性，并且因此影响到他们的治疗能力……所以，督导应当为受训者提供机会以达到更高水平的分化和情绪成熟。（p. 310）

系统督导的另外一些元素则被吸纳到更广范围的临床督导中。除了此部分关于家庭治疗督导的讨论，我们还会在第 4 章讨论同构（例如，治疗中的互动模式会在督导中再现），在第 9 章讨论现场督导和反映小组。此外，下面部分的女权主义以及后现代或建构主义督导也常常是根植于家庭治疗督导的土壤上（参见 Bobele, Biever, Solorzano, & Bluntzer, 2014; Hair & Fine, 2012）。有关系统督导的全面综述，读者可参阅 Jordan（2016）以及 Todd 和 Storm（2014）的研究。

女权主义督导

女权主义治疗的督导，与女权主义治疗一样，体现了女权主义的政治哲学观点（Brown, 2016）。与其他的心理治疗理论不同，女权主义治疗并没有某个单一的创始人。这一多元文化的治疗方法（Sharf, 2016）发源于心理健康工作者在对女性来访者进行治疗中兴起的女性运动（Chesler, 1973）。性别作为一个社会结构始终是女权主义治疗的核心要素，当然其他的社会结构变量也被逐渐纳入女权主义治疗的考量范围。

女权主义治疗的督导思路类似于女权主义治疗，"强调社会背景、尊重多元化，分析性别的社会结构，促进社会公正，同时关注被督导者的反思性及专业发展"（MacKinnon, Bhatia, Sunderani, Affleck, & Smith, 2011, p.131）。

Porter（1995, 2009）提出了一个四阶段的女权主义督导模型，内容如下：

- 引导被督导者对来访者的某一特定问题进行全面的询问调查，以帮助被督导者掌握一定的专家知识。
- 在被督导者完成对问题的基本理解后，督导师帮助被督导者探索来访者的社会"定位"，包括与此社会定位相联系的压迫。
- 然后，督导重点转移到探索被督导者自身的偏见、误解、特权等方面，特别是治疗中的反移情以及督导中存在的偏见等。
- 督导进一步扩展到探索有助于促进来访

者福祉的社会融入以及社会干预措施，以提高被督导者对社会活动的理解。

出于对权力差别的敏感性，女权主义治疗督导的显著标志是强调督导师与被督导者之间的合作性。关于这一点，Porter 和 Vasquez（1997）指出，督导关系本身具有的等级特性肯定会影响关系平等。所以，他们认为更确切的理解是，督导关系中应努力促进真诚、清晰的沟通氛围，关系中的权力问题应该得到分析，同时并不否认督导师作为"守门人"的角色。

Prouty、Thomas、Johnson 和 Long（2001）对一些自认属于女权主义治疗取向的临床督导师进行了深入访谈。他们发现，这些督导师的女权主义倾向表现为给予被督导者更多话语权、更多采取合作性而非指导性策略。但访谈的参与者反馈说，有时督导师会发现合作模式在当前不合适，此时督导师就会转向运用"专家权力"的集权模式，但是只要条件允许，就会尽快返回合作性的督导模式。Prouty 和 Twist（2016）在比较两种指导模式——（被督导者有时必需的）"权力控制"型指导和（督导师更愿意采用的）"权力平等"型指导时，也讨论了类似的督导动力学问题。

Szymanski（2005）同样也对权力分析十分重视，但他还指出，女权主义宣言是消除女性压迫的一种途径。Nelson 等人（2006）也报告说，权力不平等、歧视以及性别压迫是女权主义督导的重要课题。Burnes、Wood、Inman 和 Welikson（2013）对三个女权主义督导小组进行了研究。他们观察到一个动力学现象是与女

权主义方法相一致的，督导聚焦于讨论督导小组中的平等和权力等话题。

Prouty 等人（2001）在其研究中强调，关系对女权主义督导而言至关重要，并且是督导活动的基础。女权主义督导对关系的重视，表现为督导师将讨论关系问题的承诺、准备程度、尊重以及意愿视为驱动他们工作的核心价值。当督导师需要对被督导者提出挑战时，他们会试图通过赋权给被督导者来达成这一目标；他们尽可能地克制使用督导师权力。"对治疗师的挑战其实是一种更深层次的督导能力，即与治疗师共同努力以帮助他们突破个人限制"（Prouty, 2001, p.182）。

Falender（2009）谈到女权主义督导师所面临的权力差异挑战时，说道：

女权主义督导与其他督导模型的区别在于，督导师关注于等级的因素，分析权力的影响而不只是运用权力，在关系中鼓励、推崇对双方互动过程的讨论（p.22）……对督导师而言，上述这些问题几乎不可避免，包括权力，无论一个人多么努力地试图削弱或消除它。这是一个悖论，放弃权力本身就是一个权力关系。（p.28）

总之，女权主义治疗督导在本质上是主张将社会公正原则融入督导工作中，尤其在涉及性别相关问题上。因此，女权主义治疗（包括督导）经常会与其他理论方法联合使用。（可参见第 6 章关于性别在不同类型督导中所起的作用的更多讨论。）

后现代 / 建构主义督导

人类科学的一个重要发展就是以后现代、

后实证主义或建构主义为特征的一种新世界观的出现。这些术语不完全是同义的，但是它们却有着共同的主张，即现实和真理是相互联系的并作为观察者的主观产物而存在。对人类而言，真理是基于社会互动的一个结构并且通过言语行为来传递信息（Philp, Guy, & Lowe, 2007）。

简要地说，"知识不仅在互动中分享，它是在互动中产生的"（Whiting, 2007, p.141）。咨询师和治疗师必须与来访者一起密切合作，帮助来访者构建对他们来说什么是真实的和准确的，包括其文化现实。问题的确定以及治疗目标都必须忠实于这些认知结构。

建构主义督导的典型特征是，高度依赖于督导师的顾问角色，尽量在参与者之间保持相对平等性（例如，淡化等级特性），关注被督导者的力量，结合反思性的活动以协助被督导者自己找到答案，在评价过程中同时强调自我评价及督导师评价（Guiffrida, 2015a, 2015b; Rogers & Miranda, 2016; Unger, 2006）。与建构主义治疗一样，建构主义督导也会关注每个人的文化视角，以尽可能减少文化预设。

建构主义的培训和督导模式似乎在心理健康专业人员中很受欢迎，包括新手被督导者。然而有证据显示，建构主义方法对那些先前已经掌握了必要相关知识的学习者才是最有效的（Kirschner, Sweller, & Clark, 2006）。因此，正如我们在本章开始就指出的那样，任何一种督导方法都必须考虑被督导者的发展结构，包括建构主义督导。

叙事和焦点解决的治疗方法都属于后现代/建构主义的大范畴。在下面的部分，我们将简要介绍这两种方法。

叙事疗法督导

依据叙事模型观点工作的治疗师假设人们天生就是"故事家"，他们发展着关于他们自己的故事，这个故事起到了一个既组织过去经历也影响未来行为的模板作用（Bob, 1999; Parry & Doan, 1994; Polkinghorne, 1988）。这个故事中的人物，或者被选择或被影响着来扮演故事中的某些特定角色。

尽管来访者已经拥有了一个他/她自己的大体完整的故事，而且正在寻求对自己的故事进行改编，被督导者却刚开始建构他/她本人作为专业人员的故事。于是督导师的作用就是既要协助被督导者对来访者的故事进行编辑，同时也要帮助被督导者建构他/她自己的专业发展故事。因此，督导师必须同时结合知道（表现为直接申明事实）和好奇（表现为质疑或迷惑不解）这两种姿态。例如，"那个时候，你对来访者似乎感到很崩溃"（知道）以及"我不清楚那一刻你对来访者是什么感觉"（好奇）。Whiting（2007）指出，这种好奇的姿态要求督导师主动放弃自己的大部分专家地位。尽管这种做法对某些督导师来说可能是一个挑战，但遵循叙事疗法的督导师更容易采取合作的督导风格（Gale, Ross, & McCoy, 2016; Shurts, 2015）。不过，接受督导的新手咨询师在被要求对他们自己作为咨询师进行叙事时，可能会感到很受挫。我们在讨论督导的发展模型时，还会谈到训练之初对被督导者的期待。

焦点解决督导

焦点解决治疗（如，Molnar & de Shazer, 1987）主要关注于促使来访者去获得他们所想得到的东西，而不是去关注他们有何错误。它所基于的假设是：

1. 来访者知道什么对于他们是最好的。
2. 看待事物并非仅有一种完全正确的方法。
3. 重要的是关注什么是可能的和可改变的。
4. 好奇心是必需的。

这个模型最著名的干预方法之一是它的拥护者所称作的"奇迹问句"，其基本形式是："想象一下一个奇迹已经发生：你正在寻求治疗的这些问题魔术般地消失了。你会注意到什么就知道奇迹已经发生了？还有什么（等等）"。这个问句不仅本身具有设立目标的意图，而且也是积极取向的。

越来越多的作者已经开始讨论焦点解决治疗的督导（solution-focused supervision，SFS）（可参见，Gray & Smith, 2009; Hsu, 2009; Juhnke, 1996; Presbury, Echterling, & McKee, 1999; Rita, 1998; Shurts, 2015; Thomas, 1996; Triantafillou, 1997; Waskett, 2006）。Hsu 关于焦点解决治疗督导的质性研究概括了焦点解决治疗督导的 7 个主要成分：

1. 先正向开场，然后是问题描述。
2. 确定积极的督导目标。
3. 探索被督导者和来访者的例外情况。
4. 通过与被督导者讨论假设情境，以及思考被督导者对糟糕案例叙述感到担忧的内在意义，建构其他可能性。
5. 提出反馈，进行临床教学。
6. 协助被督导者形成下一次咨询中准备采取的一小步。
7. 基于焦点技术和哲学观，在后续督导中，持续追踪来访者和被督导者取得的积极改变。

以上这些成分与焦点解决治疗督导的其他一些核心方法是互相一致的，包括聚焦于微小的进步而不是明显的改变。

和使用叙事治疗的方法一样，使用焦点解决治疗督导的督导师更多采用的是顾问的角色（例如，使用问题来引导互动）并且对于语言的使用给予特别的重视（Shurts, 2015）。Presbury 等人（1999）区别了虚拟的和假设的语句。前者假设了一种可能性（如"你能想象一下何时你能够在来访者面前表现出足够的自信果断？"），而后者假设了一种事实（如"告诉我你什么时候曾对你的来访者表现出足够的自信果断"）。被督导者或许更难否定后者。同样，通过假设语句的使用，督导师传递了一种对被督导者胜任能力的预设。

Presbury 等人（1999）提供了一些焦点解决治疗的督导师可能会向被督导者提问的问题范例。例如，为了将讨论引向被督导者的成就和能力方面，督导者可能会问，"你觉得自从我们上次见面以后你在咨询的哪些方面有了进步？"或者是"告诉我这周你在与来访者工作时做得最好的事情"（p.151）。如果被督导者过多地关注他 / 她与来访者之间正在发生的问题，督导师可能会问，"当你开始感到能较好地处理这种情形时，你又是怎么知道你的能力已经足以独立解决这个问题呢？"过些时候再问，"你将会做哪些不同的事"或者"你是如何知道自己已经不再需要在督导中讨论这个问题的？"（p.151）。

整合疗法督导

整合疗法督导在本书中的含义与最初专业文献中的相同，即关于整合治疗方法的督导（如，Boswell, Nelson, Nordberg, McAleavey, & Castonguay, 2010; Foy & Breunlin, 2001; Norcross & Halgin, 1997; Scaturo, 2012; Tennen, 1988）。因此，它依然是一个基于心理治疗理论的督导模型，其主要焦点同样是指导被督导者发展基于某种理论的胜任能力，虽然其理论背景可能是多样化和灵活的。

Boswell 等人（2010）建议，督导师应教导被督导者基于一个特定的理论流派对个案进行概念化，并在整个个案工作过程中贯穿同一种理论观点。如果在治疗过程中必须要对这种理论方法进行调整或补充其他方法，那么督导中就必须要讨论将其他理论流派的概念技术整合进来的意义，以及这种整合与最初的概念化之间是否协调一致。这就意味着，整合疗法督导的前提条件是督导师具有从不同理论流派观点进行督导的能力和意愿，并且愿意投入一定的时间来协助被督导者理解整合的意义和局限性。

Norcross 和 Halgin（2005）指出，整合的督导是一项更具想象力和冒险性的工作，但它同时也会引发困惑和焦虑，当然也会提高被督导者的满意感。他们警告说，整合疗法督导师应该充分预计到被督导者可能会表现出更多的情绪反应，他们在学习整合方法时或许会比仅学习一种治疗理论遭遇更多的挫折。作者建议，应该对每一对督导师和被督导者进行利弊分析，以判断整合督导的益处是否大于它所产生的焦虑的弊端。这一点对新手被督导者来说尤其重要，正如 Scaturo（2012）所指出的，新手被督导者往往将恪守一种理论方法视为“理论上的救生圈”*（p.190）。

总的来说，真正的理论整合远比技术折中主义更具挑战性（例如，选择来自不同理论的干预技术，但并不一定认同该理论的假设）。因此，整合疗法督导师也许需要做好心理准备，他们会比用单一理论取向的督导师花费更多的时间与被督导者讨论相关的理论。

总结：基于心理治疗理论的督导模型

督导最初是从各种治疗理论流派中发展起来的。尽管督导的发展已经有很多方向，但只要提到督导中的阻抗，或者对被督导者进步的强化，都令人清晰地回想起心理治疗的理论基础。在督导中倾向于使用基于心理治疗理论的模型的主要优势在于，它能给希望掌握一种特定心理治疗理论的被督导者提供一种示范。此外，由于被督导者在督导中对心理治疗理论有了“亲身体验”，他们就能更好地理解来访者对类似干预方法的反应。

需要注意的是，在运用基于心理治疗理论的督导模型时，如果督导师要求被督导者只能运用一种理论方法，可能会导致被督导者失去对理论的自主性（Bernard, 1992）。另外，Thomas（2010）也指出，这样的督导可能会模糊了治疗与督导的边界，并引发被督导者对督导关系性质的疑惑。

---

*　只用一种理论会感觉自己在理论层面不会面临危险。——译者注

督导的发展模型

督导的发展概念并不是一个新东西。事实上，早在 20 世纪五六十年代（例如，Fleming, 1953; Hogan, 1964），它就已经出现了。但直到 20 世纪 80 年代初，督导的发展概念才由于 Stoltenberg（1981）、Loganbill、Hardy 和 Delworth（1982）的工作而引起广泛关注。上述作者及其他学者（例如，Blocher, 1983; Littrell, Lee-Borden, & Lorenz, 1979）的观点在督导领域内引起了强烈的共鸣和热烈的回应。直到 1987 年，Holloway 终于可以评价说，"督导的发展模型已成为督导思考和研究的时代精神"（p.209）。

督导的发展模型可分为不同类型，有些侧重于心理社会发展理论（例如，Loganbill et al., 1982），另一些则更倾向于埃里克森理论，提出了具体的线性发展阶段（如，Stoltenberg, 1981）。Stoltenberg 和 McNeill（2010）融合了认知学习理论、人际影响与社会学习、动机理论以及（人类）个体发展模型，提出了他们的整合发展模型（integrative developmental model，简称 IDM）。所有的发展模型都是围绕着被督导者的发展需要而构建的，因此督导师需要对被督导者与专业表现相关的发展水平进行评估。

下面我们将介绍三种督导发展模型：Loganbill 等人的（1982）模型、整合发展模型（Stoltenberg & McNeill, 2010）以及系统性认知发展督导模型（RigazioDiGilio, 1997, 2014; Rigazio-DiGilio, Daniels, & Ivey, 1997）。此外，我们还将报告一些关于被督导者发展的研究结果，这些结果有力地支持了督导发展模型。

Loganbill、Hardy 和 Delworth 的模型

Holloway（1987）发现，Loganbill 等人（1982）可能是最先发表了关于咨询师发展的理论模型。尽管对于这个模型的后续研究并不多，但它无论在独特性还是重要性方面，都是值得介绍的。

Loganbill 等人选择了 Chickering（1969）关于青年人的八个发展任务理论，并将其重新定义为受训治疗师的八个专业发展课题：胜任力、情绪觉察、自主性、专业认同、尊重个体差异、目标性和方向性、个人动机以及专业伦理。在每个课题上，受训者都可能处于三种发展阶段——停滞、困惑、整合——中的某一个，或处于某两个阶段中间。下面分别介绍三个阶段的详细内容。

停滞阶段

对于许多刚进入这一职业的被督导者而言，停滞阶段的主要特征是不能意识到自己的不足或可能遇见的困难。被督导者越是有经验，就越可能体验到自己在某一特定领域的功能停滞（或"卡壳"）或者盲点。被督导者在这一阶段经常在认知层面上以简单的黑白式思维看问题，并且认识不到自己对督导师或来访者产生的影响。他也可能会感到咨询工作是无趣的或乏味的。

停滞阶段的被督导者可能会在督导中表现

出以下两种模式中的一种。在第一种模式中，被督导者会非常地依赖督导师并将其理想化。相反，在另一种模式中，被督导者可能会在某种程度上觉得督导师是不相关的，至少在与被督导者正在处理的问题上。这种情形似乎更像是一种中立的或未觉察到的状态。

困惑阶段

这一阶段的开端可能是渐进的或突然的。它的关键性特征是"不稳定性、结构混乱、剧烈波动、困扰、疑惑以及矛盾冲突"，在这个阶段，被督导者"从一种严格的信念系统和约束审视自己及对他人行为的传统方式中解放出来"（Loganbill et al., 1982, p.18）。这种过程可能是令人烦恼的，因为被督导者意识到了有些事情是错误的，但是还没有看到解决的办法。

困惑阶段也往往是督导关系的动荡期，被督导者也许会因为自己的痛苦而责备督导师。督导师一定要认识到，这种"困惑"表现实际上恰恰是被督导者的"进步"，因为它预示着被督导者已经能够从停滞阶段走向下一个阶段，以学习心理健康专业人员的技能和素质。

整合阶段

整合阶段就像是"暴风雨后的平静"，其特征是"在觉察了不安全感和对督导中重要问题持续监控之后建立的一种全新的认知理解、灵活性以及个人安全感"（Loganbill et al., 1982, p.19）。在这一阶段中，被督导者开始用现实的眼光去看待督导师，接受他既有优势也有不足的事实。被督导者开始对督导阶段中所发生的事承担责任，并且学会了最大程度地利用督导师的时间和专业技能。他/她对督导的期望也变得更加切实可行。

图 2.2 展示了被督导者的三个发展阶段及其相互关系。

与其他表现为线性发展阶段的模型相比，这个模型假设咨询师在这三个阶段中将不断循环和再循环，并在每个循环周期中逐渐提高个人的整合水平。为了更好地解释这一模型，Loganbill 等人采用了换轮胎的比喻，见图 2.2。

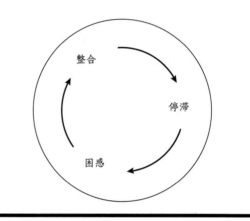

图 2.2　发展的三个（重复）阶段
（Loganbill et al., 1982）

先拧紧螺钉，一下又一下，确保车轮安在正确的位置，然后重复这个过程。每一个螺钉都被依次拧紧，直到车轮被完全固定好。同样，督导过程的各个阶段也可以反复循环，直到每一个问题都得到彻底的解决（p.17）。

这个模型的复杂之处在于，Loganbill 等人断言，在督导师应该关注的八个发展课题中的任一个，被督导者都可能处于上述三个阶段中的某一个。督导师的任务是评估被督导者在所有八个发展课题上的三种不同阶段，并帮助被督导者前进到下一个发展阶段（八个课题 × 三个阶段）。没人测试过督导师是否有能力完成这一复杂任务；我们从工作记忆容量的有限性（可参见 Miyake & Priti, 1999）来理解的话，认为这是一项艰巨的任务。比较可行的做法是，督导师在某一特定时期会有选择地重点关注八个课题中的某几个。

Johnson 和 Moses（1988）追随 Loganbill 等人（1982）的观点，也将 Chickering（1969）的 8 个变量作为被督导者的发展评价标准。但是，Johnson 和 Moses 并没有沿用 Loganbill 等人提出的督导干预方法（此方法后续经 Stoltenberg 和 McNeill 进行修改），他们将督导师的干预减少为两种：挑战或支持。假如督导师提供的挑战太少，被督导者可能就会陷入停滞阶段（借用 Loganbill 等人的模型）；假如挑战太多而支持太少，被督导者可能就会受挫或转向防御。Johnson 和 Moses 将这种挑战与支持之间的选择视为督导师要做的最关键的决定。Johnson 和 Moses 认为，督导师做出这个决定之后，就需要根据 Bernard（1979, 1997）的角色图式（即，教师、咨询师和顾问角色）选择恰当的角色以帮助被督导者获得所需的进步（可参见第 3 章关于这三种角色的描述）。尽管 Johnson 和 Moses 并没有暗指支持或挑战应该是督导师干预的主要手段，但 McCarthy、Kulakowski 和 Kenfield（1994）在研究中发现，督导师最常用的技术是提供支持和鼓励，面质和布置家庭作业的技术则很少使用。所以，督导师必须对自己的工作进行反思，这种对面质的回避究竟是出于他们自己的需要还是为了满足被督导者的需要。

整合发展模型

整合发展模型（The integrated developmen-tal model，简称 IDM）（McNeill & Stoltenberg, 2016; Stoltenberg & McNeill, 2010; Stoltenberg, McNeill, & Delworth, 1998）是最知名、应用最广泛的督导阶段发展模型。它的优点是，既有对被督导者发展过程的描述，也包含了对督导师干预的说明。

IDM 所描述的咨询师的发展需经历四个阶段（IDM 作者称之为"水平"），每一个发展阶段的特征都表现为在"评估专业人员成长的三个最重要的标志性结构"（Stoltenberg & McNeill, 2010, pp.23–24）上的变化。

- **自我 - 他人觉察：认知和情感**——"判断一个人在自我关注、对来访者的世界的认识和自我觉察提升这一发展轴上处于哪个位置。认知成分指不同水平的思维过程的内容，情感成分指情绪方面的变化，比如焦虑"（McNeill & Stoltenberg, 2016, p. 13）。
- **动机**——"反映被督导者在临床培训和实践中的兴趣、投入和花费的努力"（p.13）。
- **自主性**——反映了被督导者表现出的独立程度。

被督导者将在下列 8 个范畴内发展其胜任能力（McNeill & Stoltenberg, 2016; Stoltenberg & McNeill, 2010）。

1. 干预技能——实施治疗性干预的自信和能力。
2. 评估技术——进行心理评估的自信和能力。
3. 人际评估——这延伸到了正式的评估阶段之外并且包括了使用自我对来访者的

问题进行概念化；其性质根据理论取向的不同而变化。

4. 对来访者的概念化——诊断，与治疗师对来访者的环境、生活史和个性特征如何影响其功能的理解有关。

5. 个体差异——有关民族、种族以及文化对个体的影响的理解。

6. 理论取向——这与治疗师对理论理解的复杂性和精准程度有关。

7. 治疗计划与目标——治疗师打算如何努力对来访者进行工作。

8. 专业伦理——专业伦理与个人伦理是如何相互结合的。

表 2.1 中总结了在这四个被督导者发展水平中所反映的三个结构（动机、自主性及觉察）的方式，但不考虑被督导者学习的关注领域。督导师如对评估被督导者在这三个结构上的功能水平感兴趣，可以使用《被督导者水平问卷-修订版》（*Supervisee levels questionnaire-Revised*, McNeill, Stoltenberg, & Romans, 1992），这份问卷在本书附录 B 的督导工具箱中可以查到。

IDM 的督导师干预方法是从 Loganbill 等人（1982）最初描述的方法修订来的，后者又是从 Blake 和 Mouton（1976）的工作成果改造而来的。Stoltenberg 和 McNeill（2010; McNeill & Stoltenberg, 2016）对于 IDM 每一个水平中哪些干预可能对被督导者最有利提出了建议。

水平 1

- 处于水平 1 的被督导者比较适合使用促进性干预（facilitative interventions），主要是支持和鼓励。

- 水平 1 的被督导者需要结构化的督导，因此适用处方式干预（prescriptive interventions），督导师需要提供具体的建议和指导。

- 适度的概念化干预（conceptual interventions）对水平 1 的被督导者也是有益的，他们需要学习将理论与实践相联系，并理解诊断与治疗之间的内在联结关系。

- 在水平 1 的后面阶段，Stoltenberg 和 McNeill 建议可偶尔使用催化性干预（catalytic intervention），包括"提问、试探、探索或在关键地方提出议题"（McNeill & Stoltenberg, 2016, p.58）。这类干预策略的意图是帮助被督导者扩展觉察范围，因为此时其自我关注已经明显减少，被督导者有能力聚焦于之前被忽略的来访者或他们自身的某些方面。

表 2.1　IDM 所认定的四个发展水平中的被督导者特征和督导师行为

水平 1	被督导者刚刚进入培训阶段，或对所接受督导的特定治疗方法（或模式）经验比较有限。
	动机：动机水平通常较高，因为对自己所知有限感到非常焦虑；关注快速掌握技巧以提高胜任力；希望知道帮助来访者的"正确"或"最好"的方法，因此容易表现出思维的两极性。
	自主性：依赖于督导师；需要结构、积极反馈以及很少的直接面质。
	觉察：高自我关注，在认知层面上感到困惑，情感层面表现出忧虑。

（续表）

水平 2	这一水平的被督导者已经部分解决了水平 1 中的高度依赖问题。他们准备向较少结构化和较少指导性的督导转变。 **动机：** 随着被督导者在极度自信与不安全、迷惑状态之间犹豫不决而波动。 **自主性：** 尽管在功能上更加独立，被督导者仍然体验着自主与依赖之间的冲突，就像青春期的少年。当被督导者的消极感受无法释放时可表现为对督导的不满。 **觉察：** 关注并将重点放在来访者身上的能力得到增强，较少自我关注。然而，当被督导者感到困惑时，这种对来访者问题的更多卷入可能是令人难以承受的。因此，这一发展阶段是比较混乱的。
水平 3	被督导者在这一水平，更关注于以个性化的方式进行实践以及在治疗中使用并理解"自我"。 **动机：** 水平比较一致；偶尔会对自我效能产生怀疑，但是不会持续。 **自主性：** 当被督导者进入独立实践阶段时，已经建立起对自己专业判断能力的坚定信念。督导师和被督导者专业技能的差别不断减小，督导双方逐渐变为平等的关系。 **觉察：** 被督导者又回复到以自我意识为主，但是其性质已经与水平 1 中有了很大的区别；被督导者能够始终保持对来访者的关注，并同时注意自己对来访者的反应，然后据此对来访者做出判断。
水平 3i（整合的）.	这一水平在被督导者多个领域（例如评估、概念化、干预）都达到水平 3 时发生。这一水平的特征是，具备进行跨领域专业实践的一种个性化方法和熟练跨越这些领域的能力。这一水平的被督导者已经能够清楚地觉察到其自身的优势和弱点。

水平 2

- Stoltenberg 和 McNeill 建议，对水平 2 的被督导者仍可继续使用促进性干预。
- 不同于水平 1，处方式干预在这一水平只能偶尔使用。
- 水平 2 的真正工作主要包括概念性干预（从不同途径对来访者的问题进行概念化）、面质性干预（督导师指出自己所观察到的被督导者的情感、态度、行为等方面的不一致）、催化性干预（聚焦于治疗和督导过程中的若干重要时刻，并讨论移情和反移情）。

水平 3

- 基于督导关系的重要性，水平 3 的被督导者依然需要使用促进性干预。
- 面质性干预有时也是必要的，但使用频率应比水平 2 有所减少。
- 对水平 3 的被督导者，概念性干预的形式变为帮助被督导者自己做出关于临床工作的方向选择。
- 最后，当被督导者遇到阻碍或退回到停滞状态时，催化性干预将会继续有益。

最后，我们要强调的部分是 IDM 模型为督导师和被督导者提供的一个额外的参考点。为了理解被督导者是如何发展出关于做咨询或治疗的有用图式，Stoltenberg 和 McNeill（2010）借用了 Schön（1987）提出的几个重要概念。行动中的已知（knowing-in-action，KIA）是被督导者的自动反应；当被督导者对来访者的反应感到吃惊时，这时就提供了行动中的反映（reflection-in-action，RIA）的机会，即被督导者注意到咨询中出现的情况不同于其他人际互动或其他来访者的特点；如果被督导者自己在咨询中没有出现行动中的反映（RIA），那么在两次咨询会谈中间，督导师将会利用咨询录音材料，鼓励和帮助被督导者进行行动中的反映（RIA），从而诱导出关于行动的反映（reflection-on-action，ROA）。通过这个过程，被督导者关于咨询治疗的图式得到进一步的精炼，专业技能得到发展，从而能在咨询中进行更多行动中的反映（RIA），并由此表现出更多行动中的已知（KIA）行为。上述这些概念性工具可以帮助督导双方在发展的某一水平阶段或跨水平发展过程中有效地进行工作。

总之，IDM 是一个全面的发展模型，它要求督导师全面关注被督导者的发展水平、三种结构（觉察、动机和自主性）、八个范畴（处于不同时期的督导关注点）以及督导干预方法的仔细选择，同时也要具备追踪被督导者KIA、RIA 与 ROA 的能力。由此，尽管 IDM 模型的阐述是比较简明清晰的，但是其专业运用依然有赖于督导师的全心投入。建议读者可以参阅 Stoltenberg 和 McNeill（2010）以充分了解这一备受关注的模型。我们在本书附录 A 的督导个案研究中展示了一个运用 IDM 进行督导的例子。

系统性认知发展模型

Rigazio-DiGilio 将 Ivey（1986）的早期工作进行扩展后提出了一个新的督导模型，鼓励督导师基于被督导者的认知风格来进行发展跟踪和干预（Rigazio-DiGilio, 1997; Rigazio-DiGilio & Anderson, 1995; Rigazio-DiGilio, Daniels, & Ivey, 1997）。系统的认知发展模型（systemic cognitive-developmental supervision，简称 SCDS）借用皮亚杰的概念来描述学习者（被督导者）的不同类型，因而被认为是一种

发展模型，但是 SCDS 模型本身并没有假设这些类型之间有优劣之分。SCDS 认为，四种认知风格（或称认知取向）的每一种在进行治疗时都有其利弊。督导师的任务是识别出被督导者的主要认知类型，并协助每一位被督导者变得更加灵活，能够理解和运用除自己惯用的优势风格之外的其他类型认知风格。当被督导者对四种认知类型都能运用自如时，他们就能在治疗中根据情况需要转换工作方式，从而为来访者提供更精准的帮助。

以 下 是 Rigazio-DiGilio（1995）和 Redd（2016）关于四种认知取向的详细描述。在每一种认知取向的描述中，既包括了被督导者若能正确使用这种取向所带来的优势，同时也包括了被督导者若局限于此种取向所存在的不足。

SCDS 中第一种认知取向为感觉运动类型。这类被督导者对情绪体验较敏锐，他们更容易识别情绪情感并处理它们，能够容忍移情和反移情问题修通过程中的情绪感受。但是，如果被督导者局限于这种认知取向，可能会导致情绪过度唤起，从而干扰他们的概念化思考能力。他们还可能会依赖于"感觉正确"作为干预的基础，而不是遵循严格的治疗计划。Rigazio-DiGilio 建议，对于感觉运动类型的被督导者，督导师应采取指导性方法，从而为被督导者提供一个安全的督导环境来探索他们在咨询中的反应究竟是什么。这么做的目的是帮助被督导者将大量的情绪数据转化为可指导治疗过程的清晰框架。

SCDS 的第二种认知取向为具体思维类型。这类被督导者倾向于采用线性的、因果的方式

来看待世界（和来访者）。具体思维类型的被督导者在描述来访者的某一事件时，经常会沿用与来访者描述自己的问题相同的顺序。借助这种"如果－那么"的推理能力，具体思维者能够预测来访者的模式化行为。同时，具体思维取向的被督导者也可能会在理解来访者以及看到其他不同观点等方面遇到困难。另外，当思考咨询或治疗的可能方向由特定问题转向更加细微的方面时，具体取向的被督导者也会感到有困难。

SCDS 的第三种认知取向为形式思维类型。这类被督导者能从不同角度出发来分析问题，并且能自然地进行反思。他们很容易在督导反馈的帮助下对治疗计划进行调整。他们也能将一次特定的会谈与整个治疗的大主题联系起来。但是，如果形式思维的取向过于占据主导地位，那么被督导者会很难将对来访者问题的理解转化为行动，他们更擅长对来访者进行个案概念化而不是治疗干预。同时，他们也可能倾向于低估情感和行为在咨询中的重要作用。由于这类被督导者视分析能力为自己的优势，当他们受到来访者挑战时也许会难以应对。

最后一种认知类型，Rigazio-DiGilio 称之为辩证思维取向。这种类型的被督导者在呈现其个案概念化时，能够挑战他们自己的假设。换句话说，这些被督导者沉浸于思考"自己是如何思考的"。由于这种广泛的概念思考能力，辩证思维取向的被督导者更可能考虑到环境（包括历史因素和文化背景）对来访者问题的广泛影响。不足之处是，具有强烈辩证思维取向的被督导者可能会被各种不同的想法所淹没，无法进行选择，因为这些互相对立的想法

似乎同样有效（或无效）。对来访者来说，要理解并整合辩证型治疗师的复杂思想可能并不容易。

在讨论到督导环境时，Rigazio-DiGilio 和 Anderson（1995）建议，督导师首先要与被督导者的认知风格相匹配，协助被督导者在其优势取向上发展出更高的胜任力。这样做可以促进被督导者的横向发展。一旦横向发展目标达成，督导师就要开始挑战（不匹配）被督导者的优势取向，以协助被督导者在其他认知取向上发展胜任力（Redd, 2016），从而获得纵向发展。督导的最终目标是使被督导者能够在四种认知取向类型之间灵活转换，尽管他们仍会继续扎根于某一特定认知取向。

SCDS 模型在婚姻和家庭治疗领域最为知名，但它同样也可以为其他领域督导师提供一种非常好的方式，来评估被督导者对其工作的体验和思维的主要风格。作为一种发展模型，SCDS 适合于任何水平的治疗师，尤其是当治疗师因受到来访者"激活"而退回到一种更安全的基本取向状态时。本书附录 A 的督导个案研究中，我们也提供了一个 SCDS 的应用例子。

反思性发展模型

杜威（Dewey，1933）被认为是首位正式提出在实践中运用反思技术的专家。其他学者，特别是 Schön（1983, 1987），提供了关于反思技术的更为现代的观点，其概念上与杜威最初的描述保持一致。反思（reflection）是指这样一个过程，它开始于一个专业实践情境，该情境某种程度上令人感到痛苦、惊讶或

困惑；Holloway（in Neufeldt, Karno, & Nelson, 1996）将这一情境称为"触发事件"，它推动了对该情境的批判性回顾并由此产生对情境新的、更深的理解。理论上说，经过这样的反思性思考后，这一新的理解将能在实践者未来遇到类似情境时得到贯彻执行。

Hinett（2002）观察到，在专业实践领域中讨论"反思"概念时，其强调的含义往往超出了反思一词的词义本身——揭示真相。从这一点来说，反思过程在本质上是发展性的。

图2.3展示了在心理督导中反思的基本过程。触发事件可能与被督导者的技能有关，也可能与他/她的个人议题（反移情）有关，或者与被督导者对来访者或治疗过程的概念化有关。这些都是Bernard（1979, 1997）所提议的督导的主要关注点（第3章将对此进行详细讨论）。比如，被督导者可能对一个来访者使用某一干预但没有效果，即使他/她原本相信应该会有效；被督导者也许会对某个来访者表现如此易激惹感到迷惑不解；或者被督导者发现自己原来对来访者问题的理解完全是错的。所

有这些例子都可能成为一个触发事件，通过督导师的推进从而启动一个反思过程。

Ward、House（1998）、Driscoll（2000）、Guiffrida（2005）和Frølund、Nielsen（2009）等作者均对督导中的反思方法进行了讨论。Neufeldt等人（1996）基于对反思性实践领域的杰出专家进行访谈所做的质性研究，为理解反思过程的本质提供了重要资料。现在，督导师可采用各种不同的干预和技术来促进被督导者的反思性发展。鉴于越来越多的督导师（不仅限于发展取向）在使用这些反思性干预技术，我们将在第8章具体讨论。

在关于督导的反思过程的简要讨论最后，我们要呈现三个观察到的现象。首先，我们要再次申明，或许每一位督导师都不同程度地促进了他们的被督导者的反思过程；其次，当督导师促进被督导者进行工作相关的反思过程时，他们同时也教会了被督导者一种重要技能，使被督导者最终能将这种技能用于自己身上。这种对自己的工作进行反思的技能——并与自我监控的能力配对使用——成为自我督导的一种重要途径（Goodyear, 2006）。当心理健康专业人员取得从业执照后，他通常就不再被强制要求必须接受正式督导（至少在美国是这样的），因此，自我督导的能力就显得尤为重要（可参见 Dennin & Ellis, 2003）。

我们的第三个观察是，反思应该不仅仅是"发现式学习"（可参见 Kirschner et al., 2006）。我们每个人都可能会发现一些独特的东西，但这种发现并不一定与大家认为良好实践能力的知识相一致。被督导者的反思当然也包含了他个人的内在心理过程（例如，困惑或不适），

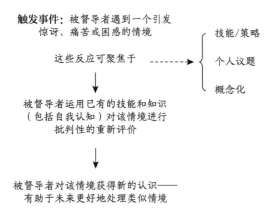

图2.3　督导中的反思过程

但反思过程最终必须与具有外在效度的良好实践指标[*]相联系。所以，被督导者的经验水平将会影响反思在督导中的使用程度以及反思的质量。

图 2.4 展示了上述理论假设如何在实践中得到应用。如图所示，所有督导中都存在一定水平的反思过程，但对丁新手被督导者而言，督导中有更多的教学成分。这种安排的目的是帮助被督导者积累并掌握基本实践技能，并逐步能够评价什么是一个好的或有效的技能或思维方式。然后接下来，聚焦于教学的时间会逐渐减少，同时鼓励反思的时间会随之增加。最终要培养的是被督导者将反思技能用于自我督导的能力。

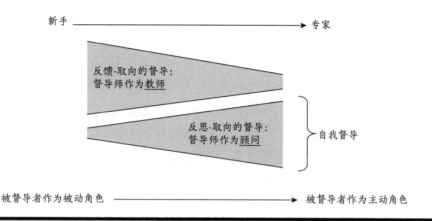

图 2.4　督导中反思过程的一个发展概念图

关于被督导者发展的研究

以上已经呈现了督导文献中最重要的一些发展模型，此外还有大量相关的实证性研究也涉及被督导者的发展过程，督导师在运用前面所介绍的这些模型时应该参考相关研究的结果。有的研究结果可能会令督导师修改他／她对某一模型的应用方法，而另一些研究结果则支持发展模型的理论假设。我们的目的并不是要面面俱到地介绍这些研究结果，我们只是提供部分重点的研究结果。读者可以全文参阅我们所引用的文献，从而获得对研究结果的全面

了解以及该结果对督导的影响作用。接下来我们将有选择地介绍一些督导研究结果。首先介绍的是认知复杂性与认知发展之间关系的研究，其次是经验与发展的关系研究，以及对经验与发展之间关系起到调节作用的相关因素研究。最后，我们会介绍关于督导环境的研究发现。在介绍完关于被督导者发展的研究结果后，我们还会提出对这些研究结果的理解及其应用价值。

认知复杂性与认知发展

● 具有较高认知复杂性的被督导者能够胜任多种心理咨询任务，包括高度共情（St-

---

oppard & Miller, 1985）、对来访者的个性做出复杂描述（Borders, 1989）、更有效的个案概念化（Martin, Slemon, Hiebert, Hallberg, & Cummings, 1989）以及更多聚焦于咨询而不是聚焦于咨询师自身（Birk & Mahalik, 1996; Jensen, McAuliffe, & Seay, 2015）。

- 认知发展与训练之间的确存在一定的关联性（Duys & Hedstrom, 2000），但不能过高估计训练的效果，而且训练并不一定能激发认知复杂性的全面发展（Fong, Borders, Ethington, & Pitts, 1997; Granello, 2002; Lovell, 1999; Stein & Lambert, 1995）。

- Granello（2002）通过其研究结果提出一个观点，具有较高认知复杂性的个体在对咨询中的复杂问题进行概念化时，会退回到较早发展阶段然后"再进步"（"re-progress", p.292），但是被督导者的认知复杂性学习会因此而加速。这一假设虽然在直觉上很好理解，不过 Lovell（1999）发现，督导下的临床经验积累与认知发展的相关性大于认知复杂性，虽然两者的相关性都达到显著水平。

- Granello（2002）也发现，认知发展的明显进步出现于心理咨询硕士学习阶段的中后期——即受训者开始接受督导之后的阶段。这一结果与 Fong 等人（1997）的研究发现是一致的。另一项研究考察了咨询师在较长的职业生涯期间的变化（Welfare & Borders, 2010b），发现专业经历（包括毕业后专业工作经历和从事心理咨询教学活动经历）与咨询的认知复杂性具有显著相关。综合上述研究发现，我们可以推测，督导对促进认知发展具有关键作用，并且咨询师在系统训练结束后的发展过程可能是与 Rønnestad 和 Skovholt（2003）的生涯发展模型相一致的。

- Ramos-Sánchez 等人（2002）发现，认知发展水平较高的被督导者往往能与督导师建立更强的工作联盟，并且对督导的满意度更高。

　　毫无疑问，认知复杂性和认知发展是临床督导的重要组成结构。最近，情绪觉察和情绪复杂性这两个重要概念被引入临床督导领域（例 如，Batten & Santanello, 2009; Tangen, 2017）。Tangen 特别提出，督导师应该像促进被督导者认知复杂性发展一样，选择有效的干预方法促进情绪复杂性的发展。这些理论假设还有待进一步的实证研究加以验证。

督导经验作为发展水平的指标

- 绝大多数实证研究都表明，被督导者随着接受督导的经验积累，将逐步发展出不同的特质及能力（Borders, 1990; Burke, Goodyear, & Guzzardo, 1998; Cummings, Hallberg, Martin, Slemon, & Hiebert, 1990; Granello, 2002; Jensen et al., 2015; Ladany, Marotta, & Muse-Burke, 2001; Lovell, 1999; Mallinckrodt & Nelson, 1991; McNeill, Stoltenberg, & Pierce, 1985; McNeill et al., 1992; Murray, Portman, & Maki, 2003; Olk & Friedlander, 1992; Shechtman & Wirzberger, 1999; Swanson & O'Saben, 1993;

Tracey, Ellickson, & Sherry, 1989; Tracey, Hays, Malone, & Herman, 1988; Wiley & Ray, 1986; Williams, Judge, Hill, & Hoffman, 1997; Winter & Holloway, 1991）。不过，也有一些作者（Ellis & Ladany, 1997; Fong et al., 1997; Granello, 2002）提醒，多数发展研究的结果解释存在一定问题，其中之一就是缺少纵向研究。由于未对同一被督导者进行跟踪研究，很难判断这些达到显著水平的研究结果确实是由于发展效应还是队列效应（cohort effects）。

- 也有一些研究分析同一项目内部受训者之间的差异。Borders（1990）对心理咨询实习课程的新生进行的研究发现，经过一个学期的训练，被督导者自我报告在自我觉察、依赖－自主性以及理论－技能等方面都获得了明显的改变。McNeill 等人（1985）对于受训者在项目之初与中期的对比研究中也得到了类似的结果。Williams 等人（1997）比较了学生经过一学期实习课程的前后成长变化发现，在学期结束时，受训者的焦虑下降了，并且能够更好地处理自己的移情和反移情反应。

- 当考虑到更大范围内的经验差异时，不同研究所得到的结果就呈现出不一致性及复杂性。Cummings（1990）和 Martin 等人（1989）发现，有经验的咨询师能更有效地对来访者进行个案概念化，在收集信息时随意性也较少。Welfare 和 Borders（2010b）的研究样本包括了硕士水平的被督导者、博士项目的学生、从业心理咨询

师以及心理咨询教师，他们发现，咨询实践经验、接受督导的经验、咨询师的继续教育经验以及较高学历都可以预测更高的认知复杂性。同样，Tracey 等人（1988）也发现，博士水平的咨询师与非博士水平的咨询师相比，在咨询中表现出较少的主导（但有较多的面质）和赘述，也较少对来访者的要求让步。

- Burke 等人（1998）对 10 组督导师－被督导者组合的工作联盟进行了调查。研究发现，即使所有被督导者都具有心理健康专业的硕士学位，经验效应也是存在的，表现为督导过程中被督导者提出的问题类型不同。经验较少的被督导者（例如，硕士毕业后 1 年或更少）提出的问题多半围绕着专业技能发展的主题（例如，诊断术语的定义、某种特定技术的操作方法等），他们往往将大部分时间花在一个具体个案上，而且经常无法达成预先设定的督导目标。相反，经验较多的被督导者则能积极主动地设置督导议程的优先顺序，他们更倾向于将督导师当作咨询顾问。Burke 等人（1988）的这一研究发现支持了督导的发展模型的一些理论假设。

- Ladany 等人（2001）在其研究中试图确定，究竟是一般性的咨询经验（比如从事咨询实践的时间长短）影响了认知复杂性发展，还是所接待的来访者数量是更好的预测指标。结果显示，一般咨询经验对认知复杂性的影响主要体现在诊断和治疗概念化两个方面。在更短时间

内接待更多来访者并不会增加认知发展进步。作者分析道，接待过多来访者可能会阻碍被督导者进行反思性活动，或者可能意味着在督导中无法充分探索一个特定的个案，这两种情况都会削弱督导的效用。

- 很多研究都发现，被督导者的发展与训练经验之间的关系是较为复杂的。目前为止，我们发现经验对被督导者的发展仅有中等程度的相关，因此，一些研究者（例如，Cummings et al., 1990; Martin et al., 1989; Welfare & Borders, 2010b）就开始调查被督导者在训练之后的发展情况。

- Winter 和 Holloway（1991）发现，经验较少的被督导者在督导中更倾向于聚焦来访者的个案概念化，而经验丰富的被督导者更倾向于聚焦个人发展。具有较高概念化水平的受训者更倾向于要求聚焦于咨询技能的发展并希望得到反馈，这意味着他们对评价不是特别关心。在这个研究中，两种经验水平以及概念化水平（认知复杂性）的效应都是显著的。

- Granello（2002）的研究支持了经验对认知发展的促进作用，她同时还发现，训练项目所聚焦的方向是认知发展的调节变量。Granello 吸取了 Perry 的（1970）认知发展模型的部分概念作为研究工具。与研究假设的预期一致，她发现训练项目中的初级咨询师表现出二元思维 * 特征，而经验丰富的受训者表现出多元思维特征［在 Perry（1981）的研究中并没有发现相对性思维特征］。与心理健康咨询、康复咨询或婚姻家庭治疗方向的学生相比，学校心理咨询方向的学生在训练过程中变得更具二元思维倾向。此外，Granello 也发现，接受专业训练之前从事助人工作、年龄这些因素与认知复杂性没有显著相关。

督导环境

还有不少研究的兴趣关注于被督导者发展水平与适合的督导条件相匹配的重要性，这可以称作"督导环境"。督导环境中较多研究的一个重要变量就是督导师所提供的结构化的数量。

- 总的来说，研究结果支持，或部分支持，督导环境是发展模型的前提基础（Bear & Kivlighan, 1994; Borders & Usher, 1992; Dodenhoff, 1981; Fisher, 1989; Glidden & Tracey, 1992; Guest & Beutler, 1988; Heppner & Handley, 1982; Heppner & Roehlke, 1984; Holloway & Wampold, 1983; Jacobsen & Tanggaard, 2009; Krause & Allen, 1988; Lazar & Eisikovits, 1997; Miars et al., 1983; Murray et al., 2003; Rabinowitz, Heppner, & Roehlke, 1986; Reising & Daniels, 1983; Stoltenberg, Pierce, & McNeill, 1987; Usher & Borders, 1993; Wetchler, 1989; Wiley & Ray, 1986; Williams et al., 1997; Winter & Holloway,

---

* 二元思维即绝对化思维。——译者注

1991; Worthington & Stern, 1985）。

- Ladany, Walker 和 Melincoff（2001）所做的一项研究结果对发展模型提出了挑战。在这项研究中，Ladany 等人假设，相对低水平的认知复杂性、有限的经验以及不熟悉某一特定类型的来访者，这些因素都会使得被督导者倾向于寻求更多聚焦任务的督导。研究结果却显示，无论何种督导环境下，被督导者都期待督导师的专业水平比自己略胜一筹。Ladany 等人得出结论说，认为初级被督导者需要更多结构性的理论假设是一种过度概括化或误导的观点，它更多是基于一些临床观念而非研究证实，对受训者个案概念化理解能力的研究结果并不支持这一观点（p.215）。

- Jacobsen 和 Tanggaard（2009）所做的一项质性研究发现，被试的结果总的来说是支持发展模型的。当然，他们也指出，研究结果中存在明显的个体差异。特别是一些新手被督导者报告说，当他们没有能够从督导师那里获得所希望的指导和建议时会感到很受挫，他们自己应对这种挫折的过程，最后成为督导中记忆深刻的学习经历。

- Tracey 等人（1989）的研究结果表明，经验丰富的受训者中，具有高阻抗（对结构性的抵触）个性特征的个体确实更倾向于低结构性的督导环境。在非危机情境中，初级受训者更倾向于结构性的督导，而有经验的受训者更喜欢结构性不那么高的督导。但是在危机情境下，无论经验水平和阻抗高低，所有被督导者都倾向于结构化督导。

- 同样，Wetchler 和 Vaughn（1992）对不同水平的婚姻和家庭治疗师的调查发现，当督导师的技能促进了被督导者的发展时，这些治疗师更多地肯定了督导师的指导性特征。这一结果可能预示着，经验丰富的被督导者往往会将更难的个案带来进行督导，因此他们需要从督导中获得更多指导建议。

由于督导环境对发展模型是如此重要，我们在此进行一个总结。虽然因为强调了被督导者发展水平的个体差异而使得督导师试图提供不同的督导环境，但实证研究结果并不完全支持发展模型所假设的部分精细差异。我们很难判断，这一问题是由于研究设计的不足还是发展模型的自身问题（Ellis & Ladany, 1997）。值得注意的是，发展过程是多方面的，在督导过程中的任一节点去分析被督导者胜任力的不同水平，这个任务确实很有挑战性。另外，我们也不知道，在某一特定的测量时刻，究竟哪个发展阶段是最重要的。很有可能，被督导者先掌握了治疗过程的某些方面，然后在这些方面表现出更高的发展水平，而在治疗的另一些技能发展方面仍处于较低水平。对于一组被督导者而言，当测量某一特定变量时，他们可能表现出不同的发展水平；当同时测量多个变量时，则每个被督导者都会表现出在不同变量上的水平差异，个体可能在某些变量上的发展水平高于其他人。这一现象与 Stoltenberg 和 McNeill（2010）的假设是一致的。如果不同的发展水平要求匹配相应的督导干预方法，那么每一个被督导者都需要为其提供个性化的干预方案。总之，督导师最好能够以动态的方式来同时关注被督导者的发展水平和督导环境，在每一个训练阶段以及训练后的督导中都能保持对被督导者的仔细观察和反应灵活性。

研究结果的指导意义

正如之前已经指出的那样，虽然关于发展模型我们还有很多方面没有搞清楚，但是已有大量研究揭示了一部分重要内容。下面，我们总结一下关于被督导者发展的研究都有哪些重要的指导意义。

- **认知复杂性的作用**。较高的认知复杂性（或概念化水平）是心理咨询核心任务（例如，高度共情、对来访者问题的准确概念化等）（Deal, 2003; Jensen et al., 2015; Stoppard & Miller, 1985）（Martin et al., 1989）得以顺利实施的重要预测参数。认知复杂性较低的被督导者需要在督导师协助下才能形成有助于对来访者问题进行评估的认知地图，他们在目标设置以及咨询策略的选择方面也需要得到指导。这些被督导者面临督导师要求他们进行较高抽象水平的概念化工作时会觉得非常困难而影响督导效果。

  具有较高认知复杂性的被督导者表现得比较自信，他们会主动向督导师寻求反馈以提高咨询技能，因而不会过度在意督导师的评价。高认知复杂性的被督导者可能在咨询过程中更加兴奋活跃，因为他们有能力发展出更多干预方法，权衡这些方法的利弊并选出最合适

的干预手段（Gordon, 1990; Holloway & Wampold, 1983; Jensen et al., 2015）。

- **督导经验的重要性**。大量研究都认为，督导经验对促进被督导者的发展具有显著作用，但这些研究也受到一些批评（如，Ellis & Ladany, 1997）。有关督导经验的相对时长如何影响被督导者胜任力的研究方面，还存在许多复杂的和有趣的现象。

- **情境对经验的重要影响**。尽管研究结果一致认同，被督导者的经验越丰富，督导所需的结构性就越少，但这一预测会因某些变量而改变，例如遭遇危机情境（Tracey et al., 1989）或某些特别困难的来访者类型（Zarski, Sand-Pringle, Pannell, & Lindon, 1995）。因此我们的结论是，有经验的被督导者比新手受训者需要更多异质化的督导。换句话说，新手被督导者很可能需要有关其来访者的结构化督导，而有经验的被督导者对督导的需求是多样化的，在某些来访者个案上他们需要更多自主性，另一些个案则需要更多结构性，遇到困难个案时需要支持，当某些来访者触及被督导者的个人敏感点时可能需要面对挑战。

- **督导师应该了解，经验水平通常与某些发展特征相对应**。随着经验的增长，被督导者应该表现出下列各方面的进步：（1）在咨询过程中对个人行为和动机的自我觉察，（2）实施咨询干预方法的一致性，（3）自主性（Borders, 1990; McNeill et al., 1992）。如果这些发展特征没有显现出来，

督导师就应该思考是什么因素阻碍了被督导者的学习进步（比如，认知复杂性、个人自身问题、督导师对文化敏感度不够），并努力想办法解决。

- **督导环境的影响**。被督导者的特征和发展目标必须匹配相应的督导干预，发展才能顺利进行。尽管有很多督导干预技术可供选择，但督导师使用这些技术时必须适应于被督导者的发展阶段。目前为止的研究结果显示，至少在督导开始时，可以将经验水平作为督导环境的决定因素。同时，研究结果也提醒我们，不要过于简单地将经验水平作为督导干预的唯一标准。

- **发展始于正规训练，但不限于此**。Skovholt 和 Rønnestad 关于专业发展的纵向研究（Skovholt & Rønnestad, 1992a）以及近期的重新研究结果（Rønnestad & Skovholt, 2003）具有深远的意义，他们指出，心理健康专业人员的发展需经历一个漫长的历程，在这个过程中会遇到许多促进性的复杂情境。他们还发现，那些著名的临床专家绝大多数都是在经过正规训练后才有了显著进步。同样，Granello（2002）的研究也发现，咨询师的认知发展主要出现于训练项目的后半阶段。这些研究发现都证明了在职业生涯早期和系统训练之后接受临床督导的

重要性。

总之，迄今为止的大量研究结果充分支持了发展模型的某些理论假设，即使研究结果并不总是一致的和明确的。另外，来自督导师们的一些非正式报告显示，被督导者的发展表现并不总是与发展模型理论所假设的相一致。显然，这一督导领域需要进行更多的研究和探索。

关于发展模型的结论

发展模型在督导领域是很流行的。如果督导师不相信被督导者会随着督导而成长，那么督导功能就会仅仅缩减为"守门人"的作用。因此，无论督导师采取的基本督导方法是什么，他们都在一定程度上吸取了有关被督导者发展的理论假设。运用发展模型来进行督导工作的优势在于，它促使督导师去关注被督导者在不同训练阶段的不同需要并做出调谐反应。由于发展模型是泛理论流派的，因此被督导者就不必在训练过程中过早限定于某一特定的理论流派。

发展模型的可能缺点是，它在描述每一发展阶段的不同学习风格时存在不足，同时也没有充分考虑学习途径的多样性。有关不同经验水平的被督导者需要匹配不同督导环境的观点，对于看待被督导者的文化差异可能是不妥当的。

结论

在督导的发展历史中，最早出现的是基于心理治疗的模型。即使在这些早期的模型中，也埋藏着发展的种子，期待被督导者从新手最终发展为行业专家。因此，我们在讨论督导模型的两个章节里首先引入了发展模型。下一章我们将讨论督导模型中的第三种主要类型——督导的过程模型。在回顾三种主要的模型类别后，我们将探讨跨模型的共同影响因素。最后，将简要介绍最新出现的一些模型，我们称之为第二代模型。

第 3 章

督导模型：过程模型和第二代模型

在第 2 章，我们介绍了督导模型的前两种类型——基于心理治疗理论的模型以及发展模型。本章我们先介绍督导模型中的第三种（也是最后一种）类型——过程模型。之后，我们将介绍（我们称之为）第二代模型的相关内容。最后，我们将引导读者思考，正在从业的督导师们该如何在众多的督导模型中进行选择。

督导的过程模型

我们所要介绍的督导模型中的最后一种类型是过程模型。这些模型的发展起因是对于督导中的教育性和关系过程的兴趣。如果我们用一种看起来有点言过其实的方式来描述这三种主要的督导模型类型的话，基于心理治疗理论的模型其着重点在于传授一种理论方法，发展模型的关注重点是被督导者学习过程的复杂性，而督导的过程模型则主要是退后一步来观察、研究督导过程本身。这类过程模型有的简单、有的复杂，取决于它们所要描述的过程内容的多少以及系统分层水平的数量。我们将介绍四种督导过程模型：区辨模型（Bernard, 1979, 1997）、督导中的重要事件模型（Ladany, Friedlander, & Nelson, 2005）、the Hawkins 和 Shohet（2012）的模型以及 Holloway 的（1995, 2016）系统方法督导模型。

区辨模型

Bernard 的（1979，1997）的区辨模型（discrimination model，DM）经常被认为是临床督导中最普遍的一个模型。这个模型创立于 20 世纪 70 年代中期，Bernard 在一个训练项目中，协助督导师如何区分与被督导者互动方式的不同类别。区辨模型是一个泛理论模型，它同时具有简要性和多功能性的优点。区辨模型也因而经常是督导师训练过程中学习的第一个模型。

区辨模型（Bernard，1979）关注于督导的三个独立的焦点以及三种督导师角色。

焦点

督导师需要关注被督导者的下列之一或全部技能。

- 干预——督导师观察到的被督导者在咨询中的行为，被督导者表现出什么样的技能水平，咨询干预的执行过程如何，等等。

- 概念化——被督导者如何理解咨询过程中发生的事，对来访者语言的意义解读，理解来访者的文化认同，识别来访者的反应模式，或选择干预方法，所有这些都属于内在过程。

- 个性化——被督导者如何将个人风格融入咨询过程中，同时又尽量避免咨询受到个人议题、文化偏见和反移情反应的干扰。

Lanning（1986）在区辨模型中增加了第四个焦点，即专业发展问题。这一增加的关注领域有助于督导师监察被督导者除了与来访者的咨询互动之外的发展问题。

角色

当督导师对被督导者在每个关注领域的能力做出了判断之后，他们必须选择一种角色或姿态来达到他们的督导目标。这些角色将改变督导师与被督导者的互动模式。可选择的角色包括教师、咨询师或顾问。

- 教师——当督导师认为被督导者需要结构化督导时采取的角色，具体包括指导、示范、给予直接反馈。

- 咨询师——当督导师希望增强被督导者

的反思性时采取的角色，尤其关注被督导者的内在情绪感受而非认知。

- 顾问——一种更类似于同事关系的角色，督导师希望被督导者信任自己在咨询工作中的领悟和感受，或者督导师认为有必要挑战被督导者进行独立思考和行动。

依照这一模型来推论，督导师在任一特定时刻都将以下面9种不同方式（即3种角色乘以3个焦点）中的某一种来进行反应。表3.1展示了该模型在实践中的操作情况。我们应该指出，这个表格中的9种组合形式的应用情况并不是均匀的，比如教师角色与个性化的组合可能就不如咨询师角色与个性化组合来得常用。尽管如此，9种组合方式对于督导任务来说都有其适合的功能，督导师应当全面考虑所有的选项。

这个模型是具有情境特殊性的，这意味着督导师的角色和关注点不仅应当在督导会谈之间发生改变，在每次督导会谈中也应如此。督导师应当恰当地应用每一个关注点。督导中的问题可能出现于被督导者有更多凸显的需要而督导师只关注其中一点，或者是督导师对某一特定的关注点或角色有着刻板的偏好。选择特定的焦点或角色可能有许多种原因，但其中最糟的原因就是与被督导者需要无关的督导师的习惯或个人偏好。

有关发展的理论及研究认为，督导师对新手被督导者更可能采用教师角色，而对有经验的被督导者更倾向于采用顾问角色。并且，对于新手被督导者，督导师也许更期望主要聚焦于概念化和干预技能，而在督导有经验的被督导者时，会期望花更多时间处理被督导者的个人议题。

不过，这些只是对督导师行为的一般性预测。Bernard（1979, 1997）则认为，对于任何水平的被督导者，督导师都应该准备好采用所有的角色并关照到所有的发展焦点。当然，督导师必须注意，过早涉及个人议题可能会"冻住"一个新手被督导者，一成不变地关注干预方法也会让新手被督导者感到厌倦。理论模型只是真正的区辨性督导的一个开始。

Russell、Crimmings 和 Lent（1984）一针见血地指出，关于督导师角色的这类理论模型仅有很少的研究对其予以验证。他们观察到的现象至今仍未改变。然而，区辨模型的长处在于，它是这些模型中被研究得最多的。已有的研究中，有的明确对区辨模型进行了验证，有的则使用该模型来提出研究问题（例如，Ellis & Dell, 1986; Ellis, Dell, & Good, 1988; Glidden & Tracey, 1992; Goodyear, Abadie, & Efros, 1984; Goodyear & Robyak, 1982; Lazovsky & Shimoni, 2007; Luke, Ellis, & Bernard, 2011; Stenack & Dye, 1982; Yager, Wilson, Brewer, & Kinnetz, 1989）。迄今为止的各种研究结果总体上是支持区辨模型的。

有趣的是，在这些研究中，顾问角色这一变量似乎较难捕捉到。例如，Goodyear 等人（1984）发现，一个由有经验的督导师组成的研究样本，他们的督导会谈包含了 4 种主要的心理治疗理论取向，督导师们的教师和咨询师角色是能够识别出来的，但是顾问角色很难辨识。类似的，在 Stenack 和 Dye（1982）所做的一项因素分析研究中，咨询师和教师角色的有效性得到了验证，而顾问角色则没有。Ellis、Dell（1986）以及 Glidden、Tracey（1992）进行的多维标度法（multidimensional scaling）研究发现，根据数据处理结果，教师角色和咨询师角色位于一个单一维度的两端，而顾问角色无法清晰定位。

这些研究结果很有趣，因为督导师的顾问角色这一想法直觉上似乎很有吸引力，尤其是对于有经验的被督导者而言。一种可能的解释是，顾问角色比其他两种角色更模糊。尽管顾问角色这个概念被频繁使用，但大家对顾问的统一理解远不如教师和咨询师角色来得明确。另外，督导师或许也会感到，保持一种脱离专家和治疗师的角色的确很有难度。对督导师而言，教师和咨询师角色可能比顾问角色具有更多内在的熟悉感。

表 3.1　Bernard 区辨模型中关注焦点和角色的组合工作方式示例

督导关注点	教师	咨询师	顾问
干预	被督导者对来访者运用即时化干预时遇到困难	被督导者似乎无法对她的某个来访者进行挑战	被督导者产生了在他对中学生的咨询中使用音乐的想法
	督导师不仅向被督导者示范如何对他/她的某一来访者运用即时化干预，而且示范了督导会谈中的即时化	督导师要求被督导者反思这一事实，她提出了一个对来访者有帮助的要求，但是没有帮助来访者获得领悟和做出行为改变	督导师向被督导者提供在儿童咨询中运用艺术形式的相关资源，并帮助他头脑风暴，如何将他所学的应用到咨询中

督导关注点	教师	咨询师	顾问
概念化	被督导者无法找出来访者当前主诉的症结	被督导者评估戒毒康复中心的一名男性黑人来访者存在故意和阻抗	被督导者分享说，他希望对动机性访谈（MI）有更多的了解
	督导师要求被督导者准备咨询会谈的逐字稿，使用逐字稿回顾来访者的话语，哪些与来访者当前主诉直接相关，哪些不是	督导师对被督导者与该来访者工作中的恐惧情绪进行了反映，帮助被督导者理解是什么阻碍了她对来访者的共情，并因此无法从一个更大的系统背景中来理解来访者的行为	督导师协助被督导者寻找相关资源，并与他讨论是否有可能运用MI的部分原则帮助他的一个来访者设立目标
个性化	督导师发现被督导者对待一个年长的女性来访者态度傲慢	被督导者因想竭力避免犯错而导致在咨询会谈中的隔离和过度控制	被督导者分享说，她被某个来访者所吸引
	督导师与被督导者一起回顾咨询录像，提出反馈，指出这一人际交往方式与被督导者的惯常表现不符	督导师对被督导者的焦虑感和完美主义需求进行了反映，并要求被督导者思考，其完美主义需求及相应行为可能对来访者造成的影响	督导师给予被督导者坚定的支持，肯定她处理该问题的方式是正确的和专业的

风格与角色

Friedlander 和 Ward（1984）将督导师的风格等同于督导角色。事实上，他们编制的督导风格调查表（Supervisory Styles Inventory，SSI，参见附录 B, 督导工具箱）中所测量的三种督导风格大致可对应于 Bernard 模型中的三种督导角色（比如，教师－任务导向、顾问－吸引力以及咨询师－人际敏感）。因此也可以这么说，有关督导风格调查表的大量研究文献结果对区辨模型也具有指导意义。

Hart 和 Nance（2003）提供了一个督导师风格的 2（高或低指导性）×2（高或低支持）框架结构，如表 3.2 所示。这个框架结构有助于更好地理解督导角色。表中可以看到，教师角色有两种亚型，尽管可以通过支持水平高低对其进行分型，但它们都具有高度的指导性。

相反，区辨模型中的另两种角色都具有低指导性的特征，咨询师角色具有高支持性，而顾问角色具有低支持性。有意思的是，该研究发现，督导师进入督导工作时抱着高支持和低指导性的目标，但是他们的被督导者（第四学期的硕士生）在进入督导阶段时却希望督导师是高支持高指导性的。这些互相冲突的内心期待或许可以帮助我们理解关于区辨模型研究中顾问角色的模糊结果。

表 3.2　Hart 和 Nance 的督导风格框架结构

	高支持	低支持
高指导性	支持性的教师	指导性或专家型教师
低指导性	咨询师	顾问

综上所述，督导师们较为普遍地采用区

辨模型作为一个工具来考虑督导过程中的方法选择。对于新手督导师及其被督导者来说，区辨模型也提供了一种简明有效的描述督导的语言（Ellis, 2010）。最后，区辨模型为督导师提供了一种相对直接的途径来评估督导互动过程是否成功，以及，如果有必要，确认在后续督导会谈中是否要采取一个不同的焦点－角色组合。附录 A 中提供了应用区辨模型的一个范例。

督导中的重要事件模型

Ladany、Friedlander 和 Nelson（2005, 2016）提出的督导中的重要事件模型（critical events in supervision model，简称 CESM）的基本假设是，大多数督导都聚焦于被督导者工作中的"小微"事件。CESM 的提出者采用了一些心理治疗研究者的任务分析策略（例如，Greenberg, 1984），重点关注督导师对特殊事件的处理过程。由于该模型聚焦于任务分析而不是单纯强调反思性过程，所以我们将它归类在过程模型中而不是发展模型中。

一个事件是可以辨识出开始、中间以及结束阶段的。它常常出现在某一次特定的咨询会谈中，但也可能延伸并跨越若干次咨询会谈。此外，事件当中也可以再有事件发生。无论如何，事件的开端总有一个"标记"。这个标记可能是被督导者向督导师直接请求需要得到特别的帮助，或者也许是更为细微的迹象和督导师注意到的某些表现，比如被督导者在咨询会谈中持续地回避来访者的情感。这种事件标记可存在于来访者发展的所有领域，包括技能不足、个人内在议题以及与督导直接相关的问题。事件标记也可能指向不止一个问题。

尽管不同的标记可能意味着存在类似问题，但是，不同的问题也可能表现为相似的标记。例如，角色冲突……可能标记为长时间的沉默或忘掉预约时间。这些标记也可能反映出被督导者的信任危机……只有当督导师准确地弄清楚需要处理什么问题时，事件标记才有可能消失。（Ladany et al., 2005, p.14）

一旦事件标记开始被评估，督导工作就转向"任务环境"，它由 Ladany 等人（2005, 2016）称之为"互动序列"的一系列互动组成，包括督导师协助被督导者的多种干预或策略。表 3.3 列出了 Ladany 等人认为督导中常见的互动形式。

任何特定的任务环境都有可能涉及多种互动序列的运用。Ladany 等人（2005）举了一个例子，当被督导者报告自己感受到来访者的性吸引时（事件标记），他们建议，"任务环境应包含如下四个阶段：（1）探索情感；（2）关注督导联盟；（3）对体验的正常化；（4）对反移情的探索"（pp. 16–17）。

虽然有很多类型的事件都可能成为督导的焦点，但是 Ladany 等人（2005）重点提出了 7 类他们认为督导中最常见的事件，每一类事件都用一个章节进行阐述，分别为：（1）修复技能困难或缺陷；（2）多元文化觉察的增强；（3）协调角色冲突；（4）反移情的修通；（5）处理性吸引问题；（6）修复因性别差异导致的误解；（7）处理有问题的思维、情感和行为（例如，信任危机、替代性创伤、功能损害等）。

督导中的重大事件要想得到顺利进展，取决于如下因素，包括被督导者对处理这些问题的准备程度、被督导者的发展水平、督导师的干预策略以及被督导者对干预的反应。最后一个是"解决"阶段，Ladany 等人（2005, 2016）指出，理想情况下应该取得以下一个或多个进步：被督导者的知识、被督导者的技能、被督导者的自我觉察，或者督导联盟。

表 3.3 重要事件的任务环境中的常见互动形式

互动序列	定义
聚焦于督导联盟 *	讨论与督导目标（包括评价）和督导任务相关的关系层面，以及督导师与被督导者的情绪连接。这也可以是一个督导的导入过程，明确讨论督导中会发生什么以及应该做什么，同时也要关注被督导者或督导师对双方关系的情绪感受。
聚焦于治疗过程 *	讨论被督导者与来访者之间发生了什么（例如，双方互动的模式，治疗联盟的强度，来访者如何看待被督导者的行为与自我的关系以及被督导者如何看待来访者的行为与自我的关系）。
探索情感 *	通常（但不是唯一）会采用此时此地的聚焦模式。探索的情感范围包括对来访者的情绪感受、对治疗关系或过程的感受、被督导者在训练中的进步或个人议题。
聚焦于反移情 *	讨论被督导者的情绪感受和 / 或个人议题是如何被来访者的行为或态度所触发，原因是什么。
关注平行过程 *	关注并讨论某种特定的治疗互动模式与督导互动模式之间的相似性。平行过程可能始发于某一互动关系中，并在另一个互动关系中被镜映。
聚焦于自我效能	讨论被督导者对自身治疗技能（包括一般性技能和特定技能）的自信感受，对专业角色的自我感受，以及承担不同角色（例如，治疗师、学生、被督导者、同事）功能的能力。
对体验的正常化	探讨被督导者的体验（作为治疗师、同事或被督导者）是常见的以及发展中的正常表现或者是合适的反应。
聚焦于技能	讨论概念化、技术以及人际技能应该何时、何处、为什么以及如何实施，督导师可能会采用角色扮演或讨论如何将理论应用于特定的治疗干预方法。
对知识的评估	评估被督导者对正在讨论的个案所涉及相关领域的知识掌握程度，包括在实践应用中所需的伦理、研究以及理论。
聚焦于多元文化觉察	讨论被督导者对以下各方面中个人相似性以及个体差异的自我觉察，包括性别、年龄、民族、种族、宗教信仰、性取向、（生理或心理）缺陷、家庭结构、社会经济地位等。
聚焦于评价	讨论被督导者在治疗、督导和作为专业人员的表现水平，反馈内容可能包括积极评价和批评，可以是总结性评价或形成性评价。

注：* 关系行为量表中的互动序列（*Interactional sequences in the Relational Behavior Scale*，Shaffer & Friedlander, 2015）. 转载自 Supervision Essentials for the Critical Events in Psychotherapy Supervision Model（p.29）, by N. Ladany, M. L. Friedlander, and M. L. Nelson, 2016, Washington, DC: American Psychological Association. Copyright 2016 by the American Psychological Association.

总之，CESM 模型为督导师提供了多种多样的机会去识别被督导者的困难并确定多种可行的干预方法。同时，它也归纳出与被督导者个人相关的许多特定问题，在 Bernard 区辨模型中这些问题只是含糊地一笔带过。另外，区辨模型对督导师的工作模式仅仅采用一种情况一种对策的单一对应形式，而 CESM 模型更详细地描述了解决督导重要事件的多重步骤。因此，当严重阻碍被督导者发展的重要问题出现时，这个模型是特别有帮助的。

Hawkins 和 Shohet 的模型

Hawkins 和 Shohet（2012）在该书概述中，将"足够好的母亲"描述为当孩子遭遇心理崩溃时能够提供稳定的支持力量。同样，作者讨论了心理健康专业的初入者所面临的挑战，他们偶尔也会陷入无计可施的困境。在这种情况下，"足够好的督导师"就能提供这样一种稳定的力量，使被督导者回忆起自己已经学过的内容，并帮助被督导者在解决困境的过程中获得新的领悟。这个模型就是为了这一督导目标，为"足够好的督导师"提供了一个概念化地图。

Hawkins 和 Shohet 在其创建的督导过程模型中不仅包含了督导关系双方，也包含了组织和社会文化因素。他们相对地将更多的注意力放在了督导师的工作焦点而不是角色或风格上面。虽然 Hawkins 和 Shohet 的模型很显然是一个督导过程模型，但他们对督导中关键时刻的很多描述都体现出一种心理动力学的理论取向。

Hawkins 和 Shohet（2012）建议督导师应该将工作重点放在 7 种不同的现象上面，他们为此建立了一个"督导七眼模型"。这个模型是一个"双重矩阵模型"，反映了督导师进行督导工作的两种基本路径。第一条路径是关注咨询师－来访者矩阵；第二条路径是运用即时化技术通过被督导者－督导师矩阵来关注第一矩阵。这两个矩阵存在于一个更广阔的背景中，这些背景对督导过程产生冲击作用并可能改变这两个矩阵。所谓的"7 眼"，是指督导师可选择的不同视角（或方式），用以探究不同的关系问题以及每一矩阵内的不同观点。

方式 1：聚焦于来访者，他/她表现出什么、如何表现。 关注被督导者对治疗会谈现象的叙述，包括来访者的言语和非言语行为，对一次会谈内容与其他会谈内容之间关联性的检查等。

方式 2：探索被督导者使用的策略和干预。 关注被督导者对来访者采取的干预措施，包括每一种干预是如何选择的以及该措施在多大程度上具有治疗性。

方式 3：聚焦于来访者与被督导者的关系。 关注被督导者和来访者共同建立的关系系统，而不是将他们作为独立的个体来分别看待。督导师应该思考：工作联盟更牢固了吗？督导关系是否存在破裂？

方式 4：聚焦于被督导者。 关注被督导者的内在心理过程，尤其是反移情过程，及其对咨询的影响效果。

方式 5：聚焦于督导关系。 关注平行过程（将在第 4 章讨论），以及督导师如何示范自己对被督导者的期待。

方式 6：督导师聚焦于自己的心理过程。 关注督导师自己对被督导者的反移情过程。

方式 6a：督导师－来访者关系。 关注督导师和来访者对彼此的心理推测。督导师应该思考：这些推测是如何互相传递和交流的？它们如何影响了被督导者与督导师、来访者的关系？这些推测使被督导者的工作更加复杂了吗？

方式 7：聚焦于更广泛的背景。 关注督导师和被督导者共同归属的专业社区，包括他们所属的专业组织和工作机构。Hawkins 和 Shohet 指出，这一聚焦方向包括考虑督导系统（来访者、被督导者、督导师）中每个人的背景、每一种关系的背景以及被督导者的工作背景。

Hawkins 和 Shohet 模型的核心就是对上述工作焦点的关注，当然这并不是该模型的唯一特征。此外，他们的模型中还包含另外一个层次，其中共有五个因素，分别是：（1）督导师的风格或角色；（2）被督导者的发展阶段；（3）督导师和被督导者的咨询理论取向；（4）督导师 – 被督导者之间的督导协议（包含诸如评价计划等条款）；（5）督导设置，或者是我们所说的督导实施模式（例如，个体督导、团体督导）。

Hawkins 和 Shohet 的模型为我们提供了一个关于督导的更为广泛的图景，其中所包含的因素既有理论层面的，也有发展层面的。该模型的优势在于，它给督导师提供了 7 种不同的切入点来进行督导工作。

督导的系统方法模型

Holloway（1995, 2016）的系统方法模型（systems approach to supervision，SAS）由 7 个相互联系的维度组成，它为督导师探索督导过程提供了一个路径地图。该模型的创建基于对督导影响因素的研究结果，其目的是帮助督导师在遇到困难时提出正确的问题，而不是指导督导师应该做什么。Holloway 指出，SAS 模型将督导关系作为一个核心维度，其他维度都是基于关系来进行理解和处理的。图 3.1 描绘

了 SAS 模型的 7 个维度及影响因素。

为了解释这个模型，Holloway（2016）将这些影响因素聚类为四大类，其中关系维度仍然独立存在：（1）关系；（2）督导师与被督导者；（3）情境维度；（4）过程维度。

关系

与 SAS 模型中其他维度共同起作用的关系维度，主要包括了能帮助督导师调整关系以增强督导效果的那些最基本要素。Holloway（2016）认为这些因素中首要的是"贯穿于督导过程 5 种亚角色中以权力和参与度来标定的人际关系结构"（p. 16）。这 5 种亚角色后来在 SAS 模型中定义为督导师的不同功能，其范围从支持到评价被督导者（详见图 3.1）。

SAS 模型认为人际关系的结构，尤其是涉及权力，是十分重要的。Holloway 对权力影响（power with）和权力控制（power over）这两者进行了区分。前者是督导师与被督导者共同工作以达成被督导者学习目标时的一种更具合作性的姿态。然而，当督导师行使评价责任时，他／她就必须要转换到权力控制姿态，哪怕评价本身是积极正向的。否认督导关系中的这种等级权力（包括督导师对结果的影响力）差异，会使得被督导者对督导关系的真正性质认识不清。

关系的第二个原则是关系的不同阶段。正如所有督导师都表示的那样，与被督导者建立一种督导关系完全不同于正常的工作关系。Holloway 指出，这跟与来访者建立一个咨询关系并没有不同，都要经历发展、成熟、结束这一系列阶段。

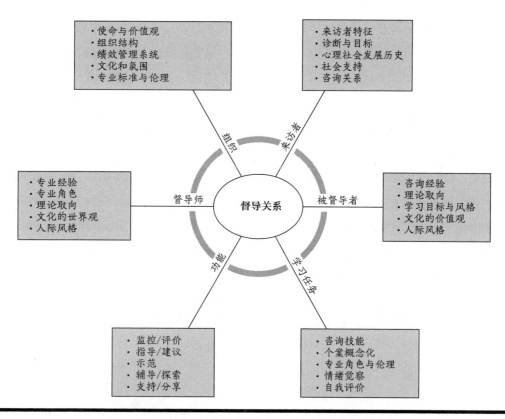

图 3.1 督导的系统方法模型（SAS）的维度和影响因素

来源：Supervision Essentials for a Systems Approach to Supervision（p. 17），by Elizabeth L. Holloway, 2016, Washington, DC: American Psychological Association. Copyright © 2016 by the American Psychological Association.

SAS 模型中第三个也是最后一个关系原则是督导协议。虽然有些人也许会觉得把督导协议作为一个关系原则很奇怪，但 Holloway 很有洞见地指出，研究结果发现，对角色、承诺和期待等方面的明确性有助于增进督导关系，减少被督导者的焦虑，并传递关于后续工作内容的准确信息。

督导师与被督导者

图 3.1 列出了被证明会影响督导过程的督导师与被督导者的因素，包括积极和消极影响因素。督导师及被督导者双方的影响因素列表中，各有 4 个因素是与对方互相呼应、互相影

响的。也就是说，作为督导师或咨询师角色的经验种类和数量、对问题病因学和维持因素的观点（理论观点）、个人文化特性与社会背景以及人际交往的优势与劣势，这些因素对督导的影响都已得到实证研究的支持。此外，督导师对自身专业角色的适应，以及被督导者的目标和学习风格，也在一定程度上影响着督导关系。读者可在本书第 5 章和第 6 章里更加深入地了解督导师－被督导者关系的特征，以及它们如何在督导中表现出来。

督导的情境维度

Holloway（2016）描述了组成督导情境维

度的两大类因素：来访者和组织机构（指开展咨询服务的机构背景）。咨询（以及相应的督导）本质上是为了来访者的利益这一事实毋庸置疑，然而督导文献却对被督导者和督导师（而不是来访者）的特征表现出更大的兴趣。实际上也的确如此，比如，来访者呈现的特定诊断或困境，以及他们的人格特征，为被督导者提供了一个跳板以学到更多东西。图 3.1 列出了 Holloway 的 SAS 模型中所包含的 5 个来访者特征。除了这 5 个督导中必须包含的重要因素外，Holloway 还强调，督导讨论中必须要关注到来访者的进步和来访者反馈的问题，这一关注点不仅重要，而且是法定要求。

如果来访者得到的专业服务达不到督导文献中描述的标准，那一定与开展咨询和督导活动的机构或组织有关系。图 3.1 列出了督导师必须关注的若干组织变量。"所有这些因素都有可能影响到督导的有效性，并对来访者选择、治疗模式、督导协议及受训者评价等产生限制"（Holloway, 2016, p.28）。在第 7 章，我们将会讨论营造最佳督导环境所需考虑的一些组织氛围和机构管理问题。我们也会讨论，有时候，一个训练项目的愿景和文化与专业服务机构的要求、愿景和文化之间会存在非常大的差异。我们相信，这些讨论将有助于读者理解 Holloway 在 SAS 模型中提出的组织影响因素。

督导过程维度

SAS 模型的最后一个维度是督导过程本身，包括督导师的功能和被督导者的学习任务。如图 3.2 所示，在考虑被督导者的任一学习任务（咨询技能、个案概念化、专业角色和伦理、情绪觉察及自我评价）时，督导师的

所有 5 项功能角色（指导和建议、监控和评价、辅导和探索、支持和分享、示范）都必须要关注到。从这个层面来看，SAS 模型与区辨模型是类似的（Bernard, 1979, 1997），只不过 Holloway 并不建议在不同的功能与任务之间建立特定的对应关系。区辨模型聚焦于督导中的微观互动，而 SAS 则采取了一种更为宏观的视角来解释督导过程。

总之，SAS 模型（Holloway, 1995, 2016）是一种过程模型，它试图涵盖对督导产生影响作用的所有相关因素。它不仅能帮助督导师发现困扰特定督导会谈的重要问题，而且也为督导师提供了一个结构以选择对被督导者有用的焦点和角色。

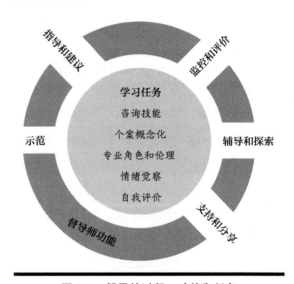

图 3.2　督导的过程：功能和任务

来源：Supervision Essentials for a Systems Approach to Supervision（p.30），by Elizabeth L. Holloway, 2016, Washington, DC: American Psychological Association. Copyright © 2016 by the American Psychological Association.

关于督导过程模型的结论

相较于其他两种主要的督导模型，督导过

程模型增加了很多关于督导具体实施过程的描述。无论简单还是复杂，这类过程模型的贡献在于，它们可被用于任何一种心理治疗的理论取向，同时又可与发展模型互相兼容。过程模型对督导师而言也有很大的价值，当遇到工作阻滞时，它可以为督导师提供一种新的视角以破解迷局，尤其是当督导师偶尔使用一个不同的模型时。

尽管我们相信过程模型是很有价值的工具，但也有一些批评的声音，认为过程模型对理论或发展的关注度不够。不过，如果督导师坚持只使用过程模型，那么这些批评意见也只是参考而已。

理论—发展—过程所构成的三类督导模型，是大多数督导师在学习、发展其自身督导能力中所需要的最基本内容。我们在本章开始时就提到过，尽管多数督导师会更强烈地认同某一类督导模型而弱化另外两类，但其督导过程仍有可能受到其他类型模型的影响。接下来我们要介绍督导的第二代模型，它们：（1）有意联合三类模型中的至少两种以展示一种独特的督导方法；（2）对其中一类督导模型进行明确的扩展以针对某一特殊问题或督导维度；（3）试图对三类主要的督导模型进行解构，以找出它们的共同因素。

督导的第二代模型

我们在前面已经指出，督导的学科规律可被归纳成三类主要的督导模型。第二代模型出现于 20 世纪末和 21 世纪初，此时前面的三类主要督导模型刚刚建立完成并得到稳定发展。在第二代模型中，我们将介绍三种不同的类型：联合模型、目标问题模型以及共同因素模型。联合模型是将两种已有的督导模型（可能来自同一类别或来自不同类别）进行联合之后所建立。目标问题模型聚焦于某些重要的问题，比如多元文化的适应能力。这类模型不一定都源自三类主要的督导模型，但它们总会反映出至少来自三类模型中的一类的某些结构。通常来说，这类模型在使用中并不要求督导师只能使用它们而不能使用其他模型，而是建议督导师的概念思考中能涵盖这些重要的目标问题，从而能在督导中根据具体目标问题而进行调整。最后，共同因素模型的提出源自研究者对各种主要的督导模型进行探究，以求发现它们的共同特征。因此，共同因素模型不仅提供了关于督导的一般性认识，而且通过强调共同特性丰富了所有其他类型的督导模型。

图 3.3 展现了第二代督导模型与传统的三类主要督导模型之间的关系。近年来第二代督导模型有逐步增加的发展趋势。Bernard 和 Luke（2015）在关于咨询师教育文献的 10 年回顾研究中发现，有 29 篇作者自述是关于督导模型研究的期刊论文，根据定义全部符合第二代督导模型。显然，我们不可能在此处介绍所有的模型，我们将在第二代模型的每一类中选择一些例子来进行说明。

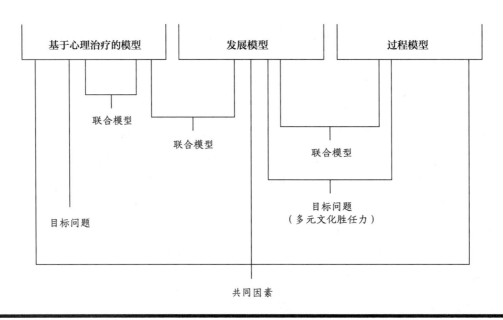

图 3.3　第二代督导模型的示例

联合模型

联合模型有的比较简单，有的却相当复杂。Pearson（2006）将 Bernard 区辨模型与三种不同的基于心理治疗理论模型混合在一起，提出了一个联合模型；Timm（2015）的模型则将区辨模型与叙事治疗技术相结合；Darongkamas、John 和 Walker（2014） 在 Hawkins 和 Shohet（2012）的 7 眼督导模型中加入认知治疗的视角作为第 8 个关注焦点。James、Milne、Marie-Blackburn 和 Armstrong（2006）建议，要特别重视 Vygotsky（1978）的"最近发展区"理论以增强 CBT 督导的效用，因此是基于心理治疗理论的督导模型与发展模型的联合。Callaghan（2006）将行为治疗督导与一种基于人际方法的功能分析督导联合起来，这两个模型都是基于心理治疗理论的督导模型。Carlson 和 Lambie（2012）提出的系统治疗督导模型则是将 IDM（Stoltenberg & McNeill, 2010）与 Rønnestad 和 Skovholt（1993）的生涯模型联合起来，这是两个同属发展模型类别的结合。总之，联合督导模型的组合方式是多种多样的。

大多数联合模型都是过程模型与基于心理治疗理论模型的组合结果。其中有一些（例如，Aten, Strain, & Gillespie, 2008）是在一类发展督导模型的结构中混合了一种心理治疗理论的视角。下面我们将具体介绍三种联合模型，一种是混合了过程模型与基于三种心理治疗理论的模型（Pearson, 2006），一种是结合了基于心理治疗理论模型与发展模型的结构（Aten, Strain, & Gillespie, 2008），最后一种是两个过程模型的结合（Gaete & Ness, 2015）。

Pearson（2006）的模型

Pearson 将区辨模型（Bernard, 1997）的三种角色应用于人本主义督导、认知行为督导以及焦点解决督导。在这样的联合应用中，督导的焦点是理论驱动的，而督导师的工作模式则是过程模型驱动的，即采用教师/指导者、顾问或咨询师/推动者的角色（Bernard, 1997）。表 3.4 列出了应用该模型进行督导的不同形式。

表 3.4　将区辨模型的角色应用于三种基于心理治疗理论的督导模型

	教师角色	顾问角色	咨询师角色
人本主义	在讨论被督导者对来访者的共情之后，督导师也许会建议将这些情感转化为技术，比如即时化	督导师会要求被督导者思考，他/她的挫折感会如何对来访者产生影响作用	督导师可能会建议被督导者与"阻滞感"待在一起，看头脑中是否会出现什么表象
认知行为	督导师可能会向被督导者建议，双方来回顾一下来访者的治疗计划	督导师会询问被督导者关于治疗计划的思考，并评估目标达成的可能性	当被督导者报告对来访者产生阻滞感时，督导师会要求被督导者说出他/她脑子里出现了什么想法
焦点解决	督导师会示范特定的焦点解决策略（评量、寻找例外等）的应用，并解释其原理	督导师会要求被督导者思考，根据来访者在咨询中分享的信息，可以应用哪种特定技术（例如评量）	督导师会要求被督导者评估对来访者产生阻滞感的程度（1-10），然后让被督导者回忆过去在什么咨询互动情况下阻滞感小于这个评分

总的来说，Pearson（2006）通过直接运用过程模型的方法在三种不同的理论框架中促进被督导者的专业学习。Pearson 之所以强调区辨模型中的督导师角色，是因为在她的联合模型中，督导焦点是由治疗理论所确定的。也就是说，区辨模型的关注领域是泛理论的，可以在任何基于心理治疗理论的模型中应用。

临床督导的跨理论模型

Aten、Strain 和 Gillespie（2008）声称，他们的跨理论临床督导模型（transtheoretical model of clinical supervision，TMCS）虽然使用了三类主要督导模型的相关概念，却是不同于这三类督导模型的。模型创建者称，在关于发展阶段的问题上，该模型的独特之处在于它同时关注到被督导者变化的微观和宏观层面，而发展模型通常仅仅关注宏观层面。此外，作为一个联合模型，Aten 等人的模型在督导过程中引入了 Prochaska 和 Norcross（2007）关于跨理论心理治疗的研究成果。这个模型倾向于以人本观点看待变化，根据我们的定义，它属于一种联合模型。

在关于 TMCS 的说明中，Aten、Strain 和 Gillespie（2008）提出了发展的 6 个阶段，包括：前沉思阶段，被督导者还未察觉有改变的需要，因此当督导师建议改变时会进行防御；沉思阶段，被督导者明显看到改变的必要性，但可能不知道如何改变；准备阶段，被督导者已经有改变意图，尝试加快专业发展的进程，并在督导师的帮助下进行目标设置；行动阶段，被督导者表现出对专业成长的高度承诺，自主性增强，积极主动地在咨询中对来访者应用相关策略；维持阶段，此阶段中督导的焦点是帮助被督导者保持专业表现的稳定性，以促进不断成长；结束阶段，顾名思义，是督导关系的结束过程，督导师要对被督导者所取得的进步进行评估，帮助被督导者制订个人长期发展计划。

TMCS 模型的创新之处在于同时驾驭了督导师干预的两条路径（Aten, Strain, and Gillespie，2008），从而更好地帮助被督导者从一个阶段向下一个阶段前进。这两条路径是：体验过程和行动过程，每一条路径都包含 5 种干预方法。

体验过程

体验过程的第 1 种干预方法是意识提升。意识提升的具体形式可有多种，包括苏格拉底式提问、学习风格分析，等等，其目的是帮助被督导者充分重视临床实践中经常遇到的复杂动力过程并从中学习。第 2 种干预方法是情感释放。情感释放与宣泄的意思类似，督导师通过运用平行过程技术，帮助被督导者重现与来访者的互动过程，从情感层面去理解该互动过程。（关于平行过程的介绍详见第 4 章。）

Aten 等人提出的第 3 种干预方法是自我重评。自我重评包含了对被督导者自我形象的情感和认知两方面的评价。Aten 等人建议说，这种干预方法需要时不时地进行，每当被督导者获得经验和能力提升时就要进行自我评价，从而确保被督导者的自我形象不会落后于其实际专业表现水平。除了自我重评，Aten 等人还建议进行环境重评。正如治疗师要教来访者注意到自己的行为对环境的影响，被督导者也应该做同样的事情，不管这些行为是积极的还是有问题的。通过这样的帮助，被督导者开始观察来访者、同事以及督导师对自己的行为有怎样的反应。最后一种干预方法是自我解放。这是一种更高水平的自我觉察，督导师鼓励被督导者更加积极主动地在咨询中增强自我觉察，同时也要在临床实践中为自己的行动负责。

行动过程

Aten、Strain 和 Gillespie（2008）提出的行动过程的第 1 种干预方法是刺激控制，督导师应注意避免可能阻碍被督导者发展的那些刺激因素。Aten 等人举例说，引发羞耻感的言论就是一个需要避免的消极刺激。第 2 种干预方法是反条件作用，督导师应努力帮助被督导者在咨询工作中思考各种不同的方法。具体做法通常是督导师与被督导者一起回顾咨询会谈录音，然后启发被督导者思考还有什么与以往不同的方法可以采用。在运用这一干预方法时，督导师要注意对被督导者开始尝试不同的方法时所伴随的想法和感受进行适当处理。

Aten 等人列出的第 3 种干预方法是权变管理，当被督导者表现出发展进步时，督导师应给予正强化。作者强调督导师要重视自己的影响力，通过积极的反馈以增强被督导者的自我效能。

行动过程的第 4 种干预方法是社会解放。Aten 等人将这一过程形容为被督导者在更广阔的专业领域内的社会化过程。所以，除了讨论以来访者工作为中心的知识、觉察和技能，或者是与督导师的关系，社会解放还包括对专业的广泛讨论，以及被督导者如何成为专业队伍中的成员。Aten 等人引用 Greig（1998）的研究结果，后者发现督导师的教导对被督导者专业发展的影响是大于专业课程学习的作用的。行动过程的最后一种干预方法是助人关系。Aten 等人认为这一干预是指督导关系本身，督导师应通过积极的工作关系来促进被督导者成长。除了提供一个安全的环境让被督导者能表达他们的脆弱性，督导师同时还要就期望、边界、评价标准等问题进行清晰的沟通，这样才能使被督导者充分理解督导师对他们的期望，并感觉自己得到了应有的尊重。

Gaete 和 Ness（2015）的模型

Gaete 和 Ness 将 Holloway 的 SAS 模型与 Bernard 区辨模型的角色与督导的关系视角联合起来，形成一个他们认为更加灵活和动态的综合模型。

Gaete 和 Ness（2015）首先提出了督导中的"三大讨论主题"，即对督导的不同理解视角：（1）督导师作为训练教师；（2）督导师作为"守门人"；（3）督导师作为来访者的保护人。他们接着指出，这些不同讨论主题是督导关系紧张的来源，特别是"守门人"的责任。在督导关系的框架之外，从担心来访者可能受伤害的角度来考虑，督导师的角色（包括 Holloway 的监控角色和 Bernard 的教师角色）是可以较为严厉的。

为了给被督导者发展提供更好的条件，Gaete 和 Ness 提出了一个替代的三层次（three-layered approach）理论模型。他们

将每一个层次描述为"互动时刻（moments of interaction）"，其具体的含义是指督导师在督导情境中的存在方式（way of being in supervisory situations，p.64）。当需要与被督导者建立工作联盟以协助被督导者发展时，"第一层时刻"就被驱动了。Gaete 和 Ness 描述在这一时刻，督导师通过关注与被督导者的相似性，同时对双方的差异表示欣赏，从而努力与被督导者建立连接。作者还建议，督导师应在与被督导者的工作中保持好奇心，乐于拥抱可能存在的不确定性。以上所有这些沟通姿态都有助于督导师做好准备，当第二或第三时刻中出现挑战性情境时，督导师能在关系层面上保持对被督导者的充分反应性。

"第二层时刻"是指督导师随时都在判断，当前情境中是否需要执行训练、守门人或保护来访者的功能。Gaete 和 Ness 承认，大多数督导师在大多数时候最喜欢的位置是训练者的角色。但是，有时候督导师必须要采取另外两种角色。作者强调，督导师和被督导者双方都应预先对这些不同的关系角色做好心理准备，例如，在督导开始前签署督导协议，讨论相关事项，并明确评价的标准，等等。

在"第三层时刻"中，Gaete 和 Ness 讨论了 Holloway 的 SAS 模型中的角色（监控、指导、示范、辅导及支持）和 Bernard 区辨模型中的角色（教师、顾问、咨询师）。换句话说，在牢固的关系框架内，理解了某一特定情境需要执行训练、评价或保护来访者的功能之后，督导师就可以考虑采用哪种角色能更好地实现当下的督导任务。与 Bernard（1997）和 Holloway（2016）的观点相同，Gaete 和 Ness

也强调对角色的选择并不是固定不变的，督导师应该对采用不同角色保持开放心态。例如，作者注意到，当督导师一开始采用顾问角色时，如果发现被督导者显然无法自己找到解决问题的方向，督导师就会转而采用教师角色。

总的来说，Gaete 和 Ness 理论的贡献在于，督导师角色选择的工作基础是已经建立良好的工作联盟，并评估当前督导情境的主要焦点是训练、评价或保护来访者。在这些前提条件都已完成的情况下，督导师才可以决定采用哪种角色来指导督导过程。

关于联合模型的结论

督导的联合模型表明，临床心理督导的实践并不局限于三类严格定义的理论范畴（心理治疗理论、发展理论或过程模型）中的某一个而排斥另外两个。正如我们在第 2 章一开始就提到的，督导是一项具有多重面向的灵活工作。我们提供的这些已发表的联合模型研究结果，展示了督导师是如何通过对现有模型的进一步改进来体现他们自己对督导的独特理解。

目标问题模型

在第二代模型发展中，我们认为比较重要的另一类模型是聚焦于某一个特定的督导问题或督导人群。由于一般性的通用模型已经发展得比较完善了，因此这类较新的模型可以根据需要从通用模型中选择所需的内容，同时吸取了督导研究中得到的进展，并且聚焦于成功督导相关的某个特定问题。为了展现目标问题模型的多样性，我们将为读者介绍一个聚焦重要技能的模型、一个聚焦被督导者性格倾向的模型，还有一个聚焦于针对特定群体的一种重要的督导实施方式。

多元文化督导的协同模型

Ober、Granello 和 Henfield（2009）创建的目标问题模型主要关注被督导者的多元文化胜任能力。其多元文化督导的协同模型（synergistic model for multicultural supervision,

SMMS）来源于三种不同的理论观点，从而提出了一个督导的过程及内容的结构。该模型理论来源的第一种是 Bloom 的分类学（Bloom, Engelhart, Furst, Hill, & Krathwohl, 1956），这是一种促进认知发展的模型。运用 Bloom 的分类学，Ober 等人建议督导师的工作重点应按下列顺序进行：被督导者获取多元文化知识的能力；他们如何将知识与当前问题联系起来进行理解（例如，他们是否理解多元文化背景是如何影响来访者的应对方式的？）；他们对知识的应用并以适合文化的方式进行干预的能力；他们进行分析从而理解知识和应用的构成要素的能力；他们将这些构成要素进行协同增效从而整合为一个新的整体的能力；他们进行评价的能力，这有助于被督导者回顾并判断原有知识是否有用。

SMMS 的第二种理论来源是 Ancis 和 Ladany（2001）的非压迫式人际发展的启发式模型（heuristic model of nonoppressive interpersonal development，HMNID），其目的是协助被督导者逐步形成对多元文化碰撞的内在及人际的欣赏姿态。与某些经典的多元文化模型相同，Ancis 和 Ladany 提出，被督导者（及督导师）在多个人口学变量上（例如，种族、阶层或性取向）可能处于四阶段中的某一个。第一个阶段是顺应，表现为对社会性压迫的自满和服从；第二个阶段是不一致，指个体开始对原先持有的假设感觉到某种程度的不协调和紧张；接下来是探索阶段，此时新的学习发生了，个体开始对关系结构和基本人权表示欣赏，并且希望摆脱旧有的行为；最后一个阶段是整合，个体有能力与来自不同文化的人建立连接，坚定地反对文化压迫，致力于帮助其他个体和系统进行改变。只有当督导师的多元文化发展阶段处于较高阶段时，被督导者才有可能沿着这四个阶段向前发展。

最后，Ober 等人（2009）应用多元文化咨询胜任力（multicultural counseling competencies，MCC）（Sue, Arredondo, & McDavis, 1992）作为 SMMS 的理论基础之一。Sue 等人所提出的三位一体概念现在已经被广为接受，即助人专业的多元文化训练中都会包含的态度/信念、知识和技能。我们建议读者可参考相关资源以完整了解 MCC 理论。

Ober 等人指出，虽然他们的模型主要用来辅助督导师进行多元文化督导，但是该模型也可应用于其他领域。也就是说，只要是聚焦于某一系列的胜任力，就可以运用 Bloom 的分类学以及 Ancis 和 Ladany 的 HMNID 作为追踪

被督导者发展的有用框架。

督导的依恋 - 照看模型

另一个专注于某个重要目标问题的模型是 Fitch、Pistole 和 Gunn（2010）提出的督导的依恋 - 照看模型（attachment-caregiving model of supervision，ACMS），它强调了关系在督导中的中心地位。ACMS 明确地描述了被督导者依恋系统的激活是关系建立的基础，同时指出依恋强度的降低也是必要的，从而促使被督导者对新的学习进行探索。Fitch 等人在其模型中提出了 5 种关系状态：依恋系统激活，安全港，依恋系统活性降低，安全基地，胜任/学习。

依恋系统激活

Fitch 等人认为，督导的开始阶段通常可观察到督导者的依恋系统开始激活。被督导者对其角色感到焦虑和不安全，于是向督导师寻求亲近，他们将督导师视为保护者。Fitch 等人还指出，面临督导师的反馈时，被督导者会因自己存在不足之处而感到惴惴不安。根据 ACMS 模型，督导师的第一项任务是为被督导者提供一个安全港。

安全港

如果督导师对依恋信号保持足够敏感和关心，他/她就能在依恋系统被激活时为被督导者提供亲近和安全感。他们会对被督导者的初期焦虑进行正常化解释，提供适当的指导，并寻找机会对被督导者进行鼓励和肯定。Fitch 等人着重指出，督导师所提供的这个安全港功能，在对待新手被督导者和有经验的被督导者时应该有所不同。因此，督导的发展模型

（如，Stoltenberg & McNeill, 2010）可以辅助督导师做到既有支持性、又是符合被督导者的发展水平的。

依恋系统活性降低

在督导师安全港功能的作用下，被督导者的安全感得到满足，于是依恋系统的活性就会降低。Fitch 等人指出，越是新手被督导者，越需要与督导师的面对面互动才能达到依恋系统活动降低的状态；而相对有经验的被督导者，当感到内心紧张时，也不是非得需要与督导师的面对面接触，他们能够通过想象来获取督导师的关心和支持。对所有的被督导者来说，依恋系统活性降低时，探索系统的驱动就占据优势地位，从而使真正的学习能够发生。

安全基地

安全基地是真正的学习得以发生的基础，此时依恋系统活性降低与探索系统被激活两种状态互相交融。督导师必须要保持对未来依恋系统激活的警觉性。与此同时，督导的工作内容可包括将理论应用于咨询实践中、学习处理个人自身情感、在来访者表现中发现更深的意义，等等。在这个过程中，督导师对被督导者的学习需要应保持足够的敏感性、反应性以及灵活性。这要求督导师觉察多大程度的指导足以促进被督导者的学习；多高水平的支持能保障被督导者的安全感；以及多大程度的批判性反馈可以适度地对被督导者进行挑战。

胜任 / 学习

Fitch 等人建议，学习和依恋系统激活这两种状态应周期性循环。随着被督导者胜任能力的提升，他们在以下各方面的觉察都会增强：（1）与评价和表现相关的焦虑是正常的、

可以处理的；（2）督导师共同参与被督导者的工作并会对被督导者负责；（3）督导同时为被督导者及其来访者提供安全感和成长福祉。对上述方面的意识觉察可以促使被督导者敢于冒险，去探索新的学习和挑战。依据挑战的程度不同，依恋系统的激活也许会再次出现，督导师需要决定如何提供安全港的功能。ACMS的最终目标是提升被督导者的自我效能和自主性。

总结来说，ACMS 以依恋的结构为中心来指导督导师的活动。Fitch 等人认为，他们的模型可作为其他模型的附加方法来使用。

整合的灵性发展模型

由于物质滥用干预项目常常会涉及精神（或心灵）层面的内容，Ogden 和 Sias（2011）提出了一个督导模型，以协助物质滥用咨询师在这些精神领域背景下的工作，称之为整合的灵性发展模型（integrative spiritual development model，ISDM）。这一模型的特别之处在于，他们推荐了一种可滋养咨询师自身精神发展的方法，该方法基于 Fowler（1981）的信仰发展理论以及 Kohlberg（1981）的道德发展理论，模型的作者认为这两种理论与督导的发展模型（如，Stoltenberg & McNeill，2010）是基本一致的。

具体的、学校教育取向

与其他领域的多样性取向一样，Ogden 和 Sias 认为学生在校期间就应将宗教传统作为一项重要的教育内容，然后再去从事物质滥用咨询的工作。如果学生没有宗教信仰，也不应拒绝他们参与信仰与宗教问题的讨论，正如他

们将来可能会遇到他们并不了解的其他文化信仰。

人际评估与个性化应用

督导师可使用多种不同的评价工具对被督导者的精神和道德发展进行评估，从而使督导能够与被督导者的发展水平相适应。例如，被督导者在看待来访者的宗教传统时，受其早年自身精神发展的影响而表现出二分法（或两极化）的思维特征。督导师可以鼓励被督导者进行更具复杂性的个案概念化工作，"协助受训中的物质滥用咨询师去探索其他人的观点和想法，思考精神和文化信念对来访者进行康复努力的作用"（Ogden & Sias, 2011, p.91）。

技能发展

正因为咨询师需要以一种敏感的和有意义的方式与来访者探讨任何领域的文化差异，被督导者需要通过督导努力去理解来访者的精神层面，特别是当治疗计划与精神主题相关时（比如匿名戒酒者协会，AA），以及来访者个人如何看待这些问题。

引导性的反思与整合

作为精神发展的核心成分，督导师应主动鼓励被督导者对于精神领域的反思活动。可选择的活动形式包括写日记、集体冥想或督导中对精神相关主题的讨论。

支持性、合作性反馈

Ogde 和 Sias 倡导在反馈中保持平衡（支持与挑战），这个观点与其他作者是一致的。被督导者的发展目标是提高对他人观念的理解接受能力，特别是关于他人的精神信仰。

指导 / 持续性以及跟踪

除了学习必需的技能及知识基础外，督导师还要指导被督导者表达自己关于精神领域的理解，并判断他们是否能够将自己的精神理解融入物质滥用咨询的工作中。当被督导者开始进行实际工作后，并且通常会在提供心理健康服务中遇到不顺利之处，此时督导师还应该协助他们处理持续性的问题。在 ISDM 模型中，最重要的任务是帮助被督导者在自身的精神世界与来访者的精神发展之间保持协调与平衡。

关于目标问题模型的总结

我们相信，在督导专业文献中，还将继续会看到新的目标问题模型。这类模型的目标是集中关注某个特定的临床人群（例如物质滥用群体），或者是督导过程的某个特定方面（例如依恋系统的激活）。因此，它们通常可与更具综合性的其他模型联合使用。即便如此，这类模型的独特贡献仍然值得肯定，它们从不同角度为理解督导过程增添了非常重要的一些概念性辅助。

在关于第二代模型说明的最后部分，我们将介绍共同因素模型。这类模型的作者试图采用一种不同的分析思路，即贯穿所有现存模型的共同主题。

共同因素模型

共同因素模型（common factors models），顾名思义，就是试图从督导文献中找出（至少在理论上假设）存在于不同模型中的共同方面要素。Watkins（2017）对被确认为共同因素模型或符合这类模型定义主旨的众多模型进行了回顾研究，发现有多达 50 个共同因素分布于 9 个主要范畴：被督导者的个性特征（比如对督导的开放性），督导师的特质（如真诚和温暖），被督导者的改变过程（比如自我反思），督导的结构（比如一种基于教育目标的督导设置），督导关系要素（比如督导的工作联盟），督导的共同原则（比如，督导应符合被督导者的发展需要），督导师的任务（比如，对被督导者的进步提供持续不断的指导），督导师的角色（例如，教师或顾问），以及督导师的共同实践活动（比如提供反馈）。由于不同的模型对上述这些范畴或共同要素的侧重点是有差别的，我们建议读者可深度阅读Watkins（2017）提供的完整参考资料列表。我们在本章仅简要回顾一些代表性的共同因素模型，以供读者在自身的督导工作中参考。因此，下面将重点介绍三种共同因素模型，分别是 Lampropoulos（2002）的模型、Morgan和 Sprenkle（2007）的模型以及 Watkins 和Scaturo（2013）的模型。

Lampropoulos（2002）的模型

Lampropoulos（2002）运用有关人类改变过程的广泛的概念性知识来确定督导（同样也包括咨询、教学，乃至一切人类的关系）中的共同因素，这些关系都具有等级性和需要改进某种不足（比如，在督导中，缺乏足够的咨询技能）的特征。Lampropoulos 提出了以下这些共同因素。

- **督导关系**，包括促进被督导者发展的有利条件以及调整督导关系使之适合被督导者的需要；建立工作联盟（详见第 4 章）；随时关注移情和反移情问题。Lampropoulos 同时还讨论了评价对督导关系产生影响的复杂性，这种影响可能表现为对关系破裂的一种恐惧感或者确实产生了关系裂痕。对此，他提出了一些有助于减少督导中的评价压力的方法，例如，在训练项目刚开始时就着重强调督导具有专业领域守门人的主要功能。毫无疑问，Lampropoulos 将督导关系视为共同因素中最为复杂的一个要素。

- **支持并缓解紧张、焦虑和痛苦**，督导师需要保持警觉，尽管存在个体差异，但是被督导者由于缺乏专业能力，都会在不同程度上体验到焦虑感，这一情况也应纳入督导的工作议程中。

- **灌注希望并提升期望**，督导师不仅要鼓励被督导者，而且要为他们设置可行的努力目标，并对被督导者面临的发展性挑战进行正常化。

- **自我探索、觉察和领悟**，Lampropoulos 认为这一点对被督导者发展来说是最为

关键的。在这一过程中，Lampropoulos
建议采用 Kagan（1976）的人际过程
回顾策略（interpersonal process recall,
IPR）。（读者可参阅第 8 章关于 IPR 的详
细介绍。）

- **理论原理及相应的一套操作规程**，众所
  周知，一切模型都有其自身的一种哲
  学或理论假设，以及实施该模型的一套方
  法论。Lampropoulos 评论说，在每个模
  型内部，同样也存在一些共同因素和相
  似的目标。

- **问题的暴露和面质**，被督导者在学习咨
  询所必需的一系列复杂技能时，不可避
  免地会存在问题和不足，督导师需要判
  断哪些是被督导者必须要改进的地方，
  并在督导过程中充分关注这些领域的
  问题。

- **新的学习的取得与检验**，这当然是所有
  临床督导的目标。督导师应该努力创设
  各种途径的学习机会，并对学习过程进
  行监控或指导。

- **新知识的掌握**，这是被督导者获得作为
  心理健康从业者自我效能的最后一个步
  骤。督导师需要在考虑其他因素（如，
  焦虑）的同时，小心监控这个最终因素，
  并且不断重复这个过程，从而使新技能
  被掌握或反思性能力得到提高。

Morgan 和 Sprenkle（2007）的模型

Morgan 和 Sprenkle（2007）对心理健康专
业文献中的督导模型进行了全面回顾后，总结
出不同模型之间的共同范畴及活动。

范畴及督导活动

Morgan 和 Sprenkle 在对督导模型的回顾
中总结出以下范畴：（1）被督导者临床技能
的发展；（2）获得关于来访者心理动力学的
知识、理论以及治疗策略；（3）被督导者的
专业成长（包括遵守从业标准及伦理规范）；
（4）被督导者的个人 / 情绪成长；（5）自主性
与自我效能的提高；（6）对被督导者的监控与
评价。

除了对以上范畴的归纳，Morgan 和
Sprenkle 还发现，督导师在处理上述范畴的各
类问题时，采用了大量不同的活动形式。他
们最终将这些督导活动归纳为 48 个大类。例
如，其中一个活动类别命名为"提供支持与赞
扬"（p.8）。这一类别中的活动通常用于协助被
督导者掌握临床技能、提高自主性，或者成为
很多模型中提到的监控功能的一部分。换句话
说，活动可用来帮助被督导者在不同范畴内实
现发展的目标。因而，Morgan 和 Sprenkle 对
这些研究数据的深入分析创建了关于督导活动
的一种组织结构。

督导的维度

Morgan 和 Sprenkle 提出了三个维度来涵
盖大部分督导模型的范畴及活动。所有这三个
维度都呈现出一个连续轴。第一个维度是侧重
点，督导师的活动在这个连续轴的一端表现为
侧重于临床胜任力（几乎不关注专业胜任力），
而在另一端表现为注重专业胜任力（极少关注
临床胜任力）。专业胜任力的范围除了遵守从
业标准、伦理规范等以外，还包括被督导者的
一切个人成长发展。

第二个维度是特异性，这个连续轴的一端

是特质 / 特定性，而另一端是普遍性 / 一般性。作者描述在连续体的一端是关注被督导者个人的特定学习需要，另一端是心理健康专业的整体利益，也许通过守门人的形式来执行。

第三个维度是关系，连续轴的两端分别为合作性与指导性。Morgan 和 Sprenkle 指出，根据当下督导任务的不同，对这两端的要求程度也会有所不同。他们认为，督导师所担负的多种责任要求他们同时对合作性和指导性干预进行专业化的应用。

除了确认督导的范畴和用以描述督导活动的三个维度连续轴之外，Morgan 和 Sprenkle 又使用其中两个连续轴（侧重点与特异性）来讨论督导的社会角色，他们认为这是跨模型的共同因素。

督导角色

Morgan 和 Sprenkle 在模型的侧重点与特异性这两个维度基础上，抽取出四个督导师角色：教练（高的临床胜任力和强调特质）；导师（高的专业胜任力和强调特质）；教师（高的临床胜任力和强调一般性）；管理者（高的专业胜任力和强调一般性）。作者评论说，大多数督导关系中都可能存在所有这四种角色；这些不同角色并非是互相排斥的，甚至在某个特定的关系互动中也会用到不止一种角色。

这个三层次模型（范畴、维度和角色）通过对研究文献的共同因素回顾，为督导师提供了一个模板来评估他们自己的督导模型。这个共同因素模型的独特贡献在于，强调了不同维度的连续轴以及这些维度如何与侧重的范畴产生交互作用。

心理治疗督导的学习模型

Watkins 和 Scaturo（2013）受到教育领域研究的启发，提出了一个督导的三方共同因素模型——基于学习的模型。该模型的三个方面（范畴）分别是建立 / 保持联盟、教育性干预以及学习 / 再学习，总计包括 15 个因素。该模型的三个维度与区辨模型并没有什么差别（DM; Bernard, 1979, 1997）。然而，与区辨模型不同的是，Watkins 和 Scaturo 认为，在每一个范畴内都存在一些对督导成功起到关键作用的特定因素。

建立 / 保持联盟

建立 / 保持联盟这一范畴由 6 个因素组成。第 1 个因素是安全基地 / 促进性环境，作者建议督导师应提供一种"包容的环境、安全港及安全基地，优先保障信任、情绪容纳和安全感"（Watkins & Scaturo, 2013, p.79）。作者承认这些概念最初来源于心理动力学理论，但是关注被督导者安全感的理念现在已经成为不同督导方法的共识。第 2 个因素是共情、真诚和积极关注，这些方面也已经被普遍认为是所有好的助人关系（包括临床督导）的基础。Watkins 和 Scaturo 认为，督导师示范出这些技能是缓解被督导者恐惧和焦虑的最佳解药；在这种条件下学习更容易发生。事实上，作者将这些关系技能与前面的第 1 个因素联合在一起，以提供一种充分保障安全感的环境。

第 3 个因素，督导联盟破裂 / 修复，这是督导中的常见问题，但较少被普遍认可为一个共同因素。事实上，当督导反馈引起被督导者防御反应时，或者督导师的反应方式不得当时，所有督导关系都会遭遇艰难处境。有关微攻击（microaggression）的督导研究文献（如，MurphyShigematsu, 2010）提供了极佳的例子来证明这种情况是可能发生的，督导关系有时的确是需要修补的。Watkins 和 Scaturo 建议，其他专家也有类似观点，在任何时候，只要发现督导关系遭到破坏或出现裂痕，督导师的首要任务就是关注关系并努力去修复关系的损伤。只有在这样的督导环境下，被督导者的发展才能重新得到推进。

第 4 个因素是正常化。关于这个因素，Watkins 和 Scaturo 指出，成为一名优秀的心理健康专业人员不仅是富有挑战性的，有时还会有挫折感，这是一个公认的事实。当被督导者学习在他们自身以及来访者的痛苦之间建立适当的边界，当他们时而发现自己缺乏足够的技能时，可以预料到被督导者会产生自我怀疑。Watkins 和 Scaturo（2013）建议，在这种时候，督导师的任务是帮助被督导者"唤起希望"（p.81），要提醒被督导者，专业成长的过程是发展性的，而不一定是线性（持续进步）的，这样的做法也许可以纾解被督导者的自我怀疑。

本范畴内的第 5 个共同因素是被督导者的准备状态。这个因素强调了所有督导中都应该将发展模型的关注点融入进去。Watkins 和 Scaturo（2013）认为，每一个被督导者的学习需要都具有其独特性，他们对某种特定挑战的准备状态也是各不相同的。督导师对每一位被督导者都应进行仔细的评估，适应他们的学习风格（Carroll, 2010），并且精心选择督导干预策略。作者还建议，督导师可在一开始就使用

督导协议来帮助被督导者尽快适应学习过程，并鼓励被督导者积极参与。

与建立/保持联盟有关的最后一个共同因素是矫正性情感体验。这个因素强调了这样一个重要现实，即要想成为一名优秀的治疗师必须以一种新的方式来处理自己的情绪。治疗师要避免情绪化的自动反应，不可以去拯救处于痛苦体验中的来访者，不能因为来访者不能忍受模糊性就匆忙推进治疗进程，Watkins 和 Scaturo 将所有这些都视为有助于产生矫正性情感体验的机会。在掌握这些能力之前，被督导者需要暂时搁置对来访者的咨询，而先处理自身的问题。"在很大程度上，督导联盟提供了一个实验场所和容器，以帮助被督导者获得对不同方法的变革性学习"（Watkins & Scaturo, 2013, p.83）。

教育性干预：认知范畴

伴随联盟的建立与保持，Watkins 和 Scaturo 在教育性干预的范畴内列出了 6 个督导的共同因素。第 1 个因素是个案概念化，这是公认的督导的必需内容。无论理论和治疗计划如何，督导师都务必要确保被督导者在临床工作中保持一定水平的概念一致性。本范畴的第 2 个因素是刺激性问题，这是个案概念化的自然延伸。个案概念化为被督导者提供了理解治疗过程的一种概念性视角，而来自督导师的刺激性问题则可以挑战被督导者，促使他们更进一步地思考，这是所有好的督导师都会做的事情。这一干预的最终目标是培养具有反思能力的从业者，能够从自己所做的咨询过程中总结出意义，并促进当前和未来的专业发展。

第 3 个共同因素是反馈，这个因素也是督

导中被广泛接受的普遍要素。为了促进被督导者的胜任力发展，积极的以及建设性的反馈都是十分重要的。Watkins 和 Scaturo（2013）将反馈看作"支持被督导者成长和支持的跨理论中心支柱"（p. 84）。第 4 个因素示范，同样也是督导中非常熟悉的主题。尽管示范从理论上说是一个行为主义的概念，但事实上所有督导师都会对被督导者进行示范。作者引用了认知行为与心理动力学流派的督导师关于向被督导者示范主要技术方法的讨论，从而清晰地证明了示范的普遍性。正是由于示范在督导中的普遍运用，专业文献中有大量研究关注于诸如督导师多元文化专业能力和伦理等议题。

Watkins 和 Scaturo（2013）在本范畴中提出的第 5 个因素是刺激控制，正如 Aten, Strain 和 Gillespie（2008）所指出的，督导师要避免那些妨碍被督导者发展的不良刺激。Watkins 和 Scaturo（2013）将这一共同因素定义为"对环境进行操纵的有害做法"（p. 85）。简单地说，这个因素的重点在于意识到督导师拥有关系中的权力，因此务必要小心并公正地使用这一权力。本范畴最后一个因素是矫正性认知体验，这个因素是与前面所说的矫正性情感体验因素相平行的。被督导者在刚进入督导时往往带着问题应该如何被解决的先占观念，并且可能将自己的角色视为提供建议者或布置作业的教师。他们的理论偏向也许不适合某些来访者。因此，Watkins 和 Scaturo 建议所有好的督导师都应具备思维方面的灵活性，并引导被督导者发展出全面的思考能力，这样才有更大可能在对来访者的咨询工作中取得成功。

学习 / 再学习：心理动机范畴

这一范畴包括了三个共同因素，形成感觉、思考、行动的标准范式。第一个因素，行为实践，必须被视为督导的重要基石。在训练中被督导者先进行治疗师的角色扮演，然后对来访者进行工作的同时接受全面督导，这些步骤对于整合心理治疗的各个方面是十分关键的。同样，第 2 个因素，心理实践，是鼓励被督导者在上述行为实践之前和之后进行反思，从而使自己的智慧得到增长。最后，Watkins 和 Scaturo 将矫正性行为体验作为第 3 个因素。与另外两个矫正性因素一样，作者断言，被督导者必须要经历一些反条件作用，才能用更具治疗性的行为取代"自然"行为，比如打断他人、接连不断地提问、在努力倾听时坐立不安，等等。督导师的责任就是要协助被督导者发展出新的治疗性行为，经常可通过回顾被督导者的咨询会谈录像、提供直接反馈等方式来进行。

总之，Watkins 和 Scaturo 从教育的角度描述了督导的共同因素模型。他们讨论了治疗师这一复杂角色的学习过程中的情感、认知和行为层面，并在督导情境中进行探讨。

关于共同因素模型的总结

督导的共同因素模型对心理健康专业的发展具有突出的贡献。作者们努力挖掘所有好的督导的基本要素，并要求我们思考这些因素，判断它们在我们的工作中起到多大的作用。即使某个督导师可能会增加或删除一个因素，但这种对督导进行反思的工作方式也将有益于每一个督导师及其被督导者。

实证支持的督导

实证支持的督导源自实证支持的心理治疗（也称循证治疗），该方法倡导心理治疗方法的设计应该通过科学研究来证明其有效性。谁说不是呢！当我们去见物理学家，我们希望相信他们的决定是基于已有的最好的研究证据。而前来向我们寻求心理健康专业服务的人们，他们的希望也是如此。

然而事情并不总是像看上去那么直截了当。例如，Wampold（2001）很生动地展示了关于什么应该被当作证据这个问题上的激烈争论。根据 Wampold、Goodheart 和 Levant（2007）的观察：

> 证据被认为可以从数据中推导出来。数据的类型可以是多种多样的，但必须来自观察并使用通用的词语进行描述（比如，数据可以通过机器进行"观察"并转换成人类大脑可以加工的形式，数据也可以是自我观察过程中感觉体验的转换形式）。当数据与被研究的现象、用来产生数据的模型、已有的知识和理论、研究所采用的方法论以及人类行动者结合起来进行思考时，数据才能成为证据。（pp. 616–617）

可见，被归类为实证支持的心理治疗或实证支持的督导这一群体有着独特的理念和怀疑论（参见，Milne, 2014; Milne & Reiser, 2012; Osborn & Davis, 2009）。特别在督导中，有学者认为，如果督导的功能仅仅是监控被督导者是否严格执行某一特定治疗流程，那么被督导者的发展是很难有进展的（参见，Henggeler, Schoenwald, Liao, Letourneau, & Edwards, 2008）。要解决这些问题，就得参照诸如 Falender 和 Shafranske（2007）指出的关于督导师胜任力的重要内容。

虽然 Milne（2009, 2014）认为实证支持的督导也是一种自成体系的督导模型，但是我们还是不赞同将其作为一种独立模型纳入现有的督导模型结构中。相反，我们的第一个思考是，假如能进行适当的研究，那么所有的督导模型本质上来说都是（理论假设上）实证支持的；因此，我们没有把实证支持的督导作为一种独立的模型。我们的第二个想法是，相比提供一种额外的概念结构，实证支持的督导其批判性观点若能被正确采纳，将为心理健康领域带来一场广泛的具有很多积极意义的评价运动。

全面总结

当读者读完关于督导模型的这两章后，原以为可以就此寻找到一个统一的督导模型，现在却感觉像站在一个亟待清理的混乱橱柜面前。事实上，每个督导师都必须减少对督导模型的选择。我们希望下列思路将帮助你完成这个过程。

- 从心理治疗理论开始起步，判断自己在多大程度上依赖于某一特定的理论流派。如果你是个思想专一的人，那你的咨询和督导工作中都会体现出这一点。因此，你想要采用的其他督导模型必须与你选择的理论流派相一致（或至少不完全对立）。选择最能反映你理论取向的督导模型，阅读基本内容，将其作为你的基地。从这个基地出发，逐渐向外扩展。之后，你可能需要准备采纳其他的督导模型并适应于你的主要心理治疗理论。如果你的心理治疗方法是更趋于整合的抑或是折中主义者，那么你在互相兼容的督导模型中将有更多的选择。

- 除理论（也可以称为世界观，因为理论解释了一个人是如何去理解他/她的环境的）以外，发展就是最重要的一个结构。理论是关于你以及你的思考，而发展是关于被督导者以及他/她正处于从新手到专家这一连续轴的什么位置。如果缺乏对督导的发展过程的理解，督导是无法进行的。所以，督导师应该先学习那些自我定义为发展模型的内容，当然，部分其他模型（比如，Holloway, 1995, 2016）也涵盖了一些发展方面的重点。

- 接下来要考虑的是过程模型，这对于新手督导师而言尤为重要，因为过程模型提供了一个模板去跟踪督导中的众多变量。我们建议你先选一个过程模型试用一段时间。当你对这个模型已经非常熟悉且运用自如时，就可以适时换另一个模型，看它是否带来对督导过程的新的洞察。如果你持续这样去尝试，最终你一定能发展出自己的过程模型，以适合你在临床督导工作中的独特性。

- 在关注以上建议的同时，你也应该考虑第二代模型。例如，你也许发现一个融合了两种心理治疗理论的联合模型比只关注其中一种理论的督导模型更适合你的需要。或者，你可能发现一个目标问题模型所关注的某督导维度正是你在自己作为督导师的发展初期想要整合的内容。

- 共同因素模型非常重要，因为它们试图探究临床督导的基础结构。例如，这些模型将帮助你发现一个发展模型的某些重要方面，这些方面在你自己学习这个模型时可能会被忽略。很有可能，三大主要类别的督导模型的作者并没有提到所有的共同因素。如果所有的模型都对督导过程讨论得面面俱到，那就过于复杂了，很难在督导实践中应用。

- 模型是概念性的框架。如果一个模型不能让你对督导过程感到更加清晰，那也许只是因为你的思考方式与模型作者的思路差异太大而无法认同。出于这个原因，拒绝一个模型也是可以的。模型的构建是为了给督导师提供有用的资源，而不是增加认知负担。幸好，我们今天处于行业演变发展的兴盛阶段，有大量的模型可供选择，督导师应该不至于感到无依无靠。

结论

在本章的结尾，我们希望已经阐述清楚，督导模型能够解释督导师工作中发生的大部分内容。模型开启了关于督导的讨论（例如，督导师的学习过程），但讨论并未就此结束，还有许多其他内容有待探讨，包括督导关系、干预、评价计划、伦理，等等。所以，第 2 章和第 3 章的内容并不是完全独立的，它们必须与本书其他章的内容一起来考虑才是完整的。

第二部分

督导关系的不同维度

第 4 章

督导关系：三方和双方系统

我相信，好的督导发生于督导师首先对自己是坦诚的，因此他们也会对督导对象表现出坦诚、真实、临在当下和诚实。我认为督导过程与心理治疗过程并不是完全不同的；这两个过程的开展全都依赖于一个好的关系（Majcher & Daniluk, 2009, p.66）。

督导专家们一致同意，当督导师与被督导者建立起互相信任并对目标达成一致时，督导工作才能卓有成效（如，Ramos-Sánchez et al., 2002; Rønnestad & Skovholt, 1993; Worthen & McNeill, 1996）。这些条件有利于被督导者的学习，并确保被督导者的来访者得到最好的照顾。如果缺乏这些条件，被督导者从督导体验中的收获就较少，而他们的来访者将面临风险。在最糟的情况下，被督导者可能会受到伤害（Ellis et al., 2014）。Nelson、Barnes、Evans 和 Triggiano（2008）指出，"因督导关系处理不善造成的医源性影响……包括被督导者丧失自我效能，对心理咨询和 / 或心理学这个专业失去信任，以及严重的慢性应激"（p. 173）。

本章和接下来的两章我们将讨论关于督导关系的不同看法。在最基本的水平上，关系可被理解为"督导的参与者对彼此的情感和态度，以及这些情感和态度的表达方式"（Gelso & Carter, 1985）。但是，这些情感和态度可能有许多种表达方式，受到多种决定因素的影响。发生在任何两种不同类别人们之间的关系既不是静止不变的，也不会是相同的（Gelso & Carter, 1985）。

我们发现，关于督导关系的最佳比喻是，它就像一个支柱，支撑着督导的所有其他功能。然而，我们可以从不同的方面来看待这个支柱（如图 4.1）。从一个方面来看，督导关系是一个三方系统，不仅包括督导师和被督导者，还包括了来访者。这三部分构成了一个交互作用的系统。从另一个方面来看，督导关系又是一个双方系统，只有督导师和被督导者。从第三个方面看，督导关系的组成包含了两个个体各自带来的期望、问题以及过程。

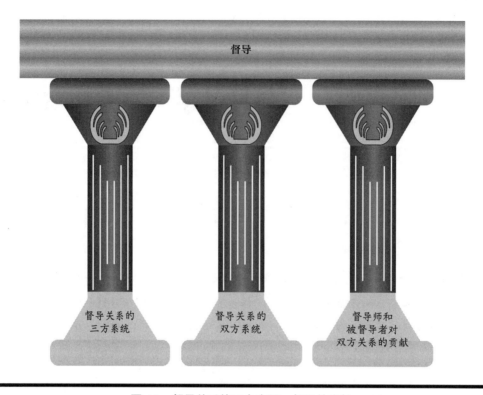

图 4.1　督导关系的三个方面：督导的支柱

以上每个方面都给督导师提供了重要的概念工具来指导他们的工作。我们将在本章讨论前两个方面。第 5 章将讨论第三个方面，并聚焦于督导师和被督导者个人因素对督导关系的影响。第 6 章将讨论影响所有其他关系动力学的多元文化因素。

督导作为一个三方系统

督导关系就像一个金字塔，它是关于其他关系的一种关系。

　　　　　　　　　　　（Fiscalini, 1997, p.30 ）

我们一定要认识到，督导的房间里挤满了各种给督导师和被督导者制造焦虑的"人"。这种情况经常比精神分析还要更加拥挤。

　　　　　　　　　　　（Lesser, 1983, p.126 ）

上面引用的这两段话都强调了督导三方关系系统的复杂性。图 4.2 中描绘的三个部分的相互作用过程是很复杂的，因为每个部分都对其他两部分产生影响。被督导者是这个系统中的关键人物（Frawley-O'Dea & Sarnat, 2001 ）。他 / 她同时处于两种直接的关系中：来访者与被督导者的关系，以及被督导者与督导师的关系（此外还存在督导师与来访者的间接关系，即使他们从不见面，依然可以影响彼此）。正因如此，被督导者就成为这两种直接关系之间信息和过程的一个沟通渠道。

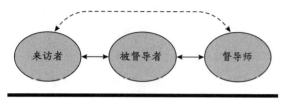

图 4.2　督导三方关系

下面，我们就来讨论督导的这种三方系统。平行过程、同构现象以及发生在督导三方系统成员之间的三角关系，这些都是探究三方系统的不同途径。

平行过程与同构现象

Friedlander、Siegel 和 Brenock（1989）将平行过程描述为："被督导者会无意识地将自己展示给督导师，就像来访者将自己展示给治疗师那样。当被督导者采纳了督导师的态度和行为并应用于对来访者的工作中时，这个过程就逆转过来了"（p.149）。这是出现在一种双方关系（督导师-被督导者或被督导者-来访者）中的过程在另一种双方关系中的重演。

平行过程这一概念来源于精神动力学督导。Searles（1955）是最先描述这一现象的人，他将之定义为治疗与督导之间的"反映过程"。随后其他人（如 Doehrman, 1976; Ekstein & Wallerstein, 1972; Mueller, 1982; Mueller & Kell, 1972）提出了更加现代的术语"平行过程"。现在平行过程已经成为督导中最著名、

也最为独特的一个现象，甚至可以称得上是督导的标志性现象。

结构性和策略性家庭治疗师运用了同构的相关概念。Liddle 和 Saba（1983）认为同构这个概念是 Haley（1976）首先提出来的，虽然 Bertrando 和 Gilli（2010）观察到这个概念是从数学中借用来的。同构这个术语主要指的是治疗和督导之间的相互关系上和结构上的相似性，二者 * 通过被督导者的参与而互相紧密联系在一起。这个术语源自希腊语 īsos（相同）和 morph（形状或形式）。

这些概念最初都是由一些特定治疗模式的拥戴者所提出来的：平行过程由心理动力学督导师推动，同构来源于系统家庭治疗师。毫不奇怪，这些特定治疗模式的拥戴者关注于不同的心理机制。然而在很多方面，平行过程和同构现象就像是一个硬币的正反面。Abroms（1977）在提出他关于"超移情"（Metatransference）的术语时将平行过程与同构这两个概念结合起来："用超移情这个术语进行思考，就相当于从不同程度的抽象水平对平行结构进行思考，也就是说，认识到相互作用过程中的多水平和同构性"（p.93）。

尽管如此，这两种现象还是有着相当大的特异性，应该分别予以对待。接下来我们将对这两个现象分别进行讨论。

平行过程

督导师最初会假设：平行过程是被督导者在与督导师互动过程中将来访者的部分特征进行展示的一种单向的、自下而上的现象。例

---

* 二者指治疗和督导。——译者注

如，如果被督导者面对的是一个情绪抑郁的来访者，那么被督导者在督导中可能会展示出一种非典型的抑郁方式。或者，在面对一个特别困惑的来访者时，原本交流十分清晰、有条理的被督导者在督导过程中可能会以混乱不清的方式进行互动。

我们总结出文献作者所采用的自下而上的观点至少有 7 种形式。这 7 种形式的共同点表现在：（1）由来访者或者是来访者 - 被督导者关系的某些方面而触发；（2）它发生在参与者的意识之外；（3）被督导者是来访者 - 治疗师关系和督导师 - 被督导者关系过程的一个沟通渠道。

1. 由于他们对来访者的认同，被督导者所引发的督导师的反应类似于他们自己对其来访者的反应（Russell, Crimmings, & Lent, 1984）。

2. 被督导者（无意识）选择的对督导师的互动表现反映了被督导者最初与来访者之间所形成的僵局（Mueller & Kell, 1972）。

3. 被督导者选择要进行督导的来访者问题与被督导者自己在督导中存在的问题是平行的（Mueller & Kell, 1972）。

4. 被督导者无意识地认同于来访者心理功能的某一方面。由于被督导者无法意识到这种认同，他"不能够在督导过程中对病人的这个方面用言语形式与督导师进行讨论，而是在与督导师的相互作用中活现出了病人的心理动力形式"（Frawley-O'Dea & Sarnat, 2001, p.171）。

5. 由于某种技能的缺乏，被督导者倾向于活现出来访者的某个问题，这一问题与被督导者在督导中的特定学习问题是平行的（Ekstein & Wallerstein, 1972）。

6. 平行过程与"重复性冲动具有相似性，也就是说，不被理解的行为会被活现"（Arkowitz, 2001, p.53）。

7. 当督导师、治疗师和 / 或来访者代表了不同的文化背景时，某些平行过程可能反映了跨文化的问题（Vargas, 1989）。例如，Bob 是一名欧洲裔美国男性被督导者，他对 Shareen——一名非洲裔美国女性进行咨询。Shareen 越来越感到 Bob 不理解或不尊重她这样一位黑人女性的内在感受，但又不能足够安全地向 Bob 谈及自己的心理体验。相反，她在情绪上开始退缩并且对 Bob 心生怨恨。当 Bob 与督导师——另一名欧洲裔美国男性，讨论他与 Shareen 的工作体验时，他感到自己的表现很聪明且没能得到督导师的理解，但又无法表达出这种不满。虽然 Bob 与督导师之间的关系动力学并不是种族性或文化性的，但却镜映了 Bob 与 Shareen 之间的关系动力学，后者的问题则来源于种族或文化的差异。

上述谈到的都属于自下而上的过程，这是一种传统观点（Frawley-O'Dea & Sarnat, 2001）。当然，更现代的观点则认为平行过程可产生于外显的关系（督导师 - 被督导者或被督导者 - 来访者）中的某一种，然后在另一种关系中得到重现。Doehrman（1976）在她的博士论文研究中对这种双向过程进行了验证。她观察到，督导师－被督导者关系的僵化正是被督导者－来访者关系僵化的一个折射。当督导师－被督导者的僵化局面得以解决后，那么被督导者与来访者之间的关系问题也会得到顺利的解决。

Frawley-O'Dea 和 Sarnat（2001） 在讨论中将这种双向的概念描述为"对称的平行过程"。

对称的平行过程的核心概念就是在督导下的治疗或督导过程中都会产生的移情与反移情的形式。在这一点上，所上演的关系模式并不为参与者双方的意识所觉察到。因为督导双方关系中的任何一方都没有用到语言交流的模式，有意识的描述、讨论、意义解释或者是协商的过程都不可能出现。然而，作为两种双方关系共同成员的被督导者，通常会通过非言语行为对另外一个成员施加关系压力，使督导师对被督导者表现出相似的移情与反移情过程。被督导者的这种做法，常常是潜意识里面希望有人能够包容、展现、处理并公开讨论目前双方关系中所显露出来的问题。对称的平行过程的核心是，治疗和督导中的双方关系都展现出相似的关系模式（p. 182）。

在督导中讨论平行问题。确实，所有关注平行过程的理论家现在都持有这种双向或对称的观点。然而在具体实践中，督导师在讨论平行过程时仍倾向于采用自下而上的观点，主要聚焦于被督导者将治疗过程特征转移到督导的双方关系及过程中来。这也许是由于督导师的优势观察视野：除非督导师有意发起这个过程（比如，督导师有意识地邀请被督导者共同来"展现出"他／她是如何对来访者工作的），否

则，督导师很难看到自己与被督导者的关系正是被督导者与来访者关系的镜映。

平行过程的出现通常是无法预期的，因此督导师不太可能在一次督导开始之前预先准备好要处理这个问题（Neufeldt, Iverson, & Juntunen, 1995）。但是一旦平行过程被识别出来，督导师需要随时准备如何应对。当然，督导师首先要做的一步，是对这一平行现象足够关注，从而当它出现时能将它识别出来。督导师关注并运用这些信息的意愿取决于他们对这些信息价值的重视程度。

识别出平行过程的存在可以帮助督导师和被督导者更好地理解来访者或被督导者－来访者的互动过程。但是通常来说，督导师仅仅指出一个平行过程是不够的（Carroll, 1996）。Tracey、Bludworth 和 Glidden-Tracey（2012）建议督导师应进行元沟通：明确地跟被督导者讨论，他们在督导师－被督导者关系中的模式是如何反映了被督导者－来访者关系中的模式（或者反过来也如是）。紧接着这样的讨论之后，督导师必须继续监控这一讨论对被督导者后续对来访者的理解及相应工作的影响效果。

有的时候，当督导师向被督导者指出一个平行过程时，该现象对被督导者来说已然十分明显了。然而，当被督导者很难看到或承认一个平行过程时，督导师可以采用其他一些教育性策略。比如，督导师可以要求被督导者通过角色扮演展示来访者的问题，从而获得一个更加清晰的认识（Carroll, 1996）。Giordano、Clarke 和 Borders（2013）也描述了如何运用动机性访谈（MI）处理平行过程，特别是被督导者在认识这些过程的意义和启示当中存在

矛盾心理时。Giordano 等人举了一个例子，一名被督导者进行咨询的来访者具有较重的自我批判倾向，这诱发了被督导者努力去指出来访者的积极特质。然后被督导者自己在督导中也表现出十分自我批判的倾向。督导师提供了一个反馈，指出被督导者似乎过度关注自己在临床工作中的错误。当被督导者确认了这一情形后，督导师请她用 1-10 分来评量探索这一现象意义的重要程度，被督导者评价自己的探索意愿在 6-7 分。这种情况下，督导师就可以运用动机性访谈技术去探讨被督导者的内心体验。

有的时候，督导师也许考虑不要直接地指出平行过程，而是通过自己对被督导者在督导过程中反映出的来访者问题的反应，向被督导者示范如何对来访者的问题进行反应（Neufeldt et al., 1995）。比如，受一个过于理性和隔离的来访者影响，被督导者无意识地在督导中模仿了来访者的行为模式，督导师可以示范一种高度卷入的沟通风格，特别关注于被督导者的内心体验与情绪感受。

最后，还有一点也很重要，平行过程同样也会出现在对督导的督导过程中（Ellis & Douce, 1994; 见 12 章）。在这种情况下，督导关系系统涉及 4 个人：来访者，被督导者，督导师，督导师的督导师。Haber 等人（2009）讨论了对实习督导师进行督导的督导师，应如何在这个相互联动的系统中通过层层向下的传递作用，最终影响到被督导者 – 来访者的关系。尽管对督导的督导是一种更加复杂的情形，但是前面例子中所讨论的问题和策略在这里依然有很大适用性。

平行过程的相关研究。平行过程的相关研究主要受以下两个重要因素的阻碍：第一个就是概念过于模糊，所以很难进行清晰的操作化；另一个就是很难预测平行过程什么时候会发生从而能够对它进行研究。基于这两个因素，相对而言少部分对平行过程的研究主要采用个案研究的方法设计（如，Alpher, 1991; Doehrman, 1976; Friedlander et al., 1989; Jacobsen, 2007），当然这些个案研究的复杂程度各异。在写作此次修订版时，我们未能检索到自本书 2014 版后新发表的关于平行过程的研究文献。

在已发表的关于平行过程的研究文献中，Tracey、Bludworth 和 Glidden-Tracey（2012）的研究非常重要，因为它提供了最为丰富的实证研究结果。Tracey 等人对 17 个督导三人组进行了详细的研究，研究内容和顺序包括一次治疗会谈、关于该治疗会谈的一次督导以及督导后的一次治疗会谈。每次会谈（治疗或督导）中的互动过程都依据 Strong、Hills 和 Nelson's（1988）编码手册进行编码，编码的内容是参与者的支配和从属行为。Tracey 等人观察到了如下平行过程现象。

平行过程同时存在于主导和从属行为中。因此，如果来访者在前次会谈中倾向于以自我怀疑的、谦虚的方式进行互动，而治疗师在治疗中恰好以批评的方式与来访者默契配合（服从 – 批评），那么在接下来的督导会谈中，作为受训者的治疗师可能会一定程度上表现出与自我怀疑的来访者相同的行为方式，而督导师的行为表现方式则可能会与治疗师在先前治疗会谈中的相类似，显得比平时更为严厉和批评。这就是督导中

的平行过程的明显证据。（p.339）

其他关于督导双方以及治疗双方对应关系的研究中，也可以推论出对平行过程的间接支持证据。例如，Patton 和 Kivlighan（1997）的研究发现，在周与周之间督导师－被督导者工作联盟的质量起伏能够预测被督导者－来访者工作联盟的每周之间的起伏波动。Williams（2000）的研究发现，督导师人际交往模式的亲和度越高，那么被督导者作为治疗师与其来访者的工作过程中所表现的支配性和控制性就会越少。这些研究虽然没有直接检验平行过程，但却提示了平行过程的存在。

Ladany、Constantine、Miller、Erickson 和 Muse-Burke（2000）发现，不局限于特定理论流派的督导师常常将平行过程看作他们对被督导者的反移情反应的来源。然而，理论逻辑上和研究数据（Raichelson, Herron, Primavera, & Ramirez, 1997）都表明，心理动力学督导师和被督导者比理性－情绪或者认知－行为的督导师和被督导者更能认识到平行过程的存在及其重要性。

对平行过程的总结性评价。平行过程常常看起来几乎就是一个神秘的现象。McWilliams（1994）认为这种神秘性对于那些持有科学家的健康怀疑论的执业者来说可能就更加地麻烦。不过她提出建议，在生命的最初阶段人与人的交流大多是非言语的复杂过程，在随后的生命历程中我们继续使用这种交流模式而并不一定要完全理解我们为什么会这么做，如果一个人能够意识到这一点，那么对平行过程的理解就会容易得多了。

McWilliams 反对采用过分怀疑的观点来看待平行过程。但是，有些督导师过于频繁并不加鉴别地引用平行过程的概念，即使它实际上并不存在却坚持认为看到了平行过程（Stadter, 2015）。例如，Mothersole（1999）描述了一种伪平行过程，被督导者的技能缺乏或未解决的问题同时向两个方向"散射"，影响到治疗关系及督导关系（p.118）。Schimel（1984）也观察到，平行过程的概念可能会以一种不负责任的或者琐碎的方式用心理学术语来解释督导中的某种情况，而这种情况实际上属于技能和胜任力的问题。

基本的观察是一个简单的例子。病人想从治疗师那里得到一些东西却没有得到，他很不高兴。这让治疗师很苦恼，于是他转向督导师寻求帮助，但是这种帮助可能得到也可能得不到。治疗师对督导师也感到很不高兴。依此类推，督导师可能也会对被督导者和自己都感到苦恼和不高兴。这就是一个普遍的情形。但是，人们有理由期望，随着被督导者技能的增长和督导师的经验积累，这种情形就能够被及早认识到并以一种恰当的方式得以妥善解决。（p.239）

Feiner（1994）提醒，过多依赖于平行过程可能面临的一个风险就是，我们可能会忽略、掩盖甚至否定督导师或被督导者自己在双方相互交流中所做的贡献。

同构

同构指的是尽管内容不同但是形式相似的分类结构，这些结构可以相互映射，具有相应的组成部分和过程。当发生这种情况的时候，这些平行结构就可以被描述为同构，每一个都是另外一个的同构体。因此，督导系统就是治疗系统的映射过程，而督导师和被督导者的角色就分别对应的是治疗师和来访者的角色了。（White & Russell, 1997, p.317）

对于系统治疗师而言，同构指的是发生在治疗和督导之间的"循环再现"（Liddle, Breunlin, Schwartz, & Constantine, 1984），它所重点强调的是相互之间的关系而不是发生于心理内部的过程。Liddle 和 Saba（1983）指出治疗和督导这两个领域常常相互影响，两个领域都是包括所有系统特性的人际关系系统，包括边界、等级和子系统，每一个都有各自独特的特点。在这种构造里并不存在线性的事实关系，有的只是反射性的证据。内容当然非常重要，但它还是不及重复性模式来得更加重要。

由于督导被看作治疗的同构体，Liddle 等人（1984）建议对这两个过程采用相同的原则来进行管理。这些原则包括需要与来访者和被督导者建立联系，需要建立目标并且进行阶段性思考，对问题前因后果的敏感性的重要性和挑战现实的责任。"训练师必须努力去理解治疗中采用的关于改变的基本原理，并有意识地对被督导者运用这些原理"（Liddle et al., 1984, p.141）

能够意识到这个过程的督导师将会在督导中去寻找一种动力结构，这种动力过程反映了督导师关于治疗中所体现出来的情形的初始评估。因为来访者（家庭）常常是一个群体，而很多系统治疗师都倾向于进行小组督导（见第

9章），这种相互作用的过程就很容易进行复制。比如，一个手足无措的家长向被督导者寻求帮助（其他家庭成员则抱着期待的心情坐在一旁观看），可能接下来就是手足无措的被督导者向督导师来寻求帮助（其他小组成员则抱着期待的心情观看）。当运用同构来指导对治疗系统（被督导者和这个家庭）的干预时，这些结构层次之间的一致性是非常重要的。例如，Haley（1987）提出建议，如果父母的改变目标是对他们的十几岁的孩子表现得坚决一些，那么治疗师必须先对父母表现得坚决。而为了达到同构的效果，督导师也必须对于被督导者表现出坚决的态度。

Liddle 和 Saba（1983）指出，现场督导要求治疗师冒一定的风险并且有一些试验性的行为，而结构性家庭治疗中要求家庭成员主动地与其他人进行直接的接触，他们认为现场督导和结构性家庭治疗两者之间是平行的。如此看来，现场督导就是结构性家庭治疗的一个同构的正确形式了。

White 和 Russell（1997）发现，那些发表过有关同构的文献的作者主要关注了与之相关的四种现象或四个"方面"。

方面1：确认重复或者是相似的模式

这指的是系统之间的模式复制。这种复制常常是从另外一个系统（例如，来访者－治疗师系统，督导师或者被督导者的原生家庭等）复制到督导系统中。但是复制也可以表现为将督导师－被督导者的模式复制到其他的系统中，尤其是治疗师－来访者系统。White 和 Russell（1997）认为平行过程的概念正好可以用来描述同构的这个方面。

方面 2：在督导中体现出治疗模式和所运用的原理

就像我们在第 2 章里所叙述的，一个人的治疗模式不可能不影响到他的督导过程。只要是有影响，那么同构的这个方面就能产生作用。

方面 3：治疗和督导的结构与过程是类似的

无须怀疑，在治疗和督导中有着很多结构上的相似性，至少对个体治疗应该是这样的。举例来说，两者都是把两个人单独关在一个密闭的屋子里讨论一些私人的敏感问题；两者都是一个人对另外一个人倾吐秘密，而另一个人的任务就是负责检查内容并可能针对所述内容的某个方面采取一些措施。

方面 4：同构可以作为一个干预的方式

督导师可以为了对治疗程序的顺序施加影响而相应地改变督导程序的顺序。

下面这个片段展示了治疗和督导之间同构的第一个方面，这也是最难与平行过程进行区分的一个方面（参见 White & Russell, 1997）。

Ted 正在对 Doyle 夫妇进行婚姻咨询，并有一个督导小组对这个会谈进行观察。Doyle 夫妇已经结婚 20 年了，一直没有孩子，Doyle 先生在成年后的大部分时间里都处于抑郁状态。Doyle 太太诉说着帮助丈夫有多么困难，到处都需要她一个人去努力。她断断续续地哭泣着。很明显就可以看出 Ted 感受到了这对夫妇的困境。在督导室里，大家也都一动不动，督导小组同样也感受到了这对夫妇的悲伤和绝望。在会谈进行到一半时，Ted 向督导小组寻求帮助……Ted 坐下来之后，JoAnn 转向他问道："孩子，你到目前为止

为他们做了什么呢？" Ted 耸耸肩，然后向周围的人员求助。

总的来说，同构似乎是督导师可使用的一个有用的概念性工具。与此同时，督导师应意识到 Storm、Todd 和 Sprenkle（2001）的提醒建议，过分倚重同构可能会掩盖了治疗与督导之间的重要差异。不过，关于同构的研究显然比平行过程的研究要少得多，因此许多方面还有待了解。理论上说，关于平行过程的研究发现（如，Tracey, Bludworth, & Glidden-Tracey, 2012）也有助于对同构现象的理解。不过，如果同构是一个行之有效的概念结构，它理应值得进行独立的研究。

人际三角关系

从很多方面来看，人际三角关系是最基本的关系单元，它甚至比双人关系更基本（参见 Bowen，1978）。这一观点对于理解督导师、被督导者以及来访者三者之间的交互作用具有非常重要的意义。

至少在 19 世纪 90 年代后，社会科学家们就已经认为三角关系也是一种社会结构形态（参见 Caplow，1968）。在任何一种三角关系内，其中某两个人可能倾向于联合起来，而第三个人就显得更边缘一些或者处于这两个人的对立面。精神分析治疗师关注"恋母情结的三角关系"，而家庭治疗师关注家庭系统内可能发生的更广范围的三角关系。在日常生活中，我们每个人都能描述某个关系群体内的三个朋友，三个人中有两个人是特别亲近的。但是当这两个人的关系变得紧张的时候，先前在外围

的第三个人被拉进来与其中的一个人结成了联盟，而另外一个人则变成了外围人员。

三角关系的一个很有意思的特点就是，这种关系似乎对参与其中的三个人的行为都有催化性的影响。也就是说，尽管当第三个人不在场时另外两个人之间可以形成联盟关系，但是第三个人的出现总是能对另外两个人的关系产生调节和影响作用。Caplow 举了一个示例，在一个很普通的运动场活动中，两个人的共同对手的出现可能会增加：（1）这两个朋友之间的感情；（2）他们对这个对手的共同敌意。我们不难发现，在成年人的职业生活中同样的情景也在继续上演。

联盟（以及三角关系）的一个表现形式就是两个人一起秘密地讨论第三方。在我们的家庭和工作环境中，大多数人都有这种体验。但是这种情形在治疗和培训情境中也同样会发生。例如，咨询师在咨询开始的时候接触的是一个来访者，而后来要将这个来访者的配偶也纳入咨询关系中，对咨询师来说是一件很困难的事情，这其中三角关系就是原因之一。先来的那个来访者已经跟咨询师（秘密地）讨论过自己的配偶了，咨询师无可避免地至少会采纳来访者对自己配偶的某些观点和看法。这种情况就符合 Bowen（1978）所说的关于联盟的所有特征，使得来访者的配偶很难进入一个中立的关系情境中。

督导中的人际三角关系

督导中最明显的一个三角关系就是来访者、被督导者和督导师之间的关系（见图 4.3）。不过这种特殊的三角关系有着自己独特的特点，可以限制可能的联盟出现。限制之一是权力的组织方式（这个群体中权力最小的是来访者，权力最大的是督导师）。另一个限制是督导师和来访者很少有机会进行面对面的交流，从而建立起直接的关系。

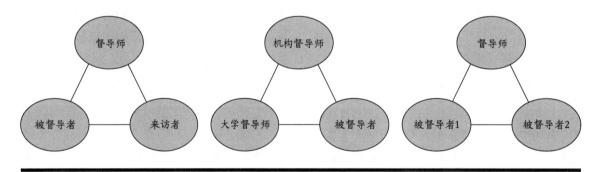

图 4.3　培训情境中的典型三角关系

在这个三角关系中，两个人一起对第三个人进行讨论的情形常常发生在督导师和被督导者一起讨论来访者。这当然意味着咨询师－督导师的联盟关系，而来访者是这个联盟外的第三者。虽然咨询师和来访者也可能共同对督导师进行讨论。在这种情况下，咨询师和来访者之间也可能会形成一个针对督导师的联盟。

策略取向的家庭治疗师有时候会有意利用后面这种联盟关系对来访者进行干预。此时，督导师被有意地置于"压迫者"的位置上，通过这种方式来促进来访者－咨询师的联盟发展，并刺激来访者采取我们所期待的行为方式。例如，督导师可能会指导被督导者这样对来访者说："我的督导师确信你的问题是……这样我就应该做……。不过我只对你说，我觉得她的看法是没有依据的，而且我认为她对你所面临的问题没有感觉。"这种策略的目的是建立咨询师－来访者的联盟，让咨询师有机会提出对来访者的行动建议以证明督导师的推测是错误的。

但是，三角关系也许并不总是会涉及来访者。例如，被督导者在与一位督导师工作时，可能会将另一名督导师拉进三角关系中（如图4.3的中间这个三角关系）。这种情况下，被督导者也许会对培训机构的督导师这样说："我感到很困惑：你现在是这样告诉我的，但是我学校里的督导师对我说的某些方面与你现在所说的确实有一些不同。"这样的一个陈述就在被督导者和另一个督导师之间建立了一个联盟，尽管那个督导师甚至都没有意识到自己已经成为这个特殊三角关系中的一员。不管被督导者这样做是有意还是无意，它所产生的影响都是对当前的督导师提出了挑战，并将后者置于一个"被剔除的怪人"的位置上面。

另一种类型的三角关系可出现在一名督导师同时带领一个以上被督导者（如图4.3的最右侧三角关系）。Baum（2011）对这种类型的督导关系进行了研究，发现被督导者报告说，他们不仅要调控自己与督导师的关系质量，同时还要调控与该督导师指导的其他被督导者的关系。大多数被督导者都报告说观察到这些关系中性质上的差异，并因此而影响到自己与督导师的关系。这种情况下，关系联盟可能出现于同一督导师指导下的两个被督导者之间，或者是一名被督导者与督导师之间。

总之，在人类相互作用的情境当中人际三角关系是普遍存在的。督导师必须要觉察到人际三角关系的存在、它们的动力学过程及其影响作用。有了这样的认识，督导师才能更好地避免问题性三角关系的出现，并且以一种有效的策略方式来对其他人进行管理。

Lawson（1993）提出了关于督导师如何协助被督导者避免卷入三角关系的有益建议。他从 Bowen 的观点出发，指出，被督导者的个人分化水平越高——即情绪自主性／独立性越高，越不容易卷入三角关系。这个建议意味着鼓励被督导者的个人成长，从而提高其分离个体化水平是非常重要的。最简单的策略，当然就是教育被督导者如何有效处理三角关系的问题。

督导的双方系统：工作联盟

我们对督导双方关系的理解反映了我们对治疗关系的看法。在早期，督导领域内对督导关系的看法主要是通过心理动力学的角度。

20 世纪 60 年代后期至 70 年代，受罗杰斯人本主义思想影响的观念开始出现（Lambert & Ogles, 1997）。但是自 20 世纪 80 年代后，

Bordin（1979, 1983）的工作联盟概念无论在治疗关系还是督导关系领域都占据了理论主导地位。例如，Bordin 在 1983 年发表的文章是督导领域被引用最多的文献之一。

来访者-治疗师的工作联盟强度是治疗效果的强有力预测指标（参见 Wampold & Imel，2015）。事实上，Castonguay、Constantino 和 Holtforth（2006）观察到：

在实证研究中，工作联盟似乎是被最频繁研究的一个改变过程……在临床工作中，工作联盟在关于"什么是好的心理治疗"这一概念中具有非常重要的地位，在心理治疗或督导实践中忽视工作联盟的质量被认为是违反伦理的。（p.271）

Ladany、Ellis 和 Friedlander 的（1999）的观点也与此是一致的，他们指出联盟是"督导的改变过程中最重要的潜在共同因素之一"（p.447）。Inskipp 和 Proctor（2001）将督导定义为"督导师与咨询师之间的一种工作联盟"（p.1），使得联盟与督导之间的关系更加密不可分。

心理动力学理论家最先提出了工作（或治疗）联盟的概念。Elvins 和 Green（2008）将此归功于 Freud（1912）本人。但是工作联盟这一现象并不局限于任何一种特定的理论模型。事实上，Bordin 将它视为一个泛理论的结构，一种"促进改变的合作过程"（1983, p.73）。在他的概念中，工作联盟的强度可通过以下几个维度进行估量：（1）治疗师和来访者对目标达成一致的程度；（2）他们在达到这些目标所必须完成的任务方面的一致程度；（3）他们之间建立起来的情感联结的质量（见图 4.4）。Bordin（1983）指出，分享情感体验或者为完成某项共同的目标而一起工作的过程都能够促进关系联结的发展。这些关系联结"是以双方共享的相互喜欢、关心和相互信任的感情为中心的"（p.36）。然而在任何关系中，成员之间都会存在观点的不同。因此，对双方观点的互相接纳程度可作为评价关系质量的指标。图 4.4 展示了督导中的联盟关系。

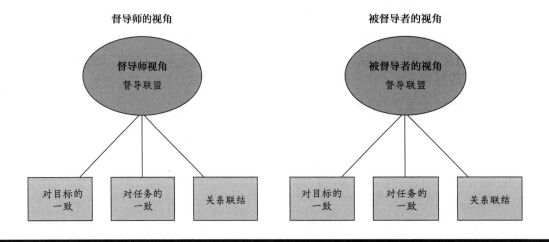

图 4.4　Bordin 的工作联盟模型

治疗联盟与督导联盟之间的众多相似性使得将工作联盟概念从治疗领域扩展到督导中是相对容易的。当然，治疗联盟与督导联盟还是存在差异的。其中最明显的差别在于目标与任务的不同，因为督导更关注教育而非治疗。在工作过程方面两者也有所不同。例如，来访者个人信息及情绪感受的较早暴露对治疗联盟的发展有促进作用，而被督导者较早披露个人议题也许会体验到较弱的督导联盟（Angus & Kagan, 2007）。鉴于治疗联盟与督导联盟所存在的这些差异，我们应该对督导联盟给予特别的关注。

我们对任何一个概念结构的理解都依赖于是否对其有可靠的心理测量工具。幸运的是，对关系联盟的评估工具已经有一些了。在研究治疗联盟（参见，Tichenor & Hill, 1989）中，最常使用的测量工具应该是工作联盟调查问卷（Working Alliance Inventory，WAI）（Horvath & Greenberg, 1989）。研究督导联盟时可使用WAI 的细微修订版（例如，在条目中将治疗师替换为督导师，参见 Bahrick, 1990; Baker, 1990）或 Efstation、Patton 和 Kardash（1990）专门为督导研究编制的评估工具。另外还有一些新的可信度高的督导联盟量表也在陆续开发出来，包括 Rønnestad、Lundquist（2009）和 Wainwright（2010）的研究结果。Tangen 和 Borders（2016）对督导关系测量的概念性及心理测量的研究进行了回顾，其中有一些是特别针对督导联盟的。

下面我们要介绍的大部分研究都是使用 Bahrick（1990）或 Efstation 等人（1990）的测量工具。

有效的督导联盟的预测因素

我们认为，督导前期的一项关键任务就是建立一个牢固的工作联盟（Bordin,1983），从而为后续解决督导中的各种疑难问题建立一个良好的基础。持续保持这个联盟的稳定性是督导师在整个督导关系中应承担的责任。（Nelson, Gray, Friedlander, Ladany, & Walker, 2001, p.408）

然而，维持督导联盟的质量（supervisory working alliance，SWA）要求督导师充分重视影响督导联盟的各种变量。图 4.5 总结了已得到实证研究支持的督导联盟影响因素。我们将按顺序分别讨论能预测督导联盟质量或强度的不同因素，包括督导师因素、被督导者因素以及督导师 × 被督导者因素。

影响督导联盟质量的督导师因素

研究者们记录了影响督导联盟的 9 种督导师特质或行为。其中对联盟具有积极影响的7 种为督导师的：（1）社会技能；（2）正念觉察；（3）个人风格；（4）运用专家和参照的影响力；（5）运用自我暴露；（6）建立安全依恋的能力；（7）多元文化胜任力。另外 2 种对联盟有消极影响的因素为与性别相关的歧视和违反伦理的行为。

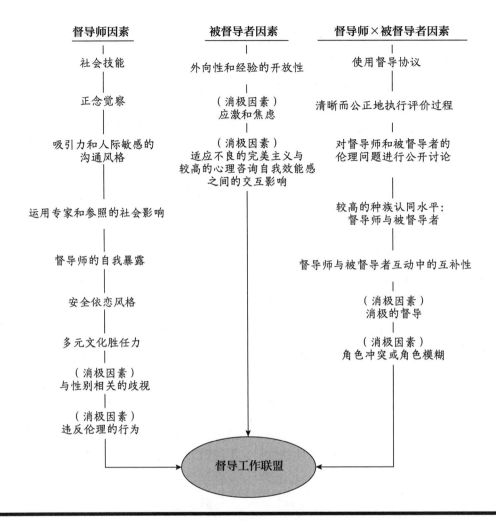

图 4.5   有实证支持的督导工作联盟强度的影响因素

社会技能。Anderson 和他的同事（Anderson, Crowley, Himawan, Holmberg, & Uhlin, 2016; Anderson, McClintock, Himawan, Song, & Patterson, 2016）近期关于心理治疗的研究取得了令人兴奋的结果，揭示了能够预测心理治疗效果的一系列特定的人际技能。事实上，这些技能比治疗师的专业训练有更好的预测性！人际技能在治疗中很重要，在督导中也是如此。Bambling 和 King（2014）发现，督导师的社会技能可以预测较早阶段（第 1 次）及较后阶段（第 8 次）

的督导联盟，但在第 3 次督导时没有影响。这提示督导的过程也许占据了额外的注意力。

正念觉察。Kabat-Zinn（1994）或许是公认的将正念觉察引入心理健康领域的人物，他将正念觉察定义为"以一种特定的方式保持注意：有意的、临在当下的、非评判的"（p.4）。正念的有益性已经得到了充分的研究支持（Davis & Hayes, 2011），无论作为一种治疗方法（Baer, 2015）还是一种有目的的治疗结果，正念都得到了极为广泛的关注。Daniel、Borders 和 Willse

（2015）研究了督导师和被督导者的正念觉察对若干变量（包括督导联盟）的预测程度，结果显示，被督导者的正念与各变量都没有显著相关，但是督导师的正念水平的确可以预测督导师（但不是被督导者）对督导联盟的评估结果。虽然这个单独的研究只得到了有限的结果，但是它预示着督导研究中这是一个值得继续探索的重要潜在变量。

督导师的风格。Friedlander 和 Ward（1984）编制的督导风格调查表（Supervisory Styles Inventory，SSI；见本书附录 B，督导工具箱）对于督导师风格的操作化定义以及对其进行评估都是十分重要的工具。该问卷测量的三种风格中，只有任务导向这一风格未发现与督导联盟存在相关性。另一方面，人际敏感的风格（大致可对应于顾问角色）对督导联盟具有稳定的预测作用（Bennett, Mohr, Deal, & Hwang, 2012; Chen & Bernstein, 2000; Ladany, Walker, & Melincoff, 2001; Spelliscy, Chen, & Zusho, 2007）。Fernando 和 Hulse-Killacky（2005）的研究尽管没有直接聚焦于督导工作联盟，但是也发现人际敏感风格是 SSI 中唯一一个能预测被督导者满意度的维度。

第三种督导师风格，人际吸引力（大致可对应于咨询师角色），与督导联盟的关系存在不一致的研究结果。有些研究（Chen & Bernstein, 2000; Spelliscy et al., 2007）证明它们是相关的，但另一些（Ladany, Walker, & Melincoff, 2001）却没有发现支持证据。这或许对督导师运用咨询师角色提出了挑战：这一角色很重要，尤其在帮助被督导者处理反移情的情况下，但是需要进行仔细的、深思熟虑的

运作。

Son 和 Ellis（2013）的研究提供了重要的证据，以支持督导师风格对美国及韩国被督导者的工作联盟的预测性。他们在研究中运用了一种结构方程模型的方法，SSI 的三种风格的每一种都对整体的内在结构具有贡献度。不过，与其他研究结果相一致，任务导向风格对整个结构的相关性是最小的。

人际敏感风格属于一种合作的特质。因此不足为怪，Rousmaniere 和 Ellis（2013；参见本书附录 B, 督导工具箱）编制的对督导师 – 被督导者合作程度的测量结果也可以预测督导联盟的强度。

督导师运用专家和参照的影响力。Schultz、Ososkie、Fried、Nelson 和 Bardos（2002）研究了督导师所运用的人际影响［根据 French 和 Raven（1959）的定义］是否对督导联盟具有影响作用。他们发现，督导师运用专家（督导师的知识和专业经验）和参照（在一些对被督导者很重要的方面督导师和被督导者具有相似性）权力的成分越大，督导联盟就越强。这看来与社会影响的研究结果总体上是一致的（Heppner & Claiborn，1989），该研究发现参照的权力（也称作"吸引力"）与来访者对治疗师的喜欢程度相关。同样，关于督导师风格的研究结果也与上述结论相一致。

督导师对自我暴露的运用。治疗师进行适当水平的自我暴露对治疗关系具有积极的影响（Hill & Knox，2002）。至少，关于督导的若干特征都预示着督导师进行有效的自我暴露是十分重要的。这些特征包括督导师作为专业角色示范的功能，另外，与来访者和咨询师的

关系相比较，被督导者对自己的督导师的了解程度更高一些。Ladany 和 Lehrman-Waterman（1999）发现督导师自我暴露的水平（主要涉及个人问题和咨询中的挣扎努力方面）可以预测督导联盟的强度。Davidson（2011）在其对社会工作领域督导的研究中也得到类似的结果。她发现对督导联盟具有明显预测效果的自我暴露类型主要是关于：（1）与被督导者的兴趣相类似的体验，（2）督导师的既往经验，（3）督导师的当前经验，（4）成功的及不成功的经验。

有两项质性研究（Feindler & Padrone, 2009; Knox, Edwards, Hess, & Hill, 2011）是从被督导者的视角来检验督导师的自我暴露效果，另一项（Knox, Burkard, Edwards, Smith, & Schlosser, 2008）是从督导师的角度研究督导师自我暴露的作用。尽管这三项研究都没有直接评估督导工作联盟，但是它们提供了相关信息证明督导师的自我暴露对督导关系具有积极的影响，尤其是当督导师自我暴露的方式与被督导者的发展相适应时，以及经常是被督导者处于困顿挣扎状态时。当然，非常重要的是，这些研究也提醒督导师的自我暴露也有可能对督导关系具有潜在的不利影响。

督导师的依恋风格。 我们将在第 5 章专门讨论依恋风格。在此我们仅提示，督导师具有健康的成人依恋水平以及适应于亲密关系可以预测督导工作联盟的质量。关于督导师依恋风格的测量无论是基于督导师自评（White & Queener, 2003）还是通过被督导者的评价（Riggs & Bretz, 2006），结果都是一致的。

多元文化胜任力。 在第 6 章，有关督导关系三章中的第三个章节，我们将聚焦于影响督导关系及其成功性的多元文化因素。有关多元文化胜任力是有效督导的基本前提的假设已经得到不少研究的证据支持。研究发现，督导师的多元文化胜任力水平可以预测他们与被督导者的联盟强度（Crockett & Hays, 2015; Inman, 2006; Tsong & Goodyear, 2014）。具有多元文化胜任力的督导师无论在态度上还是技能上都能较好地面对并处理因文化背景不同而经常会出现的沟通困难和信任问题。

与性别相关的歧视。 具备多元文化胜任能力的督导师有能力应对被督导者及其来访者所呈现的多样化问题：种族和民族，当然也包括性别、性取向、年龄，等等。因此，性别相关歧视理应被视为多元文化胜任不足的一种表现。无论我们将性别相关歧视纳入多元文化胜任力的大范围内还是单独列出，督导师都应认识到，基于性别的歧视对于督导联盟肯定会带来伤害性的影响（Bertsch et al., 2014）。

督导师违反伦理的行为。 Ladany、Lehrman-Waterman、Molinaro 和 Wolgast（1999）对 15 种督导师的伦理行为发生率进行了调查。他们发现，被督导者报告的督导师违反伦理行为的发生率越高，被督导者对督导工作联盟的评价就越低，他们对督导的满意度也越低。用更通俗一些的话来说，督导师因行为不当而导致被督导者不满失望的情况越多，被督导者感到与督导师的联结就越弱。Ramos-Sánchez 等人（2002）的研究结果支持这一观点，该研究发现，被督导者在督导中体验的消极事件越多，他们对督导工作联盟的评价就越低。

影响督导联盟质量的被督导者因素

督导师对保持他们与被督导者之间的联盟是负有责任的。但是，被督导者也会将其自身的态度、人格和技能等带入督导关系中，这些都不可避免地会影响到督导联盟的质量。事实上，令人惊讶的是，很少研究会将注意力关注于识别被督导者的这些变量。如图 4.5 所示，我们所能找到的研究主要关注被督导者的特质包括对经验的开放性以及外向，被督导者的应激和焦虑的影响，被督导者的完美主义与感知到自我胜任之间的交互作用。

我们曾考虑将被督导者的依恋风格作为督导联盟的预测因子添加进来。但有关这个主题的研究结果是不一致的（Renfro-Michel, 2006, versus Bennett et al., 2012; White & Queener, 2003）。同样无法得到研究一致性支持的假设还有，被督导者的情绪智力与督导联盟之间的关系（Cooper & Ng, 2009, versus Rieck, Callahan, & Watkins, 2015）。

外向性和经验的开放性。 经过几十年的研究，人格心理学理论在关于人格 5 大特质的分类系统方面基本达成一致观点（John, Naumann, & Soto, 2008），即大五人格模型。Rieck 等人（2015）发现，在以下两项人格特质维度上得高分的被督导者报告与督导师有更强的工作联盟：外向性和经验的开放性（关于个人生活体验的独特性和复杂性的一种测量，John et al., 2008）。这两种特性属于人格特质的维度，并且是相对稳定和持久的。尽管被督导者的这两项人格特质改变的可能性较小，但是督导师起码可以预期这些特质可能会对督导联盟的质量产生什么影响。

被督导者的应激和焦虑。 被督导者的一般性应激（Gnilka, Chang, & Dew, 2012）或工作相关应激（Sterner, 2009）可以预测较低水平的督导工作联盟，被督导者的焦虑水平也具有类似的影响作用（Mehr, Ladany, & Caskie, 2010）。相反，被督导者应对资源的水平越高，督导联盟的质量就越好（Gnilka et al., 2012）。当然，值得注意的是，这些都只是相关性的数据结果，因果关系的方向也许可以双向推论。特别是，被督导者的焦虑也有可能是不良督导联盟的结果而不是原因。

适应不良的完美主义与较高的心理咨询自我效能感之间的交互影响。 研究表明，完美主义——对个人表现采用不现实的高标准，与一部分的心理障碍之间存在关联（Lo & Abbott, 2013）。或许我们不应该感到惊讶，被督导者的完美主义倾向对其与督导师之间的联盟产生消极影响。不过有意思的是，这种不利影响仅发生在具有较高自我效能感的被督导者身上（Ganske, Gnilka, Ashby, & Rice, 2015）。Ganske 等人推测这种现象也许是因为，这些有能力的同时又具有完美主义倾向的被督导者对自我采取了非常苛刻的标准，并因此而对督导师以及督导关系抱有不切实际的高期待。

影响督导联盟质量的督导过程

如图 4.5，调查研究已经确认了 7 种与工作联盟相关的督导师－被督导者互动过程。这其中具有积极影响的 5 种包括：（1）使用督导协议，（2）清晰而公正地执行评价过程，（3）对督导师和被督导者的伦理问题进行公开讨论，（4）督导师和被督导者以较高的种族认同水平进行互动交流，（5）督导师与被督导者互动中的互补性。具有消极影响的两种互动过程是：（1）消极的督导实践活动；（2）被督导者陷入角色冲突或角色模糊。

使用督导协议。使用督导协议来开启一段新的督导关系是当前比较推荐的实践模式（参见 ACES, 2011; APA, 2015）。在协议中将明确界定督导师和被督导者的各自责任，同时也会指出对被督导者表现的期待以及评价方式。督导协议的明确性对督导师与被督导者之间的联盟有着积极的影响作用（McCarthy, 2013）。附录B的督导工具箱里提供了督导协议的一个范本，督导师可根据自己的具体情况进行修改后使用。

清晰而公正地执行评价过程。Ladany、Lehrman-Waterman 等人（1999）在研究中要求被督导者报告他们所观察到的督导师违反伦理的行为。有三分之一的督导师违反伦理行为涉及督导师在评价过程中不够清晰或被认为不公正。事实上，这也是被研究的 15 个督导师违反伦理行为中被报告频率最高的一种情况。这个结果向督导师提示，清晰表明对被督导者的期待以及公正地开展反馈和评价是多么重要。

Lehrman-Waterman 和 Ladany（2001）开发了一个从被督导者角度来评定临床督导中评价实践的测量工具，这是一个重要的进展。《督导评价过程调查表》（*The Evaluation Process within Supervision Inventory*，EPSI）收录在附录B的督导工具箱里，它包含两个分量表：

1. 目标设定——条目示例：我和我的督导师为我的训练所设立的目标显得很重要。我和督导师所设立的目标对于我来说很容易理解。

2. 反馈——条目示例：我的督导师欢迎我对她 / 他作为督导师的风格进行评论。我得到的反馈与我们确立的目标是直接相关的。

Lehrman-Waterman 和 Ladany 发现，EPSI 两个分量表的得分都能够预测出被督导者对督导联盟的评价结果及对督导的满意度。我们可以推论，被督导者对评价过程的感受越是清晰和公平，那么他们的焦虑水平就会越低，信任的水平也会越高。另一种互相补充的观点是，督导联盟越牢固，被督导者就越有能力建设性地接纳并利用困难（有挑战）的反馈（Hoffman, Hill, Holmes, & Freitas, 2005）。

关于种族和民族差异的讨论。Gatmon 等人（2001）发现，那些能够坦率地讨论不同民族的相似性和差异性的督导师与被督导者之间有着更牢固的工作联盟。有趣的是，对性别和性取向的公开讨论不能预测工作联盟的质量，但是可以预测对督导的满意度（关于民族的讨论不能预测满意度）。类似的，学生对有关民族差异讨论质量的评分与督导联盟的质量存在正相关（0.59）。

种族认同的交互作用。我们将在第 6 章详细讨论种族认同以及种族认同的匹配。Ladany、Brittan-Powell 和 Pannu（1997）检验了种族认同匹配性的影响结果，发现督导师和被督导者在种族认同上达到更高水平的相互接纳，可以预测更高强度的督导工作联盟。

督导师与被督导者互动中的互补性。我们在第 5 章将更全面地讨论督导中的人际互补性及其影响作用。简要地说，互补性基于以下两个假设：（1）在任何关系中，都存在权力的不平等；（2）关系中任何一方的行为与另一方在权力维度上的互补有助于维持关系的平稳。比如，当一个人请求帮助时，另一方以提供所需的帮助作为回应。简言之，他们可被视为在互动中具有"合作性"。

Tracey（1993）提出，在成功的治疗中治疗师－来访者的互补水平可能会随着咨询阶段不同而发生改变，尽管这一关于互补性的阶段假设并未在督导研究中被证实（Tracey & Sherry, 1993）。不过，Chen 和 Bernstein（2000）在比较两对督导关系时的确发现，互补性水平较高的一对督导师－被督导者具有更强的工作联盟。

Quarto（2002）采用一个问卷来检验督导双方关系中哪些是冲突的或不匹配的（样题："在督导中讨论问题时，我的督导师／被督导者与我不能互相跟随"），哪些不存在这些问题。也许并不奇怪，互动中的冲突／不互补的水平与督导联盟存在显著负相关。

被督导者对督导的负性体验。Ellis 等人（2014）基于不断增长的关于督导中消极事件的研究文献来确认督导是否是无效的或伤害性的。两种情况下，督导师都令被督导者感到沮丧，由此推测督导关系也是令人痛苦的。至少有两项研究支持了这一假设。Ramos-Sánchez 等人（2002）发现，那些至少经历过一次负性督导体验的人员比那些没有过负性体验的人员所感知到的工作联盟较弱，前者对督导的满意度也较低。Gray、Ladany、Walker 和 Ancis（2001）的研究虽然没有直接测量督导联盟，但研究发现，那些在督导中经历过非建设性事件的被督导者认为这些事件对督导关系造成了

消极影响。

角色冲突或角色模糊。Olk 和 Friedlander（1992）借助于组织心理学文献中的相关概念，提出角色冲突和角色模糊可能是被督导者遇到困难的一部分来源。Ladany 和 Friedlander（1995）提出，角色模糊可能发生在被督导者并不确定督导师和／或该机构对他或她的角色期望时。角色冲突则可能出现于下列两种情形之一。

- 当被督导者被要求同时扮演两种或者更多的角色，但是这些角色所要求的行为却并不一致的时候（例如，被督导者可能需要暴露个人的弱点和潜在的不足，但是同时又需要在督导师面前展示自己的能力从而能够通过实习考评，此处的冲突是被督导者作为来访者和作为咨询师这两个角色之间的冲突）。

- 当被督导者被要求从事与他的个人判断不一致的某种行为时（例如，督导师可能会指示被督导者以某种方式行事，但此种行为方式却与被督导者的伦理道德或者理论信念不一致，这种冲突是被督导者作为学生和作为咨询师这两个角色之间的冲突）。

Olk 和 Friedlander（1992）编制了角色冲突与角色模糊调查表（Role Conflict and Role Ambiguity Inventory，RCRAI，参见附录 B 的督导工具箱）以操作化定义和测量这两个概念结构。他们发现那些报告出角色困难体验的被督导者更有可能报告出与工作相关的焦虑和不满以及对督导的不满意。他们还发现，当被督

导者感知到督导师已经清楚地向他们陈述了督导的期望值（这一工作的有效方式之一是督导协议，前面已经讨论过）后，他们关于角色模糊的报告明显减少了。最后，与这部分讨论相关的是，角色冲突和角色模糊会损害督导联盟的质量（Ladany & Friedlander, 1995; Son, Ellis, & Yoo, 2007），这一结果在美国和韩国的被督导者群体中都已得到验证（Son & Ellis, 2013）。

Nelson 和 Friedlander（2001）对体验过冲突性督导的被督导者进行的一项质性研究发现，角色冲突和角色模糊对被督导者与督导师的关系产生了消极的影响。值得注意的是，13 名接受访谈的受训者中，除 1 人外，其他所有人在角色冲突和角色模糊上的得分都显著高于正常组的平均分。此外，这些受训者在 SSI（督导风格调查表，Friedlander & Ward, 1984）的吸引力和人际敏感这两个因子上对自己的督导师的评分都明显低于正常组平均分，我们之前讨论过，SSI 评分可以预测督导联盟的质量。

刚入门的被督导者也许会仅仅因为忽略了程序问题而体验到角色冲突和角色模糊。因此，督导师有必要通过角色引导帮助他们了解什么是被期待的行为。研究已经证明，在帮助来访者进行治疗前的准备时这种教育策略是有效的（可参见，Garfield, 1986; Strassle, Borckardt, Handler, & Nash, 2011）。为了将这种方法应用于督导中，Bahrick、Russell 和 Salmi（1991）将 Bernard（1979）的督导模型内容精练成一段 10 分钟的录音文字，在学期中的某一督导时间播放给被督导者听。在听完这段录音后，被督导者报告说现在对督导有了更加清晰的概念认知，并且更愿意向他们的督导师披露自己所关心的内容。无论被督导者在学期中的哪个时间段听录音，这一方法的效果都是一样的。在一个最近的研究中，Ellis、Hutman 和 Chapin（2015）进行了一个 2 小时的角色引导工作坊，发现这一做法有助于减少受训者的焦虑。他们还发现，相比更有经验的被督导者，新手被督导者在接受角色引导后体验到更明显的焦虑下降。

有多种途径可帮助受训者尽快进入被督导者的角色。像前面提到的研究中那样，可以使用录音、录像或工作坊，还有一些相关的书籍（Carroll & Gilbert, 2005; Falender & Shafranske, 2012）或书中的某些章节（Holloway & Carroll, 1996）都可以用来帮助被督导者适应其角色。另外一个可能有用的督导策略是评估并讨论受训者对督导的期望。督导师或许会发现以下两个量表非常有用：Ellis 等人（1994）编制了一个含有 52 个条目的量表（一个是被督导者版本，另一个是督导师版本）以评估对督导的期望；此外还有 Vespia、HeckmanStone 和 Delworth（2002）编制的含有 50 个条目的督导运用评定表格（Supervision Utilization Rating Form，SURF），作者明确建议此表格可作为被督导者的角色引导工具。

督导联盟的影响作用

正因为联盟的重要性，因此我们才需要聚焦于预测联盟强度或有效性的督导师和被督导者因素。在治疗中，来访者－治疗师联盟的重要性是因为它能预测来访者的治疗效果（如 Horvath & Symonds, 1991; Norcross & Wampold, 2011; Orlinsky, Grawe, & Parks, 1994）。在督导中，工作联盟不仅能预测督导和治疗过程，并且预测了被督导者的工作满意度（见图 4.6）。

牢固的联盟对督导相关结果的影响作用

研究者重点关注以下三个因牢固的联盟对督导带来的效果。第一个是被督导者对督导师进行自我暴露的意愿；第二个涉及被督导者对督导的满意度；第三个则是被督导者对督导结果的评价。

被督导者自我暴露的意愿。 督导师们认为，被督导者常常会向督导师隐瞒至少部分信息（Reichelt et al., 2009）。事实上，Slavin（1994）也问道："我们是否经常听到治疗师们私底下带有愧疚地就某些事情开玩笑，但是这些事情他们却从来没有对督导师谈到过？"（p.256）通过这个提问，他强调了督导中的一个重要问题：被督导者在暴露 Sarnat 和 Frawley-O'Dea（2001）开玩笑地称之为"犯罪和行为不当"以及一些更加个人化的信息时，他们的意愿程度是各异的。

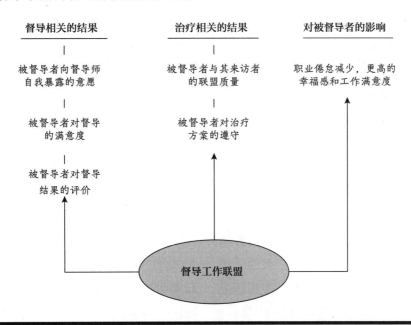

图 4.6　实证支持的牢固的督导工作联盟的影响作用

但是，如果被督导者没有向督导师披露与自己及其治疗相关的信息，就会令来访者面临风险。同样，被督导者隐瞒信息也会给督导师带来法律风险，因为如果被督导者从事了违反伦理或违法的行为或者仅仅是实践中的失误，督导师都要为此承担连带责任。这样做对于被督导者自身也有不利结果，因为这限制了他们向督导师学习更多的东西。基于这些原因，Ladany、Hill、Corbett 和 Nutt（1996）的研究应该被列为督导文献中最重要的一项内容，他们调查了被督导者对督导师隐瞒了哪些信息以及为什么隐瞒相关信息。表 4.1 就是对他们的研究结果的一个总结。

表 4.1   被督导者隐瞒了什么以及为什么要隐瞒这些信息

在他们研究的被督导者样本中，Ladany 等人（1996）有以下发现：

被督导者隐瞒的信息

- 对督导师的负性情感（占隐瞒信息总人数的 90%）
- 自己的个人问题（比如，对自我的想法、体验和问题等）（60%）
- 临床失误（44%）
- 有关督导师对自己的评价的紧张和关注（44%）
- 对来访者的总体观察（比如，诊断、外貌、干预方法或者咨询过程）（43%）
- 对来访者的负性反应（比如，批评、不认可或者是不喜欢）（36%）
- 自己被来访者吸引的有关想法或感觉（25%）
- 对督导师的积极情感（23%）
- 对来访者的反移情反应（22%）

隐瞒信息的原因

- 这些信息被认为过于个人化（73%）
- 这些信息被认为不重要（62%）
- 负性的情感像害羞、尴尬或难堪（51%）
- 尊重的情感（比如，以自己的位置不应该带来这些让督导师感到不舒服的信息）（55%）
- 没有与督导师建立一个良好的工作联盟（50%）
- 印象管理（比如，避免形成负性的认知）（46%）

注：表中百分比的基数是报告隐瞒信息的总人数。被督导者被要求在不同类别中指出自己是否存在该类隐瞒信息的情况。

上述结果表明，被督导者报告了他们不暴露这些相关信息的一些原因。但是有一半的被督导者都报告薄弱的联盟是隐瞒信息的原因之一。事实上，有 66% 的被督导者报告他们在督导师面前隐瞒的这些信息在其他的地方却可以进行暴露，这一结果表明这些信息的隐瞒并不是一件小事情。这一现象与其他一些直接测量联盟与隐瞒信息的研究结论是互相印证的（Mehr et al., 2010; Webb & Wheeler, 1998; also see the review by Knox, 2015）。尽管在 Yourman 和 Farber（1996）的研究中督导联盟不是一个明确的变量，他们也发现隐瞒信息与较低水平的督导满意度存在相关性。同样，Hess 等人（2008）的研究也发现，心理学专业实习生的信息隐瞒凸显了关系的质量："我们对所发现的事实感到非常震惊，有如此多数量的实习生……尽管他们拥有高水平的训练和临床经验，报告了导致信息隐瞒的负性个人感受（如，焦虑、怀疑、困惑等）"（p.408）。

最后还有一点也很重要，这些研究中有一个共同的主题，那就是被督导者保留了关于督导师和督导本身的认知而不披露。如果这一情况属实，那就会形成一个恶性循环：关系中存在的问题影响了被督导者与督导师讨论这些问题的意愿——这导致这些问题无法得到解决，除非督导师注意到预示关系裂痕的线索并能够建设性地进行干预。在后面关于关系紧张及修复的部分中，我们将更详细地讨论这个问题。

被督导者对督导的满意度。显然，良好的督导联盟有助于提高被督导者对督导的满意度。在 Ladany、Lehrman-Waterman 等人（1999）的研究中，满意度的测量结果与工作联盟调查问卷（Working Alliance Inventory）的三个分量表（任务、目标、情感联结）的相关性如此之高（rs 分别为 0.88、0.87 和 0.78），以至于该研究似乎在测量一个共同的结构。不过在另一项研究中，Ladany 和 Ellis 等人（1999）发现，只有被督导者的情感联结这一变量可以预测满意度。Inman（2006）所进行的结构方程模型研究发现，多元文化胜任力可以预测联盟的强度，而后者则预测了满意度水平。

Ghazali、Jaafar、Tarmizi 和 Noah（2016）的研究证实了马来西亚被督导者中，工作联盟与督导满意度之间的关系。Son 和 Ellis（2013）对美国及韩国的被督导者的研究也得到了类似结果，但美国被督导者所表现出的这种相关性是更高的。这一结果是一个很有用的提示，我们在图 4.5 和图 4.6 中所描绘的督导工作联盟的预测变量及影响结果，其中大部分数据来自西方——主要是美国的研究，因此在这一领域中仍需要更多关于督导的国际性研究。

被督导者对督导结果的评估。 被督导者对督导的满意度是重要的。如此推论，那么被督导者对于督导是否产生作用的主观知觉应该更为重要。Tsong 和 Goodyear（2014）的研究证实，被督导者关于督导师对其工作影响程度的评估与他们对督导联盟的评估是显著相关的。这一结果与其他研究者（Bambling & King, 2014; Livni, Crowe, & Gonsalvez, 2012）的发现是一致的。

牢固的联盟对治疗相关结果的影响作用

督导的最终目的是促进被督导者对来访者的工作成效。督导联盟的质量在这个过程中起到十分重要的作用，因为它至少预测了两个与治疗相关的结果：来访者与被督导者的联盟质量以及被督导者遵守治疗方案的水平（见图4.6）。

被督导者与来访者的联盟。 Patton 和 Kivlighan（1997）发现督导联盟的波动与被督导者－来访者工作联盟的波动之间存在相关性，这是一个重要的发现，因为它使得我们可以推论出督导质量与来访者咨询结果之间的一种相关关系。这种相关性可以总结为以下三段式推论：（1）来访者－治疗师的工作联盟能够用来预测治疗的结果（Horvath & Symonds, 1991; Norcross & Wampold, 2011; Wampold & Imel, 2015）；（2）督导联盟与治疗联盟之间具有关联性（Patton & Kivlighan, 1997）；（3）根据前两点可以推论出，督导联盟通过被督导者与来访者之间的治疗联盟，间接地影响了来访者的治疗结果。如果有进一步的研究对 Patton 和 Kivlighan（1997）的研究结果进行验证或扩展研究，这个结论的重要性将更为凸显。

遵守治疗方案。 心理健康专业人员有时会抵制遵守治疗方案，因为他们认为遵守方案是他们进行专业判断和创造活动时一个不必要的障碍。但是有些心理健康专业人员认为（参见，Roth, Pilling, & Turner, 2010），督导的一个重要目标就是提高被督导者提供的治疗与特定治疗模型指导方案之间的一致性。即使对于那些并不坚持高度遵守指导方案的人而言，治疗手册也是被督导者学习某种治疗方法的一个重要途径（Lambert & Arnold, 1987）。更重要的是，Holloway 和 Neufeldt（1995）指出，督导关系的质量会对被训练者对治疗手册的依从程度产生影响。

可见，Patton 和 Kivlighan（1997）的研究结果具有重要意义。他们对被督导者对某种治疗模型——Strupp 和 Binder（1984）的限定时间心理动力学治疗——的遵从程度进行了调查，发现督导联盟每周发生的波动在相当大的程度上可以预测被督导者对心理动力学一般访谈技能的遵从的每周波动情况。但是，督导联盟与特定的标准化技术的运用并无关联。

牢固的联盟对被督导者的影响作用

Livni 等人（2012）发现，督导联盟可以预测较低水平的职业倦怠、较高水平的幸福感以及工作满意度。不过值得注意的是，这些澳大利亚被督导者并不是受训者，他们是机构的雇员，因而上述变量对他们比较重要。

管理联盟波动：关注并解决冲突

Ybrandt、Sundin 和 Capone（2016）请被督导者分别评估他们在第 1 次、第 8 次、第 16 次、第 24 次以及最后一次督导中与督导师的联盟质量。他们发现了一个随时间改变的非线性结果，具体表现为在第 1 次督导后出现的首次下降，接着在第 8 次和 16 次之间出现一个上升，然后在第 16 次和 24 次之间有一个缓慢地上升。这一结果预示着督导师可以预期到一种关系变化的模式，当然，这些研究发现还需要得到进一步的后续研究证实。

但是，在这一总体模式中，每一对督导师－被督导者关系依然存在其独有的联盟波动特性。在关系过程中，不可避免地会出现关系的削弱以及随后的关系修复——或修复失败（Bordin, 1983）。Safran、Muran 和 Eubanks-Carter（2011）对关系的削弱或关系破裂是这样定义的：

> 在病人与治疗师（被督导者与督导师）的合作性关系中的一种紧张或破裂……这种破裂的强度范围可从相对微小的紧张（关系中的一方或双方也许只能模糊地觉察到），到合作、理解或沟通中的重大破裂。（p. 80）

冲突是另一个用来理解这一关系过程的概念框架，正如 Safran 等人（2011）上面描述的那样，"冲突是合作关系中的破裂"。冲突在任何一种关系中都会出现，包括个人关系和工作关系。关系中的双方是否以及如何解决冲突会影响到关系的成长或停滞。这是 Mueller 和 Kell（1972）所著的督导经典著作《应对冲突》（*Coping with conflict*）中的核心主题。

由于督导师在关系中拥有更高权力，因此他们承担了解决冲突的主要责任。但也正是由于这种权力，督导师有时忽视了被督导者正在体验到一种关系紧张，后者经常会隐瞒这一信息（Ladany et al., 1996; Mehr et al., 2010）；因此，当对这种冲突进行处理时，督导师通常要主动发起讨论（Moskowitz & Rupert, 1983）。但是，此处的操作阶段是"当对这种冲突进行处理时"，实际情况下这并不经常发生。Nelson 等人（2008）对此有很好的说明，他们观察到"关于消极督导事件的大量调查指出，当督导师忽视冲突或对冲突处理不当时，督导就会遇到很大的困难"（p.172）。Nelson 和 Friedlander（2001）将这种情况描述为"非生产性冲突"。

大多数督导关系的削弱或冲突都可以在一

次单独的会谈中得到解决。但是有一些也会持续较长的时间。Nigam、Cameron 和 Leverette（1997）对精神病院住院医生所体验到的督导"僵局"（需至少持续 3～4 周的时间）进行了调查。40% 的被试报告说曾经历过至少一次以上这样的督导僵局。Nigam 等人还做了进一步有益的工作，他们对督导师和被督导者之间可能导致督导僵局的人际关系问题进行了分类，包括边界的侵犯、缺乏对受训者性认同的接纳、抑制重要信息的暴露等。

督导师和被督导者之间的某些冲突问题可能永远都无法得到解决。这可能会伤害到被督导者（Ellis et al., 2014; Nelson & Friedlander, 2001）甚至他们的来访者。Arkowitz（2001）是"平行过程"概念的提出者，他指出，"在督导中受到伤害的被督导者会带着想要修复这种伤害的模糊企图，从而在治疗中对病人造成同样的伤害"（p. 59）。Ramos-Sánchez 等人（2002）发现，那些经历过有问题督导的被督导者，他们与来访者的关系也比较不牢固。这个发现也为上面的讨论提供了支持依据。

图 4.7 直观展示了冲突阶段是如何随着时间而影响到关系质量的。当督导师与被督导者解决了他们之间的冲突，他们的关系就会得到加强和发展；但是，如果冲突没有得到解决，督导关系就会令人痛苦并逐渐消亡。由于在这个过程中可能存在多个冲突阶段，因此会有多个机会对关系进行加强或者削弱。Ladany（2007）引用一个更早的研究（Ladany, Ellis, & Friedlander, 1999）并得出结论，"有证据表明，至少在督导领域中，关系联盟在三分之一的时间里变得更好，三分之一的时间没有变化，三分之一的时间里变得更糟了"（p.395）。这一观点支持了 Friedlander（2015）所谓"负责任的督导"的重要性，督导师应努力增加让关系变得更好的时间比例。

负责任的督导要求对督导关系质量进行持续监控。督导师可以通过定期与被督导者进行沟通对话来达到这一目标。反馈跟踪治疗（参见 Miller, Bargmann, Chow, Seidel, & Maeschalck, 2016）——每次会谈都对来访者的功能及治疗联盟进行跟踪监控——也为督导师提供了可以模仿的一个重要模式。Rønnestad 和 Lundquist（2009）编制的 12 个条目的督导联盟量表（见附录 B，督导工具箱）也是很有用的一个工具。

当督导师发现自己正处于一个冲突阶段时，重要的做法是通过建设性的方式去处理这一冲突。在下面部分内容里，我们对督导师与被督导者之间的冲突进行了分类，并提出督导师可以采用的相对应的策略建议。大量证据表明，最优秀的治疗师通常都是谦逊的（Nissen-Lie et al., 2015）。Watkins、Hook、Ramaeker 和 Ramos（2016）也建议督导师在进行关系修复时应该保持谦逊。

冲突来源与类型

被督导者－督导师的冲突有很多种来源，各种来源的问题严重性各不相同。我们可将这些冲突看作来源于：（1）督导师的错误或者双方之间的沟通问题；（2）常规程序中出现的问题；（3）由于人际作用的动力学关系或者对被督导者的期望而产生的影响；（4）文化差异。

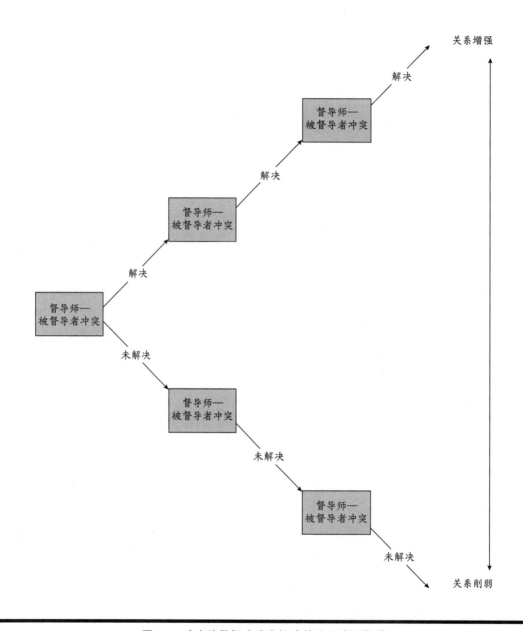

图 4.7　冲突阶段解决或未解决的关系发展轨道

由于沟通不良或期望不匹配而产生的冲突。评价性反馈特别容易引起督导关系中的冲突（Robiner, Fuhrman, & Ristvedt, 1993），被督导者对潜在的伦理问题的评价十分敏感（Ladany, LehrmanWaterman, et al. 1999）。我们在本章前面部分引用的研究结果表明，评价过程越清晰（Lehrman-Waterman & Ladany, 2001），对督导师角色的期望越明确（Ladany & Friedlander, 1995; Son et al., 2007），督导关系就越好，被督导者的焦虑也越低。

旨在调查督导联盟随时间而变化的削弱—修补过程的唯一一项研究也证明了上面描述

的这些发现。Burke、Goodyear 和 Guzzard（1998）对 10 对被督导者－督导师连续 10 次会谈里发生的会谈内削弱－修补过程进行了观察，结果发现当进行评价活动时，会引起更多的情绪问题，并且很难修补被削弱的联盟关系。他们同时还观察到，引起联盟关系削弱的事件因被督导者的经验水平差异而各有不同。例如，与较少经验的被督导者相比，有经验的被督导者的联盟削弱事件更有可能发生于在理论或治疗计划问题上与督导师的意见不一致。

Safran 和 Muran（2000）讨论了治疗师（或督导师）应对这些误解或意见分歧时可以采用的一些干预方法。其中包括：

- **直接干预**。包括向来访者（或被督导者）澄清干预的基本原理；讨论他们可能产生的各种误解。

- **间接干预**。包括对那些与来访者（或被督导者）相关的任务及目标给予特别的关注，而不是试图探讨潜在的冲突。

在督导中，如果冲突是因为误解或者是期望值不一致而引起的，那么直接干预通常是较好的一种选择。作为直接干预的一个例子，Safran 等人（2011）讨论了关于治疗师与来访者（或督导师与被督导者）之间互动过程的元沟通——运用即时化的技术。这一策略的重要功能在于，它提供了一个榜样，以帮助被督导者学习如何解决与来访者之间（不可避免的）的关系冲突。

常规冲突。有些被督导者－督导师之间的冲突是正常的，它是随着被督导者的发展水平而出现的。Rønnestad 和 Skovholt（1993）特别强调，督导师与被督导者之间的紧张关系以及对督导的不满意在那些更有水平的学生身上可能会表现得最为突出。像大多数青少年一样，处于这一发展水平的被督导者在自信和不安全感这两种感觉之间摇摆不定。Rønnestad 和 Skovholt 认为"学生现在开始通过各种渠道主动吸取各种知识信息，但是他们还没有足够的时间来完全适应，同时也还没有发现一条适合自己的专业化行为的途径"（p.400）。这个问题本身并不需要特别关注，尤其是当督导师能够理解并且预期这种发展性现象的发生。

参与者人际动力关系中产生的冲突。Muran、Safran 及其同事（Eubanks, Muran, & Safan, 2015; Safran & Muran, 1996, 2000）进行了一个聚焦于解决治疗联盟破裂的连续性研究项目。他们的很多观察结果都可以被运用到督导联盟中，但其中有一个重要的缺点：在大多数案例中，他们所指的不良人际关系循环在督导中并不是很显著，因为与来访者比较，大多数被督导者较少表现出刻板的或负性的期望，所以他们所引发的督导师的互补反应可能就相对少一些。

Safran 和 Muran 提出联盟的破裂有两个子类型，虽然他们经常在某种程度上将这两个子类型结合在一起进行研究。一个就是对抗性破裂，来访者（在督导中为被督导者）直接表达出对治疗或者治疗师在某些方面的不满甚至是愤怒。另一种就是退缩性破裂，来访者（或被督导者）脱离治疗师或者是治疗过程的某些部分。

治疗师解决联盟破裂的最初企图经常是做出与来访者互补的反应，从而扮演了维持这种"不良人际关系循环"的角色（Safran & Muran，2000，p.240）。也就是说，治疗师遇到对抗性破裂时常常做出一种防御性的或愤怒的反应，在遇到退缩性破裂时则采取控制性的行为。这些反应通常是来访者生活中其他人的行为的一种复制。

为了进行有效的干预，治疗师必须做到：（1）意识到自己因来访者而引起的反应；（2）不要进一步参与到这种不良人际关系循环中，而是开始元沟通，即，对他们之间的沟通过程进行沟通。

治疗师自己从当前功能失调的互动中挣脱出来的过程是，邀请来访者后退一步，与治疗师一起对当前两个人之间所发生的事情进行审视和元沟通。治疗师的任务就是确认自己的感受并运用这些感受作为合作性探索的出发点。（Safran & Muran, 2000, p.238）

治疗师的目的就是帮助来访者学会在不危害治疗联盟的前提下表达自己的需要。为了达到这个目的，在针对特定的某一来访者对于治疗联盟破裂进行元沟通时，治疗师至少有以下这些选择。

- 通过列举来访者的一些特定的行为与来访者讨论自己在面对这些行为时产生的个人反应和情感。"我感觉到自己似乎被你排除在外，我想这是因为你的反应方式看起来好像并没有真正在认真考虑我所说的内容"（Safran & Muran, 2000, p.238）。治疗师接下来应该提出一个类似这样的疑问"我所说的是否跟你的感受相符合？"，以此来引导来访者做出

反应。

- 面对来访者的退缩或者是对抗性破裂，治疗师应该采用一种共情式的陈述，通过这种方式既传达了对来访者的理解，同时也邀请他来共同探讨这个问题。

- 对来访者的问题要进行更多解释性的反应，尤其是对那些对自己的内心体验了解不够或者是那些感到探讨关系问题会引起过度焦虑和混乱的来访者时。

治疗师所使用的这些策略看起来对督导师也同样适用，虽然三个策略中的最后一个对解决督导中的僵局可能作用是最小的。也就是说，大多数（但不是全部）的被督导者对自己的内在体验还是有所了解的。

治疗师可能无法做到与每个来访者都建立一个有效的工作联盟，那我们为什么对于督导的期望却与此不同呢？在比较棘手的个性冲突的案例中（幸好并不太多），负责任的督导师会将被督导者转介给另外一名督导师或者是在保护被督导者的利益前提下开展工作。当然，如果我们对于这里所提出的问题能有更加敏感的觉察，就有可能将这种冲突的发生频率降至最低。

文化性破裂。我们不能忽略，督导关系破裂还有一种情况是源于文化的差异。Hook、Davis、Owen 和 DeBlaere（2017）是这样描述文化冲突导致的破裂的，"被督导者感觉到其文化认同的某一方面受到了侵犯"（p.140）。文化冲突最常被讨论的例子是"微侵犯"，这是一种基于文化的日常言语或行为上的侮辱，该行为的实施者也许是有意的，也许自己并没有

意识到。Hook 等人（2017）建议，修复此类的文化破裂要求督导师首先要营造一种安全的氛围，在这一氛围中被督导者能安全地让督导师觉察到这种破裂。然后，督导师必须以一种非防御的和文化谦虚的方式进行回应。最后，Hook 等人还建议治疗师（或督导师）要制订一个修复破裂的行动计划，具体过程包括督导师获得关于事件的反馈、检查自己的内心动机、向另一名督导师或同事寻求咨询、邀请被督导者分享他 / 她的个人看法，并且道歉。

从人口统计学方面来看，在美国最典型的多元文化督导设置为一名欧洲裔美国督导师与一名有色人种被督导者一起工作。不过，相反的情况也会出现，同样也会出现与文化相关的关系破裂——需要对此进行修复。

帮助被督导者为处理联盟破裂做准备

我们强调建设性地处理督导中的冲突，其目的是为被督导者提供最佳的学习环境。这同时也对被督导者与其来访者的联盟质量有着积极的影响作用（Patton & Kivlighan, 1997）。重要的是，被督导者可在这个示范过程中学到所需的技能，用于与来访者工作中监控、处理并修复联盟破裂。

当然，这是一个间接的途径。督导师也会更加直接地帮助被督导者监控和解决他们与来访者的关系破裂。事实上，有些结构性的督导项目明确地就是为了这个目标而设计的（例如，Bambling, King, Raue, Schweitzer, & Lambert, 2006; Eubanks-Carter, Muran, & Safran, 2015; Hilsenroth, Ackerman, Clemence, Strassle, & Handler, 2002）。Safran 等人（2011）对 9 个这样的督导项目进行了元分析，并总结道，"接受破裂解决训练督导的治疗师，比未接受此类训练的治疗师，其病人的改善效果确有小的但达到统计学显著水平的差异"（p. 84）。因此，这一领域似乎值得督导实践者以及学者们投注更多的关注。

结论

本章重点展示了督导关系的复杂性。当我们从一个三人系统来考虑这种关系时，其复杂性表现得最为明显，伴随着平行过程、同构、三角关系，等等。即使我们仅从督导师与被督导者互动过程的双人系统水平来进行考察，依然表现出巨大的复杂性。督导师必须接受专门训练才能有效应对这种复杂性。

任何关系中都会产生冲突，包括督导师与被督导者之间的关系。冲突的解决方式对双方关系的整个过程和关系的强度都有影响，同时冲突也给督导师和被督导者提供了一个有利的学习机会。在本书的其他章节，我们将对如何解决冲突进行讨论。本部分主要是对这个过程的重要性给予了重点强调。

第 5 章

督导关系：被督导者和督导师的因素

（与 Tony Rousmaniere 合著）

在第 4 章，我们探讨了督导关系中的三方和双方系统。本章将继续聚焦于督导的双方关系，但关注的重点在于这种双方关系中的每一个个体而非双方关系本身。被督导者与督导师个体的经验及特质都会对督导关系质量和有效性产生影响作用。图 5.1 中所描绘的概念地图将指导我们去探究这些个人特质和经验及其影响。考虑到文化动力学包含了太多的因素，我们将在第 6 章单独讨论这个问题。

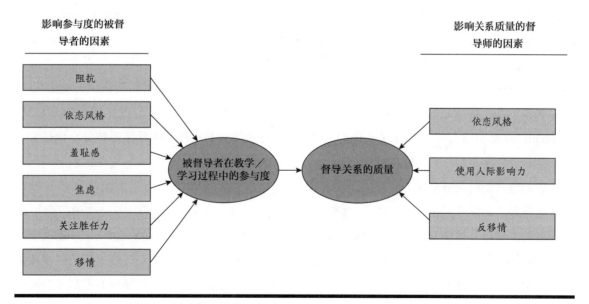

图 5.1　影响督导双方关系性质和质量的被督导者和督导师因素

这个模型展示被督导者的经验或个人特质如何影响他们与督导师关系的参与水平，以及这种参与度对督导师－被督导者关系质量的影响。该模型也展示了督导师的某些特别重要的经验或个人特质对关系的影响。督导师对于他们自身对关系产生的影响当然有更高的控制能力，但是，理解被督导者对关系的影响因素可以帮助督导师更好地对这些现象进行响应。

被督导者的参与度

请看这样一句话："昨天我花了一整天时间教我的狗吹口哨。"这句话显然是荒谬的。但是 Berliner（2012）用这句话提出了一个观点：学习者对他人试图教给他们的内容的掌握程度取决于：（1）他们能够发展出所需的技能和知识，（2）学习动机。

狗并不具备吹口哨的能力，无论其动机如何。但是我们可以假设大部分被督导者具备发展出心理咨询或治疗胜任能力的学习基础。学习动机的因素则更有可能在不同的被督导者之间存在个体差异，特定被督导者在不同时间点的学习动机也可能会波动。学习动机可表现为被督导者在教学-学习过程中的参与程度。一种互相参与的关系对于"促进改变的合作"（即工作联盟）是不可或缺的（Bordin, 1983, p.35; Rousmaniere & Ellis, 2013）。因此，我们先来讨论影响被督导者参与度的相关因素。

我们将首先讨论被督导者的阻抗，接下来讨论被督导者的依恋风格、羞耻感、焦虑、对胜任力的关注以及移情。这些因素都对被督导者与督导师之间参与的强度及类型产生影响，它们同时也会影响督导过程。

被督导者的阻抗

Beutler、Moleiro 和 Talebi（2002a）观察到，

心理治疗理论家们均注意到一个令人好奇的观察发现：一些极度痛苦的病人到收费昂贵的、受过良好训练的专家那里寻求帮助，但是他们却拒绝了治疗师的正确建议，不能做出最有利于自己利益的行动，并且对那些本来可以对自己最有效果的干预方法不做出反应……（p.207）

虽然督导更多的是出于一种教育而不是治疗的目的，Beutler 及其同事对来访者在治疗中的阻抗的观察也与被督导者在督导中的阻抗情况很相似（参见，Bradley & Gould, 1994; Pearson, 2000）。事实上，新手督导师们报告他们最大的挑战在于不知道如何有效地进行干预，从而减少被督导者的阻抗或使之最小化（McColley & Baker, 1982）。由于阻抗会阻碍被督导者的参与过程，因此使阻抗最小化是督导师的优先任务。

将被督导者的行为视为阻抗很容易导致对被督导者的责备，而事实上这种行为可能是被督导者对于知觉到危险的一种健康反应（Abernethy & Cook, 2011）。通过阻抗的视角去看待被督导者还可能使督导师看不到导致被督导者行为的其他原因，包括忽略了引起被督导者阻抗的督导师自身的因素（参见，Beutler, Moleiro, & Talebi, 2002b）。

被督导者的阻抗可表现为很多种形式。

其中比较常见的一种是对督导师隐瞒某些信息或以某种方式歪曲信息（如，Hess et al., 2008; Ladany, Hill, Corbett, & Nutt, 1996; Mehr, Ladany, & Caskie, 2010; Sweeney & Creaner, 2014; Webb & Wheeler, 1998; Yourman & Farber, 1996）。阻抗的其他表现形式还包括督导时迟到，没有准备或没有带来督导师要求的会谈录音或录像资料，或者不遵守督导中已经达成一致的关于来访者的干预方案。最后这种情况会带来麻烦，因为督导师对被督导者的来访者是负有连带责任的。

在引发被督导者阻抗的因素中，我们此处要讨论的主要包括，被督导者感到督导师是否值得信任、督导师与被督导者在多大程度上就治疗任务与目标达成共识、被督导者的发展水平、被督导者的反移情以及平行过程的活现、督导师的个人风格以及督导师的重点关注内容。

Wahesh（2016）建议督导师可以运用动机式访谈（motivational interviewing，MI）来对督导阻抗进行合作性处理。不过，无论督导师是否运用 MI 或其他技术，他们都应该理解下面的每一个问题及其对督导实践的影响。

对督导师的信任水平

良好的督导关系是建立在相互信任的基础上的（Scaife, 2001）。两个人都觉得对方是可信赖的。对被督导者而言，这意味着他们可以彻底放下消耗精力的、对督导师行为的警觉性，而不用担心自己会受到伤害（可参见，Strong, 1968）。

被督导者对督导师的信任水平越高，他们在督导过程中的参与度就越高。但是，信任的存在表现为程度的不同：它不是一种全或无的现象。信任的建立需要经过许多相互交往的过程以及双方共同承担人际风险。这就要求督导师的行为方式始终保持可靠的信任感，严格遵守督导协议，公正而透明地进行评价，恪守专业伦理规范，等等。此外，当督导师发现自己犯了错误或与被督导者存在冲突性的关系时，他们应该承担起自己的责任并在行为中保持谦虚（Watkins, Hook, Ramaeker, & Ramos, 2016）。

与督导师在任务和目标上的一致性

在第 4 章里，我们讨论了关系破裂，当督导师与被督导者在有关目标及对任务的期待方面存在分歧时，被督导者就会出现阻抗。这个问题前面已经讨论过了，这里提及这个问题只是为了强调督导师必须要重视识别并解决与被督导者的分歧。

被督导者的发展水平

各种模型都一致认为，被督导者的发展水平可以预测他们的阻抗水平（可参见，Rønnestad & Skovholt, 1993；Stoltenberg, McNeill, & Delworth, 1998）。就像青少年需要脱离父母亲开始个性化发展，已获得中等经验水平的被督导者常常在与督导师的关系中开始坚持他们的独立性。不过，在这种情况下，被督导者阻抗的心理动力学特征与关系破裂情形下是不同的：它在某种程度上类似于对抗性特质，我们稍后会介绍。一个聪明的督导师能够理解，尽管被督导者努力想要变得更为独立，但他们依然期望并且需要督导师随时能够作为他们的安全港提供支持。

被督导者的反移情和平行过程

Epstein（2001）指出，有的情况下，看似来访者阻抗其实可能是其他关系过程的一种表现。例如，被督导者对来访者实施督导中达成共识的干预方案时遇到困难可能是由于他／她对来访者的某种特别强烈的反移情反应。在这种情况下，督导师的干预就可以帮助被督导者识别并处理这些反移情反应。

类似的，Ekstein 和 Wallerstein（1972）也注意到，阻抗可经由平行过程的活现而产生，因此被督导者的阻抗行为其实反映了他／她所工作的来访者的行为。我们在第 4 章中讨论过平行过程，读者可返回前面章节以查阅关于平行过程更多具体内容的讨论。

督导师的风格

督导师的个人风格有时候会触发被督导者的阻抗（Quarto, 2002）。例如，我们可以来看一下被督导者对 Proctor 和 Inskipp（1988）提出的"必须（must）"和"可能（can）"的督导干预的不同反应。

- 必需的干预是指督导师为了来访者的利益和其他原因，需要确保被督导者采取某些非常特定的措施时，所应用的干预。
- 可能的干预是指被督导者可以选择，自己是否和何时可以采用某些特定的干预措施。

两种干预类型中，必需的干预更有可能引起阻抗。当被督导者不理解或不同意干预的基本原理时，并进而认为督导师的干预是独断的指导时，这种情况下阻抗尤为明显。必需的干预在那些具有高反抗特质的被督导者中更有可能引发阻抗反应。Dowd（1989）将这种反抗特质定义为个体对于失去自由的高度敏感性，

尤其是面对权威人物时特别警觉（可参见，Beutler, Harwood, Michelson, Song, & Holman, 2011）。事实上，Sherry（1989）发现，具有较高经验水平的受训者同时表现出较高反抗特质时，预示着这些被督导者可能更愿意接受较少结构化的督导。

在 Bernard（1997）讨论的几种督导师风格或角色中（如，顾问、教师、咨询师），顾问角色可能是最少威胁性的，可让被督导者有最大化的控制感。例如，人际过程回顾（IPR; Kagan & Kagan, 1997）这一技术在风格上就几乎完全是顾问性质的，因此有助于减小阻抗。Borders（2009）也讨论了督导中的"微妙信息"，比如采用一种发现导向的学习模式，这正是 IPR 模型的基本特征。

督导师的关注重点

在与被督导者进行工作时，督导师会时不时地选择督导的注意焦点。这种选择可以影响被督导者所感受到的威胁，并由此引发被督导者的阻抗。当督导师聚焦于来访者的动力学方面时被督导者所感受到的威胁最小，而聚焦于被督导者的个人行为或态度时威胁感最高。因此，如果督导师认为被督导者感到特别不安全或极度焦虑时，应在督导开始时将更多的重点放在个案概念化上，从而将注意力从被督导者自身引开。Epstein（2001）下面这段话也谈到了与之类似的策略。

无论何时，只要有可能，我更愿意使用……"客体定向的提问（object-oriented questions）"，而不是"自我定向的提问（ego-oriented questions）"。客体定向的提问可以把被督导者的注意指向其他人的缺点、我自己或者指向来访者，而不

是他自身的缺点。这种技术表面看起来好像更推动了被督导者对于自己在督导失败或治疗失败中的责任外化倾向，而实际所产生的效果却是相反的。客体定向的提问可以建立一种氛围，在这个氛围中，被督导者可以冒最小的风险充分自由地触摸并直接沟通自己关于督导和病人的内心感受。（p. 298）

关于被督导者阻抗的总结评价

被督导者的阻抗可以看作当他觉察到督导这辆车行驶得过快、驶入错误的方向或行驶在过于颠簸的路上时踩下了刹车。在大部分情况下，阻抗就像在轻踩刹车。但是在有些情况下，被督导者会做出"急刹车"。要想提高督导的有效性，督导师需要创建一种气氛，使得被督导者在最低程度上感受到踩刹车的必要性。督导师必须对阻抗情境的出现保持警觉，并能做出有关最佳反应的明智决定。总的来说，最好的督导就是出现最小阻抗的督导。

在本章第一部分的剩余内容中，我们将讨论影响阻抗以及双方关系质量的被督导者方面的一些因素。我们将从依恋的讨论开始，然后依次讨论羞耻感、焦虑、对胜任感的需要，最后是移情。

被督导者的依恋

"归属的需要是一种强有力的、基本的并且是极其广泛的动机"（Baumeister & Leary, 1995, p.497）。如果我们用计算机来打个比方，人与人之间的关系是"硬连线"的，尽管对这种关系需要的表现方式存在个体差异。依恋理论对这些差异的某些方面进行了探讨。

Bowlby（1977）是依恋理论的最早提出者，他认为，"简要地说，依恋行为被看作一个人获得或保持与另一个自己喜欢的不同个体的密切关系的行为模式，这些人通常被知觉为更强壮和 / 或更智慧"（p.203）。安全依恋的人具有更高的自尊水平，也更有能力保持信任、长期的人际关系。不过，Bowlby（1977, 1978）描述了两种主要的病态依恋模式或依恋风格。一种是焦虑性依恋，另一种是强迫性自立。还有第三种是由第二种演化而来的，为强迫性关怀（后续的理论家们又提出了安全依恋的相关论述，比较了安全依恋与其他类型依恋的不同特征，可参见 Bartholomew & Horowitz, 1991）。

Bowlby 认为，一个人的依恋风格（即，她或他建立并维持与他人关系的方式）是在幼年时期习得的，并建立在与父母和其他照看者交往经验的基础上。然后这种依恋风格将在一生中持续存在于个体与其他重要人物的关系当中，具有跨人物和跨情境的持久性，并且可以预测个体对社会信息的认知加工模式（可参见，Dykas & Cassidy, 2011）。

有关被督导者依恋风格对督导的积极或消极影响的理论及实证研究虽然不多，但近来有不断增长的趋势。Gunn 和 Pistole（2012）发现，被督导者对督导师的安全依恋与他们对督导联盟的认知之间存在显著正相关，而督导联盟是安全依恋与被督导者自我暴露频率之间的中介变量。其他研究（Menefee, Day, Lopez, & McPherson, 2014; Renfro-Michel & Sheperis, 2009）也发现，被督导者的依恋风格可以预测他们与督导师的关系联结，以及他们遇到工作中的不确定感时向督导师寻求帮助的意愿水平。另一方面，被督导者的阻抗行为"或许可以理解为是被督导者的一种依恋行为，其意图是通过恢复与督导师之间的某种特定联结状态而减少焦虑"（Des Pres, 2015, p.126）。

Watkins（1995）、Pistole 以及 Watkins（1995）观察到，督导关系与父母－孩子之间的关系有很多的相似之处，因此它应被慎重地视为包含了情感纽带的发展与最终解除的一种依恋过程。比如他们指出，具有焦虑性依恋风格的被督导者可能非常依赖甚至时常"黏着"督导师以时刻寻求帮助，希望成为督导师宠爱的对象，而且怨恨督导师没有以相应的方式表现出对被督导者的需要。

然而，具有强迫性关怀风格的被督导者常常会去"拯救"来访者，想要立即减轻他们的焦虑和问题（这样做的代价通常是让来访者迅速发现解决问题的办法）；这种类型的被督导者也很可能对于督导情境感觉不适应甚至焦虑，因为在督导的情境中被督导者是督导师帮助和支持的对象。而强迫性自立的被督导者则可能会拒绝、抵制甚至怨恨督导师的帮助企图。Foster、Lichtenberg 和 Peyton（2007）发现，不安全依恋的被督导者对自己专业发展的评估要低于其督导师对他们的评价。

关于依恋主题的最后一点说明是，督导师应该认识到，虽然依恋理论与督导的联系具有足够的表面效度，但本领域的研究依然处于相当初级的水平（可参见 Bennett, Mohr, Brintzenhofe-Szoc, & Saks, 2008; Dickson, Moberly, Marshall, & Reilly, 2011; Marmarosh et al., 2013; Renfro-Michel, 2006; White & Queener, 2003 等不同研究所报告的互相冲突的结果）。

关于这一问题，Watkins 和 Riggs（2012）评论，"心理治疗中的被督导者－督导师关系尽管具备发展为一种依恋关系的可能性，但最好还是把它看作引入了一种有效成分以唤起依恋的心理动力学（而不是完全的依恋关系）"（p.256）。

被督导者的羞耻感

内疚和羞耻感都属于自我意识相关的情绪。由于这两者有时很难互相区分，因此我们在此采用 Lewis（1971）的区分方法：在羞耻中，评价的重点是自我（例如，"我有缺点"），而在内疚中，评价的重点是个人的行动、想法或情感（例如，"我做了错事"）。

在内疚中，对行为的评价可以部分地脱离于自我。这是对所做的"不好的事情"的悔恨和后悔以及一种紧张感，这种紧张感通常能激发弥补行动……内疚激发一种补救、忏悔、道歉或者赔偿的愿望，而羞耻激发一种隐藏的愿望——恨不能钻到地下并消失。（Tangney, Wagner, Fletcher, & Gramzow, 1992, pp.669–670）

督导的过程会引发被督导者的羞耻体验，这一方面是由于督导本身的评价性成分，被督导者被要求在督导中暴露自我和他们的工作内容，另一方面也是由于被督导者无法避免在专业工作中运用他们的自我（ego）。此外，羞耻还具有对督导来说十分重要的其他两个特性：（1）它包括一种暴露或被暴露感；（2）羞耻的产生有一个前提，即在个人和"其他观察者"之间必须存在某种水平的相互联结（Retzinger, 1998）。

正如哈恩（Hahn, 2002）所指出的，只有很少的文献（Alonso & Rutan，1988；Ladmilla，1997）涉及了被督导者的羞耻在督导中的作用。由于对被督导者和督导关系存在潜在的不利影响，因此被督导者羞耻应当得到比目前更多的关注。

被督导者对羞耻或面临羞耻威胁的反应

Gilbert（1998）提出，人们在体验到羞耻时可能表现出顺从和攻击两种反应类型。Hahn（2002）从 Nathanson（1992）的研究结果中进一步引申，确定了被督导者对羞耻的四种反应，下面我们会分别介绍。这一分类与 Gilbert 的观点是一致的，前两种反应可被归入被动类型，后两种则属于攻击类型（还有一点也很重要，这四种类型都可视为被督导者阻抗，我们前面已经讨论过了）。

- 被动反应：退缩。退缩是对羞耻的瞬间反应（例如，转身、转移视线）。但是，依据羞耻反应的强度和弥散程度的不同，随着时间的推移，被督导者的退缩可能表现为健忘、迟到，甚至采用被动的、不感兴趣的方式与督导师交往。

- 被动反应：回避。"回避反应是一种相对主动的避免暴露和谴责的努力"（Hahn，2002，p.276）。在多种回避策略中，被督导者可能使用的有转移督导师对其错误和失败的注意，以及鼓励督导师本人提供对于某个特定案例的观察和智慧（而不是暴露自己的知识、感受或技能）。事实上，羞耻感可能会助长被督导者对其督导师隐瞒自己的某些信息（如，Yourman，2003）。

- 攻击反应：攻击他人。这种外化行为的

强度可以从对督导师的适度轻视和贬低（Yerushalmi，1999）到更明显的、敌意的批评的范围内发生变化。这类对羞耻的行为反应很可能是由于感到被督导师所贬低或某种程度上的蔑视所引发（这种感受可建立在督导师的实际行为基础上，或督导师没有意识到的被督导者某些没有满足的期望）。

- 攻击反应：攻击自我。这种内化的行为"也发生在一个连续体上，其表现在连续体的一端是顺从，另一端则是过分的自我批评"（Hahn，2002，p. 280）。Hahn 指出，这种防御方式可以作为一种"先发制人的攻击"：通过被督导者对自我的批评，督导师就无法再这样做了。McWilliams（1994）对这种策略有如下描述：

> 受训治疗师在督导中表现为过度自我批评者通常采用了一种受虐的策略以达到"两头下注"的目的：如果督导师认为我对来访者的工作出现了明显错误，那么我已经表示我认识到这个问题并且已经得到足够惩罚；如果不是，那我就会得到安抚并免除责任。（p. 263）

督导师在减少被督导者羞耻感中的作用

如果督导师能营造一种信任和尊重的氛围，被督导者就能发展出安全感和尊严感，这可以帮助被督导者去检查那些"（他们可能）因过于恐惧而不敢承认的秘密失误"（Alonso & Rutan，1988，p.580）。此外，督导师还应该为被督导者提供持续的支持与帮助（Alonso &

Rutan, 1988），以尽可能少地引发羞耻感的方式提供关于表现的反馈（可参见，Goodyear & Rousmaniere, 2017; and Hoffman, Hill, Holmes, & Freitas, 2005）。

Bridges（1999）倡导督导师应当创建一种"无羞耻的学习环境"，将"受训者由于自己的无知、作为一名受训者和与个人的痛苦感受进行挣扎而产生的羞耻、无能为力以及自我意识"（p.220）当作正常现象。作为对 Alonso 和 Rutan（1988）类似观点的回应，Bridges 建议，督导师应该主动与被督导者分享自己的"失误、临床工作中的丢脸情景，以及反移情的例子，其目的在于引导被督导者注意应如何理解和处理这些困境"（p.220）。

不过，即使督导师尽最大努力来优化督导环境，也无法完全消除被督导者的羞耻感。这意味着督导师应随时察觉羞耻感的迹象，以便做出建设性的反应。在这个方面，了解前面所介绍的被督导者羞耻的四种主要反应能够给督导师提供一个概念性工具来指导其对羞耻的注意。此外，某些被督导者比其他人更容易产生羞耻感，督导师应对此类高敏感个体保持高度警觉。例如，Bilodeau、Savard 和 Lecompte（2012）发现，在被观察的 5 次督导会谈过程中，具有羞耻倾向的被督导者对督导工作联盟的体验是比较低的。

被督导者的焦虑

训练过程中的很多方面都可以唤起被督导者的焦虑。事实上，在 Skovholt 和 Rønnestads（1992a, 1992b）对于治疗师毕生发展的质性研究中，有一个非常引人注目的结果就是刚毕业的学生体验到非常强烈的焦虑。但有趣的是，他们获得这种焦虑反馈的途径更多地来自高年资从业者对他们大学时期的经历追溯，而不是来自对刚毕业学生的调查。

焦虑也许是一个常见的被督导者反应，但是被督导者在很多情境中都会产生焦虑且表达方式多种多样。另外，被督导者的焦虑还受到很多因素的调节，例如被督导者的成熟度、经验水平、人格及其与来访者和督导师的关系，等等，这些更增加了情况的复杂性。在下面的内容中，我们将依次讨论被督导者焦虑所产生的影响，以及督导师可能采取的反应。

焦虑对被督导者的影响

总的来说，被督导者的焦虑可能会影响被督导者的学习能力、被督导者如何展示自己已掌握的技能以及被督导者对督导师的互动过程。图 5.2 形象地描绘出了这些关系。我们将依次讨论这三个方面。

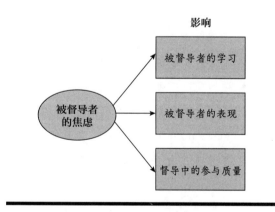

图 5.2　被督导者焦虑的影响结果

受焦虑影响的前两个方面——学习能力和表现出已掌握技能的能力——对督导关系（本章研究重点）并没有直接的影响。然而，这两个方面对被督导者是非常重要的，因此有必要略微偏离本章主题对此进行简短讨论。

焦虑对被督导者学习的影响。过度的焦虑会降低被督导者的注意和认知加工能力（Dombeck & Brody，1995）。当然这并不是说要杜绝所有的被督导者焦虑。作为咨询师或治疗师，我们知道很多时候匆忙介入、试图消除来访者的焦虑是无益的。督导师对被督导者焦虑的反应也应遵循同样的原则。在一定范围内，咨询师自己能承受的焦虑程度越高，他们所学到的东西也就越多（Rioch, Coulter, & Weinberger, 1976）。在某种程度上，这是因为能够与焦虑"并存"有益于识别问题发生的领域，包括来访者所表现的问题或者是被督导者自己的历史和个性化反应特点。

焦虑对被督导者绩效的影响。被督导者的绩效主要指他在实践中的表现水平。Friedlander、Keller、Peca-Baker 和 Olk（1986）发现被督导者的绩效与他们的焦虑水平呈负相关的关系，这一结果也许并不令人惊讶。但是我们要再次重申前面谈到焦虑对被督导者学习能力的影响时所说的观点，这种消极影响的存在并不意味着一定要使被督导者的焦虑降到最低水平。

尽管存在着一些概念上和实验方面的问题（Matthews, Davies, & Lee, 1990；Neiss, 1988），Yerkes 和 Dodson（1908）的倒 U 型曲线假说至今仍是关于焦虑的一种有用的解释方式（详见图 5.3）。这是心理学研究中最著名的假说之一：焦虑是一种唤醒状态，适当程度的焦虑可以激发个体的动机并提高绩效水平。但是，当个体所体验到的焦虑水平太低或太高时，绩效水平都会降低：焦虑太低，个体就会

缺乏完成任务的足够动机；焦虑太高，个体的动机将受到削弱。

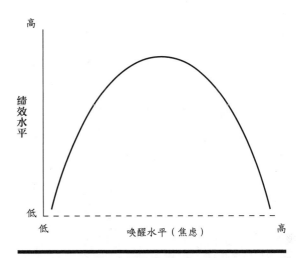

图 5.3　关于唤醒水平与绩效之间关系的 Yerkes 和 Dodson 倒 U 型曲线假说示意图

根据这一假设，如果存在一个被督导者可以体验到的最佳焦虑水平，那么从逻辑上讲督导师应该同时针对以下目标：（1）帮助被督导者避免做出焦虑回避行为，（2）帮助被督导者将焦虑水平限制在一定范围内，从而使焦虑有助于提高绩效水平。例如，Kell 和 Burow（1970）指出他们的工作"不但促进了……一种与学习的重要性相联系的焦虑意识，同时也减轻并有助于控制焦虑的体验"（p.184）。

被督导者焦虑的一个重要来源是由于他们的工作需接受他人的持续观察和评价。社会促进理论主要关注"当个体在有他人在场与个人独自进行的情况下作业成绩所发生的变化"（Aiello & Douthitt, 2001, p.163），这个理论可用来理解他人观察和评估对绩效的影响。不过，这一效应还取决于个人对某一特定技能的掌握水平：当个体已经充分掌握某一技能

时，他人观察会促进绩效表现。当然，当个体在运用某种尚未完全掌握的技能时处于他人观察条件下，相反的情况也可能会出现（Zajonc，1965）。

这种效应在运动员身上早已被观察到。作为一种极端状态，奥林匹克运动员通过成千上万小时的训练来对有关的特定技能进行过度学习。大量的观众经常能够提升他们的比赛成绩，甚至达到打破纪录的水平。相反，仍处于学习掌握技能阶段的新手运动员在被观看的条件下，则更容易"紧张得缩手缩脚"。被督导者就像这些初学的运动员，因为他们仍在学习和发展那些还未形成自动化的技能（Bargh & Chartrand，1999）。当受到督导师的观察或监控时，他们的绩效水平很容易降低。

不过，部分研究结果（如，Chapin & Ellis，2002；Ellis，Krengel，& Beck，2002）表明，督导师可能会过分夸大焦虑对被督导者的消极影响。Ellis（个人交流，October 15, 2002）宣称"即使在高度焦虑的督导或训练情景中（实习前的第一次录像回顾督导），也好像仅有不到10% 的人报告出中等的焦虑"。我们推测这是因为人们在唤醒状态下会报告出焦虑，但是可能无法准确命名他们所体验的情绪是什么。然而，无论情绪命名是否恰当，督导师也应该特别注意到观察可能对被督导者产生的影响。

焦虑对被督导者与督导师的互动质量的影响报告出较低焦虑水平的被督导者也会报告出更加积极的督导工作联盟（Mehr，Ladany，& Caskie，2015）。另一方面，高焦虑水平将会引发被督导者的自我保护行为，从而影响督导关系。这种自我保护行为的其中一类就是社会

心理学家所说的"印象管理"（或"策略性自我展示"；Schlenker & Leary, 1982）：人们试图精心地呈现自己的一种特定形象。我们可以把任何一个人的社会行为看作给他人产生期望效果的一种表演。例如，Leary 和 Kowalski（1990）引用相关的研究表明，个体更可能在教师和雇主而不是朋友面前进行印象管理。

目前只有少数的研究直接探讨被督导者的自我展示动机和印象构建策略（Friedlander & Schwartz, 1985; Ward, Friedlander, Schoen, & Klein, 1985）。不过，有些督导研究虽没有明确设计来研究印象管理的部分，但是它们也对有关印象管理的模型带来一些指导意义。有关被督导者选择哪些内容不向督导师暴露的一些研究（Hess et al., 2008; Ladany et al., 1996; Mehr et al., 2010; Webb & Wheeler, 1998）提供了极好的例子，他们发现被督导者向督导师隐瞒信息的一个极为常见的动机是印象管理。

Rønnestad 和 Skovholt（1993）注意到"焦虑的学生在督导中倾向于只讨论那些表现进步的来访者，选择那些起到良好效果的主题，或者选择某种资料呈现的方式以便完全控制督导师所能了解的信息"（p.398）。因此他们建议，在开始阶段，督导师可以允许学生选择甚至歪曲资料直到他们的焦虑部分消失。

总之，我们每个人都有希望他人如何看待自己的特定方式。被督导者当然也不例外，除了与大多数人都类似的希望得到他人喜欢之外，他们还有强烈的需要被肯定有胜任力的现实愿望。督导师应仔细观察，当被督导者对他们的自我形象感到焦虑时，他们的自我展示动机是以何种特定方式被激活的。

督导师对被督导者焦虑的管理

某些情况下，督导师的表现或行为加剧了被督导者的焦虑。不过也有好消息，对于大多数被督导者，督导本身具有降低焦虑的功能。事实上，Whittaker（2004）在一项元分析研究中发现，督导对被督导者焦虑的平均影响效应是 0.46，接近于 0.5，Cohen（1992）认为 0.5 在社会科学研究中属于"中等"效应量。基于以上研究结果，督导师可以思考采用哪些特定策略以提高该效应量。

角色引导。被督导者不清楚督导师对于自己的角色和表现的具体期望，往往会引发不可避免（且不必要）的焦虑。督导师需要尽早对这些期望进行直接的信息沟通，例如通过与被督导者讨论、签署督导协议，或者通过录音、录像方式进行示范讲解。角色引导已经证明对帮助来访者准备进入咨询中显现出有效性。例如，Monks（1996）的元分析研究发现，角色引导对来访者的治疗效果、出勤率和脱落率都具有显著的积极效果。

有关督导中角色引导的研究则更少。然而，所有研究的结果均表明具有积极效果。例如，Bahrick、Russell 和 Salmi（1991）根据 Bernard（1979）的督导模型编制成一个 10 分钟的录音摘要，并对 19 个被督导者在一学期中的几个时间点上进行播放。他们发现，在被督导者听完录音带后，他们报告自己对督导有了更清晰的概念并更愿意向督导师披露自己所关注的问题。无论被督导者在这个学期的哪个时间点去听这个录音带，都会产生这个效果。

Ellis 及其同事之后开展了若干研究以证明角色引导对缓解被督导者焦虑的作用（Chapin & Ellis, 2002; Ellis, Chapin, Dennin, & Anderson-Hanley, 1996; Ellis, Hutman, & Chapin, 2015）。不过，Ellis 和 Hutman 等人（2015）发现，虽然角色引导对新手咨询师具有普遍的缓解焦虑的作用，但是对实习生而言，它在开始阶段反而增加了焦虑。

我们可以采用 Vespia、Heckman-Stone 和 Delworth's（2002）编制的 48 个条目的《督导应用评估表》（Supervisory Utilization Rating Form，SURF）作为角色引导的工具。作者建议该量表可用于关于督导期望的第一次结构性会谈，也可用于帮助督导双方明确哪些方面导致了双方期望的不匹配。

对焦虑的正常化及允许犯错。Borders（2009）建议督导师应向被督导者明确说明，他们是可以冒险并犯错误的。她还建议督导师可对焦虑进行正常化处理，可以这样说："我估计你将会在督导的新体验中感到一点点的焦虑。这是完全正常的，我会尽可能地帮助你"（pp. 202–203）。

优化督导师挑战和支持的水平。有效的督导要求在支持（包括结构）和挑战之间达到最佳的平衡（Blocher, 1983; 在 Worthington & Roehlke, 1979 中关于督导师行为的因素分析这一部分也讨论到这一点）。过多的支持伴随太少的挑战可能剥夺了被督导者尝试新行为的主动性和机会。同样，过少的支持伴随太多的挑战，被督导者可能会感到手足无措和无能为力。事实上，被督导者的焦虑与督导师提供的支持水平存在负相关，并与督导师对他们的挑战存在直接相关（Lizzio, Wilson, & Que, 2009）。

高结构性的督导可以给被督导者提供支持。有关理论（如，Stoltenberg & Delworth, 1987）和研究（如，Tracey et al., 1989）均表明，在高焦虑的条件下（例如，当咨询情境激发焦虑，当来访者处在"危机时刻"，当受训者相对没有经验时），受训者期望得到更多的结构。Freeman（1993）观察到督导师通过提供结构可以降低受训者的焦虑，她和其他的研究者（例如，Friedlander & Ward, 1984; Sansbury, 1982; Usher & Borders, 1993）提出，督导结构对没有经验的咨询师来说比有经验的咨询师更为重要（如，Heppner & Roehkle, 1984; McNeill, Stoltenberg, & Pierce, 1985; Reising & Daniels, 1983; Stoltenberg, Pierce, & McNeill, 1987; Tracey et al., 1989; Wiley & Ray, 1986）。然而，Lichtenberg、Goodyear 和 McCormick（2000）却发现在被督导者焦虑与督导会谈结构性水平之间不存在相关关系。这种结果不一致的原因也许在于对结构的操作定义方式不同。Lichtenberg 等是根据语言交互模式的结构化水平来进行定义的，而其他大部分研究对结构的操作定义是根据督导师的指导性和对督导会谈的控制来确定的。

被督导者对胜任感及其表现的需要

在第 1 章我们就讨论过，督导领域当前最重要的关注重点是被督导者胜任力的发展（如，Kaslow et al., 2009）。但是，相较于教师和督导师聚焦于帮助被督导者发展胜任能力，被督导者的动机——像所有人一样——是需要感觉自己有胜任力。Bordin（1983）注意到，当他与被督导者签订协议以明确期望在督导期间预期达到的目标时，他发现他们外显的要求相当有局限性并只关注具体目标，例如"学会更有效地应对具有操纵性的来访者"或者"更加觉察到何时自己的养育需要会对治疗产生阻碍"。但是他发现，被督导者没有公开表达出来的内心期待几乎总是希望督导师提供关于自己整体功能水平的全面反馈。

> 最初，我认为这个目标可以通过我提供有关被督导者详细工作内容的反馈来满足。但是我后来了解到只有反馈还不够。虽然我们一起回顾了治疗师已经做的和没有做的工作以及这些工作的适当性和有效性，但被督导者似乎对我如何评价他们还不十分确信。只有当我提供了明确的评价，即我认为被督导者的水平相当于（甚至是高于或低于）同等训练或经验水平的其他人时，这种需要才真正得到满足。（p.39）

但是，体验自我胜任感的益处并不总是四平八稳的。Stoltenberg（1981）假设水平 2 的被督导者（在他的 4 个水平的模型中，水平 4 是最高级）"在刚开始学会咨询技术的过度自信到被逐渐增加的责任所淹没之间摇摆不定"（p.62）。Kell 和 Mueller（1966）通过他们所谓的地形学的类比，对这种有关自我确定性的挣扎进行了生动的描绘，被督导者的这种挣扎特征表现为：

> 努力行走在高速公路上，公路的一边是美丽迷人的"全能山脉"（Omnipotence Mountains），而另一边是恐怖的"无能悬崖"（Impotence Cliff）。来访者能够并且经常引诱咨询师爬到山顶上去。有时咨询师自己的需要和动力也促使他进行攀登。更有甚者，咨询师和来访者动力的复

杂、微妙的交互作用也使咨询师体验到山上稀薄的空气。然而到达山顶可能会引起焦虑和不适感。在山顶上，除了下山我们还可以往哪个方向走呢？往下看悬崖会引起恐惧感和强迫感。下山的旅程并不一定会止于高速公路上。这种往下的冲力将把咨询师带到悬崖边上，此时他或（她）感受到强烈的不自信和停滞不前……每种感受状态（全能的或无能的）都似乎带有其他状态的萌芽……这两种感觉之间的快速转换即使在 5 分钟这样短的会谈时间内也可能发生。（pp.124-125）

另一个与胜任力相关的现象是被督导者感觉到自己像一名随时"被识破"的假冒专家（Harvey & Katz，1985）。当他们的实际能力水平超过他们自我感觉到的能力时就会产生这种感觉。虽然他们的行为像个治疗师，但是他们担心自己只不过是在装模作样，来访者迟早会发现（咨询师自己也相信）他只是冒牌货。更有意义的是，Kell 和 Mueller（1966）认为督导是"一个激励（被督导者）自信发展的过程"（p.18）。如果被督导者感到自己是胜任的，他们就会较少感觉自己象个冒牌专家，或感觉士气低落（Watkins，2012）。

自我效能与自我胜任感是密切相关的。Bandura（1994）将自我效能定义为"人们相信自己有能力完成一定的成就行为，从而可以掌控影响自己生活的事件"（p.71）。自我效能通常被认为是针对某些特定领域的，所以我们可能在某件事情上（比如，打网球）是高自我效能的，而在另一件事情上（比如唱歌）是低自我效能的。因此，当被督导者掌握更多的经验时，他们的自我效能就会提高（Goreczny，

Hamilton, Lubinski, & Pasquinelli, 2015）并体验到较低的焦虑感。

Larson 一直专注于心理咨询被督导者的自我效能研究。她与同事（Larson et al., 1992）编制了《咨询自我评估调查表》（Counseling Self-Estimate Inventory），该量表或许是应用最为广泛的研究咨询师自我效能的工具。Larson 还与 Daniels 一起（Larson & Daniels, 1998）对有关咨询师自我效能的 32 个研究进行了回顾，并指出自我效能在理解被督导者发展中是一个关键的变量。

Barnes（2004）等描述了督导师可采用的一些特定策略以提升被督导者的自我效能。Whittaker（2004）通过对几个研究的元分析发现，督导师对被督导者自我效能的影响作用的效应量高达 0.65。

被督导者的移情

在非技术意义上，移情是指这样的一种现象，个体把过去对某个人的反应和情感迁移到当前的某个人身上。也可以理解为来访者对他们的治疗师产生移情。但是，被督导者同样也可以对他们的督导师形成基于移情的反应（Fiscalini，1985）。移情现象被认为广泛存在于心理健康领域的专业人群中，包括社会工作（Schamess, 2006）、婚姻与家庭（Gehlert, Pinke, & Segal, 2013）等领域。

我们看一下 Lane（1986）关于被督导者的移情如何影响督导过程的例子。

督导师成为他死去的或抛弃他们的父亲，或从没有照顾过他们的母亲，并且督导师被指控为从他身上掠去某些东西。这就给了他们权力

可以拒绝接受来自督导师"父母"的任何东西。（p. 71）

被督导者的移情通常可分为消极的和积极的两类。举例来说，当被督导者感知到督导师比实际上的要更严厉或更苛刻时，这明显是一种消极移情。Lewis（2001）用心理动力学框架对此解释为，被督导者将他们对自己的惩罚性自我批判性评价投射到督导师身上。

一种常见的积极移情是被督导者对督导师的理想化（Allphin, 1987）。这是一种重要的需求，尤其在训练的最初阶段。新手们经常对他们的学习表现感到焦虑和不确定，因而渴望得到一位他们认为更具胜任力的专家的指导。

性吸引是一种特殊形式的积极移情。对督导师产生性吸引可能有不同的来源，包括双方拥有共同兴趣这一有现实基础的认知。然而类似这样的情感，常常至少在部分程度上源自被督导者的移情（Frawley-O'Dea & Sarnat, 2001）。

Frawley-O'Dea 和 Sarnat（2001）也认为至少一部分的被督导者移情可能产生于平行过程。以下是消极移情的一个例子，当然积极移情也是有可能出现的。

> 比如，一位病人也许感觉到他的男性治疗师像一个永远不会高兴的要求严厉、苛责的父亲。治疗师对病人的移情感到不舒服，但也许并不能意识到这一点并忽略它……治疗师未能在意识层面上针对病人的移情进行工作，而是抗拒对移情的意识觉察，并开始感觉到督导师就像一个永远不会满意的严苛的人物。（Frawley-O'Dea & Sarnat, 2001, p.173）

对督导师的指导意义

Giordano、Clarke 和 Borders（2013）建议督导师可以采用动机性访谈来处理督导中的平行过程。他们观察到，被督导者对于探索自己的非典型行为（似乎是平行过程的标识）经常抱有矛盾心理，而动机性访谈的标志性特征之一就是处理矛盾心理。

Giordano 等人（2013）也建议，督导师可以针对每一个受训者的不同发展需要匹配不同等级的干预方法：

> 根据咨询师的不同发展水平，督导师也许可以选择暂不在意识层面与咨询师讨论平行过程，而是讨论咨询师在督导中呈现出来的问题，并向咨询师示范如何在咨询中与来访者处理类似问题。（p. 22）

在心理治疗中，当治疗师对来访者保持相对匿名时，移情是最可能发生的。但是在督导中：

> 你不是匿名的，也无须节制。此时你是一个真实的人。你是温暖的、开放的和接纳的。你会表扬、支持、鼓励和提建议。你对学习者的脆弱性表示你的共情。你和他们分享你的经验，你的错误。你和他们分享你作为一个学习者时感到的怀疑和担心。（Lewis, 2001, pp. 76–77）

这与卡尔·罗杰斯的观察是一致的，他发现自己在督导中比当治疗师时分享更多自身的思想和反应（Hackney & Goodyear, 1984）。如果督导师能被看作一个"真实"的人（参见Gelso, 2014），被督导者的移情就会减到最小。

被督导者的移情也是督导师要避免对被

督导者提供心理治疗的另一个原因。混淆"教学与治疗"的区别不仅在伦理上是有问题的（Ladany, Lehrman-Waterman, Molinaro, & Wolgast, 1999; Neufeldt & Nelson, 1999），而且会引起被督导者的移情。

督导师对被督导者移情的处理取决于移情的性质、强度和来源。例如，督导师应尊重被督导者对督导师进行理想化的需要（例如，被督导者需要确认督导师是无所不知的），但另一方面也要防止对督导师的理想化阻碍了被督导者发展他／她自己的胜任力。另外，在面对被督导者的理想化时，督导师干预的类型和时机取决于被督导者的发展水平（Stoltenberg et al., 1998）。

消极的移情反应的处理会更加困难，一方面因为建设性地处理消极移情有很大的难度，另一方面也因为它会影响督导关系并妨碍被督导者的学习。我们在第 4 章中曾讨论过治疗关系的破裂也是消极影响的一个结果。

督导师的因素

到目前为止，我们在本章中讨论了被督导者的因素和心理动力学对督导关系的影响。接下来我们将关注点转向督导师的因素。不过，在展开详细的讨论之前，我们需要先关注一下督导师的信任与焦虑这两个因素。尽管图 5.1 中并没有包含这两个因素，但还是有必要简要地做一些讨论。

- 信任对于被督导者和督导师而言都是同样重要的。督导师需要相信被督导者在提供他们与来访者工作中的资料时是诚实的和正直的，因为督导师对被督导者的工作结果承担着连带责任。然而，被督导者确实可能隐瞒和歪曲信息（Jakob, Weck, Hoefling, Richtberg, & Bohus, 2014; Ladany et al., 1996; Yourman & Farber, 1996）。因此我们建议督导师遵循一句俄罗斯箴言，"信任，但要核查"，这是美国前总统罗纳德·里根对美国与苏联关系的恰当描述。

在督导过程中，这种核查可表现为至少一定程度上对被督导者的工作进行直接观察（录像、现场观察，等等）。

- 在很多督导文献中，关于焦虑的讨论主要聚焦于被督导者。然而，督导师同样也会遇到令人焦虑的情境——督导师的焦虑会影响他们对被督导者的干预、他们对冲突的反应及处理、他们如何提供反馈（如，Hoffman et al., 2005）。Lesser（1983）考察了督导师焦虑的可能来源，包括来自评价的焦虑，以及对被督导者及其来访者所担负的责任感。也许督导师最好的状态应如 Counselman 和 Abernathy（2011）所建议的：督导师随时监控并对自己的反应保持觉察，包括对焦虑的觉察，并使用这些信息来促进决策制定。

本章余下部分我们将分别讨论督导师的依恋、督导师对人际影响力的感受和运用以及反移情。

督导师的依恋风格

与被督导者一样，督导师也会给督导带来特定的关系风格。White 和 Queener（2003）发现，无论是由督导师还是被督导者来评价督导联盟，督导师的依恋风格都可以预测督导联盟的牢固程度。他们得出结论说，"督导师与他人建立积极依恋的能力在理解督导关系中具有重要作用"（p.214）。近年来，Dickson 等人（2011）和 Riggs 及 Bretz（2006）发现，被督导者对督导师依恋风格的评估可以预测他们对督导联盟的评价结果。

督导师的依恋风格还会影响他们对被督导者评价的性质和质量。Foster、Heinen、Lichtenberg 和 Gomez（2006）发现，矛盾型依恋风格的督导师对于被督导者的专业性评价通常低于具有其他依恋风格的同事所给出的评价。

尽管我们提到的研究文献只有这些，但它们的结果都一致支持了督导师依恋的重要性。这些研究结果提示，督导师应对自己的依恋风格保持觉察，并密切注意自身依恋风格对督导工作的影响。

人际影响力

督导关系具有权力不对等的特征。督导师拥有更高的权力，如果督导师对此没有觉察、滥用权力或者（更典型的情况是）不会自信地运用权力，问题就会出现。学会自信而有效地运用权力（Heid, 1997）并能与被督导者公开讨论这一话题（参见 Nelson, Barnes, Evans, & Triggiano, 2008）是督导师的重要任务。

Ellis 等人（2014）关于不恰当的及伤害性的督导的研究突出强调了关注督导师权力问题的重要性。令人震惊的是，超过半数的被督导者在受训期间的某一时间曾受到过伤害性的临床督导。滥用权力，包括性骚扰和性侵，是伤害性督导的一个显著特征。类似的，在加拿大本科生的一个研究样本中，有 21.3% 的人报告曾遭受督导师的霸凌（Yamada, Cappadocia, & Pepler, 2014）。

以上这些例子都涉及权力滥用的现象。但是，权力本身并不必然是有害的。

在那些助人职业中，权力常被认为是含有贬义的，因为控制与支配的概念似乎与互相尊重和无条件积极关注的信条是对立的。这种解释限制了运用权力以构建互相赋能的人际关系的能力。（Holloway, 1995, p. 43）

事实上，拥有更高的地位和权力可使督导师更加灵活地对被督导者做出反应。例如，Moskowitz（2009）引用研究中的发现指出，

当人们处于较高的地位或位置时，他们就拥有更大的自由来对其他人做出积极反应。因此，相比同事和被督导者，督导师在面对其他人的不同行为时他们可做出的行为改变应该是更多的。（p. 36）

在这部分内容里，我们主要关注来自督导师角色的权力。我们同时也很认同 Ryde（2000, 2011）的观察，即督导师的权力还可能来自督导师的个人人格力量以及具有文化背景

的权力，如男性、异性恋者、主流民族或种族的成员，等等（详见第 6 章的讨论）。

有许多方法可以帮助我们理解并处理督导中的权力问题。例如，女权主义督导师会从等级制度角度来直接讨论她们所拥有的权力而不是仅仅运用权力（可参见，Falender, 2009; Green & Dekkers, 2010; Szymanski, 2003）。下面，我们将聚焦于对督导师及督导研究者都特别重要的两种人际影响力的理论：社会影响理论以及交互作用观点。

社会影响理论

社会心理学家将权力理解为影响他人行为和态度的能力。Heppner 和 Claiborn（1989）认为，将社会心理学中的人际影响、态度改变等概念应用于心理咨询和治疗中的专业文献可能是从 Frank 的《劝导和疗愈》（*Persuasion and healing*）一书开始的。Goldstein、Heller、Sechrest（1966）和 Strong（1968）在将社会心理学推广至心理健康领域方面做了很多重要的工作。事实上，Strong 提出的关于变化的两阶段模型可能是最直接的研究工具，它激发了大量的相关研究及其成果。

从 Strong 的观点来看，我们每个人都在接受那些我们认为拥有满足自身需要的必需资源的人的影响。这与社会交换理论的观点是一致的。这个理论假设：如果 A 有 B 想要的东西，A 就拥有对 B 的影响力，这种力量的强度取决于 B 在多大程度上可以获得其他替代资源。Strong（1968）将这一观点应用于咨询实践中，他吸取了 French 和 Raven（1959）的理论并提出，当来访者认为咨询者拥有专业能力、吸引力（比如，感知到价值观、目标等方面的相似

性）和值得信赖时，咨询师就拥有了人际权力或影响力。这个模型同样也适用于督导中。

在 Strong 提出的两阶段模型的第一个阶段中，督导师的任务是使自己成为被督导者的一个可信赖的资源（例如，被视为一个拥有所需专业知识、吸引力和值得信赖的人）。一旦督导师建立了可信度，在第二阶段他们就开始运用这种力量资源去影响被督导者，从而使被督导者产生行为和态度上的改变。这实际上就是社会影响的过程。

正确的是，Strong（1968）的咨询模型并未将 French 和 Raven 人际影响力类型中的第四类——强制纳入进来。然而在督导中，强制确实是一种权力来源。强制的权力来源于一个人具有惩罚另一个人（因其不能达到前者的期望）的能力（Turner & Schabram, 2012）。虽然大多数督导师并不认为评价是一种惩罚手段，但被督导者会把它看作惩罚，这种认知就满足了强制的条件。尽管这种强制权确实是存在的，由于督导师们的自我认同首先是咨询师或治疗师，因此拥有这种类型的权力让他们感觉不舒服。所以，督导中的强制权更多地表现为间接的而不是直截了当。事实上，吸引力（我们将它理解为关系联结）或许是最大的督导师影响力的来源（Corrigan, Dell, Lewis, & Schmidt, 1980; Heppner & Claiborn, 1989; Heppner & Dixon, 1981）。

影响力的人际交互观点

关于人际影响力还有一种具有更明显的交互性的观点，该观点特别强调人与人之间付出与收益的动态关系，其假设是人们在交往中总是互相进行协商交换（如，相对的权力）。

Gregory Bateson 与 Timothy Leary 对这一交互观点做出了两大贡献。Bateson（1936/1958）提出，身份（这里包含支配、控制、权力等）可以影响所有人类关系及沟通过程。其后，Leary（1957）运用 Harry Stack Sullivan（1953）关于人格的人际理论发展出一个环状模型，行为可以依据其在两个垂直相交的维度上的数值在一个圆环上描绘出位置。这两个维度中一个就是权力（支配与服从），在这一点上，该模型与 Bateson 模型中的类似。

Leary 提出的第二个维度联系（敌意与养育）则是一个重要的进步。任何特定行为都可根据其在两个维度上的位置来进行描述，Leary 的这一理论假设已经在当前的人格研究中得以大量运用。该模型得到了大量研究的证实（Tracey, Ryan, & Jaschik-Herman, 2001）。研究结果表明，大部分人都是按照这两个维度来组织其对人际交往过程的知觉。

这一模型可用来描述任何一个人的人际行为特征，并经常可对应于某种诊断类型。此外，该模型还提供了一种途径来理解任何两个人是如何进行相互交往的。

Bateson（1936/1958）将人际互动划分为两种基本类型，即互补型（双方身份不对等）和对称型（双方身份对等）。

在互补型关系中，人们对其相对地位达成共识（比如，确定谁是领导者，谁是跟随者）。如果双方的行为能进行互补，交互过程就比较顺畅并卓有成效，因为大家都能在行动上达成一致。本质上说，就是一人引导，另一人服从。如果两个人的地位相当，即处于对称型关系中，则其在交互中会有更大的人际张力，其成效也较低。

（Tracey, 2002, p.268）

Tracey（2002）提出将关系中的互补程度作为参与双方之间协调性的一个指标。高互补性（协调）意味着双方对他们在关系中的相对权力的认知是比较一致的。Leary 模型的各种派生模型（如 Benjamin, 1974；Carson, 1969；Kiesler, 1983；Strong & Hills, 1986；Wiggins, 1985）已用于互补性的研究中。如图 5.4，说明了 Tracey、Sherry 和 Albright 的模型（1999）。

人际交互观点认为，在我们与他人的交往过程中，任何一个行为都会引发对方的相应（互补）反应。因此，如图 5.4 所示，督导师的一个主导性陈述通常会引发被督导者做出服从的反应。例如，督导师说"你能播放录音

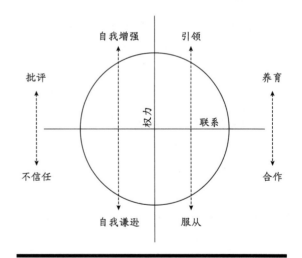

图 5.4　人际互动的互补行为

注：箭头两端为假设的互补行为。

来源：引自 "The Interpersonal Process of Cognitive-Behavioral Therapy: An Examination of Complementarity Over the Course of Treatment," by T. J. G. Tracey, P. Sherry, & J. M. Albright. 1999, Journal of Counseling Psychology, 46, pp. 80–91. Copyright 1999 by the American Psychological Association.

让我们来听一听刚才你描述的那些内容吗？"，对此被督导者会回应"当然，现在就可以放"。图 5.4 还显示，养育行为可以诱发合作行为，同理，自我增强行为会引发自我谦逊行为，批评行为会诱发不信任行为。

Penman（1980）从 Leary 的模型派生出来的新模型对督导研究者尤为重要。尽管该模型并不是一种环状模型，但它同样也使用了权力与参与两个维度来描述人际交互行为。至少有四项研究（Abadie，1985；Holloway，Freund，Gardner，Nelson & Walker，1989；Martin，Goodyear & Newton，1987；Nelson & Holloway，1990）运用 Penman 的系统来分析督导的交互过程。Nelson 和 Holloway（1990）运用这个模型的研究发现，督导师有更大可能性对男性被督导者（而不是女性被督导者）的强势言语表述进行强化，这一结果证明性别角色影响了督导中的权力运用。Holloway（1995）的督导模型就是基于督导师权力和参与两个变量的交互作用而建立的。

对督导师的指导意义

我们经常把权力看作一方对另一方的支配或控制。但是社会心理学中的权力概念，即一个人对另一个施加的社会影响，所包含的意义是重要而更加细微的：所有的行为都是交流，而交流又是一项有关施加影响的行动（Watzlawick & Beavin,1976），这种观点包含了交互影响的意思：即督导师与被督导者是互相影响的，即使督导师拥有角色所赋予的更高权力以及更大的影响力。

我们曾在一个会议上听到某报告者的观点，即在关系中拥有较大权力的一方有能力定义另一方对真实的观念。这似乎确实如绝对声明一样有力。再者，通过我们前面已经讨论过的权力类型（如专业性、吸引力、可信度），督导师能够说服被督导者通过某种特定视角来评价行为以及采取相应的态度。在这个意义上，督导师的确正在使用人际权力来定义（或者至少是塑造）被督导者的真实观念。

很可能在关系中拥有较少权力的人会更多地意识到这个现实。准确地说，正是由于他或她拥有更大的权力，督导师有责任意识到这一点并且能够有效地使用而不滥用权力。Watkins 等人（2016）建议督导师应运用个人谦逊这一方法来缓解督导中的权力动力关系："督导师假如要试图修补关系破裂，其成功的前提是应以督导师的谦逊作为行动的开始和驱动力……否则，修补关系破裂的成功可能性将显著下降"（p.36; 也可参见 Watkins & Hook, 2016, and Watkins, Reyna, Ramos, & Hook, 2015）。

总之，督导师在关系中拥有更大的权力其本身并不存在问题。事实上，有效的督导师可通过多种形式运用权力作为一种工具，以保护来访者和加强被督导者的学习。当然，它是否会引起被督导者的阻抗，取决于：（1）督导师怎样运用这种权力，（2）被督导者的反应（或者由于发展的阶段性或者由于阻力水平）。它同样可以引发积极的或消极的移情反应。督导师所面临的挑战是，他们能否觉察到自身拥有的权力以及如何使权力运用达到最大有效性。

督导师的反移情

督导师的反移情被认为是一种情结和不可避

免的过程，这种在督导互动中出现的潜意识的、夸大的反应通常与督导师自身未解决的个人议题或内心冲突有关（Ladany, Constantine, Miller, Erickson, & Muse-Burke, 2000, p.102）。

Strean（2000）指出，心理健康专业人员一般都承认治疗师的反移情与来访者的移情一样普遍。他由此类推，督导师的反移情可能和被督导者的移情一样普遍。Ekstein 和 Wallerstein（1972）注意到，发生于督导过程中的相互评价和重复评价并不处于一个严谨的理智水平。这种评价"伴随着不同水平的交互作用，在治疗的背景中，表现为一方的移情反应以及另一方的反移情反应"（p.284）。

有关这个主题的文献相对较少。Ladany 等人（2000）注意到，Balint（1948）和 Benedek（1954）显然是最早承认督导师反移情及其对被督导者存在的潜在危害的一些作者。Teitelbaum（1990）建议用"超移情"这个词来形容督导师对被督导者及其治疗所产生的反应。不过我们只了解到关于督导师移情的两个研究，一个已经发表了（Ladany et al., 2000），另一个没有发表（Walker & Gray, 2002）。这两个研究都是采用质性研究的设计来描述反移情事件的。

Walker 和 Gray（2002）识别出 4 种督导师反移情的来源：来自工作负荷的外部压力；对被督导者不认真工作的失望；过分认同一个新手咨询师会是什么样子；以及希望受训者成为更好的治疗师。这项工作的一个重点在于，作者们不仅对有问题的反移情反应感兴趣，还包括那些以不同方式对督导产生促进作用的反

移情。其他研究则认为反移情几乎都是有问题的。例如，即使是积极的反移情，当带有色情意味时也会被认为是有害的（如，Ladany et al., 2000）。

Ladany 等人（2000）对某大学咨询中心实习机构的 11 名督导师进行了一项质性研究。研究者发现，大多数督导师报告反移情的持续时间超过两个月。大多数督导师通过以下一种或两种途径来应对这一困境：（1）向同行（同事、训练指导或督导团队）进行咨询；（2）选择合适的时机与被督导者就此事进行讨论。有少数督导师报告他们采用个别治疗或通过自我反思从而增强觉察能力来解决这个问题。

Ladany 等人（2000）还分析了哪些线索有助于引导督导师觉察到他们自身的反移情。以下是超过半数人报告出来的一些线索的类型。

- 在与被督导者交流中存在强烈的正面或负面感情。
- 在工作中，明显感受到对某个被督导者的情绪感受与其他被督导者不同。
- 体验到对被督导者及其咨询工作的感受逐渐改变。
- 与同事（特别是他们自己的督导师）讨论。

Ladany 等人（2000）总结出 6 种督导师反移情的来源，其中 2 种是所有督导师都报告的。

1. 因被督导者人际风格引起的反移情。在某些情况下，表现为自我保护和自我防御，有的表现为主观臆断，也有的表现为被动、害羞和脆弱。当然也有一些积

极品质，如温暖、积极参与等。（最后这种在带有色情意味的反移情中特别容易出现。）

2. 因督导师自身某些未解决的个人议题而产生的反移情。某些时候可能与个人及家庭因素有关，也可能与他们的胜任力、人际交往风格（如，对自己期望很高，强烈地需要得到他人的喜爱）有关，或者是过去与其他被督导者的工作体验。

通过经验归纳的方法得出的这两种原因非常重要。我们同样将 Lower（1972）多年前提出的 4 种督导师反移情总结如下，其中部分与 Ladany 等人（2000）提出的两种类型是互相呼应的。

1. 因整体人格特征引起的反移情，这种反移情产生是由于督导师自身的性格防御而引起，进而影响了督导关系。

2. 反移情来源于督导情境唤起了督导师的个人内在冲突。这种类型的督导师反移情聚焦于督导师由于督导活动而触发的内心冲突。该类型中的某些督导师行为可能与另一类的表现相似，但它们的来源是不同的。

在督导过程中，督导师的内心冲突可表现为多种形式。例如，Lower（1972）提出督导师可能表现为：

- 偏爱某个被督导者。
- 暗中鼓励被督导者在其他同事面前将自己的冲突付诸行动或者鼓励对机构的反抗。
- 与其他督导师争夺被督导者的

喜爱。

- 对被督导者抱有过高期望，如果被督导者未能达到或表示拒绝，会产生挫折感甚至攻击性。
- 被崇拜的自恋需要使督导师偏离了督导的正确任务。

3. 对个别被督导者的反应。到现在为止，前面所讨论的督导师反移情的类型都是由督导师对督导情境的反应引起的。除此之外，个别被督导者的某些方面可能会激发督导师的内心冲突。例如，被督导者看似比督导师更聪明（或者有更大的社会成功，经济状况更加良好，等等）。

性或感情的吸引是这种类型督导师反移情的一个特殊情况（Frawley-O' Dea & Sarnat, 2001）。Ellis 和 Douce（1994）指出，在督导训练中，督导师受到被督导者吸引的问题被强调得太少了。

文化反移情是这类督导师反移情（对个别被督导者的反应）的另一个特殊情况。Vargas（1989）对它和偏见进行了区别："偏见是在没有充分依据的情况下，赞同或反对某些人或事；而文化反移情的来源和结果则潜伏得更深，而且经常被治疗师所压抑"（p.3）。

Vargas（1989）指出，文化反移情的反应可以因以下两种方式产生：

- 第一种，是较为普遍的方式，即当被督导者属于某一少数民族，而督导师对该群体的成员缺乏一定经验时，就会产生文化反移情。

- 另一种方式是潜在情感的结果。
这种潜在的感觉与督导师过去经
历中与被督导者相关的非少数民
族的人相联系。

无论何种来源，文化反移情反应与
很多社会知觉一样，都是在一个观察
者自己觉察不到的自动化水平上发生
的（可参见，Bargh & Chartrand, 1999;
Kahneman, 2011）。近年来关于内隐态
度和社会认知的研究（Nosek, Hawkins
& Frazier, 2011）采用内隐联想测验
（Implicit Association Test）的测量工具，
其结果也验证了同样的假设。

4. 对被督导者移情的反移情。当被督导者
表现出对督导师的移情反应时，或许此

时督导师产生反移情的风险是最高的。
Lower（1972）用下面这个例子对此进行
了生动的阐述：

一名住院医对一名年轻妇女进行心理治疗已
经有 6 个月了，一名新的督导师对他关于病人的
个案概念化和治疗目标进行质询并提出建议说要
在督导中持续跟踪这名病人一段时间。对此该住
院医的反应非常强烈，好像督导师要强行介入他
与病人的关系中，此后他对临床资料的提供也越
来越模糊。相应地，督导师也越来越主动地对治
疗师应该如何与病人工作进行建议，并在最后提
出要求与治疗师一起去与病人会面，以便做出自
己的评估。直到督导师开展与病人的会面并提出
问题："你与某医生之间的关系相处得如何"时，
他才意识到他与治疗师之间的俄狄浦斯冲突已经
干扰了学习同盟的构建。（p.74）

结论

本章中所讨论的因素并没有涵盖全部可
能影响督导过程的个人因素和个人特质。不过
这方面的内容已经在督导研究中引起特别的关
注。我们探讨这些因素的目的是帮助督导师提
高对这些因素及其对督导关系影响的敏感性。

希望督导师能通过学习，以更有效的方式进行
反应，促进督导关系的增强与发展，正如我们
在第 4 章中所述。下一章我们将探讨文化作为
一个关系维度对督导的深远影响。

第6章
多元文化督导

（与 Tony Rousmaniere 合著）

> 由于我们每个人都在包括种族、性别、阶层和文化等众多维度构成的生态系统中处于不同的社会定位，而且这些社会定位以独特的、有时甚至是相互对立的方式进行交叉，所以，我们都是多元文化性的，我们与其他人的相互作用也必定具有多元文化的特性。（Killian, 2001, p. 63）

我们用了三章的篇幅（全书的四分之一）来讨论督导关系，充分体现出这个主题的重要性。在督导关系讨论中的第三章，我们将聚焦于督导关系的多元文化主题。多元文化主义关注人们所持有的文化和认同的不同范畴，以及这些范畴之间的交叉点，包括但不仅限于性别、种族、宗教、民族、性取向和性别认同、能力水平、年龄以及社会经济地位。心理健康行业现在已经将多元文化胜任力纳入专业伦理的一项首要条件，虽然在实践中并不总是这样。在 20 世纪 60 年代早期，就开始出现了少数的关于多元文化方面的文章（如，Wrenn, 1962），但是心理健康行业真正开始重视多元文化问题则要到 20 世纪 70 年代。即使是这个时候，训练项目的初衷有时依然会使得

多元文化这个主题在训练内容中显得不那么重要。例如，在这个时期，多元文化课程多数都是设置给"初级水平的专业工作者或辅助人员的学习内容……（而且被认为）其必要性不如其他咨询要求来得重要（Sue, Arrendondo, & McDavis, 1992, p.477）"。

多元文化督导的发展也经历了类似的过程。起初，督导领域的学者和实践者们并没有那么关注其工作中的多元文化方面（Inman, 2008），2000 年之后情况开始有了改变（如，Ancis & Marshall, 2010; Bhat & Davis, 2007; Dressel, Consoli, Kim, & Atkinson, 2007; Falender, Burnes, & Ellis, 2013; Fouad et al., 2009; Gloria, Hird, & Tao, 2008; Inman & Ladany, 2014; Nelson et al., 2006; Ng & Smith,

2012）。现在，多数专业协会的伦理指导纲要中都强调，多元文化胜任力对督导师而言是必不可少的（如，ACES, 1990; APA, 2002）。Ellis 等人（2014）在对跨学科临床督导的最低要求标准中纳入了"在督导和治疗／咨询中注意到多元文化和差异性的问题"（p.439）这条内容。此外，美国"教育和认证中心"（Center for Credentialing and Education, CCE, 2001）自成立之初就将"督导的文化和多样性动力学"作为临床督导师资质认证的 9 项要求内容之一。

多元文化胜任力并不仅仅是要求实践者努力做到言谈恰当或避免冒犯某些特定群体的成员（Ladany, Friedlander, & Nelson, 2005），它要求在与不同文化群体的互动交流中深入理解对方的意识和无意识的自我认同（Inman & Ladany, 2014）。具体来说，多元文化督导必须要：

无论我们在个人内在和人际水平持有何种文化，都需要理解社会背景（如，歧视）及更大的生态系统（如，国家、社区）与我们的多重认同（如，性别、种族）之间的关联以及对我们经验（如，知识、自我觉察、技能）的影响，将这种理解引入来访者－咨询师－督导师这一三方系统中，并理解它们如何影响督导过程及其结果。（Inman & Ladany, 2014, p.643）

我们设立单独的一章来讨论多元文化督导的主题，以期引起足够的重视。我们承认这可能会被误认为要将多元文化视为一个独立的督导成分。事实并非如此：我们认为所有的督导都是多元文化督导。多元文化根植于临床督导的每一个组成部分中（Falender et al.,

2013; Fouad et al., 2009; Inman & Ladany, 2014），并对被督导者及其来访者都产生重要影响。例如：

- 督导师在理解或实践多元文化方面的水平是参差不齐的（Ellis et al., 2014）。事实上，很多督导师对多元文化的觉察是不足的（Fukuyama, 1994; Ladany, Lehrman-Waterman, Molinaro, & Wolgast, 1999），这限制了他们帮助被督导者发展多元文化的能力（Ladany, Brittan-Power, & Pannu, 1997）。

- 被督导者经常过分高估他们的多元文化胜任力（Constantine & Ladany, 2000; Ladany, Inman, Constantine, & Hofheinz, 1997），他们缺乏多元文化相关知识（Ancis & Sanchez-Hucles, 2000），并且在多元文化背景下的自我觉察能力非常有限（Johnson, Searight, Handal, & Gibbons, 1993）。

- 来访者因其所处不同社会阶层而体验到不同水平的心理健康服务可得性及其质量（如，Alegría et al., 2008; APA, 2008; Tao, Owen, Pace, & Imel, 2015）。具备多元文化胜任能力的治疗师有助于解决这些不公平现象。

本章下面的内容将介绍相关的理论和实证研究以帮助督导师发展其多元文化胜任力。这对于培育被督导者的多元文化胜任力是十分必要的，而且将有利于被督导者所服务的来访者群体的福祉。

督导师多元文化胜任力需关注的四个维度

经过文献回顾，我们总结出具备多元文化胜任力的督导师所必须了解——同时也要帮助被督导者了解——的四个维度，如图 6.1 所示。这四个维度并不是相互独立的。事实上，它们在相当程度上是互相重叠和互相影响的，如图 6.1 中的维恩图（Venn diagram）。我们发现，Smith、Constantine、Dunn、Dinehart 和 Montoya（2006）在对多元文化训练有效性的

元分析研究中，采用图中的两个维度：个人内在认同和人际偏见作为结果变量，验证了其有效性。其他两个维度的支持性研究可参考有关社会政治（如，Garcia, Kosutic, McDowell, & Anderson, 2009; Hernández & McDowell, 2010; Vera & Speight, 2003）以及人际：文化认同及行为（如，Reynaga-Abiko, 2010）这两方面的相关研究。

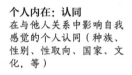
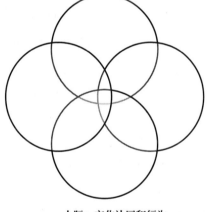

个人内在：认同
在与他人关系中影响自我感觉的个人认同（种族、性别、性取向、国家、文化，等）

社会政治
个人在不同维度（种族、性别、性取向、社会经济地位，等）所体验到的特权或压制的水平

人际：偏差与偏见
基于一个人所归属的特定群体而产生对他人的期待与偏见

人际：文化认同和行为
文化（包括性别和其他因素）影响对常规社会角色行为的理解

图 6.1　多元文化胜任的督导师所关注的维度

专家们一致认为，督导师应确保以上这四个维度都得到适度的关注。例如，Pendry（2012）观察到，"鉴于督导师比被督导者拥有更高的权力位置这一事实，督导师有责任发起

关于种族和种族主义的对话讨论"（p. 403）。这就要求督导师对于这四个维度的每一个方面都具备足够的知识和自我觉察。下面我们对每一维度进行简要介绍和总结。

个人内在维度：认同

我们每个人都拥有作为一个独立、一致的自我的内在体验。但是事实上，自我是由我们的多种认同而组成的。这包括我们关于自我的心理模型和自我图式（可参见，Markus, 1977; Marx, 2011）。这些图式涉及我们的性别、种族、特定的性取向，等等，它们以独特的方式组合起来构成我们所存在的样子。例如，Singh 和 Chun（2010）谈到有色人种督导师所面临的特殊问题。Hernández 和 McDowell（2010）同样也讨论了阐明督导中不同的认同交互作用的重要性。Phillips、Parent、Dozier 和 Jackson（2016）则记录了上述做法对被督导者产生的积极效果。

专业认同，特别是关于督导师的自我认同，发展得相对较晚，并会覆盖在诸如性别、种族、性取向等更基本的认同基础上。这些都不可避免地会影响我们作为一名督导师的自我表现。例如，这一点在督导双方工作中的性别角色行为中就表现得很明显（Nelson & Holloway, 1990; Sells, Goodyear, Lichtenberg, & Polkinghorne, 1997）。

认同属于一种个人内在现象，具有个人独特性。但是它会通过个人与他人的互动交往而被塑造并表现出来（如，Mead, 1962）。Cooley（1902; 也可参见 Yeung & Martin, 2003）在关于镜像自我的讨论中指出了这一点，镜像自我是指我们根据其他人对我们的特性与能力的看法而构建了自我认知。然后，这种自我认知又影响了我们与他人的相互交往。事实上，正如我们在回顾种族认同模型时所说的，相互作用

中的双方的各自认同水平（如，督导师与被督导者）可以影响他们关系的质量及互动结果（如，Jernigan, Green, Helms, Perez-Gualdron, & Henze, 2010）。

人际维度：期望、偏差与偏见

期望、偏差与偏见来自各种各样的主义（如，种族主义、阶级主义、性别主义、同性恋主义、年龄主义等），以及它们造成的有害结果。人们似乎倾向于在认知上将自己的周围世界以及居住于世界上的其他人进行组织分类，我们认同于这些分类并用它们来区分自己（Brewer & Gardner, 1996）和"他人"。在最好的情况下，我们只是欣赏那些我们将之划分为"他人"类别的人所存在的差异性。

但是在更多的情况下，我们对"他人"分类中人们的动机和能力进行错误归因，将他们视为有威胁的，或者贬损他们的某些特质。这些知觉很难消除，这部分是由于我们倾向于一种"确认偏差"（Gilovich & Griffin, 2002），即我们倾向于注意那些能肯定我们对某一特定群体观念的信息（例如，一名男性如果认为女性在进行困难决策时较可能让情绪战胜了理智，他就会注意并记住支持这些想法的传闻或故事，忽略或忘掉那些驳斥该想法的例子）。这种对信息的选择性注意会使原先的信念非常难以改变。

这些信念也可以是自我应验的，因此更增加了改变的困难程度。Steele 和 Aronson（1995）描述了刻板印象威胁这一过程：当人们注意到某一刻板印象（他们相信别人对自己存在这种刻板印象）（如，种族、性别等）的

显著线索时，就会产生生理唤醒并因此其客观行为验证了该刻板印象（Nguyen & Ryan, 2008; Steele & Aronson, 1995）。例如，Steele 和 Aronson 在研究中给白人学生和非裔美国学生呈现 GRE 语词测验的部分题目，并告诉他们这是一个智力能力测验，结果发现白人学生的测验结果优于非裔美国学生。然而，当这些语词题目以解字谜的方式呈现时，两组间并不存在显著差异。换句话说，当关于非裔美国学生测验成绩的刻板印象被实验指导语激活时，他们的操作成绩验证了刻板印象。

有时，人们会以狠毒的种族主义（或性别歧视，或恐同症，等等）的形式表达对其他人的看法，这种现象在我们的历史上由来已久。但是这一现象在过去一段时间里减少了很多（可参见，Sue et al., 2007; Utsey, Pon -terotto, & Porter, 2008），尤其像我们这些助人行业的从业者，会有意识地拒绝关于他人的歧视想法或情感。然而，潜藏在种族主义（或性别歧视，等）之下的信念和态度常常会在意识之外继续起作用。例如，Boysen 和 Vogel（2008）使用了内隐联想测验（Implicit Association Test）（Greenwald, McGhee, & Schwartz, 1998）的纸笔形式进行调查，研究者要求被试在好 / 坏和某一类人群这两个范畴的概念之间非常快速地进行联想，这样被试就没有机会对自己的反应进行思考。他们发现，受训咨询师在多元文化胜任力的自我报告测试中得分相当高，而通过内隐方式进行测量时他们对非裔美国人、同性恋群体的态度与自陈报告所测的结果明显不一致。Utsey 等人（2008）在研究中比较了白人被试关于种族主义的量表测试结果与呈现黑人照片时的大脑活动状态（用核磁共振成像 fMRI 记录），也得到了相似类型的不一致结果。

总之，种族主义、性别歧视、恐同症以及其他这类的态度是十分顽固的，即使在一个人的意识中相信自己已经清除了它们之后也依然存在。Sue 等人（2007）认为，这些态度可能表现为一种微攻击（micro-aggressions）的形式，即"某些简短而普通的日常语言的、行为的或环境的侮辱，无论有意还是无意，传递出对目标个体或群体的敌意、贬损或负面的种族轻视和侮辱"（p.273）。他们总结了几种微攻击的亚型，包括微侮辱（例如，有色人种学生被其教师忽略）和微贬损（例如，一个有色人种个体对其白人朋友说，他 / 她在与另一个人相处时感觉到有种族歧视的意味，然后白人朋友劝他 / 她不要太敏感）。

在 Constantine 和 Sue（2007）的研究中，亚裔美国被督导者归纳出 7 种与白人督导师一起工作时遇到的微攻击形式，例如，因有色人种来访者的问题（种族压制的结果）而责备他们，对被督导者的体验做出有刻板印象的假设。Murphy-Shigematsu（2010）举出个人亲身经历的例子，提醒我们任何一个种族都有可能对另一个种族表现出微攻击。此外，我们也应该认识到，微攻击的心理动力学现象同样也存在于其他文化差异领域，如性别（Vaccaro, 2010）和性取向（Shelton & Delgado-Romero, 2011）。

人际维度：对他人文化认同和行为的反应

Pike（1954）被认为创造了 emic 和 etic 这两个词来描述文化研究中的两个方面：内在的（emic）以及外部的（etic）。坚持外部立场（etic）的人经常持有普遍主义者的思想立场（如，Ægisdóttir, Gerstein, Leung, Kwan, & Lonner, 2009），他们强调人与人之间的共性，否认文化差异的存在。

诚然，所有人类都具有某些相似性，但是，忽略文化差异对那些不同于我们的人们，无论是被督导者或来访者，都是有伤害的。在督导中采用内在立场（emic）非常类似于采用一种共情的姿态，即通过他人的眼睛去看待世界。这意味着对于倾听和了解他人的体验保持开放心态，并能欣赏文化层面的规范性差异。

Dressel 等人（2007）发现，当要求督导师们评估他们可能采取的各种多元文化督导行为的有效性时，督导师们高度支持的行为包括——获得和尊重被督导者的文化输入及其对互动过程的影响。事实上，以下两个条目在35个督导师行为中被分别排在第3位和第4位："表达对被督导者的文化及其观点的接纳和尊重"，以及"倾听并尊重被督导者关于文化如何影响临床互动的看法"。然而，上述行为并不等同于把被督导者当作他／她所属文化的专家。Sue、Lin、Torino、Capodilupo 和 Rivera（2009）关于专业同行教学行为的观察同样也适用于督导情境：

教授们将有色人种学生视为种族或民族专家的做法经常被认为是无益的，因为（1）有色人种学生被赋予教育者角色而影响了他们自身的成长；（2）这常常反映出教学指导者缺乏对种族问题的觉察、知识和理解。（p.188）

对督导师来说，尤其重要的是，要敏锐地觉察到督导或咨询关系中可能会出现的文化规范性社会行为。Reynaga-Abiko（2010）作为一名拉丁美洲裔督导师提供了自己的亲身体验作为例子：

我注意到不同的文化规范对督导关系的影响，取决于被督导者的社会文化背景。有色人种被督导者经常会想要拥抱我、给我送礼物、介绍我认识他们的家庭成员、邀请我参加毕业典礼，等等……欧洲裔美国被督导者在与我相处时就很少这样做。（p. 20）

另一个例子是儒学文化对人际行为的影响。与西方文化相比，儒学文化对人际交往有着更多特定的行为规范，取决于交往情境以及对方的社会地位（相对于更为普遍的社会行为规范），这种现象至少在韩国是十分凸显的，表现为差别性的语言规则（Yum, 1988）。Bang 和 Park（2009）观察到，

韩国文化对社会等级关系的重视加剧了原本根植于督导关系中的权力差异在督导师与被督导者之间的表现程度……督导师拥有权威和权力以决定关系的性质、过程以及规则。相应地，地位较低者（被督导者）被期待对地位较高者的权威和专业性表现出尊敬及服从。（p. 1063）

这一点也体现在治疗师（可以认为也是督导师）期待对帮助对象提供指导（如，Duan et

al., 2012），以满足社会对助人者有求必应的文化期待。但我们同时也很容易高估了这些文化差异。比如，关于东部亚洲人在咨询中（以及，也可能在督导中）不注重情绪表达的流行观念在 Kim、Li、Liang（2002）和 Seo（2010）的近期研究中并未被证实。这再次提醒我们，未经检验的刻板印象可能导致无益的行为。

文化适应

任何关于文化的讨论都不应忽视移民以及移民子女的文化适应过程。他们可能是我们的被督导者，或者更大可能是我们的来访者。文化适应是指一个人面对传统文化和当前居住地外来文化时解决文化认同的这个过程（Schwartz, Unger, Zamboanga, & Szapocznik, 2010），而这两种文化对个人文化认同的各自影响之间并无关联（Chung, Kim, & Abreu, 2004; Yoon, Langrehr, & Ong, 2011）。

文化适应可以比喻为一个熔炉，所有移民到某一个国家的人最终都会接受一种共同的语言和思想观念。这一观点在（美国）"加州选民提出的 1998 年 227 号提案"中也得到体现，该提案要求将英语作为唯一官方语言（法庭后来否决了这一提案）。

不同于熔炉比喻的另一种更加多元化的比喻是沙拉碗，人们生活在同一个环境中，同时每个人又部分保留了自身文化中的独特性。

社会政治维度：特权、压制以及制度化

我们在前面讨论本模型的另一个维度时，涉及个人对他人持有的认知偏差和偏见。但是，基于人们所具有的一个或更多特征而进行歧视性对待也可以制度化的形式出现，这通常与特权和压制这两个互相关联的现象有关。特权（Utsey, Gernat, & Hammar, 2005，称其为被授予的控制权）是指人们仅凭某些个人特质，例如男性或白种人，获取不应得的优势。拥有特权者常常并未察觉到它，甚至还会否认这种特权；事实上，大部分白种人所拥有的一个特权是，只要他们不想就不必思考自己的种族认同。

问题在于，这些特权的优势是以牺牲他人（基于他们的某些特征）利益为代价的，这就是压制。

压制，指一种不平等的权力关系状态，以统治、服从和抵抗为特征，统治者（或统治阶层）通过限制物质资源获取、对受统治者（或群体）传递关于他们的自我贬低思想等过程实施权力控制。（Prilleltensky, 2008, p. 127）

在关于这一现象的一个经典展示中，爱荷华州的三年级教师 Jane Elliott 告诉她的学生们，蓝眼睛的学生比棕色眼睛的学生更优秀且能获得某些特权，包括有额外 5 分钟的课间休息、可以直接从喷泉式饮水器喝水（棕色眼睛学生则必须使用杯子）、也有权不跟棕色眼睛学生玩。令人震惊的是，她很快就发现特权和压制的群体动力学开始显现出来。第二天，她重复了相同的实验程序，只不过这次她规定棕色眼睛学生是更"优秀"的。

部分专家引入殖民化的概念来解释关于特权的动力学现象。例如，Ogbu（1992）归纳出三种类型的少数群体。

1. 自治的少数群体：在美国，这些群体包括犹太人、摩门教徒以及阿米什人（为白种人）。

2. 移民，或为了更好的机会、自由等而选择来到新国家的自愿的少数族群。

3.（印度教）种姓，或非自愿的少数族群，他们被强迫进入一个新的社会并且常常拒绝被同化的机会：在美国，这包括非裔美国人和土著美国人。

Ogbu 也指出了其他国家的一些例子，包括非自愿少数族群如新西兰的毛利人和被带到日本的韩国人。非自愿少数族群的形成主要是因为受到了殖民统治，这种情形

导致占主导地位的文化现象被认为是"正常的"，并因此是受欢迎的和正确的。在助人行业中，这包括以欧洲为中心的理论和实践体系以及基于特权和压制系统的社会等级制度……批判性后殖民主义督导要求意识到殖民化的流程——赋予特权给白种人、欧洲裔美国文化、异性恋者、中层或上层社会群体、男性、美国本土出生公民、非残疾人士、基督教徒以及英语语言——是如何被内化和体制化的。（Hernández & McDowell, 2010, pp. 30–31）

Hernández 和 McDowell 描述了他们称之为殖民性投射（可参见，Butler-Byrd, 2010）的督导。他们剖析了权力动力学来自一个人因其种族或民族的社会地位而拥有的权力，并注重于如何发展关系中的安全感。

但是，社会背景会影响一个人是处于特权地位还是受压制地位。例如，Croteau、Talbot、

Lance 和 Evans（2002）展示了我们可能因自身的某些属性（如白种人、相对年轻和健康）而拥有特权，但同时因其他属性（如女性、女同性恋）而受到压制。总之，所有的督导师和被督导者都可能至少在某些方面拥有特权，而这种特权常常会带来权力。Cook（1994）指出，权力不仅仅存在于督导师的角色中，同样也可以来自作为主流文化的成员（基于带有公开的或隐藏的种族主义的一种社会政治背景）。关注特权问题意味着我们要努力达到行使权力而不是权力统治（Hernández, 2008）。例如，一名督导师可以与被督导者进行情绪上平等的合作性讨论（行使权力），从而帮助被督导者意识到督导关系中所存在的权力不平等（权力统治）（Rousmaniere & Ellis, 2013）。

Hays 和 Chang（2003）建议，督导师可以与被督导者分享他们是如何设法解决这些问题的，以及这些问题如何影响他们作为咨询师和督导师的工作效果。D'Andrea（2005）则建议应更早开始关注特权相关问题，最好在受训者刚进入引导阶段还未开始正式训练内容之前。Garcia 等人（2009）提出了一种批判性意识的心理状态，他们把它定义为"识别和挑战压制性的、去人性化的政治、经济和社会系统的能力"（p.19）。在这一观点上，他们与其他心理健康专家们（如，Speight & Vera, 2004）保持一致，倡导一种社会公正的价值取向。的确，关于社会公正的文献着重强调了一个事实，即助人行业在本质上具有社会政治性（Katz, 1985）。

Porter（1994）声称，多元文化督导的最终阶段必定要达到对来访者、被督导者、督导

师以及专业机构的社会公正。这意味着督导师也要帮助被督导者最终成为社会公正的倡导者（可参见 Chang, Hays, & Milliken, 2009）。

内隐研究项目网站是一个有用的资源，访问者可以通过测试以评估自己在很多主题方面的内隐态度，包括性别、种族、体重、性取向、年龄和能力。接受这些测试可以帮助督导师向受训者披露自己的内隐态度，以消除他们对无意识偏见的怀疑。例如，作者之一在做了关于种族的内隐偏差测试后，发现自己尽管已经接受过相当多的多元文化训练并且有强烈的包容和平等意识，但仍存在明显的无意识偏差，喜欢欧裔美国人胜过非裔美国人。他将这一信息与受训者分享并进行正常化，我们每个人即使有着最良好的意愿也无法避免无意识偏差。

针对特殊群体的多元文化工作

我们在图 6.1 中呈现的多元文化维度涵盖了督导师多元文化胜任力应该具备的知识和技能范畴。虽然下面所介绍的部分并不总是与前面讨论的内容一一对应，但本质上是紧密相关的。

本章开头的时候我们谈到存在于督导中的文化现象的广泛性（如，种族、宗教、性别、年龄、文化、社会阶层、民族和性取向）。下面我们会聚焦于其中的几个主题，特别是种族和民族、性别、性取向、宗教、能力、留学生身份以及其他督导文献中强调的一些因素。还包括关于政治认同这个多元化问题的一个简要讨论。除此以外的其他范畴在督导文献中并未得到很多关注，但我们无意于弱化它们的重要性。

督导的多元文化胜任力：种族和民族

对督导师而言，跨种族的督导互动过程尤其富有挑战性（Ladany, Friedlander, & Nelson, 2005）。例如，一项关于督导师在跨种族督导中提供有难度反馈的体验研究中，Burkard, Knox, Clarke, Phelps, and Inman（2014）发现，"文化胜任力的不足对督导关系以及督导过程均产生巨大的影响"（p. 314）。聚焦于被督导者在督导中有关种族的感知方面的研究（Burkard et al., 2006; Constantine & Sue, 2007; Cook & Helms, 1988; Fukuyama, 1994; Gatmon et al., 2001; Hilton, Russell, & Salmi, 1995; Kleintjes & Swartz, 1996; Vander Kolk, 1974）也提供了很多重要的指导意义。有色人种被督导者报告感觉易受伤害，尤其是遇到白人督导师时。有色人种被督导者会持谨慎态度（Cook & Helms, 1988），他们报告担心不被尊重（Kleintjes & Swartz, 1996; Vander Kolk, 1974）或遭遇文化上的漠视（Constantine & Sue, 2007）。

Constantine 和 Sue 的研究中非常值得注意的一个发现是，黑人被督导者体验到白人督导师不愿意对他们提供严肃认真的反馈是对他们的一种微攻击。被督导者预期到来自督导师的"做也不对、不做也不对"的悖论反应，对此 Constantine 和 Sue（2007）指出，当督导师持保留态度并且向被督导者传递"这种反馈是受到种族的影响或与种族成员一脉相承"（p.149）的含义，"这种行为背后的心理过程或问题，就可称为……种族主义"（p.149）。这些研究结果都强调了文化胜任力中种族这一维度的重要性。

Cook 和 Helms（1988）发现，对有色人种被督导者来说，感觉到督导师喜欢他们比督导师本人的种族对督导满意度的影响要重要得多。类似的，Goode-Cross（2011）也发现，黑人督导师会感觉"与黑人被督导者更为亲近、报告在督导中更加频繁地讨论种族问题、并感到黑人被督导者面对黑人督导师更有安全感"（p.73）。Fukuyama（1994）同时发现，有色人种被督导者报告与白人督导师的工作中积极的重要事件多于消极事件，并且与这种积极的督导体验相关的因素为督导师的开放、支持以及文化敏感性的督导风格。

当同时对有色人种和白人被督导者进行调查时，结果会愈加复杂。Burkar 等人（2006）报告，有色人种和白人被督导者都发现有时督导师对文化现象不敏感，无论被督导者的肤色如何。被督导者认为文化敏感性高的督导对他们自身、督导关系以及来访者的咨询效果（如，来访者得益于对文化敏感的咨询）都有很大的益处。

然而，有色人种被督导者的确比白人被督导者（与有色人种督导师工作）更多报告出文化不敏感的督导体验。有色人种被督导者也报告在文化不敏感的督导中受到更大伤害，他们更不愿意在发生这些经历后向督导师进行自我暴露。应该注意到，这些体验到文化不敏感督导的有色人种被督导者有很大可能在此之前曾有过与督导师关系紧张的经历。这些发现都支持了多元文化督导应以良好的工作联盟为重要基础。

另外还有两项研究主要是从被督导者的感受来看种族在督导中所扮演的角色，其结果有些互相不一致。Hilton 等人（1995）调查了督导师支持以及种族这两个变量对咨询师焦虑、感知到的工作表现、满意度以及对督导关系的感受的交互作用。所有被督导者都是白人，督导师包括白人和非裔美国人。结果表明，督导师支持这一变量具有显著的主效应，但督导师的种族对结果没有显著影响。Gatmon 等人（2001）探索了关于文化主题（包括性别、民族和性取向）的讨论对督导工作联盟和督导满意度的影响作用，发现只有关于民族差异及相似性的讨论显著增强了工作联盟，但对督导满意度没有影响。有趣的是，将督导师与被督导者的所有文化变量进行匹配之后，并不能改善工作联盟或提高满意度。我们需要强调的是，该研究中关于文化主题的讨论频率总体来说还是比较低的，因此作者同意 Constantine（1997）的观点。

鉴于督导关系的重要性，Duan 和 Roehlke（2001）发现，（1）被督导者在文化和种族问题上比督导师更敏感，（2）督导师报告的在多元文化督导中付出的努力大于被督导者感受到的程度，（3）督导满意度与被督导者的自我暴露以及关系双方感受到来自对方的积极态度相联系。Hird、Tao 和 Gloria（2004）报告，少

数种族 – 民族（racial-ethnic minority，REM）督导师拥有更宽阔的文化视角以及更有可能与 REM 被督导者和白人被督导者讨论文化相关主题。相比之下，白人督导师则更侧重于语言、种族认同、性取向、宗教等主题，而且当被督导者来自不同种族时更有可能谈到这些话题。汇总起来看，这些研究似乎支持这样的观点，即部分督导师也许并未在督导中履行明确讨论多元文化问题的责任（参见，Constantine，1997; Ellis et al., 2014; Ford & Britton, 2002）。

　　大多数的跨种族研究都集中于满意度和关系的变量，有关种族差别对督导其他方面的影响则了解很少。在 Chung, Marshall 和 Gordon（2001）的研究中，要求白人和黑人督导师对假设的被督导者进行评价，这些被督导者在种族和性别方面与督导师相同或不同。Chung 等人发现，种族主效应不存在，此外他们还发现男性督导师对女性被督导者的积极评价较少。上述研究关于种族与其他因素交互效应的结果，对于理解多元文化督导的复杂性非常重要。

种族认同发展

　　种族认同在前面讨论的几种认同中是尤为突出的一个问题。Helms 和 Piper（1994）断言，种族认同在个人自我概念中所占的比例是最大的。种族认同的重要性在于，当两个人进行互动时，每一个人都带着自己的种族认同与对方进行交流。从实际情况来看，种族认同比种族本身对督导互动过程及督导的效果产生的影响更大（如，Jernigan et al., 2010; Ladany, Brittan-Powell, & Pannu, 1997）。

　　大部分的相关理论与研究都采用了 Cross（1971, 1995）关于种族认同的概念。基于 Cross 概念模型而衍生的其他模型也引起了研究者的注意（如，Vandiver, Fhagen-Smith, Cokley, Cross, & Worrell, 2001），其中 Helms（1995）是最受瞩目的。下面我们就主要介绍 Helms 于 1995 年提出的这个模型。

　　Alvarez 和 Helms（2001）观察到，"种族认同图式就像一个认知和情感的过滤器，个体用它来加工他所接触的种族相关信息并整合进个体的总体认同中"（p.218）。图 6.2 描绘了这些不同的图式发展阶段。并不是所有人都必须要经历图中的每一个发展阶段。通常认为，一个人的认同发展开始于对主流文化价值观和规范的偏好以及对相同性的假设（Conformity，一致）。之后，一个种族歧视事件的发生将对个体造成巨大冲击，使之进入一个对种族突显性的重新思考和怀疑阶段（Dissonance，不协调），由此产生对自己的种族 / 民族群体的种族中心主义（Immersion/Emersion，浸没 / 浮出），接下来就能对自己的种族认同建立充分的安全感，有能力质疑他人对自己的刻板抵触态度（Internalization Status，内化状态）。最终，有色人种个体完成所有这些发展阶段到达终点——同时具备对自身种族认同的安全感以及对一切形式压制的敏感性，并对主流文化中的建设性成分持开放的态度（Integrative Awareness，整合性觉察）。

　　我们每个人都有种族认同。Helms 的模型为白种人（高加索人）提供了一个重要的理论途径，以更好地理解有色人种的种族认同发展过程。然而，尽管社会对有色人种的种族主义的觉察有所改变，白种人依然占据了主流群体的特权地位，并且常常突显其自身的种族认同。

白种人种族认同的发展过程是从意识到自己不拥有某种社会特权开始的，然后会对自己在维持这种不平等状态中的角色进行诚实的自我检查，最后发展出一种平衡的认同观——对面向所有群体的社会公正的自我觉察和承诺。（Ponterotto, Utsey, & Pederson, 2006, p. 89）

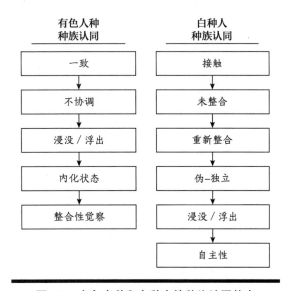

图6.2　有色人种和白种人的种族认同状态
（Helms, 1995）

Ponterotto 等人（2006）对有关白种人种族认同发展的几个模型（如，Hardiman, 1982; LaFleur, Rowe, & Leach, 2002; Ponterotto, 1988）进行了很好的总结，但是为了与我们已经总结的有色人种种族认同模型进行平行对比，我们采用了 Helms（1995）的模型。该模型的基本假设是，白种人起初对自己的种族主义倾向是没有觉察的并且显然是具有种族主义的（接触），但是当他们逐步觉察到自己的种族主义

以及由此而引起的道德两难困境时，他们的内心冲突开始增加（未整合）。然后，他们会用这种新的觉察去重新体验更大的不舒服（重新整合），从而进入一个新的阶段，即对种族的理智上的理解并寻求与自己相似的有色人种接触（伪-独立）。最终，他们将直接面质自己的白人特权，在对自己的种族认同的探索中将情感层面纳入进来（浸没／浮出），对种族的现实感受更加能够接纳，并承诺要为摒弃白人特权而努力（自主性）。

督导中的种族认同

有一系列很重要的研究采用了种族认同模型来评估督导师-被督导者的互动交流及其影响（Atkinson, Morten, & Sue, 1998; Cook, 1994; Jernigan et al., 2010）。Fong 和 Lease（1997）指出，如果督导师的种族认同水平低于浸没／浮出阶段，他们开展多元文化督导的能力会有问题。此外，Chang、Hays 和 Shoffner（2003）在 Cook（1994）关于督导的理解基础上，根据白人督导师与有色人种被督导者关系中的种族认同发展情况（见图6.2），将督导关系划分为退步、平行和进步三种类型。

- 在退步的种族认同关系中，被督导者在种族认同连续轴上至少比督导师领先一个阶段。
- 在平行的种族认同关系中，被督导者与督导师在种族认同连续轴上处于同一个阶段。
- 在进步的种族认同关系中，督导师在种族认同连续轴上至少比被督导者领先一个阶段。

Ladany、Brittan-Powell 和 Pannu（1997）发现，虽然督导师与被督导者的种族匹配并没有对工作联盟产生影响，但是种族认同上的相似性在某些情况下是具有预见性的。具体地说，那些具有更高的种族认同态度相似性的督导双方组合（平行－高互动）其督导工作联盟最为牢固；他们同时还表现出彼此喜欢和相互信任。进步型的互动关系（例如，督导师比被督导者具有更高的种族认同发展水平）是排在第二的积极互动关系。作者推测，在这种督导关系中，督导师能够给被督导者提供既安全又具挑战性的督导环境，从而有利于督导关系的良好发展。退步型的互动关系（被督导者的种族认同发展水平比督导师更高）预示了最脆弱的督导联盟。最后，研究发现，平行－高互动和进步型的互动关系都与被督导者感知到的督导师对于多元文化发展的影响作用存在显著相关。

Bhat 和 Davis（2007）之后也发现，平行－高互动的督导关系具有最牢固的工作联盟。但是，该项研究中工作联盟最弱的组是平行－低互动关系组，而不是退步型互动关系。作者推测，退步型互动关系的督导师可能"人为抬高了"（p. 89）对工作联盟的评价。最后一点，与其他研究类似，种族变量本身并不是一个重要的影响因素。

Ladany、Inman、Constantine 和 Hofheinz（1997）发现，无论被督导者是白种人还是有色人种，其种族认同发展都与自我报告的多元文化胜任力存在相关关系。具体来说，处于伪－独立阶段的白人被督导者和处于不协调及整合性觉察阶段的少数种族被督导者报告出较

高水平的多元文化胜任能力。根据不协调和伪－独立阶段的定义，这两种种族认同发展水平与感知到的多元文化胜任能力互相联系，这一结果让人感到不太舒服。另外 Ladany、Inman、Constantine 和 Hofheinz（1997）发现，被督导者所感知的胜任力并不与其多元文化的个案概念化能力具有相关关系。不过他们确实发现，督导师的干预提升了被督导者在个案概念化中考虑文化相关信息的能力。

Constantine、Warren 和 Miville（2005）在这一方向上的后续研究中，探查了白人督导双方的种族认同发展对自我报告的多元文化胜任力的影响。结果发现，进步型和平行－高互动这两种督导关系中，被督导者报告的多元文化咨询胜任力和多元文化个案概念化能力评分都高于平行－低互动类型。令人担忧的是，他们发现平行－低互动类型的比率有 18%。

由于多数跨种族督导中都涉及白人督导师，同时由于督导师在关系中所拥有的权力，因此，督导主要有赖于督导师在跨种族互动方面的高超能力所驱动。只有当助人行业要求督导师必须证明自己达到足够的种族认同发展水平以作为担任督导师角色的先决条件时，这个行业才可以声称胜任的多元文化督导已成为行业常规（Bernard, 1994a）。

种族差异

在一个相对比较少见的跨种族研究中，Haj-Yahia 和 Roer-Strier（1999）报告了在以色列来自阿拉伯被督导者与犹太督导师一起工作的两个样本的结果。研究结果显示，被督导者在适应文化差异方面的可能性要比督导师大得多。督导师当中只有 15% 的人感到督导关

系的困难可能源于自己所督导的学生"来自在一个复杂的社会政治环境下的不同文化背景"（p.27）。对比之下，所有的阿拉伯学生都能够至少回忆起一次他们与督导师之间的文化误解。双方遇到的困难包括：对于督导进程的不同期望，督导师对阿拉伯学生的文化规范和价值观缺乏了解，在关于来访者的问题的认知上存在分歧，以及不同的沟通风格（例如，督导师指出学生们不愿"畅所欲言"）。被督导者提到最多的问题是围绕文化差异的相关主题。然而令人惊讶的是，作者报告，"督导师当中几乎没有人联系到与此相关的方面，而且他们中只有一位表示她有兴趣学习更多的阿拉伯文化规范"（p.28）。

最后，不管这个研究揭示了多少的困难，大多数阿拉伯被督导者倾向于接受那些他们描绘为"更加开放和自由，善于表达情感和更具职业化素质"的犹太督导师（p.31）。这个研究是一个极好的例子，反映出影响督导关系的众多相互竞争和复杂的变量，而不是仅有文化差异的因素。

督导的多元文化胜任力：性别

一个从未被回答的最大的问题，也是我研究女性灵魂30年依然无法回答的问题，就是"女性究竟想要什么？"（Freud, 写给 Marie Bonaparte 的信；Jones, 1955, p.421）

弗洛伊德的提问强调了存在于两性间理解中的挑战。正如我们在本章讨论的其他多元文化问题一样，要在督导中胜任地处理好性别相关问题需要注意到刻板印象、偏见、权力和特

权等的影响（可参见，Walker, Ladany, & Pate-Carolan, 2007）。

女性为争取平等权利、教育与就业、生育权以及普遍的公平对待已经历了长期的斗争。尽管女性的状况在很多方面正在进行改善，但这个过程在不同国家间存在差异；即使在那些女性状况记录最好的国家，女性依然在同等的工作中收入低于男性、遭受性的客体化（如，Szymanski, Carr, & Moffitt, 2010）并为她们受到的压制而付出心理代价。男性同样也由于固守性别角色行为的期望而付出心理代价（O'Neil, 2008）。

毫不奇怪，性别对督导过程及其结果均有着重要的影响作用（Hindes & Andrews, 2011）。被督导者报告主要存在4种类型的性别相关事件（gender-related events, GREs）：性别歧视，性别认同互动，浪漫情感吸引，以及无益的权力动力关系。性别歧视以及更具剥削性的性行为不端构成了伤害性的督导（Ellis et al., 2014）。因此，与种族和民族问题的处理方法类似，被督导者和督导师在开始督导关系之前，都应该花一些时间和精力共同讨论双方的性别认同以及与性别有关的假设。他们同样也需要开放地探讨性别对自己在关系中（包括与来访者的关系）的影响（Nelson, 1991; Stevens-Smith, 1995）。

性别相关的问题对督导三方关系——督导师、被督导者以及来访者均有影响。在历史上，大部分治疗师和督导师（至少在咨询、心理学和精神病学行业）都是男性。从20世纪80年代中期以后这种局势发生逆转，截至2015年，心理学本科毕业生中大约3/4为女性

（Cope, Michalski, & Fowler, 2016）。由此，越来越多的督导双方关系模式是女性 – 女性，虽然资深督导师中绝大多数为男性。

与性别有关的督导困境可包括以下类型。

- 一名女性被督导者认为她的男性督导师不会严肃认真地对待她。
- 一位男性督导师发现，相比女性被督导者，他更容易评价他的男性被督导者的优势。
- 一位女性督导师对她的男性被督导者反馈说，他正以一种大男子主义的方式对待他的女性来访者，这位被督导者感到受到女性督导师和来访者的联合攻击。

以上这些只是在督导过程中围绕性别问题的一小部分复杂情况。在督导文献中似乎总是一致地出现的主题包括：女性和男性督导师与被督导者所发出的不同呼声，男性与女性督导师的差别，性别作为一个变量对评价和满意度的影响，根据督导师或被督导者的性别而发生权力的不同分配和使用方式。在可能的范围里，我们将分别讨论这些主题。

下面我们将从几个不同的角度来探讨性别问题，但是我们不在此讨论第 11 章里所涉及的问题，如明显的大男子主义、性骚扰和性侵犯。这些对权力的滥用完全不同于那些合法（出于无知）的基于性别的文化差异，它实际上属于一种督导过程中的变态行为（Bernard, 1994a）。

不同的音调

Gilligan（1982）使用"音调"的比喻指出女性和男性在社会化的过程中形成了不同的人际关系互动模式；女性会选择关怀的音调，重点强调"爱与被爱，倾听和被倾听，反应和被反应"（Brown & Gilligan, 1990, p.8），而男性选择公正的音调，重点强调"平等的视角，互惠互利，以及人与人之间的公平"（p.8）。在 20 世纪 90 年代期间，关于这种不同音调的观点产生了大量的争论，一些学者推进 Gilligan 的观点（如，Twokey & Volker, 1993），另一些学者则警告，这种认为男性督导师及被督导者总是固定地从一种特定音调出发的观点可能存在错误（Bernstein, 1993; Ellis & Robbins, 1993; Osterberg, 1996）。更为复杂的情况是，Ault-Riche（1988）发现，有能力的女性督导师无论她们发出何种音调都经常被误解。"那些主要表现出关爱和培育行为的督导师会被贬低为思维不够清晰，而那些主要表现为任务取向的督导师又被体验为危险的"（p.188）。

男性与女性督导师之间的差异

有些人认为女性督导师可能比男性督导师更容易与被督导者形成类似于治疗的关系（Watson, 1993），或能更用心地听取被督导者的反馈（Reid, McDaniel, Donaldson, & Tollers, 1987）。这种假设并没有得到研究证实。虽然，Heru, Strong, Price, and Recupero（2004, 2006）的确发现，不同性别的督导师和被督导者在面对边界协商、讨论与性有关的话题以及督导中的自我暴露等方面所感受到的舒适水平是不同的。在所有情况中，女性都比男性要更加保守。

Granello（1996）调查了可应用于督导的有关性别的理论及实证研究文献，指出男性在社会化过程中并没有被培养成倾听者

（Hotelling & Forrest, 1985）；当男性处于权力位置时，他们在对话中的反应会发生变化，而女性则不会（Sagrestano, 1992）；关系中的权力一般来说比性别本身更能预测谈话的总量或打断谈话的次数（Kollock, Blumstein, & Schwartz, 1985）。在一项对现实督导关系的研究中，Sells 等人（1997）发现女性督导师比男性督导师更聚焦于关系，而男性督导师与男性被督导者工作时则花更多的时间在聚焦任务的互动上。

性别作为一个变量对被督导者和督导师的评价及满意度的影响

督导师与被督导者的性别会影响他们彼此对对方的知觉以及督导过程。尤其重要的是，性别变量会潜在地影响督导师对被督导者胜任力的评价、被督导者对督导师的评价以及被督导者的满意度。

督导师对被督导者胜任力的评价。我们在前面报告过，Chung 等人（2001）发现男性督导师对于假设的女性被督导者做出更消极的评价，而当假设被督导者为男性时则评价更为积极。然而，当要求督导师报告他们对真实被督导者的评价时，无论 Goodyear（1990）还是 Sells 等人（1997）都没有发现充分的证据表明督导师对被督导者的评价因性别而存在差异。

但是，被督导者也需要进行自我评价，有两项关于被督导者自我评价中的性别差异的研究所得到的结果并不一致。Warburton、Newberry 和 Alexander（1989）发现，女性被督导者倾向于低估自己的成就，而男性正好相反。Goodyear（1990）则发现，被督导者的胜任力自我评价不存在性别差异。这说明该领域值得引起进一步的研究关注。

被督导者对督导师的评价。Anderson、Schlossberg 和 Rigazio-DiGilio（2000）发现，当要求婚姻和家庭治疗师们报告最好的督导体验时，不同性别的督导师之间并没有显著差异。但是，他们报告的最坏的体验所涉及的督导师中男性几乎占到 2/3。由于被督导者大多数为女性，因此这一研究结果并不完善——但值得引起深思。还有一项研究（Mangione, Mears, Vincent, & Hawes, 2011）调查了 8 对督导关系的体验，其中女性被督导者接受来自知名的女性心理学家督导师的督导，研究发现她们的互动关系中有很多重要的主题，包括合作、反映性、真诚以及对权力差异的关注。

被督导者的满意度。研究者试图弄清楚，如果可以选择，被督导者是否更倾向于跟同性别的督导师一起工作，这方面的研究结果是不一致的（McCarthy, Kulakowski, & Kenfield, 1994）。Jordan（2006）发现性别匹配对被督导者并不重要，但 Behling、Curtis 和 Foster（1988）发现女性-女性的配对方式对督导的满意度最高，督导中最消极的组合形式是女性被督导者与男性督导师配对。Worthington 和 Stern（1985）发现最亲近的关系是男性-男性配对，而 Wester、Vogel 和 Archer（2004）却发现男性-男性组合时督导工作联盟是最差的。Thyer、Sowers-Hoag 和 Love（1988）的结果支持同性别配对时对督导的评价最高。总之，性别对督导的影响方式似乎是错综复杂的，还有待更多的研究（Barnes & Bernard, 2003; Nelson, 1991）。

督导师的权力

正如我们在第 5 章中讨论的，社会的或人际的权力是督导中的一个非常关键的因素。权力，或者说能够影响他人行为的能力，在性别关系中同样具有重要作用。这两者的结合使得它成为督导关系中必须要涉及的一个重要变量（Turner，1993；Watson，1993）。Ryde（2000）观察到三种类型的督导师权力：（1）来自一个人的个人特质；（2）来自督导师的角色；（3）来自历史文化关系。性别关系中的权力属于第三种类型。

Nelson 和 Holloway（1990）提供了对于督导中权力操纵的信息和相互作用模式的一种极有启发意义的观点。利用所有可能的性别和角色组合，研究者发现，男性和女性督导师都更有可能激励男性被督导者关于权力的假设；更进一步，女性被督导者明显地比男性被督导者更经常地顺从于督导师的权力。Granello、Beamish 和 Davis（1997）也得到了相似的结果。平均来说，督导师向男性被督导者征求意见的次数是对女性被督导者同类行为的两倍多，而女性被督导者更经常地被告知应该做什么。无论督导师是男性还是女性，情况都是一样的。更进一步说，这种模式并不随时间而改变。"由于在整个过程中很少得到外在的指导，男性被督导者受到了激励，通过自己进行更多的决策从而发展出健康的内在督导师。但是，提供给女性被督导者的督导体验却不能使他们产生自然的发展进程"（p.313）。

在一项随访研究中，Granello（2003）再次发现，无论督导师为何种性别，男性被督导者比女性被督导者更多地被问到他们自己的观点并得到更多的建议，并且年纪大的男性被督导者和年纪大的女性被督导者之间的差异最为显著。但是，这项研究中一个预料之外的发现是，女性被督导者提出的观点更经常地被督导师所接受并对此进行建构。可能是从直觉上，督导师开始感觉男性被督导者有能力自己照料自己，而女性被督导者需要更多的鼓励。

在另一个类似的研究中，Sells 等人（1997）报告，当督导师为男性时，对于督导结构的影响就会被归功于督导师；而当督导师为女性时，同样的影响结果则经常被归功于被督导者。Goodyear 和 McCormick（2000）的研究也验证了这一结果。

最后，在一个对于婚姻和家庭治疗被督导者的研究中，Moorhouse 和 Carr（2002）发现，督导师的合作性行为（例如，更多磋商性的而不是指导性的）在男性督导男性时达到最高，在男性督导女性时达到最低，该结果表明了督导师给予男性被督导者的差异（偏好）态度。相反，Miller 和 Ivey（2006）发现，男性和女性被督导者都认为男性婚姻与家庭治疗督导师更具亲和力。研究者推测，男性督导师可能因其亲和行为而占优势，然而女性督导师则不享有这种优势，相反，她们会因为任何形式的非亲和行为而遭到贬低。

督导的多元文化胜任力：性少数群体的地位

在督导师与被督导者的互动中，性少数群体的地位是一个重要的问题（Luke & Goodrich, 2012）。例如，Burkard、Knox、Hess 和 Schultz（2009）请女同性恋、男同性恋以及双性恋（lesbian, gay, and bisexual，LGB）被督导者报告在督导中他们受到的肯定的与不肯定的事件。被督导者报告，肯定的事件使他们感到被支持，并且他们认为对自身、对来访者以及督导关系都具有积极的影响。反之，他们认为不肯定的事件来自督导师的认知偏差且具有消极影响。

尽管已有一些实证研究结果表明，女同性恋、男同性恋、双性恋以及变性人（lesbian, gay, bisexual, transgender，LGBT）被督导者在督导过程中受到歧视（Messinger, 2004, 2007; Pilkington & Cantor, 1996），可利用的有关性少数群体督导文献大部分依旧是理论性的或是轶闻性的内容（如，Bruss, Brack, Brack, Glickauf-Hughes, & O'Leary, 1997; Buhrke, 1989; Buhrke & Douce, 1991; Gautney, 1994; Halpert & Pfaller, 2001; Pfohl, 2004; Russell & Greenhouse, 1997; Schrag, 1994; Woolley, 1991）。Bruss 等人（1997）建议督导师要明确他们对于与 LGBT 来访者工作的被督导者的期望——例如，被督导者需要接受性取向认同发展方面的知识教育，并使他们为讨论自己的情感和性取向假设做好准备。Bruss 等人还将督导师的自我觉察作为围绕性少数群体问题的督导的第三个"基础"。

Pfohl（2004）、Russell 和 Greenhouse（1997）以及 Schrag（1994）讨论道，督导师与被督导者或许都有意地不在督导中讨论性取向的问题，回避这个话题或假装它不是问题。他们指出，这种回避性相关问题的共谋不仅会影响督导关系，也会影响被督导者与其来访者的治疗关系。例如，Schrag 观察到，当督导师对于性的多元化持有一种积极的观点时，督导师就可能成为被督导者的一个重要的角色榜样，无论是男同性恋还是非男同性恋。更进一步，如果督导师能够采取这样一个姿态，那么 LGBT 被督导者更可能在督导师面前暴露自己的内心。正如 Schrag（1994）所说的，"我的开放性示范了一种方法，使得我们可以从羞耻转向自我力量，从虐待转向同情，从保守秘密转向关怀自己，这些是所有的治疗者应该获得的重要品质"（p.7）。与此类似，一个在督导中被淘汰的女同性恋被督导者，但她从未接受过专门针对其性取向的督导，现在对她和督导师之间对此问题的沉默感到后悔并提出以下呼吁。

我将要提出的建议是严格地从一名女性同性恋被督导者的角度向督导师提出的：将这个问题提出来。谈论它。无论你的被督导者或她的来访者是异性恋者还是同性恋者，性取向的问题是一个如果你不主动去注意它就会被忽视的一个相当重要的问题。承担这种责任，因为你所要承担的风险可能比你的被督导者更小。而且如果你的被督导者是男同性恋或者女同性恋，相信我，他们已经在思考这个问题了。（Gautney, 1994, p.7）

上述关注得到了 Messinger（2004, 2007）的研究支持，他们收集了男同性恋和女同性恋社会工作专业学生在田野工作站点与异性恋督导师的互动体验，归纳出 12 个主题。其中，最突出的一个主题是田野站点的恐同态度以及总体上的一种焦虑或缺乏安全感。学生们报告说，工作站点对他们作为同性恋群体的态度表现颇具挑战性，这明显不同于他们在训练项目中的体验。该研究中的部分学生还同意Messinger（2007）去接触工作站点的督导师，以确认督导师与学生的知觉之间的一致性。调查结果表明，督导师比学生有更大可能性认为工作站点是"同性恋友好"的，较少可能认为学生因为性取向而有不好的体验。然而重要的是，那些能够就性取向问题进行开放、坦诚的对话的学生及督导师，他们的报告结果则是一致的。开放和尊重的沟通再一次被证明是成功督导的标志。

与应对种族与性别问题一样，督导师也应该了解现有的性少数群体认同的理论模型。Cass（1979，1984）在这个领域做了一些基础工作。McCarn 和 Fassinger（1996）的这篇文章里，对后续的一些模型进行了回顾和评论，并特别聚焦于女同性恋的认同发展，总结出一个他们自己的女同性恋认同发展模型。我们也很关注 Worthington、Savoy、Dillon 和 Vernaglia 的（2002）的异性恋认同发展模型。性取向认同发展模型与白人种族认同发展模型虽然并不是完全平行的，但是两者的相似之处在于，它们都涉及对压制（这正是同性恋恐惧的功能）的意识增强。

督导的多元文化胜任力：宗教与灵性

宗教是人们可选择的少数认同之一。但是，这也是心理健康工作者与他们服务的来访者之间经常存在差异的一个领域。例如，心理学家常常被发现其宗教信仰比例显著低于所服务的外行工作对象，并且较不可能笃信"上帝真的存在"（Delaney, Miller, & Bisonó, 2007）。尽管如此，在 Delaney 等人的研究中，大多数

（82%）心理学家肯定了宗教与心理健康之间的积极联系，有更高比例（87%）的人报告他们提供给来访者的治疗中至少有的时候与宗教是有关系的。

督导师应该确保，无论具有强烈信仰系统的来访者还是被督导者都不会遭遇对其世界观不友好的咨询环境（Bishop, Avila-Juarbe, & Thumme, 2003）。同样，训练项目也应该涉及精神层面及其对助人行业的重要性（如，Bava, Burchard, Ichihashi, Irani, & Zunker, 2002; Brawer, Handal, Fabricatore, Roberts, & Wajda-Johnston, 2002; Prest, Russel, & D'Souza, 1999）。不过，McNeil、Pavkov、Hecker 和 Killmer（2012）发现，他们所调查的受训者中，超过80%的人报告并没有接受过关于宗教或灵性的课程，并且几乎有50%的人想要更多地了解这方面的内容。这些发现支持了宗教与灵性的重要性，这也是一个与文化相关的兴趣主题（Berkel, Constantine, & Olson, 2007）。

Gilliam 和 Armstrong（2012）对 373 名临床医生（其中督导师、咨询师和实习生各占 1/3）进行了督导中的精神议题量表（Spirituality Issues in Supervision Scale，SISS）的调查。结果发现，在临床督导中，与精神层面有关的议题并不是经常被考虑到。

在三个基督教临床心理学项目中，Walker、Gorsuch、Tan 和 Otis（2008）发现，受训者个人的宗教信仰水平并不能预测他们在实践中对宗教的关注程度（例如，对罪过的面质、使用宗教语言、祈祷等）。然而，曾经接受过有关宗教的应用特定指导是具有预测作用的。对于那些想要在明确的宗教训练项目结构

之外开展实践的被督导者来说，情况可能有所不同。例如 Gubi（2007）就报告，英国的被督导者不愿意向他们的督导师报告自己对来访者使用了祈祷，因为害怕会失去尊重、信誉，甚至受到指责。有趣的是，这似乎是被督导者向督导师隐瞒信息的一种额外的类型（如，Ladany, Hill, Corbett, & Nutt, 1996）。

Thorell（2003）发现，督导师比被督导者有更大可能性拥有与精神层面相关的知识，这是与多元文化领域其他方面（如种族）的一种相反情况。而且，督导师也比被督导者报告更多的在督导中讨论精神层面的话题（Rosen-Galvin, 2005）。Rosen-Galvin 还发现，被督导者讨论精神层面话题（如，缺乏安全感）的障碍与他们报告的讨论其他形式多元文化问题的困难是类似的。

部分文献为希望在督导中涉及宗教和灵性话题的督导师提供了一些建议。Shafranske（2016）建议采用胜任力模型中的有关条目，即"开展对病人的宗教、精神信仰、价值和承诺具有敏感性的心理治疗所需的知识、技能和态度"（p. 18）。Shaw、Bayne 和 Lorelle（2012）则建议采用一种结构主义观点，强调文化、自我觉察以及精神发展。Frame（2001）的提议是在督导中使用家谱图以追踪家族的精神发展历史。Polanski（2003）应用了 Bernard（1979, 1997）的区辨模型来与那些在咨询中涉及精神层面的被督导者进行工作。Aten 和 Hernandez（2004）建议采用 Stoltenberg（1981）的模型来追踪被督导者的精神层面发展水平。

宗教信仰与 LGBT 接纳态度

督导师有的时候必须帮助被督导者在宗教信仰与 LGBT 接纳态度的专业期望发生冲突时进行权衡和妥协。这类冲突如果未能妥善解决，被督导者在帮助来访者的相关问题时就会感到特别困难，比如需要解决宗教信仰与性认同之间的冲突（Schuck &Liddle, 2001），或者因宗教理念而表现出对同性恋的恐惧（Eriksen, Marston, & Korte, 2002）。

督导师所面临的一个更加有问题的情境是，被督导者的刻板或保守的宗教信仰表现为同性恋恐惧的态度（参见，Balkin, Schlosser, & Levitt, 2009）或者甚至是行为（比如，抵触与性少数来访者工作）。APA 教育事务工作组在关于"本科生教育的多元化训练规范"（2015）中指出，"受训者在接受培训期间没有理由期待可以不接受指派给他们的任何特定范畴的潜在来访者/病人"（p.270）。该工作组同时也建议需要通过发展性的途径帮助受训者应对"来自原有信念或价值观的紧张冲突，提供教学上的支持和足够的时间，使他们能够理解和整合专业行为的标准"（p.269）。我们会在第 11 章讨论道德冲突时再次涉及这个话题。

在谈到很多心理健康工作者对于保守的或宗教激进主义的谨慎态度时，Campbell 和 Kim（2015）建议督导师应努力做到"文化谦逊"（可参见，Hook, Davis, Owen, & DeBlaere, 2017; Hook et al, 2016）。Hook 等人（2017）指出，文化谦逊包含了个人内在（如对他人的反馈保持开放态度）和人际交往（如对他人的文化信念和价值观保持开放和好奇心）两个方面。文化谦逊的两个方面都具有积极的效果，有利于促进被督导者的信任与合作。

督导的多元文化胜任力：国际学生

在这个全球化时代，越来越多的学生跨出国门去国际上接受心理健康专业训练。有些情况下，语言及文化差异的问题就会十分突出。

Killian（2001）收集了对督导过国际学生的督导师的访谈记录。一名俄罗斯男性被督导者这样解释他在美国作为一个国际被督导者的感受：

我感到有时他们根本不知道应该怎样对待我，就像他们无法知道怎样才能接近我。他们非常的谨慎。感觉上就好像他们必须多走一段弯路，而我则感觉自己像是他们的一个负担。我能够看出他们正在试图付出额外的努力。我不禁要想：他们一定更愿意对一名美国学生进行督导，因为那样事情就容易多了。（pp.74–75）

Nilsson 和 Anderson（2004）对一个国际性心理学博士生的样本研究发现，对美国文化的低融入水平与较低的督导工作联盟、较少的咨询自我效能以及更多的角色模糊存在显著相关。或许可以理解，对美国文化适应较低的学生报告在督导中更多地讨论文化相关的问题（Nilsson & Dodds, 2006）。在这个样本中，Nilsson 和 Dodds 发现，经过这样的讨论，学生对督导的满意度增强了，并且评价他们的督导师在多样性有关的问题上更具敏感性。例外的情况是，如果国际学生（美国被督导者也同样）在文化方面的知识比督导师更多，那么对督导师的满意度和敬重是下降的。

Mori、Inman 和 Caskie（2009）发现，被督导者对督导师多元文化胜任力的评估对国际学生的督导满意度产生了直接和间接的影响。直接的影响表现为，较低的文化适应水平但有较多的文化讨论将导致更高的督导满意度。间接的影响表现为，文化讨论作为中介因素，增强了督导师胜任力对被督导者满意度的影响。

Nilsson（2007）发现，学业自我效能较低的心理咨询国际学生在督导中有更多的文化讨论，这些被督导者比学业自我效能高的学生更加重视文化讨论的价值。另外，与其他多元文化研究相一致的是，对督导师评价更加积极的学生报告有更多的文化讨论。在另一项研究中，Kissil、Davey 和 Davey（2013）对美国的移民治疗师进行了调查。调查数据显示，他们的督导师的多元文化胜任力（通过被督导者的感知）可以预测被督导者的临床自我效能感。因此作者建议，"与移民治疗师工作的督导师应该在督导训练三方关系的任何一个部分都做到开放地讨论跨文化交流、权力和特权等问题，并关注其社会政治背景"（p.185）。

另一个可能的问题是，如果本国语言是国际学生的第二语言，对国际被督导者来说这个问题同样存在。语言问题除了增加督导师与被督导者工作的难度，也会影响来访者和其他人对待被督导者的方式。Yabusaki（2010）说，

我经常观察到口音浓重的人们被他人当作聋哑人或有认知障碍……（当我在一次团体督导中讨论到这样一个片段时）当我分享了美国的种族主义历史以及他们可能会因口音明显而遭遇种族歧视时，被督导者表现得非常吃惊。（p.5）

督导的多元文化胜任力：残疾学生

历史上，大部分有关对残疾人学生进行督导的研究文献都聚焦于根据《美国残疾人法案》（the Americans with Disabilities ACT，简称 ADA）的相关法律和法规问题（1990），美国联邦法院 1990 年通过了禁止残疾人歧视的法规，要求相关训练项目必须为残疾学生提供便利。受训者、督导师以及训练项目所需的这方面的资源是非常多的。例如，APA 出版的给残疾学生的资源指导手册（APA, 2011），Pope（n.d., 2005）所著的有关资源获得的主要阻碍，不少作者都为残疾学生提供了关于如何获得帮助的相关建议（如，Crewe, 1994; Vande Kemp, Chen, Erickson, & Friesen, 2003）。然而，直到最近，督导中关于残疾群体文化的角色才逐渐被认可（Andrews et al., 2013），残疾人的问题被纳入多元文化督导的考虑范围之内（如，Glosoff & Durham, 2010; Inman & DeBoer Kreider, 2013; Webber & Deroche, 2016）。

残疾人群体常常得不到准确的理解，人们总是同时以过度消极和过度积极的观点看待他们。Gill（2001）认为这种对残疾人自相矛盾的看法是"公众对残疾人的错误认知……根植于互相冲突的积极和消极情绪的混合感受中"（p.365）。Andrews 等人（2013）将这一现象称为"灾难化的感觉连续体"（p.239）。Wright（1983）描述为"扩散效应"，将残疾的影响看作比实际的更加扩大化，并成为对一个人最突出的特征描述。

在连续体的另一端，残疾人群体又常常被塑造为俗套的"光辉形象"，比如因完成日常活动如购物或上学而被称赞为"令人惊奇"的或"励志"的。诚然，这些日常活动对于部分残疾人来说的确具有挑战性，但是使用这些陈词滥调对受训者具有侮辱性，而且会让他们对训练的合理期望产生困惑。Andrews 等人（2013）观察到：

仅仅因为残疾人能早晨起床、走过校园、参加体育运动或找到一份工作就将其称赞为激励人心的，这是对"激励人心"概念的稀释，而且也是对残疾人个体的贬低。正是这种观念制造并维持了残疾人群体的低成就水平。（p.239）

总之，督导师应该从多元文化角度来看待残疾人群体。督导师不仅应该努力呼吁为他们提供现实的便利条件，而且也要鼓励、促进残疾人受训者的文化自我认同的发展与表达。表 6.1 为督导师提供了一系列建议。

督导的多元文化胜任力：政治多样性

很少有人会低估政治在一个人的文化和自我认同中所起的重要作用。然而，在督导背景中有关政治多样性的讨论几乎没有（Killian, 2001）。这也许是因为助人行业倾向于在政治立场上处于自由民主的一端（至少在美国），因此可能会假设在督导环境中的政治倾向都是一致的。例如，作者之一能回忆起在大学的课堂上和团体督导中发生的很多例子，一次大家公开地对保守党的观点及保守党政治家讲贬损的笑话，还有一次作者在应聘面试时被直接询问他的政治立场。类似的，在政治立场的另一端，作者之一记得有不少受训者告诉他，他们感到不得不在课堂上或督导师面前隐藏自己的

表 6.1　督导师与残疾人被督导者进行工作的建议汇总

督导师应该：

- 了解受训者、工作人员和来访者可使用的便利设施的范围及可能存在的主要障碍
- 常规询问每一名受训者，无论是否存在明显的残疾，是否需要提供便利条件以便能够完成他们的主要角色功能
- 对残疾学生进行督导时，不仅仅考虑法律和规范问题（如，无障碍设施等），同时也要考虑到残疾群体的多元文化问题，包括每名学生的文化自我认同与他/她的同伴及来访者的相互作用
- 与受训者进行恰当的对话，基于文献关于治疗师自我暴露的相关内容，讨论他们何时以及如何与来访者讨论他们的残疾方面
- 为受训者呼吁争取相关的便利条件，帮助他们应对因残疾带来的挑战及机遇
- 考虑如何运用技术提升督导的便利性
- 通过法律、规范及多元文化等方面为所有受训者提供关于残疾群体研究的文献资源

来源：Andrews et al.（2013）；APA（2011）；Pope（n.d., 2005）；Webber & Deroche（2016）.

保守主义政治观点。

督导文献刚刚开始认识到并探索这一主题。例如，Haj-Yahia 和 Roer-Strier（1999）指出，督导双方关系中互相冲突的政治观点可能会损害受训者"普遍的安全感和愉悦感"（p. 36）。类似的研究（Roer-Strier & Haj-Yahia, 1998）也发现，受训者可能会对自己与督导师之间潜在的政治冲突感到紧张，并建议督导师应接受有关如何处理政治多样性的训练。

Baum（2013）的研究同样也是关注政治冲突的问题，研究内容是以色列犹太人社会工作督导师与以色列阿拉伯人受训者进行工作的体验与认识。她发现督导师经常对他们与被督导者之间的政治差异（以及被督导者与来访者的政治差异）体验到"无助和困惑"，这种感受"阻碍了以色列阿拉伯学生的专业发展，也对督导产生损害作用"（p.158）。作者总结说，"督导师不愿意讨论（有的情况下甚至不许讨论）有关国家认同的差异，这意味着关于政治冲突的整个话题都被排除在督导过程之外……排斥冲突就意味着排斥一个与学生和督导师都有关的重要现实问题"（p.159）。

有关这个领域的研究才刚刚起步。然而，正当我们写作这个话题时，美国的政治气氛似乎变得趋向于更多分歧和矛盾。因此，督导师应充分考虑被督导者的政治多样性，努力创造一种包容的文化氛围，承认政治文化差异，认识到政治认同对受训者体验和发展的影响（Baum, 2013; Shamai & Bohem, 2001）。

多元文化督导的培训、评估和研究

自 Sue 等人（1992）的开创性文章之后，多元文化的培训已经被纳入胜任力模型。最近出现了一种趋势，希望能采用一种特定的标准来指导多元文化督导中所提供的培训以及

对受训者的评估（如，Cohen-Filipic & Flores, 2014; Falender et al., 2004; Falender et al., 2013; Foo Kune & Rodolfa, 2013; Fouad et al., 2009; Westefeld & Rasmussen, 2013）。APA 有关多元文化督导的胜任力标准涉及：

- "理解其他个体及群体，理解督导实践背景下的多样性维度，能够对个人的自我在治疗以及督导中的作用进行反思"。
- "表现出对督导过程中压制和特权的作用的觉察能力"。
- "识别自我的某些方面在治疗及督导中的影响"。

美国咨询师教育和督导协会（Association for Counselor Education and Supervision，ACES）所定义的最佳的督导实践包括以下条目（Borders et al., 2014）：

- 6.a.i。在第一次督导会谈中，督导师应介绍督导及咨询关系中的文化、多样性、权力和特权等问题，表示这些主题是需要关注和公开讨论的重要问题。
- 6.a.ii。督导师在督导协议中应包括文化以及个人主张胜任力的内容，并在督导过程中有意图地涉及这些主题。
- 6.a.vi。督导师帮助被督导者开启督导中的困难主题讨论，例如有关社会公正的问题，并对督导中讨论这些主题保持开放态度。
- 6.a.vii。督导师应持续地评估自己在咨询与督导中的多元文化觉察、知识和技能。（p. 38）

部分作者发展出专门强调多元文化胜任力的督导模型（Inman & DeBoer Kreider, 2013），例如 Ladany 等人（2005）的督导中的关键事件模型、Ancis 和 Ladany（2001）的非压制性人际发展的启发模型，还有 Ober、Granello 和 Henfeld（2009）的多元文化督导的协同模型。即便如此，我们还希望看到有更多的多元文化实证研究结果不断涌现。Schroeder、Andrews 和 Hindes（2009）建议"研究者应该对他们在研究中使用的评估工具给予更多关注，以保证这些工具的信度和效度"（p.295）。Tsong 和 Goodyear（2014）编制了一个"督导效果量表"（Supervision Outcome Scale，SOS）以评估督导师的临床与多元文化影响。他们在编制过程中采用的三阶段技术提升了量表的心理测量学指标，这三阶段包括：采用一个较大的条目库；探索性和验证性因素分析；最后使用其他量表来验证信度和效度。值得关注的是，SOS 试图在三个水平上评价督导结果：被督导者的发展，督导关系，以及来访者的咨询效果。

另一个利用严谨的方法进行研究的多元文化督导研究是 Son、Ellis 和 Yoo（2013）。他们采用假设检验方法和组间比较的研究设计来比较韩国与美国的督导，研究的样本量比较大，系统检查了Ⅰ类和Ⅱ类误差率，聚焦于"与胜任力指标直接相关的"数据（p.59）。他们的结论是，"两个国家的临床督导实践中，相似性大于差异性"（p.59）。

Falender 等人（2013）在对多元文化领域近期文献的回顾中指出，尽管近期在胜任力指标方面有了一些进展，"多元文化督导的有效性依然是很难把握的"（p.15）。鉴于此，他们建议研究者在督导研究中应更加充分地整合多元文化的因素，要在实证研究中进一步提高意识，即所有的督导都是多元文化督导：

与特定的研究设计或采用的研究方法无关，研究者需要在临床督导的研究过程中充分认识并考虑文化、社会公正以及多样性的问题。特别是，这种带有文化意图的研究通过数据收集、数据分析以及结果分享的过程将多元文化和社会公正的意识整合进对感兴趣现象的概念化过程中去。（p.20）

将所有因素融合起来

一方面，我们在本章涵盖了许多内容的基础，试图探讨关于多元文化胜任力这一中心主题。另一方面，我们又似乎只是抓住了一些表面现象，有些话题我们甚至还找不到足够的专业文献来进行探讨，比如社会阶层或年龄。

下面我们将试图总结归纳一些由我们已有知识证明的认为是最具主导地位的指导纲领。

- **多元文化具有多重面向。**几乎人人都理解多元文化督导会涉及 Helms 和 Cook（1999）所指的外显的种族或民族问题（Visible Racial or Ethnic Groups，简称 VREGs）。然而，正如我们在本章所讨论的，人们还可以在其他方面互相表现出差异，包括性取向、性别、年龄、社会经济状态、能力和宗教。事实上，正如我们在本章开头所指出的那样，所有的督导都是多元文化的。另外，在任何一个互动关系中，督导师都不应主观假设哪些文化因素是占主导的。例如，一名残疾人被督导者也许会发现，相较于她的躯体限制，作为女同性恋或政治上的保守立场更让她体验到"另类"的感觉。我们在上面提到过文化谦逊（Hook et al., 2017）——即开放的姿态与健康的好奇心而非主观假设姿态——是多元文化胜任力的关键要素。

- **督导师在保证多元文化问题得到恰当处理的任务中具有关键作用。**不管督导三方关系中的文化差异如何，督导师的文化胜任能力和开放程度将决定这种督导体验是否是积极的。另外，督导师必须主动发起围绕文化问题的交流对话。例如，Crockett 和 Hays（2015）发现，被督导者感知到督导师具备多元文化胜任力时，督导联盟更加牢固，督导满意度更高。当督导过程中出现文化差异时，一位无知的或抱有偏见的督导师可能对被督导者造成伤害（如，Ellis et al., 2014）。例如，Kaduvettoor 等人（2009）调查了团体督导中有帮助的及妨碍性的多元文化事件，发现缺乏具体内容的多元文化讨论会"引发与团体成员或督导师的无法解决的冲突，在多元文化咨询中错误使用多元文化理论或未使用多元文化框架会阻碍受训者对文化相关主题的学习"（p.807）。

- **有效的多元文化督导必须有一个安全的环境以探讨差异问题**。Dressel 等人（2007）采用德尔菲民意调查法，请专家们对 35 项多元文化督导行为进行评价。得票最高的一项是"为讨论多元文化的议题、价值观以及想法创设一个安全（非评判、支持性）的环境"。Gloria 等人（2008）发现，咨询中心的督导师报告在最近的督导会谈中平均花费 5.53 分钟讨论差异问题，而该平均数的标准差为 8.50 分钟，这意味着督导师之间的差异性是非常大的。虽然目前尚不清楚多少时间的讨论是"足够"的，但是假如被督导者没有感到足够安全，这些讨论也不会发生。

营造安全感的障碍主要在于督导师。专家们一致认为，督导师应该在督导关系中尽早建立安全感，例如在一开始与被督导者签订督导协议时就要说明基本规则和期望。事实上，我们有证据表明，如果督导师不主动发起关于督导中的文化讨论，这种讨论几乎很少会发生（Duan & Roehlke, 2001; Gatmon et al., 2001）。

此外我们还应补充一点，敏感性和时机也很重要——在治疗和督导的多数问题上都是如此。例如，Estrada、Frame 和 Williams（2004）引用早期研究（Leong & Wagner, 1994）来提醒我们，热衷于快速提高文化胜任力会导致过于沉溺在对种族的讨论中，这种情况在新手被督导者对他们的来访者中尤甚。

- **实践场所的督导师在多元文化的觉察和知识上落后于被督导者**。被督导者通常是正在接受专业培训课程的学生，这些课程会有目的地聚焦于多元文化胜任力的培养。在这些训练课程中，多元文化问题的讨论在学生和教师当中是非常重要的。然而，实践场所的督导师通常不具有正式的学术职位，因而缺乏对该领域专业文献的更多了解机会。这种情况下，被督导者来到实践场所接受督导时，其多元文化胜任力的水平有可能是高于他们的督导师的（Constantine, 1997）。

督导师必须接受这种差距，并利用现有的大量机会接受继续教育和培训。多元文化胜任力现在已成为督导师的一个伦理要求（见第 11 章）。

- **有效的多元文化督导要求具备发展批判性意识的决心**。看起来，无论我们谈论种族、民族、性别、性取向、精神信念或其他类型的认同，我们在这些认同领域的相关发展也许比归属于一个特定的群体更具重要性。在跨种族督导中，督导师与被督导者的种族认同发展似乎比种族本身更具有预测作用，这是一种非常令人信服的模型结构（Ladany, Brittan-Powell, & Pannu, 1997）。性别研究看起来同样也暗示了这种突出特点。我们可以这样推测，在整体上，文化群体的成员身份对于督导的影响将会次于发展因素，成为一个较弱的次要因素。当然，这种认同发展的潜在可能性就成为多元文化的教育和培训基础。

- **牢固的工作联盟是富有成效的多元文化督导的前提条件**。对于督导师而言，光有学问是不够的；督导师还必须致力于构建共同的目标以及积极的工作关系，这是多元文化督导的一个组成部分。Burkard 等人（2006）的研究显示，描述了督导中发生的一个文化应答事件的被督导者通常与其督导师"拥有富有成效而有益的关系"（p. 297）。牢固的工作联盟提供了必需的安全感，并且支持和许可了常常是困难而有挑战的对话。Wong、Wong 和 Ishiyama（2013）的实证研究结果支持了这一观点。他们发现在督导中（被督导者）报告最多的积极的多元文化事件为"督导师是赞赏的、接纳的、支持的、鼓励的和肯定的"（p.72），报告第二多的督导中消极的多元文化事件是"督导师过分严厉、控制、无礼、令人害怕或主观臆断"（p.73）。

- **我们的自身文化应该丰富和赋能于督导，而不是使它耗竭**。由于文化认同与关于权力和特权的观念紧密相连，督导师也许会因为对文化差异的过分敏感而在督导中变得无能（Constantine & Sue, 2007）。这种耗竭的督导使被督导者失去必要的反馈以提高胜任力。督导师必须做到不断提高对文化因素的敏感性，同时也要尽自己最大的能力去履行当前的督导师责任。

结论

本章的重点是督导中的多元文化胜任力。我们一开始先讨论了互相重叠的四个维度：个人内在、人际以及社会政治维度，如图 6.1 中所显示，这四个维度涉及所有的多元文化问题。接下来，我们讨论了与特定群体督导相关的文献结果。这些问题都很复杂，而且并不总是容易讨论清楚的。但是，正像 Sue 等人（1992） 和 Constantine、Gloria、Ladany（2002）指出的，多元文化胜任力需要努力培养对这里所讨论的各个维度的自我觉察能力。我们希望本章内容能为完成这些任务提供必要的基础。

多元文化督导中最有效的干预或许就是督导师敞开文化大门的意愿并陪伴被督导者走过文化之门。对督导师来说重要的是持续地复习认同模型以挑战自我并促进自我认同发展。无论治疗师还是督导师，多元文化胜任力都不是轻易就能获得的；想要获得这种胜任力的意愿以及伴随这种意愿而产生的信任也许是督导关系中最有影响力的操作变量，它推动着督导师和被督导者不断提升文化胜任力。我们在附录A 中提供了在督导中讨论文化相关问题的一些例子。

第三部分

临床督导的实施

第 7 章
督导体验的组织过程

在督导的实施这一部分，我们有意在一开始先用一个章节来介绍督导体验的组织过程。我们知道，多数督导师在想到督导实施时会联想到个别、团体或现场小组督导，而不是为督导体验进行计划和准备。不过，我们希望在我们认为督导应该开始的地方开始这一部分的内容，这一过程可以保证督导的组织具有明确的规范和期望。

本章的内容包含许多常常在督导中被忽视或仅仅是例行公事而执行的那些活动。尽管本章并没有讨论临床督导的核心内容（比如关系问题、干预方法的选择以及督导模型等），但是本章讨论的主题将创设一个基本框架，从而使上述问题更容易处理。本章涉及的很多问题我们称之为督导师的组织责任（也可称为管理胜任力），包括我们认为非常重要的在督导体验开始前对督导体验的筹划以及在这种关系存续期间对这一体验的监控。

在传统上，督导师的角色和责任被描述成行政管理的或临床的（Kreider, 2014）。虽然几乎总是有一些重叠，而且实际上，部分督导师要对同一被督导者履行临床和行政管理的双重职责，然而，这两个术语有助于区分在一个组织内的不同督导功能。临床督导师关注两个方面——提供给来访者的服务质量和被督导者的专业发展；而行政督导师显然关注服务实施过程和机构成员的发展，同时还必须关注诸如沟通协议、人事关系、财务等众多问题。行政督导师还必须在更大的机构体制背景下来审视督导（Falvey, 1987; Tromski-Klingshirn, 2006）。临床督导师对督导和服务实施的关注方式则有很大的不同。有的人认为，这两种角色是不兼容的；另外有人则提议为了机构的健康发展以及工作人员和来访者的福祉，两种角色的要素都应该互相呼应。

我们的观点是，临床督导中有很强的和必需的一个组成部分，它在本质上是管理性的，因此要求临床督导师具有与行政督导师使用的那些相似的组织技能。如果一个人没有认识到评价（见第 10 章）、伦理或法律（见第 11 章）这些问题必须在督导关系中得到正确管理的话，那么他将很难接受相关章节里谈到的这些方面的内容。因此，我们在这一章的目标就是要讨论那些临床督导中最基本的管理方面的内容。

为了避免使用行政（administrative）这个词，在本章我们将采用管理（managerial）和组织（organizational）这两个词语。Borders和Fong（1991）用执行（executive）这个术语指同一范畴的行为和技能。所有这些术语都隐含着在一个组织体系中进行安排的含义，其目的是要达到临床督导的目标。

至少有两种情况使得对临床督导组织任务的讨论变得更加复杂。第一个是存在于许多心理健康从业者（包括临床督导师）中的偏见，他们认为这类任务是令人厌烦的，会减损而不是增强个人的临床督导工作。这种偏见部分得到Kadushin和Harkness（2002）的证实，他们的结果来自Kadushin较早进行的一个研究，指出临床督导师报告的排名最高的不满意来源是对"行政上的管家任务"的不满（Kadushin & Harkness, 2002, p. 316）。此外，Kadushin（1992a，1992b，1992c）抽取了大量的社会工作督导师和被督导者样本进行关于督导师的优势和弱势研究，结果表明，督导师和被督导者均认为执行管理责任是督导师最主要的弱项。

我们要讨论的第二个复杂情况是，在一些组织中，临床督导和行政督导是不进行区分

的（Kreider, 2014）。督导师被要求同时承担两种角色责任，无法明确地侧重于任何一个方向。有些作者讨论过将行政督导与临床督导混合在一起的这种内在挑战性（Erera & Lazar, 1994; Henderson & Gysbers, 2006; Kadushin & Harkness, 2002; Rodway, 1991; Tromski-Klingshirn, 2006; Tromski-Klingshirn & Davis, 2007）。我们承认这种两难选择是一个现实问题，因此希望能澄清直接影响临床督导的管理活动类型，这可能有助于肩负着双重责任的督导师们在完成临床督导任务中做到更加深思熟虑。

了解了以上这些复杂因素之后，我们下面将开始讨论管理-组织能力对临床督导实施的重要性。然后我们要强调理解一个特定组织文化的重要性，以及它如何对临床督导产生积极或消极的影响。接下来我们会讨论在督导活动开始前制订督导计划的重要性。除了一个一般性的计划外，我们还需要考虑在教学机构（如，在校园内）和在实践场所中进行督导的差异。我们还会检查随之而来的各种任务以及有助于这些任务完成的多种工具。最后，我们将提出有助于临床督导师提高组织能力的一些方法。

督导组织能力的重要性

即使有许多资料涉及临床督导实施中组织的重要性，但直到最近还没有直接的实证研究支持临床督导师组织技能的重要性。或许因为这个领域只是最近才开始讨论和整理那些无效的、冲突性的、不充分的或伤害性的督导

（如，Ellis et al., 2014; Ladany, Mori, & Mehr, 2013），临床督导管理的重要性还处于幕后。虽然督导关系在提高督导满意度中的中心地位已经十分明确（Magnuson, Wilcoxon, & Norem, 2000; Nelson & Friedlander, 2001; Worthen &

McNeill, 1996），但同样明确的是很大一部分不满意可能来自那些组织得很糟糕的督导过程（Ellis et al., 2014; Martino, 2001; Miehls, Everett, Segal, & DuBois, 2013）。

Miehls 等人（2013）报告，明确的期望对于建立积极的督导关系非常关键。相反，他们也指出，当被督导者在进入督导关系时并不清楚对他们的期望或者督导将如何进行时，督导将产生消极的影响。随意的督导、注意分散的督导师、缺乏有用的反馈以及没有帮助的评价环节，这些都降低了督导成功的可能性。

Ramos-Sánchez 等人（2002）也发现，期望不明确会导致被督导者的消极感受。Gross（2005）发现有相当数量的被督导者因为实际督导体验与原先期待的不一样而感觉不好。Kozlowska、Nunn 和 Cousins（1997）对精神病专业的受训者进行调查后发现，当被督导者的教育需求被他们的督导师忽视时，他们对督导感到不满，这表明督导只是反应性的，而没有经过很好的组织和全面考虑。Ladany 等人（2013）发现，当督导师不能对督导进行很好的结构化管理时，工作联盟就会受到影响。总之，大量证据表明，组织良好的督导对被督导者很重要。

Bennett 和 Coe（1998）从实践机构督导师的角度出发，发现这些督导师对自己工作角色的满意度与项目联系人接触的质量及频率存在显著相关，同时也与机构是否能提供合适的督导时间安排有关。类似的，Peleg-Oren 和 Even-Zahav（2004）对以色列社会工作实践机构督导师的一项研究发现，实践机构督导师脱离督导工作的主要原因是与高校训练项目的沟通不畅。Zuchowski（2015）也强调了训练项目与实践机构之间有效沟通的重要性。

其他一些研究的结果汇总如下：在实践场所缺乏定期督导是一个常见的问题（Giddings, Vodde, & Cleveland, 2003; Gross, 2005; Ramos-Sánchez et al., 2002; Sommer & Cox, 2005），被督导者进入实践场所后的引导工作经常被忽略（Gross, 2005），承担督导工作的机构督导师有时并不是训练项目所指定的督导师（Gross, 2005），实践机构常常不清楚训练项目的期望（Lewis, Hatcher, & Pate, 2005）。当然我们也应该注意到，报告了消极督导体验的研究中，多数被督导者对其所接受的督导还是比较满意的。尽管如此，这些消极体验仍然会对被督导者产生长远的影响。

我们并不认为这些研究中所暴露的消极体验是实践场所督导师有意而为的结果，我们更多地认为这是督导结构未经过周密考虑的结果。我们注意到，组织管理技能对临床督导实践的重要性常常是通过一个否定的视角而不是更加肯定的视角显示出来的。我们的假设是，组织完好的督导可以使得督导中其他方面的问题显现出来，因此，组织背景很可能不被察觉到。当准备充分的督导师给予被督导者清楚的督导指导时，被督导者会将这个过程体验为正常状态。然而，如果督导师让被督导者感到很困惑，很少或没有给予体验的框架结构，并且督导师似乎没有足够的能力来完成督导任务，这种情况下被督导者就更有可能意识到组织技能对于成功督导的必要性。

有关组织良好的督导的重要性的另一系列文献是关于从业者职业倦怠的内容（同样也

是通过否定视角来看待组织技能）。部分学者指出，从业者职业倦怠可能实际上不仅与专业服务的要求有关，还与不良的管理结构有关（Bogo, 2005; Brashears, 1995; Hyrkäs, 2005; Kaslow & Rice, 1985; Malouf, Haas, & Farah, 1983; Murphy & Pardeck, 1986; Raiger, 2005; Sommer & Cox, 2005）。正如 Knudsen、Roman 和 Abraham（2013）所说："预防或降低职业倦怠是一个管理上的挑战"（p.529）。Murphy 和 Pardeck 指出，专制或放任的管理（督导）风格会加重职业倦怠，而且这种倦怠更可能是组织管理上的，而不是心理上的。他们提出，必须认识到"缺乏督导计划不能被理解为只是鼓励个人主义的一种方法"（Murphy & Pardeck, 1986, p.40）。Brashears 同样指出，当督导的管理任务被看作完全不同于临床服务实施时，这种错误的二分法就会导致工作压力、职业倦怠和离职。

我们希望强调这样一个概念，与其说是心理上的倦怠，还不如说是组织上的倦怠。从被督导者的角度看，给我们的直觉是，最好的督导关系或最好的临床洞察力可能会被薄弱的管理技能所破坏（Bernard, 2005）。这种情形在训练和工作情境中也可能看到，被督导者不再有耐心或不愿再容忍那些不能维持督导计划正常进行的督导师所造成的不适和挫败。当信息前后矛盾、沟通杂乱无章、程序不清晰或不连贯、每周例会草草了事，处于督导下的整个服务实施的体验就会受到损害。由于缺乏经验，很难要求受训者或新雇员将督导的感受与服务实施的感受区分开。因此，督导师必须认识到，挫折感或职业倦怠的信号是对于督导师的反馈，而不是关于被督导者的反馈。

最后一点，某些特定的督导功能是与管理能力紧密联系的。尤其是，对被督导者的评价和维持满足最低伦理标准的一个诊所或机构都要求督导师具备组织技能。因为这些领域的能力缺陷可能对督导师或被督导者同样形成威胁，所以我们希望组织能力的重要性应该是不言而喻的。但是，鉴于临床督导文献中对这些主题的注意还很不够，所以这些技能的发展不完善是可以理解的。

一旦督导师认识到经过深思熟虑的、组织良好的、适于被督导者并能很好执行的督导的重要性，那么督导师同样也能认识到有助于督导顺利进行的工作环境的重要性。即使督导是这个环境中的一个完整的组成部分，组织文化在帮助或阻碍督导这方面也起着一定的——常常是相当大的——作用。因此我们必须把组织文化的评价作为管理临床督导的一项重要任务。

组织文化的作用

督导是心理健康服务传递中一个完整的、相当耗时的层面。严肃对待临床督导并使其得以正确实施需要得到组织机构的支持。督导师有必要对组织文化进行评价，以判断它是否对督导有利，否则，即使有最好的计划、最有组织经验的督导师，也很快会在与督导目标相悖的组织文化中遭受挫败。此外，由于督导师具有一定的权威，在组织文化所表现的特点不利于临床督导的情况下，他们有机会、也有责任影响他们所在组织的文化。无论他们所在的组织是一个训练项目，一所学校，一个面向特定来访者群体的专业机构，还是一个综合性的心理健康中心，这种影响都是有可能实施的。因此，当督导师评价他们的组织及其基本特征时，我们希望能为他们提供一些思想的素材。

Osborn（2004）用 STAMINA［Selectivity（选择性），Temporal sensitivity（时间敏感性），Accountability（责任感），Measurement and management（评估和管理），Inquisitiveness（求知欲），Negotiation（协商），Agency（机构）］这个缩写描述一系列特征或行为，这些特征或行为可以辅助咨询师充分参与到他们所在的充满挑战的环境中。她鼓励心理健康专业人员要发展耐力（stamina），而不是"抵抗倦怠"，这一观点是比较强调积极层面的。我们将应用 Osborn 的这一缩写来考察组织文化，并描述理想的临床督导管理所必须具备的一些基本特征。

- **选择性**。组织并不能做到对所有人的需求都有求必应。临床督导总是受排挤，因为组织负担过重，包括来访者的繁重工作负担、申请拨款、实施新项目和行政管理的繁杂要求，等等。临床医生如果希望自己变得更为称职（以及对组织更有价值），那么临床督导就必须被选择加进来而不是挤出去。如果组织的选择

性良好，那么被督导者就不太可能会产生如 Sommer 和 Cox（2005）所说的感受，"我的督导师总是被强加太多的工作方向和太多的责任，所以我也只能接受一堆要做的事情"（p. 129）。

- **时间敏感性**。Osborn 把时间敏感性这一特征描述为对时间限制的现实理解和对每个人所付出的时间的尊重。重视临床督导价值的组织往往通过将稀缺的时间资源分配给临床督导来显示督导的重要地位。在一个重视和支持督导的组织中，总是能够保证给予督导适宜的时间。而且，心理健康专业人员认为，这种对督导时间的承诺被看作与对来访者的承诺一样重要。

    与个体一样，能有效地、高效地使用时间的组织能完成更多的任务。这些组织从不会混乱。相反，在混乱的组织文化中，时间被当作敌人来看待，而且组织的管理经常是低效的。

- **责任感**。Osborn 指出，她并不是在反应性的意义上使用责任感这个术语，而是用它来指代富有创造性的实践活动。与 Osborn 的定义相一致，注重责任感的组织无论在其内部还是对待其成员都是可信的。这种责任感的含义是指对在组织内部发生的工作抱有主人翁的态度并希望不断改进工作。对所承担的工作以及专业发展富有责任感的组织会将临床督导视为完成自己使命的重要条件。

- **评估和管理**。如 Osborn 所说，评估和管理最接近关于组织有效督导必需的几种

活动的描述，即日复一日地操作，以及有效地完成这些操作所必须具备的技能。具有这一特征的组织具有角色职责明确、记录保存完善等优点。当临床督导在一个有效的并且是高效的组织基础上开展时，这对于督导师来讲是一个真正的优势。

- **求知欲**。Osborn 指出，求知精神对于一个咨询师保持长期耐力的重要性无论怎么强调都不为过。如果不能保持对工作的好奇心，就会很快出现停滞。作为一种组织特质，求知欲经常被解释为对专业发展的重视，它对于组织活力的创建和维持是非常重要的（Frohman,1998；Hawkins & Shohet,2000）。临床督导是专业发展不可或缺的组成部分。Barretti（2009）发现，被督导者对其督导师的求知欲（定义为持续的兴趣）表现出认可和高度评价。表现出求知欲的组织会鼓励督导师以及被督导者的专业发展。

- **协商**。Osborn 认为协商是有利于督导开展的组织的本质特征。在这里协商被定义为交换意见而不是让步，用另外的词来说就是，重视协商的组织给予它的成员们发言权。协商的另一种定义是重视在组织内部的相互信任与共同掌权（如，Frohman, 1998; Raiger, 2005; Sparks & Loucks-Horsley, 1989）。我们在第 4 章、第 5 章和第 6 章里已谈得很清楚，临床

督导对关系是高度敏感的。积极的督导关系在苛刻的组织环境中只能蹒跚前行，这种情况无限地持续下去是不可能的。组织如果能重视协商和共同掌权，对于临床督导就是一种很大的支持。

- **机构**。最后，Osborn（2004）提出了机构的概念，她将机构定义为"一种无形的动态的力量"（p.326）。她认为机构包括几种有力的特征，如理解机构的影响力以及对机构所拥有资源的意识。对组织来讲，机构代表了一些组织的品质，这些组织没有被复杂情况、无动于衷的官僚机构或来访者的沉重负担所拖累。这些组织因工作而苗壮成长，而不是日渐枯竭。它们把临床督导当作建设性力量而不是消耗时间。总之，这样的组织在总体上具有积极的愿景。

尽管上面对组织耐力的这些描述不可能包括支持临床督导功能的组织所具有的全部要素，但它给临床督导师提供了一种可行的评价框架。另外，它为督导师提供了在履行督导责任时判断组织中何处存在功能失调的一个依据。督导师如果未能有意识地评价组织文化的背景，就不能很好地应对督导目标与督导实施机构里组织文化之间的分歧。如果缺乏系统性干预，当出现这种分歧时，往往是督导师做出妥协，而不是组织文化做出妥协。

基本组成部分：督导计划

在我们考察进行督导的场所和必须要完成的任务之前，我们必须强调在第一次接待被督导者之前预先制定一个整体督导框架的重要性。督导师的驱动力应该是形成有效且高效的督导计划，其最终目标是培养有能力的、脚踏实地的从业者，并保护来访者的利益（Giddings, Cleveland, & Smith, 2006）。如果督导是随机发生的或重复性的，这个目标就无法实现。换句话说，当一名督导师接受了一个被督导者，安排一周见一次面，然后就让事情顺其自然了；或当大学教师把学生安置到实习场所，然后安排每周进行一次团体督导，仅采用自我报告的形式而没有其他形式。以上这两种情况很明显反映出忽视了被督导者的发展需要和对多种学习方式的需求。这只是随意的督导，而不是有计划的督导。

因此，在为督导进行准备工作时，我们建议督导师先回答以下问题：

- 我对我即将与之工作的被督导者有什么了解？学习风格、文化世界观、经验水平等，这些是如何影响我对与该被督导者工作的思考？
- 根据我对这个被督导者的了解，我是否还必须做额外的准备，从而可以为他／她提供最大的帮助？
- 我了解了被督导者的目标，哪些较有可能在督导中实现？哪些不太可能实现？被督导者对这点清楚吗？
- 我将在何时、以何种方式带被督导者进入他／她将要接待来访者的机构？我怎样评判被督导者已经充分掌握了伦理和法律规定？我何时开始介绍我的评价计划？
- 我是否为被督导者安排了适当的来访者数量？我是否也为其他重要体验，包括融入机构，做了计划安排？
- 基于我对机构的了解，被督导者将会面临哪些预期的挑战？我如何将这些挑战变成有成效的学习机会？
- 当我与该被督导者的工作中遇到挑战时，我可以向谁请教？

前面我们已经对组织技能、组织文化和广泛界定临床督导的结构框架的重要性有了一个总体的认识。现在，我们可以转向更具体的一些主题，我们将从督导的两个不同环境开始进行讨论。

督导环境：两个不同的世界

除了个人开业，督导主要有两个不同的环境：教育机构和实践机构（一般包括学校、医院、心理健康机构等）。这两种环境的根本区别在于，一个是围绕教育进行组织的，另一个是围绕服务的实施来进行组织的。教学训练机构中的绝大多数学生会在训练环境中和实习点（如，一个实践机构）接受临床督导，他们要在实习点完成训练课程所要求的临床实习课时。学生获得学位后的督导更多是在实践机构中进行的（因此不那么复杂）。这部分的督导主要聚焦于训练中的咨询师和治疗师，以及他们获得临床经验的环境。

在教学机构中进行督导

在教学训练机构和实习点来回奔波对于大多数学生来讲是很正常的。不过，也有一些训练课程在大学的咨询中心或提供其他服务的教学医院进行，这样学生就可以在同一环境中接受临床督导和理论教学（Myers,1994）。教学机构经常更愿意选择后一种设置，这就是我们在这章专门讨论的原因：在一个体系内进行协调要比在两个体系之间交换意见容易得多。另外，由于这些教学医院把训练作为主要任务，所以督导是其组织文化的核心。其结果是，教师和学生都不必花时间去呼吁和强调临床督导的重要性，从而能留出更多的时间给督导过程本身。

由于按计划进行训练的教学医院有教育优势，那些处于不那么重视督导环境中的督导师对此很羡慕。尽管他们希望为教学训练提供坚实的组织结构保障，教学医院也面临其独特的挑战，包括在训练责任与服务实施的责任之间保持平衡的基本问题（Bernard,1994b; Myers & Hutchinson,1994）；确认或招募适宜的来访者并对来访者与被督导者进行匹配（Leddick,1994; Scanlon & Gold,1996）；调整来访

者的期望（Leddick,1994）；在教学安排与来访者需求之间进行协调（Scanlon & Gold,1996）；满足健康保险流通与责任法（Health Insurance Portability and Accountability Act，HIPAA）所要求的来访者数据安全传递；明确不同专业人员的角色职责，特别是当存在一个分层体系时，即硕士生接受博士生督导，而博士生又接受专职督导师的督导（Dye,1994; Scanlon & Gold,1996; West，Bubenzer,& Delmonico,1994）。

正如上面提到的，在训练机构可能存在不利于督导的方面。Beavers（1986）指出，即使机构的工作人员希望接纳更广大范围内的来访者，但大学咨询机构中最常见的情况是，来访者的范围和数量是相当狭窄和有限的。此外，大学督导师不如校园外的督导师有丰富的临床经验，"社会灵活性"也没那么高——换句话说，大学环境可以使被督导者较少面对来自官僚机构的难题，但这种环境条件反过来说也可以重新理解为，它给被督导者提供了较少机会学习如何在一个复杂的体系内部进行协调，以实现服务实施和专业发展的目标。Gross（2005）对此回应说，实践场所的不足之处也许恰好可以帮助学生认识到"心理健康领域服务提供与训练的不完美现实"（p.304）。

在实践机构中进行督导

教学训练机构中的被督导者通常在校园外进行临床实习，还要接受实习场所督导师的督导，这通常是课程计划的要求。社会工作系和精神病学系也许最先认识到用现场指导补充理论教学的重要性。咨询学、心理学、婚姻

家庭治疗以及许多其他应用型专业一样，要求学生在攻读学位课程时必须完成接受督导的实习经历。实习场所的督导师通常都愿意接收受训者，因为督导师很喜欢这种督导过程（Globerman & Bogo, 2003），包括引导受训者了解来访者的真实问题和机构环境。实习机构的督导师还喜欢通过实践体验之前帮助受训者进行准备，从而对训练方案施加影响。因此，这两种环境彼此渗透、互相影响，而且都具有实践性和教育性的双重性质。当然，对于这两类组织之间的差异及其不同目标的认识经常是不够的，这样就无法建立协调和解决以上差异问题的一些基本原则（Peleg-Oren & Even-Zahav, 2004）。另外，两个机构之间经常缺少充分的沟通（Bogo, Regehr, Power, & Regehr, 2007; Elman, Forrest, Vacha-Haase, & Gizara, 1999; Holtzman & Raskin, 1988; Igartua, 2000; Kahn, 1999; Lewis et al., 2005; Maynard, Mertz, & Fortune, 2015; Olsen & Stern, 1990）。下面我们将分别讨论目标和沟通。

目标

Dodds（1986）认为服务对象的不同是训练机构与服务机构之间的主要差别，这种看法至今仍未改变。就像图 7.1 所描述的，训练机构注重学生的教育和训练，而心理健康服务机构主要注重对目标人群所提供服务的质量和数量。但是 Dodds 同时警告说，依据目标不同而对每个系统形成刻板印象都会忽视这两种机构之间为对方目标所做出的努力和投入。尽管如此，每个系统的基本目标都决定了该系统中的一些重要决策。如图 7.1 所示，承担连接这两个系统的人是大学和实习点的督导师。如果他们因时间限制、没兴趣或缺乏管理能力而不能很好地履行责任，就只能由被督导者来连接这两个系统。当遇到困难时，就让最弱小的个体去协调和寻找解决的办法。

由于两个系统的目标不同会产生的众多差异，Dodds（1986）列举了一个例子，指出：“压力通常来自学生需要同时按照不同的时间节奏参与到两个不同的机构中”（p.299）。例如，受训者必须根据实习机构的时间表履行初级职员的职责、上交工作报告等等，而不考虑教学训练机构是否在学期间隙。另外，实习场所的常规要求对来自训练机构的压力，比如期中、期末考试的压力并不敏感。

虽然 Dodds（1986）对每个系统的影响是同等看待的，但实际上这两个系统对被督导者或督导师的影响或压力常常是不均等的。Stoltenberg 和 McNeill（2010）指出，训练项目的期望可能占据优势地位，或者相反的情况也可能出现。有时会出现这样一种情况，被督导者为了达到课程教学要求必须完成一定的个案数量，但这个要求超出了实习机构的实际条件，并且没有提供经仔细思考的支持以避免伦理困境。或者相反的情况，当实习机构的期望占强势地位且督导师受雇于机构，被督导者就只能适应机构的工作环境而不是被当作一个受训的专业工作者——将来也许要去不同的环境中工作。如果训练项目和实习机构不能很好地互相协调，被督导者就必然会感受到组织系统的压力。两种环境中的督导师有能力、也有义务去解决这些跨系统的问题。要减少在每个系统内，特别是系统之间的这些问题，一个主要的策略就是增加沟通的质量和数量。

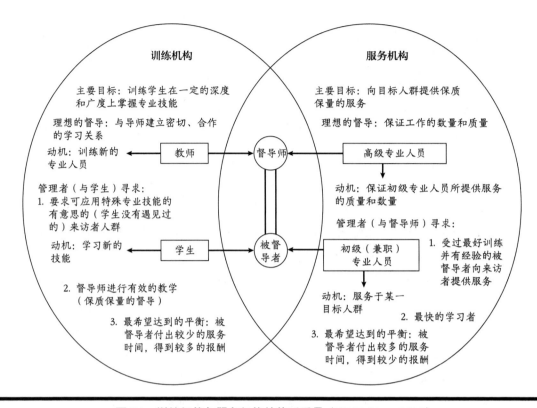

图 7.1　训练机构与服务机构的体系重叠（J.B.Dobbs，1986）

来源："Supervision of Psychology Trainees in Field Placements," by J. B. Dodds, 1986, Professional Psychology: Research & Practice, 17, pp. 296–300. Copyright 1986 by the American Psychological Association.

沟通

大学督导师通常很清楚需要与实习机构的督导师进行什么样的沟通，但是信息的互通经常是缺乏的。实证研究表明，实习机构督导师的挫折感通常是由于训练项目的实际期望超出最初信息沟通时所理解的水平（Shapiro, 1988），或者督导期望总体上是不明确的（Lewis et al., 2005; Peleg-Oren & Even-Zahav,2004）。双方造成的另一个错误是在关键问题上信息共享太受限制。例如，教学机构不能做到让实习机构随时了解学校这方面训练项目的进展或课程的变化，而实习机构也没有及时通知教学机构有关实习场所的行政管理、财政或训练项目改变

的计划与实施。两种机构之间所依据的评价标准也不能经常进行充分沟通（Elman et al., 1999）。这种沟通不良的结果导致本来可以避免的冲突的发生，或者使得这两个系统变得彼此越来越不相关却丝毫没有意识到问题的严重性。在本章后面我们将会涉及教学机构和实习机构之间必须进行的沟通形式。

本章余下的部分将会列出督导的部分任务和一些问题，这些问题可能增强也可能影响提供符合要求的临床督导的目标。我们试图指出，哪些任务是训练机构督导师的主要责任，哪些则是实习机构督导师的责任。我们还希望提醒读者，组织良好的督导不一定就是好的督

导。但如果临床督导师执行了下面所列出的这些任务，那么他们就有一定的信心保证为督导做出的努力不会被支离破碎的基础结构所破坏（Bernard, 2005）。

组织督导的基本任务

关于督导师通过什么方式做好准备以营造建设性的督导体验，我们已讨论了几种方法，现在我们将注意转向有关督导师对被督导者进行的任务。虽然我们的讨论主要是关于教学机构中的受训者，但其中列出的许多任务可应用于所有的督导关系中。在许多机构中，大多数的督导组织活动都集中在开始阶段的督导关系上。良好组织的好处是，后面的督导工作将会顺利进行。

教学机构与实习场所的初期沟通

大学督导师担负着把培训项目对督导实习的期望与实习场所督导师进行沟通的职责，而不是让学生去进行沟通（Bagnall & Sloan, 2014; Lewis et al., 2005; Maynard et al., 2015; Zuchowski, 2015）。在最理想的条件下，这种沟通应同时通过书面和当面沟通两种形式进行。随着大学里对高科技手段的应用越来越高级，有关训练项目的网址可以很容易地链接一个关于训练项目期望的教育宣传视频以供双方督导师了解情况。

面对面的个人接触有助于大学督导师判断是否存在妨碍计划要求得到满足的阻抗。根据我们的经验，当实习点在满足计划要求方面模棱两可时，受训学生往往没有能力对实习点作出正确判断。或许他们太渴望找到一个合适的实习点了，以至于他们不能正确识别。即使他们确实能够区分出其利弊，他们在有关实习场所的问题上也处于弱势地位，并且不知道是否可以在未来的实习点督导师面前表现得坚决果断。显然，这些事情是大学督导师能做而且是应该做的。我们认为教学机构的主要责任是引导实习机构满足训练项目的要求，而 Roberts、Morotti、Herrick 和 Tilbury（2001）则提出了实习点应该承担的责任，并极力主张当实习点的督导师同意接受一个被督导者时，他们应主动与训练机构沟通，明确训练机构对自己的期望。

实习场所确定之后，大学督导师与实习机构督导师保持持续的联系是很重要的。另外，为了评价学生的进步情况，应制订一个正式的沟通计划。实习机构督导师应该清楚这些评价工作应在什么时候、以什么形式进行（例如，面对面会谈或书面考评）。

面试

大学训练机构的目标是安置所有学生；实习场所督导师的目标则是正确判断每个学生与本机构的目标和工作是否匹配。尽管有时要求提供被督导者的背景资料，但决策的主要依据通常是实习安置前的面试。对于实习机构督导师而言，最重要的是抓住学生能够从实习安置中得到最大收获的必备特征。

面试实际上也使得实践机构的特征得以表现出来。换句话说，如果实践机构的组织结构不够严谨，要求全体工作人员的大量即兴创造活动，那么面试就会反映出这种情形。另一方面，如果实践机构的组织结构非常严谨，对每个人员的角色都有清晰的指导要求，那么面试也会进行得有条不紊。这种一致性可能达到两个目标：对于学生来讲它成为对这个机构及其期望的初步认识过程，同时它也使得实习机构督导师能够获取与决策相关的学生方面的一些数据。

无论申请是否被实习机构接受，受训者都应该得到面试的反馈信息。被督导者听取督导师解释为什么一个人被认为是合适的申请者，这是与实习场所督导师建立工作关系的良好开端。当受训者没有被接受时，重要的是明确这种决定的原因是由于学生能力不足还是由于学生与机构之间不能互相匹配。如果这种反馈不能直接提供给学生，至少应该反馈给学校督导师。

岗前培训

由于见习和许多实习课程的期限相对较短，受训者必须以尽可能高效的形式对实习机构的相关方面形成初步认识。有些课程只有通过亲身经历的方法才能完成，但更多的事情可以通过岗前培训来学习。遗憾的是，许多受训者一直要到实习快结束时才初步掌握了相关的程序和规定。这至少可以部分归因为岗前培训安排不当造成的。

如果一个机构对受训者的常规程序做出安排，那么实习机构的督导师最好能编写一个受训者指导手册，说明必须要了解的主要工作规则。（要编写这样的一本手册，最好的资源就是即将结束督导实习的那些受训者，他们通常可以非常准确地描述什么样的信息有助于受训者尽快适应实习环境。）如果没有条件制作书面的实习指导手册，督导师就应该在第一周安排强化性的督导内容，从而向受训者提供详细的引导和帮助。

督导协议

督导协议在传统上已成为训练机构与实习机构之间的信誉保证文件，它规定了被督导者、教学机构督导师、实习机构督导师所扮演的角色功能。这样的协议还要清楚地说明协议期间参与各方的责任以及提供给被督导者的机会。这种协议虽不具有法律上的效用，其目的在于增强参与各方所分别承担的责任。

最近，研究的重点已转移到将督导协议作为一项督导干预内容（如，Studer, 2005）。这些更加个性化的督导协议应该由（通常和被督导者一起）即将作为主要督导者的督导师（教学机构或实习机构）来制订完成。督导协议通常不仅起到帮助被督导者尽快适应督导过程的作用，同时也是保证知情同意的一种方式（Thomas, 2007）。Smith 和 Pride（2010）倡导督导师与被督导者双方共同制订督导协议以确保对督导中的多样性需要得到满足（可参见附录 B 的督导工具箱，有一份 Smith 和 Pride 制订的督导双方协议的副本）。除此之外，督导协议还会倾向于适应实践机构的组织结构（如被督导者应如何遵守机构规定以保证督导的顺利进行），通过详细列出职业伦理规范和记录保存要求以减少法律方面的风险（Falvey, 2002; Sutter, McPherson, & Geeseman, 2002），或指出被督导者的发展性学习目标（例如，将如何组织督导过程以促进被督导者的专业发展）。

Munson（2002）提出了一个督导协议提纲，它重点强调实践机构的组织结构。Munson 建议督导协议应包括以下各部分内容：

1. **时间要素**。督导频次、每次会谈的时间长度以及督导项目的持续时间都应清楚说明。

2. **学习结构**。这个标题下面的各个项目涉及督导师用于增强学习效果的方法，包括技术的运用、共同治疗、布置阅读任务，等等。

3. **督导结构**。Munson 指出，督导协议不仅应包括督导的形式（如个别督导、团体督导或二者结合），还应包括其他方面的清晰信息，如督导师的任何变化情况，是否要求在不同的机构部门之间轮转，以及关于机构内部组织权限关系的明确信息。

4. **机构的统一规定**。这些项目如工作时间、着装要求、关于内部电话或电子邮件的相关规定以及记录保存的格式等等，都包含在这部分内容里。

5. **特殊条件**。Munson 还建议，应该详细描述针对特定实习场所的任何特殊要求，并列出机构期望被督导者达到或掌握的知识和技能。这方面的要求可能还包括熟悉一种特定的评估工具，或者掌握药物治疗的相关知识。

Osborn、Davis（1996）和 Luepker（2003）提出了一个更注重被督导者专业发展的协议指导纲要，同时仍然包括必要的组织结构要素。Osborn 和 Davis 强调，督导协议不仅有助于阐明督导关系，而且通过逐条描述重要的伦理标准（例如知情同意）以及这些标准在督导中的执行，从而促进了伦理实践的过程，这一点也得到其他研究者的赞同（Luepker, 2003; Thomas, 2007）。Osborn 和 Davis 建议，督导协议应包括以下方面。

1. **目的及目标**。这个范畴包括督导的明显目的，即保护来访者的利益，同时还要促进被督导者的发展。把这个目的用书面形式写下来对督导师和被督导者来说都是一项重要的仪式。另外，更直接的目标，如完成训练课程的临床要求也需要列出来。Luepker（2003）建议本范畴的内容还应包括为了达到被督导者的专业目标所需的来访者类型。

2. **服务背景**。协议必须包括督导的时间和地点、将使用的监控方法和采用的督导形式。

3. **评价方法**。包括形成性和总结性评价的方法和日程安排，将被用于评价的工具也应同时提供给被督导者。

4. **督导师和被督导者的义务和责任**。在这部分，为了使督导顺利进行，双方都应列出他们必须遵守的行为。对于督导师，可能包括对被督导者提出挑战，促使他们思考不同的治疗方法；对于被督导者，可能包括在每一次督导会谈时提交一个预先准备好的关于自己应用某一特定技术的录像文件。

5. **程序性事项**。协议的某一部分还必须涉及诸如应急方案程序和机构所要求的文件记录格式。Osborn 和 Davis 还建议，协议应包括当督导双方认为督导中的冲突无法得到解决时可以采取的后续程序。

6. **督导师的实践能力**。最后，Osborn 和 Davis（1996）还建议将督导师的工作经历和临床资质都列出来，以使"督导师自己和被督导者明确督导师的专业胜任能力"（p.130）。在本书附录 B "督导工具箱"里提供了 Osborn 依据 Osborn 和 Davis 的指导纲领编写的一个督导协议样本。

被督导者的权利宣言

尽管督导协议确立了被督导者和督导师双方的任务和责任，但是专业文献中所出现的有关被督导者权利宣言的文件（Giordano，Altekruse，&Kern，2000；Munson，2002），它明显地将被督导者放到了协议关系的中心位置。这样的文件虽然包括了被督导者的责任，但它们主要强调被督导者作为高质量督导接受者的权利。例如，Munson（2002）所提出的被督导者权利宣言包括以下 5 项条件：

1. 督导师要持续地、按照固定的时间间隔进行督导。

2. 督导应以发展为导向，并且尊重个人隐私。

3. 督导技术要可靠并有理论依据。

4. 评价应按照预先确定好的标准进行，并且要基于对表现的实际观察进行评价。

5. 督导师要具备足够的临床实践技能，并在督导实践方面受过适当的训练。（p.43）

Giordano 等人（2000）已提出了一个全面的督导文件，该文件列出了督导关系的实质并将明确的期望作为权利宣言的一部分内容。然后他们又列出了规范督导实践的相关伦理标准。作者随后提供了基于权利宣言的一个督导协议模板，还有一个用于评价的表格，以记录被督导者所体验的督导过程与权利宣言的一致性程度。Giordano 等人的贡献在于，他们提出了在这一专业领域中还相对缺乏的目标和结果的综合性方案。与此相关的完整文件请参见附录 B "督导工具箱"。

专业公开声明

虽然有关督导师的专业认证、督导方法、工作经验等方面的说明通常已经包含在督导协议中了（如，Giordano et al., 2000; Osborn & Davis, 1996; Thomas, 2007），但有些督导师还会撰写单独的声明文件以帮助被督导者了解有关督导师和督导本身的一些情况。随着美国各个州对心理健康从业者提出专业公开声明的要求日益增加，有关这种专业公开声明文件的准备工作已经非常普遍。当治疗师们体会到为来访者准备这种专业公开声明的好处之后，他们也开始为被督导者准备专用于督导的类似说明文件。

专业公开声明与督导协议有些许不同。因为它们并不是为每个被督导者的个性化倾向而准备的，它所反映的是某个特定的督导师所提供服务的总体情况。如果有的声明内容超出了专业公开声明的常规类型，它们也可以当作一个"手册"来帮助被督导者尽快了解某个督导师的特定督导风格。这种书面形式的表达与口头上传递相同容量的信息相比常常更有成效。

注册临床督导师（ACS）认证（美国认证和教育中心，Center for Credentialing and Education，CCE, 2001）要求将专业公开声明书作为申请资料的一部分。CCE 作为美国国家咨询师鉴定委员会的分支机构，要求 ACS 的申请者必须递交一份包含下列内容的专业公开声明：

1. 姓名、职称、工作地点和办公电话号码。
2. 学位、专业证书、从业执照。
3. 在心理健康实践方面擅长的领域，申请者在此领域中可进行督导。
4. 证明督导训练和督导实践经验的声明文件。
5. 关于督导模型或方法的一般性说明，包括督导师的角色、督导目标和督导形式。
6. 关于督导关系中所使用的评价程序的说明。

7. 保密限制和保密范围的说明及督导关系中的保密沟通。
8. 在部分情况下，应该声明申请者正处于督导中，被督导者的行为将可能被提交给申请者的督导师来进行讨论。
9. 收费标准（如果需要）。
10. 紧急情况下与申请者联系的方式。
11. 申请者遵守的有关认证机构的伦理规范和 CCE 关于临床督导实践的伦理标准。

读者可在附录 A 中看到专业公开声明的使用范例，附录 B "督导工作箱"里提供了一个专业公开声明的样本，这是一名督导师针对硕士水平实习课程的被督导者制订出来的。

迄今为止，我们讨论的都是有关督导的基础性工作，它们有助于为督导奠定良好基础，而不至于被嘈杂的督导环境中的"白噪音"所干扰（Bernard, 2005）。如果督导关系在一开端就组织混乱，要想在后期恢复到良性状态是非常困难的。一旦基础性的任务得到了足够的重视，接下来的少数几个任务就属于维持的范畴了，而且会省力得多。

督导过程中的组织任务

沟通，沟通，沟通

一旦学生开始进入实习或见习流程，有关受训者的沟通需要就不会结束。"沟通是咨询专业工作的核心和灵魂，然而，最常见的情况是，实习场所督导师、实习生和（训练）机构之间的沟通总是混乱不堪"（Roberts et al., 2001, p.211）。我们在本章开头已提到，其他一些学者也强调了加强实习场所与教学机构之间沟通的必要性（Bogo, 2005; Bogo et al., 2007;

Emmons, 2011; Kahn, 1999; Lee & Cashwell, 2001; Lewis et al., 2005; Maynard et al., 2015; Zuchowski, 2015）。

现在，互联网极大地减少了为了让大家保持信息同步而不得不耗费的大量精力。实习场所督导师可通过邮件分组使训练机构督导师就项目的发展情况进行有效沟通（这个领域几乎总是被忽略，至少短期项目是这样的）。邮件分组还可以用来提醒实习机构督导师上网获取训练项目提供的在线资源（Bjornestad, Johnson, Hittner, & Paulson, 2014; Mangione, 2011）。聊天室可邀请实习场所督导师参与到学校的督导讨论中。这种沟通途径并不要求掌握多少专业技能，就可以使训练机构和实习场所之间的沟通得到极大的改进。

尽管技术在沟通中起到了重要作用，但它也不能取代现场访谈或至少是电话联系。实习机构督导师被邀请来参加大学的会议对于共同讨论和专业发展仍然很重要。训练机构应努力将督导领域的新进展介绍给他们的实习机构督导师。虽然实习机构督导师有丰富的实践经验，但他们通常还不能像大学教师一样紧跟当前在督导研究、新模型和新技术以及督导文献的发展趋势。因此，实习机构督导师进行在职培训，或参加大学教师和实习机构督导师共同分享理念和经验的研讨会，都是一种特殊的交流活动（Bjornestad et al., 2014; Roberts et al., 2001）。Bjornestad 等人（2014）为实习机构督导师们开设了在线培训课程，并结合实时在线网络会议让实习督导师们可以分享他们的学习反馈。参加培训的实习督导师们尤其赞赏后一种学习方式。

对于大学督导师来讲，使实习机构督导师与课程发展保持同步很重要，而对于实习机构督导师来讲，帮助大学督导师随时了解情况变化也同等重要。政策、组织和财务的发展会影响受训者的实习经历和寻找就业机会。如果大学督导师能随时了解实习机构的情况，他们就能更好地给予学生在进入专业领域方面的建议。

最后，实习机构督导师必须组织好机构内部的沟通以利于受训者。有时，一个被督导者只能与某个指定的督导师进行联系，他会感到与机构里其他人员是互相孤立的。在某些情况下，如果受训者碰巧向机构的另一名工作者而不是他们的督导师征求建议，他们会被认为对自己的督导师不忠诚。这经常导致负面的结果。督导师应有一个计划来帮助被督导者融入该机构中，包括出席工作人员的会议和与其他人员一起共同完成一些项目。

沟通与评价

大学督导师应负责制订一个评价计划并实施所有的总结性评价，这是大学督导师的责任和义务。大学督导师必须明确沟通要求实习机构督导师对学生进行评价的范围和程度（Bogo et al., 2007; Olsen & Stern, 1990）。事实上，实习机构督导师承担与评价有关的角色与期望应在项目开始前就沟通清楚（Maynard et al., 2015）。除此以外，实习机构督导师与学校指导教师应该保持密切联系，充分沟通总结性评价的方法以及有关被督导者工作的哪些特定行为描述将被作为期末总评的依据。（我们将在第 10 章详细介绍评价的程序。）

此外，有时候实习机构督导师会与训练项

目督导师沟通有关他们与被督导者之间发生的矛盾，或者是有关被督导者在临床实践中的某些工作表现（Elman et al., 1999;Igartua, 2000）。训练机构应该鼓励实习场所督导师，如果发现被督导者表现出任何迹象的非专业行为、专业能力问题，或者发展停滞，应该及时与训练机构取得联系。不言而喻，训练项目应该主动承担起这种沟通的责任。Peleg-Oren 和 Even-Zahav（2004）发现，实习督导师不愿意继续担任实习督导师工作的一个主要原因就是他们领悟到，当关于学生的意见发生分歧时缺乏有效的途径与训练项目进行沟通协调。此外，Bogo 等人（2007）对实习机构督导师所进行的质性研究访谈发现，实习督导师感觉自己被孤零零地置于守门人的角色，但是又不确定教学机构是否会支持他们对某些受训者的负面评价。

有时，被督导者会向训练机构反映关于实习场所的问题。虽然解决冲突的经历对学生来讲很重要，但学生和他们的实习督导师之间的权力差异会使得这个过程比较困难。在这种情况下，训练机构的督导师就应责无旁贷地出面协调。

督导师作为机构的代表

实习机构督导师可能没有确切认识到，自己的另一种沟通功能是充当被督导者与实习机构行政部门之间的联系人或代言人的角色。（即使督导师在执行临床督导师的职能时具有双重身份，但督导师必须将行政管理方面的事项向被督导者传达清楚。）这种功能太独特了，必须单独提出来予以讨论，并且这一功能对被督导者的专业发展非常重要。通常情况下，实习

督导师以非正式的方式履行这一职能，通过一些零碎的片段让被督导者了解到公开的和不公开的规定、机构政策，等等。然而以这种非正式的沟通方式，受训者更可能得到的是不完整的信息，或者卷入组织权力斗争中的三角关系。更好的做法是，督导师在督导中就应该详细地讨论服务实施与组织现实情况之间的互相结合。在可能的情况下，每次督导会谈都应留出一部分时间来讨论组织方面的问题，当然这不是作为发牢骚的时间，而是一个学习的过程。

实习机构督导师的另一联络功能是设计一些方法，使机构里的其他人员也能提供一些关于受训者表现的信息。同样，这样的信息提供也往往是以非正式的形式出现的，因而通常存在着不一致性。实习机构督导师可以设计一个简易的表格，让同事们在被督导者的实习过程中填写一次或两次。这种做法可能有以下几个积极作用。

1. 它通过在受训者体验中引入另外一些人员的参与，从而减少了受训者的孤立感。

2. 它可以为被督导者提供来自不同观点或角色位置的反馈信息。

3. 它能进一步证实或质疑督导师自己对受训者的评价。

时间管理

时间管理已成为老生常谈了，而对于"寻找时间"论调的挑战似乎日益增多。督导师是大忙人。无论在大学里还是服务机构，许多其他的义务和责任都在与督导竞争时间。由于督导对许多专业人员来说是一个令人愉快的工作

角色，所以他们即使确实没有多少额外的时间，经常也会接受督导的任务。对被督导者的研究调查发现，几乎毫无例外，被督导者对督导的不满体验中，督导时间不充足是一项主要的抱怨。

如此，时间管理就成了临床督导师的一个至关重要的技能；这种技能对于那些同时在多个角色之间跳跃转换的被督导者而言，也需要进行练习和模仿。也许最核心的时间管理技能是设置任务优先级，并依据优先级而加以区别对待。事实上，当一个人结束一天的工作时，绝对没有留下任何一点工作到第二天去做是不可能的。相反，能管理时间的督导师们会及时处理最重要的事务，并学会在完成不紧急的任务过程中调整自己的节奏。对于某些督导师而言，控制自己的工作日程似乎是一种与生俱来的能力；而对另一些督导师而言，这却是一场持续的斗争，需要采用文献中建议的时间管理策略来弥补。Covey、Merrill 和 Merrill（1994）提出警告，不要陷入一种紧急的心理状态之中——人们总是将需要立即完成的任务当作紧急事件，即使事件本身其实并不紧急。他们还提醒大家，不要试图利用时间管理策略将数量大得不合理的活动安排到时间表中，这个观点得到了 Osborn（2004）的响应。换句话说，时间管理可能是问题的一部分，而不是解决问题的办法。不管督导师如何为完成督导寻找和保留时间，督导师必须认识到安排时间只是一个锦上添花的选择，而不是能够解决所有问题的锦囊妙计。

时间管理和选择督导方法

第 8 章和第 9 章描述了实施督导过程的几种不同方法。决定督导的形式和实施所要求的督导过程也是一项组织性任务。例如，由于被督导者在和她的一个来访者咨询中遇到困难，督导师决定采用现场督导比较适合这个被督导者，但是采用这个方法需要调整原有的时间安排，并且要找到一个合适的场地（可参见第 9 章关于现场督导的详细介绍）。由于应该采取的督导方法需要提前进行安排，督导师通常不会严格执行他们的督导计划，这虽然有些可惜，但也是可以理解的。如果督导师确信某一特定的过程对被督导者的学习很重要，那么督导师就有责任提前安排好所有的后勤保障事宜。当利用技术进行远程督导时尤其要注意这方面的问题（如，Bjornestad et al., 2014; Schultz & Finger, 2003; Watson, 2003）。当督导师由于督导所要求的时限和精力而持续忽视其教学能力时，督导的质量最终会恶化。可能对于临床督导来说，最重要的组织责任就是提供必要的后勤支持以确保督导方法与被督导者的学习需要相匹配。

记录的保存

在这个充满诉讼的时代，记录的保存对于助人职业的各专业领域人员来说已成为非常重要的一件事情。Falvey 和 Cohen（2003）指出，从法律观点来说，"一件事情如果没有记录，就等于没有发生"（p.77）。其他学者也一致认为，完善的临床记录是防御法律诉讼的必备手段（Brantley, 2000; Soisson, Vandecreek, & Knapp, 1987; Swenson, 1997; Thomas, 2010）。

不管在大学还是在实习机构进行督导，督导师都有责任确保来访者记录的完整性。绝大多数机构和大学教授经过长期积累已经建立了完整的记录保存程序。但随着不断变化的专业和法律氛围，明智的督导师需要不定期地重新检查一下记录保存系统，以确保跟上国内形势的发展趋势。

Worthington、Tan 和 Poulin（2002）进行的一个研究强调，明智的督导师要对被督导者与来访者进行工作的文件记录保持高度警觉。在督导师和被督导者看作不符合伦理规范的行为中，最常犯的一种行为（据被督导者报告的他们自己的行为）是没有"在规定的时间期限内完成来访者记录的文件"（p.335）。另外，当督导师和被督导者都发现这个行为有问题时，被督导者对该问题严重性的认知比督导师要弱。最后作者们得出结论：

……记录文件是免于法律责任的最重要的保护手段之一，因为它可以证明特定的责任投诉是否符合渎职的标准。如果给来访者造成了伤害，没有完成文件记录就可能增大承担法律责任的风险。这一系列情况在督导师身上比在被督导者身上显得更加突出。（p.345）

大多数督导师对来访者记录比对督导记录要关心得多。然而，正如 Tarasof 案件（Tarasof 对加利福尼亚大学的董事会的诉讼案，1976；参见第 11 章）所指出的，督导记录在渎职案件诉讼中也同样重要。从一个更乐观的角度来看，督导记录可以约束督导师，使他停下来思考与每个被督导者的督导过程，它提供了一个深入思考的时间，而如果没有督导记录的制约，这种积极的思考通常不会出现。Luepker（2003）发现，良好的心理治疗记录与良好的督导记录之间存在平行的益处——即心理治疗记录帮助治疗师以更有意图的方式进行工作，同样，督导记录也帮助督导师增强工作中的目的性。另外，Luepker（2003）还强调，督导记录可以证明，所提供的督导符合相关专业领域的督导专业标准。总之，出于法律、教学以及实践的原因，督导师都必须做好精确而完整的督导记录。

Munson（2002）建议督导记录应包括 7 个要素，Luepker（2003）在此基础上增加了第 8 个要素：

1. 督导协议，如果已使用或机构有要求。
2. 关于被督导者经历、训练和学习需要的一个简要说明。
3. 所有表现评价表的汇总。
4. 对每次督导会谈的记录。
5. 取消或没赴约的会谈。
6. 记录讨论的案例和重要决定。
7. 在督导中遇到的重要问题及解决方法，或是否还没解决，为什么（Munson, 2002, p. 256）。
8. 相应的知情同意书（来访者和被督导者需要了解的督导相关信息）（Luepker, 2003）。

Thomas（2010）虽然没有详细描述督导记录应该包含哪些内容，但她指出了督导记录的几个目标，作为上述几项要素的补充。除了保障来访者利益、跟踪被督导者的发展、风险管理之外，Thomas 还建议督导师应记录督导师与被督导者之间发生的冲突和僵局，以及被督导者服从训练项目或某管理委员会相关要求的证据。她的意图很清楚，这样的督导记录可以帮助督导师避免在此问题上额外再增加一次督导会谈。

在附录 B "督导工具箱"里，我们为督导师提供了两种督导记录格式。从训练督导师的目标出发，我们建议先用 SRF-1，等督导师打算更多地开展基于理论模型的督导活动时，再使用 SRF-2（Bernard, 2014）。两种督导记录格式都要求督导师聚焦于督导的目标及相应的干预方法（包括使用每种方法的原理）。尽管督导记录的主要目的是帮助督导师对自己的督导工作进行反思，但它也包括了一个针对风险管理问题进行督导的部分，其中重要的主题包括父母的知情同意、发生伤害的风险、物质滥用、何时需要医疗咨询、可能的边界问题、可疑存在虐待以及对督导师和被督导者专业能力的要求（Falvey, Caldwell, & Cohen, 2002）。一旦发现了风险管理问题，督导师必须记录针对该问题所进行的干预过程。

准备应对意外情况

对于受训者来说，面对来访者出现的紧急情况，如需要住院，但不知如何处理当前的情况，即使不引起恐惧，也会让受训者感到十分沮丧。虽然督导师从来都没打算让被督导者单独处理突发事件，但意外情况总会发生，因此相应的应急程序应以书面的形式记录下来，并放置在一个方便的地方，当突发事件发生时可以作为参照。对于已经完全数字化管理的训练项目或机构，这类信息也应保证随时可以获取。

需要提前计划的另一种非常重要的情况是督导师可能需要离开工作地点一段时间。例如，训练项目的全体临床督导师一同去参加同一个学术会议，将大学门诊部的工作留给博士生或临时替代的督导师来处理，这种情况并不少见。督导师们仓促地准备大会发言的论文或必须对自己所承担的课程进行安排，于是就经常会要求来自实习机构或另一部门的同事代为处理督导的问题，而这个人对门诊的管理情况、令人担忧的来访者情况或学生的情况知道得很少，甚至一无所知。这显然是由于缺乏管理的预见性而导致应质疑的伦理实践的案例。

我们讨论提前计划，并不是建议督导师一定要强迫性地担心每一种可能出错的情况。"天塌下来了"并不是一种建设性的督导态度。相反，我们鼓励督导师对他们的责任进行合理的关注，特别是要求他们给自己留出一定的时间做好计划并将它们付诸行动。

评价和回顾总结

有关评价的很多维度将在第 10 章详细介绍，因此在这里我们只提醒督导师，设计一个评价计划是一项重要的组织性任务，应该在督导的开始阶段就先做好充分考虑。第 10 章提供了许多组织督导评价方面的方法，这些内容都应在督导协议和记录保存系统里有所体现。

大多数被督导者都会接受一定形式的最终评价，但许多人没有经过一个高质量的督导回顾及总结的程序。这是非常遗憾的，因为在督导结束阶段，督导师和被督导者都可能提供许多有价值的领悟。事实上，总结阶段是督导师接受督导建议反馈信息的理想环境，这些反馈信息包括督导是否组织得较好，还包括对被督导者在刚结束的督导经历基础上如何在未来继续进行督导体验的建议。

最后的一些提示

如果缺乏时间管理训练或没有编制训练手册，临床督导师做什么才能提高组织的竞争力（倒不是说先前的建议不好）？这一章已经提出了临床督导师应为自己设定的许多目标。下面还有另外五个指导建议，可能有助于督导师达到这些目标。

获得支持

在临床督导师决定承担重要的督导任务（无论在大学校园内或校园外）以前，他们应确保自己的活动已获得行政管理上的支持，因为如果没有这些支持，他们就会遇到许多困难，临床督导工作就会受到损害（Copeland, 1998;Globerman & Bogo, 2003; Sommer & Cox, 2005）。督导师得到的支持越大，督导的数量就完成得越多，督导的质量就越高（Ögren & Boëthius, 2014）。如果支持有限，临床督导师就必须决定这种支持是否能满足最低的标准。如果不能满足，督导师可以依据伦理要求减少督导的提供。

认识你自己

听起来很简单，然而，临床督导师对他们自我组织和组织督导的能力很不了解。可能督导师以为自己应该已经具备了管理督导过程的组织技能，因此拒绝承认他们还需在这个领域内发展、成长。

某一些人的组织能力天生就比另一些人强。当督导师认为自己属于组织能力较差的一类人时，他们应该找值得信任的一个组织成员或者一个专业同事来帮助他们制订一个计划，或者，更有可能的是，帮助他们完成计划。执行的开始阶段是一个非常关键的结合点，要求各方面的不同能力，它们不同于最初制订计划时所要求的能力。这就是许多临床督导师寻求他人帮助的关键原因。

收集资料

当督导师开始接受一项督导任务时，他们可以跟其他训练项目或机构进行联系，找一些政策说明的样例、督导文件格式和其他与任务有关的一些资料。当遇到某个特别的问题时，与同事进行协商、学习他们处理类似问题的方法是一个有效的策略。将自己孤立起来是督导师的一个普遍缺陷。督导师相互之间可以学到很多东西，而且与其他人协商的能力是优秀临床实践的一部分，在这方面督导师要为被督导者做出榜样。对于将持续承担督导师角色的人来说，收集有关评价标准、督导协议和记录保存的模板等资料形成一个督导文件夹可以节省宝贵的时间。

获得反馈

任何新程序都可被看作某种试点研究。有的组织策略可能从督导师的角度看是有利的，但对于被督导者而言却无法维持。有能力的督导师知道如何操作程序使之为人们和机构服务，而不是为其他情况服务。这部分能力可以表现为征求其他人的意见。最终我们得到的结果是一种始终非常灵活和谐的组织风格，而不是反复地推倒重来。

具有计划性和目的性

为了避免从一个计划而盲目转向另一计划（因而避免使督导持续处于混乱的状态下），督导师的一个方法是，允许自己慢慢建立他们的组织计划，但要保证计划的周密性。第一次进行督导的人没人能在第一年就完全将督导组织得很好。一个人应该首先从最关键的那些督导方面开始，如：符合伦理和安全的实践技术，最后逐步发展提高沟通便利与变通的项目、多种训练目标，等等。在注重实践能力发展的基础上，具有计划性和目的性有助于鼓励督导师很快熟悉最重要的那些督导操作内容。能够区分必要问题与需要解决的问题，这是组织胜任力的基础和核心。

结论

在临床督导师的各种驱动力中，虽然组织方面的问题总是被放在最后，但组织问题的处理方式可能与临床专业技术一样可以预见一名督导师的长期成功性。只有把组织任务当作分散精力的因素时，它才是单调乏味的；当把它当作督导重要工作的基石时，组织方面的挑战就能激发出促进督导活动的能量，比如与被督导者建立工作关系。不可思议的是，投入临床督导组织的精力可能会在节约时间和提供良好督导实践环境方面产生巨大的回报。

第8章

个别督导

（与 Tony Rousmaniere 合著）

前面几章关于主要的督导模型和督导关系的介绍对实践是具有指导意义的，不过我们的主要意图是聚焦于督导的基本知识。在第 7 章中，我们讨论了组织督导体验的一些专业活动。本章及下一章，我们将基于第 7 章及之前各章的基础知识更加具体地探讨实践中的特定问题。本章将提供关于一对一（或者，三人督导形式，一对二）背景下开展督导的一个模板。

个别督导一直被认为是专业发展的基石。在训练中，大多数被督导者都要经历某种形式的团体督导，有的人还有机会参与现场督导，但事实上所有的被督导者都要体验个别督导。督导师可选择很多不同的干预和方法来开展个别督导会谈。本章将主要介绍众多方法中最常见的部分方法，并讨论其优点和个别偶然情况下可能出现的缺点。

选择督导干预的首要标准

督导干预服务有三个基本功能（Borders et al., 1991）：（1）评估被督导者的学习需要；（2）改变、塑造或支持被督导者的行为；（3）评价被督导者的学习表现。督导师通常会在第二个功能方面倾注最多的时间，同时也会持续评估被督导者的学习需要并对他们的进步进行评价。当督导师考虑到这些不同的功能时，可能会发现不同的方法在发挥某一方面的功能时

可能比其他方法更有效。例如，督导师可能会选择观看被督导者的咨询录像来评估他 / 她的技能，然后要求被督导者将下一次咨询会谈的一部分录音转录为逐字稿，从而帮助被督导者关注咨询工作的某一特定方面。

督导师对督导方法的选择会受到很多因素的影响。Borders 和 Brown（2005）提出了最重要的 6 个影响因素：（1）督导师的偏好（受

到世界观、理论取向和经验的影响）；（2）被督导者的发展水平；（3）被督导者的学习目标；（4）督导师对被督导者的期望目标；（5）督导师自身作为督导师的学习目标（可能包括对某一特定督导干预方法的掌握）；（6）情境因素（例如，实习机构的政策或工作人员的能力、来访者问题的困难程度）。

督导师需要同时具备足够的专业技能以及灵活运用这些技能的能力，才能全面考虑到上述 6 个方面的因素。Mills 和 Chasler（2012）建议，督导师可以采用主题优先等级法（Kernberg, Selzer, Koenigsberg, Carr, & Appelbaum, 1989）来决定每次督导会谈的重点。这一工作框架帮助督导师在下述 9 个主题中排列出所需关注的优先顺序：

1. 来访者的自杀或杀人风险。
2. 被督导者的专业表现存在问题的方面，尤其是可能损害来访者利益、侵犯边界或可能影响到治疗联盟。
3. 督导师或被督导者双方存在的可能损害督导持续性和有效性的情况。
4. 被督导者的不诚实或隐瞒信息。
5. 被督导者在督导会谈中的付诸行动（可

表现为诸如迟到、抵触反馈等一系列行为）。
6. 被督导者违背督导协议。
7. 被督导者的阻抗行为。
8. 被督导者在督导会谈间隔期间的付诸行动。
9. 增进学习的活动：这一范畴包含了督导工作的最大部分。

尽管督导师拥有督导的最终决定权，但是他们也应允许被督导者对所采用的干预及活动表达自己的看法（Rousmaniere & Ellis, 2013）。这有助于解决督导师与被督导者之间关于督导有效（或无效）性问题方面可能存在的观点分歧（如，Ladany, Mori, & Mehr, 2013; Mehr, Ladany, & Caskie, 2010）。Li 和他的同事（2016）的研究发现表明了这一观点分歧现象的存在。研究者要求督导双方对 10 种干预方法从最重要到最不重要进行排序。在"接纳被督导者的情感并鼓励表达"这一条目上，督导师的排序比被督导者要高；另一方面，被督导者在"反馈与矫正"这一条目上的排序高于督导师的排序。

结构化与非结构化干预

很多文献资料都提到了在督导中对结构的相关需要。结构化的干预是由督导师主导的，包含了较大成分的督导控制，而非结构化的干预既可由督导师主导也可由被督导者主导，它更多地要求督导师允许学习过程自然发生而不

加以控制。例如，Rigazio-DiGilio 和 Anderson（1995）指出，在采取结构式的现场督导中，可能需要使用监听耳机，从而在治疗过程当中来指导被督导者；而非结构式的现场督导可能主要依赖于会谈前的计划、会谈间歇期的讨论

以及会谈后的总结回顾（参见第 9 章关于这些方法的具体描述）。同样，建立在一个现场资料（如，一段录像或录音资料）基础上的个别督导，督导师可能会对此进行整体指导，并要求被督导者遵循督导师规定的工作议程去落实；或者，督导师也可以鼓励被督导者反思咨询过程中对自己具有特殊意义的某一片段。

这些例子说明，督导形式（如，现场督导或录像、录音回顾）本身并不决定结构化

的程度。结构性更多地受到我们上面总结的 Borders 和 Brown（2005）提出的 6 个因素中某些因素的影响，尤其是被督导者的发展水平和学习需要。但是，督导师的偏好也部分决定了结构化的水平。对于那些没有耐心的或者不喜欢模棱两可的督导师来说，非结构化干预更具有挑战性；对于那些没有计划性、组织学习过程能力较差的督导师来说，结构化干预会更具挑战性。

督导的方法、形式和技术

督导的各种技术、方法以及范式一直在持续发展。因此，我们并不打算列出督导干预所包括的全部内容，而是希望反映出督导师可选择方法的多样性，说明使用各种方法的一些基本原理，并报告研究文献中所提供的关于这些方法的使用频率及其相对的优点和缺点。

本章的余下部分我们将回顾各种督导方法，从使用较少技术的方法开始，然后介绍要求采用复杂工具的督导方法。我们首先来讨论自我报告的督导形式。这种督导形式主要依赖于被督导者对咨询或治疗过程的信息收集作为督导中使用的信息来源。

自我报告

自我报告也许看似一种简单的督导形式，但很难真正把它做好。在最好的条件下，被督导者将同时在概念层面和个人层面上接受挑战。但是，部分最无效的督导也存在于这种形式中。许多依赖于自我报告的督导师都会陷入

停滞状态；督导变得形式化，在不同的督导会谈之间或被督导者之间没有表现出明显的差异。在咨询实践领域，很多被认为是个别督导的工作实际上只局限于个案管理。

运作得最好的情况下，自我报告可成为一种很强的导师关系，被督导者借助自我报告的形式，对涉及治疗师－来访者关系的个案概念化能力和涉及督导师－被督导者关系的个人知识进行精细的调整。而在最糟糕的情况下，自我报告变成了被督导者歪曲（而不是报告）自己工作情况的一种途径，无论这种做法是否是有意识的（Haggerty & Hilsenroth, 2011; Noelle, 2002）。Ellis（2010）就此得出结论，督导师仅采用自我报告就能使督导取得良好效果只是天方夜谭。

自我报告尤其不适合新手被督导者，因为他们通常会被与来访者会谈中的大量信息所淹没（如，Holloway, 1988; Thomas, 2010）。自我报告差不多仅等同于被督导者的观察和概念化

能力以及督导师的敏锐洞察力。如此看来，如果将自我报告作为唯一的督导模式，那么失败的可能性就太大了。

Campbell（1994）支持了在伦理与法律背景下对自我报告这一方法的质疑。他谈到了Muslin、Thurnblad 和 Meschel（1981）所做的研究。这项研究发现，精神病学专业被督导者的治疗录像中有 50% 以上非常明显的重要问题没有在督导过程中报告出来。而且，被督导者所报告的内容中有 50% 以上存在不同程度的歪曲。Campbell 指出：

> 由于缺乏经验，受训者发现自己很难理解来访者的问题。而由于督导师并没有直接观察受训者，所以他们也很难去纠正受训者的错误。因此，受训者在努力与他们所不能理解的内容做斗争；督导师也苦于应付他们所没有看到的东西。（p.11）

Wynne、Susman、Ries、Birringer 和 Katz（1994）要求一些持证的心理治疗师从真实治疗过程中的某一具体片段里回忆出主要内容以及有关该内容的具体支撑信息。结果发现，这些治疗师们对于主要内容的回忆率仅有 42%，而对于支撑信息的回忆率仅有 30%。这一结果进一步质疑了自我报告作为一种督导形式的有效性。Haggerty 和 Hilsenroth（2011）对这一现象有如下的比喻：

> 假设你心爱的人必须接受一个手术，你需要在两名外科医生中进行选择，其中一名医生在做手术的过程中从未被任何一名有经验的外科医生直接观察过。他/她独自做完手术后回去向其上级指导医生进行汇报，努力回忆（有时可能是不

完全或不准确的）自己刚完成的手术过程中的重要步骤。很难想象任何一个人，只要有选择，会选择这样一名医生而不是一名在医疗实践中长期接受观察的专业医生（p.193）。

尽管存在诸多缺点，自我报告仍是使用频率最高的一种督导方法（Amerikaner & Rose, 2012; Anderson, Schlossberg, & Rigazio-DiGilio, 2000; Borders, Cashwell, & Rotter, 1995; Coll, 1995; Goodyear & Nelson, 1997; Romans, Boswell, Carlozzi, & Ferguson, 1995; Wetchler, Piercy, & Sprenkle, 1989）。当然，被督导者和督导师并没有认为自我报告是最有价值的督导形式（如，Wetchler et al., 1989）。事实上，Anderson 等人（2000）发现，被督导者更倾向于把自我报告认为是最差的督导体验，而不是最好的。Rogers 和 McDonald（1995）发现，当督导师使用比自我报告更为直接的督导方法时，他们更倾向于评价被督导者还不具备完成临床工作的必要能力。然而，未通过直接观察方法而接受督导的被督导者却相信督导师对自己的临床能力是非常了解的。

尽管如此，当一个情境与被督导者本人有更大关联时，自我报告的形式可能是特别有用的。在这种情况下，直接观察所得到的信息不但不能使问题更加明确，反而会使讨论的重点偏离了问题的中心。在本章后面的部分，我们在鼓励反思性实践的有关讨论中将继续谈到这个主题。要想知道什么时候限制信息从而有助于对督导采取更加内省的方法，督导师需要具备足够的经验和热忱关注的姿态。

过程记录与案例记录

过程记录就是指被督导者的书面说明，包括对治疗会谈中的内容、被督导者与来访者的互动过程、被督导者对来访者的感受、干预方法及其理论基础（Goldberg，1985）。由此可见，过程记录涉及的范围可以很广，因此也很浪费时间。除了社会工作要求将过程记录作为常规要求，督导师似乎不可能要求被督导者对所做的每一次会谈都作详细的过程记录。但是，有时候这种努力也很值得，尤其当督导师认为，被督导者能够从对被督导者与来访者之间的互动及其结果的详细回顾分析中受益时。

案例记录则是咨询和督导过程中的常规程序（参见第 7 章记录保存的相关内容）。案例记录是对咨询的专业、管理及法律方面的记录，应该包括每次咨询过程中的所有重要信息，包括所采用的干预方法。也就是说，我们可以刻意地把案例记录作为督导过程的一部分。除了所有的治疗案例记录中应该非常明确的一些信息外，督导师还可以要求被督导者对一些符合督导目标的具体问题做出自我反思，并寻找答案。举个例子来说，督导师可以提出一些问题来帮助被督导者做好反思过程（具体方法将在本章后面的内容中讨论）；帮助被督导者将个案概念化与干预方法结合起来，或者对文化动力学方面保持警觉。如果我们通过这种方式来使用案例记录，那么它就成为一种指导谈话过程的督导干预方法。案例记录可以或者应该与其他的督导形式结合起来使用。表 8.1 列举了一些案例讨论中的引导语例子，督导师可以此协助被督导者为督导做好准备。A 类引导语用于对初次咨询会谈的督导讨论，B 类引导语用于后续的咨询会谈的督导讨论。

表 8.1　协助被督导者为督导案例讨论做好准备的引导语

1. A. 简要描述来访者所提出的问题。
   B. 你对这次会谈所要达成的目标是什么？
2. 说明此次会谈中的心理动力学方面（你自己对来访者的反应，以及你与来访者之间的互动过程）。请注意关注那些基于文化差异或相似性的动力学。联系你所观察到的前期会谈中的心理动力学方面作为今天讨论的背景。
3. A. 说明在此次会谈中所了解到的其他重要信息，包括背景信息。
   B. 简要总结会谈中所讨论的关键问题。
4. 请说明与当前的问题有关的一些文化或发展方面的信息。
5. A. 你对来访者问题的初步概念化是什么？（请确定你的观察是基于并符合某个理论模型。）
   B. 解释你对当前问题的概念化的改变（或扩充）。
6. 如果你使用了常规结果监测（routine outcome monitoring）（详见本章后面部分），评估数据的结果如何？
7. 列出相关的诊断印象，包括 DSM 的诊断（编码和轴）。
8. A. 在可能的范围内，描述你对该来访者的初步治疗计划。
   B. 解释你对该来访者治疗计划的改变（或扩充）。
9. 在治疗计划的基础上，你对下一次会谈的目标是什么？
10. 本次会谈在多大程度上达到了你的目标？
11. 你觉得这个案例存在任何伦理方面的问题吗？需要进行风险评估吗？
12. 请分享你在会谈中的个人感受。
13. 你对你的督导师还有什么特别的问题？

录音逐字稿

有些督导师会要求被督导者将录音转录成逐字稿，以此作为督导的基础。这种实践模式的流行程度依国家而有所不同。例如，逐字稿的方式在美国只是偶尔使用，而在韩国则非常普遍（Bang & Park, 2009）。我们在中国也观察到这种方式的使用。

Arthur 和 Gfoerer（2002）提出，逐字稿对处于训练早期阶段（比如，第一次实习）的被督导者有很大的帮助。事实上，Bang 和 Park（2009）发现，韩国的督导师允许中高级被督导者提交一份咨询会谈总结而不是详细逐字稿。由于会谈内容以文字形式呈现，所以它比单纯使用录音更能使被督导者注意到一些错误的干预方式，比如说多重提问或者陈述不完整。逐字稿比单纯使用录音的情况下，能够给被督导者提供更多的机会来评价自己（在初期）的工作。

Arthur 和 Gfoerer（2002）研究中的被督导者对于督导师使用逐字稿回顾整个治疗会谈过程的做法表示赞赏，逐字稿帮助被督导者对咨询过程做了一次视觉的回忆，逐字稿的详细具体使得被督导者能发现自己会谈中需要改进的具体地方，他们也更容易对自己的工作进行自我批评。被督导者也报告了逐字稿的消极作用，包括：转录逐字稿要占用大量的时间；督导过程中没有包括非言语的线索和所有的辅助语言；这一模式比其他督导形式更容易暴露出被督导者的错误而令人感觉不安；督导过于集中在会谈的内容上（而不是被督导者的整体发展）。

咨询会谈的逐字稿为随后的督导会谈提供了庞大数量的资料，这些资料能够产生许多积极的效果，尤其对新手来说是这样的。不过，由于这种督导形式过于花费时间，以及具有其他的限制，间歇使用或者精简使用这种督导方法（比如，只转录咨询会谈中特定几分钟的内容）可能是这一方法的最佳使用模式。

现场观察

我们需要区分现场观察与现场督导。前者是在咨询会谈中观察被督导者的一种方法，但在整个过程中并不与被督导者发生互动，除非发生紧急情况。而现场督导是在咨询过程中同时结合了观察和主动督导这两种成分。现场督导中督导师的参与显示出它不同于其他所有督导方法的范式特征，因此我们将在第 9 章中专门论述这一方法。大学训练项目常常在室内训练咨询场所使用现场观察。实习机构的督导师则较少使用现场观察，主要是因为程序安排困难和结构受限。Amerikaner 和 Rose（2012）发现，直接观察仅占督导师活动的 4%。

现场观察提供了超出其他一切督导方法（除了现场督导）的三大优点。首先，采用现场观察高度保障了来访者的利益，因为一旦发生紧急情况督导师能够立即实施干预。其次，相对于录音和录像来说，现场观察能给督导师展现关于来访者和被督导者的更完整的图像。比如说，如果使用录像，在会谈期间，摄像机的位置在整个会谈过程中通常是固定的，因此只能提供关于来访者及被督导者的侧面图像，或者镜头只能对准其中某一方而看不到另一方。最后，定期进行观察的督导师在决定督导中应该讨论哪些案例方面有更多的参与性和主动性。对比之下，Amerikaner 和 Rose（2012）发现他们的研究中，80% 的被督导者在选择督导所讨论的案例材料方面具有主要的或完全的决定权。尽管部分专家认为这种做法并无不妥，但实际上这种情形充满了前面在自我报告部分所提出的诸多问题。

录音和录像

Carl Rogers（1942）和 Covner（1942a, 1942b）是采用录音进行督导的先驱。录音，以及后来录像技术的使用引起了督导领域的革命性突破。录音录像资料的特殊价值在于，它不仅有助于督导师及被督导者观察到事实上发生了什么，而且可以识别出在其他督导形式中可能不被注意的人际互动过程。有些专业人员，尤其是心理动力学领域的，对录音录像方法表示怀疑。但是现在，这些技术的应用已经得到了广泛的支持，包括许多著名的心理动力学督导师（如，Abbass, 2004; Alpert, 1996; Briggie, Hilsenroth, Conway, Muran, & Jackson, 2016; Eubanks-Carter, Muran, & Safran, 2015; Haggerty & Hilsenroth, 2011; McCullough, Bhatia, Ulvenes, Berggraf, & Osborn, 2011）。被督导者也充分认可这一方法的价值：Magnuson、Wilcoxon 和 Norem（2000）请有经验的咨询师回忆他所接受过的堪称典范的督导活动时，他们提到了那些与他们的督导师一同回顾录音或录像的工作过程。

当督导师首次要求被督导者使用录音录像时经常会遇到阻抗。很多被督导者会声称，他们的来访者会感觉不舒服。但是这种顾虑是言

过其实的。Briggie 等人（2016）发现在大学的心理咨询训练中心，超过一半的来访者对于录音录像并没有或只有很少的顾虑，71% 的来访者愿意接受这一方法。来访者对咨询中使用录音录像的接受度与其"拒绝治疗、治疗的时间长度以及治疗效果"不存在显著相关（p.66）。

Briggie 等人（2016）还发现，治疗师关于录像方法的支持或反对的认知偏差会影响来访者产生相应的态度偏差。这一发现揭示了另一个，或许是更重要的，受训者（及督导师）回避录像方法的理由：讨厌看到自己的错误。观看自己的工作过程意味着要忍受与自我不完美相关的所有恐惧和痛苦感受，包括不现实的自我评价，从自我夸大（"我知道我真的很棒"）到自我贬低（"我几乎一无是处"），这两种自我评价都是缺乏现实依据的（Rousmaniere, 2016）。看不到自身缺点就会减少成长进步的机会。

为了解决这个问题，我们建议督导师要向受训者示范一种健康的、积极的脆弱性，给他们看自己工作时的录像资料，包括督导师自己曾犯过的错误。例如，本书作者之一的 Tony Rousmaniere 在每一学年开始时都会给他的受训者播放一段咨询录像，记录了他忘记来访者姓名的错误表现。

一旦被督导者克服了最初的阻抗反应，录音和录像就不会引起他们的强烈焦虑了（Ellis, Krengel & Beck, 2002）。事实上，我们可以对任何反对把录音录像作为督导方法的抵触意见不予理会。

在督导中使用录像

使用录像需要督导师和被督导者做一系

列的决定，包括选择摄像机、如何向来访者提供记录方法的选项以及在督导中如何使用录像资料。

选择一台摄像机。 经济型数码摄像机一般价格不会超过1400元，可用来录制心理咨询会谈。之所以推荐购买上市1年以上开始降价的经济型数码摄像机，是因为太新的或过于昂贵的数码摄像机也许会采用更新的数据格式，可能导致与播放设备（如个人计算机）的软件系统不兼容。出于保密的考虑，治疗师应该配置一台专用设备来录制咨询会谈，然后将它与心理治疗记录一起上锁保存。

使用移动设备进行录像。 很多移动设备（例如，智能手机、平板电脑）都具有录像功能。不过，被督导者应该避免或至少非常谨慎地使用移动设备来录制心理咨询会谈，因为它们比其他录制设备有更大的风险会威胁到资料安全和保密。移动设备经常成为窃贼的目标且容易丢失。此外，移动设备通常安装了预置软件，会自动将视频的备份文件发送到网络云平台。治疗师有可能意识不到这些后台软件的运行或者不知道如何关闭这些软件的运行。如果被督导者想要使用移动设备录制心理治疗过程视频，那么他／她应该断开该设备的网络连接，将此台设备仅用于这一目的，开启保密功能，然后将此设备与心理治疗记录一起上锁保存。

保证录音质量。 学生们常常会带来声音很难听清的视频文件。所幸的是，大多数经济型摄像机在录制心理治疗会谈时具备足够的声音质量，因此通常只需要教会被督导者如何保证视频录制的声音质量。如果需要获得更高质量的声音效果，可选择带有外接麦克风接口的录像机。外接麦克风也可用于提高笔记本电脑录音的声音质量。

录像回放。 很多设备都可用来播放视频录像，包括计算机和现代家用电视。我们推荐在计算机上使用 VLC 媒体播放器（vlc-media-player.en.softonic.com）来回顾录像文件。

保存录像文件。 录像文件可直接保存在摄像机里或另存到一个计算机硬盘里。如果录像文件保存在计算机里，那么治疗师应使用强密码给计算机加密，并在不使用时将计算机设置为自动上锁（参见 Rousmaniere & Kuhn, 2016）。还有一个好办法是将录像文件保存在一个自动加密的移动硬盘里（如 the Apricorn Aegis Padlock）。这种类型的移动硬盘在读取文件时需要输入密码，当硬盘从计算机拔出时会自动上锁。同样，一个加密的闪存（如，Corsair Padlock 2 USB）也可用于存储一次会谈的录像文件或将一次会谈录像提交给督导师回顾。这些加密设备即使丢失或被盗也可以确保信息安全。

画中画录像。 治疗师或许希望通过画中画录像技术以同时看见自己和来访者的画面。其实最简单的办法是在来访者身后放置一面大镜子，从摄像机的镜头看过去，就可以在镜子里看见治疗师的面孔。画中画录像也可以通过使用多个摄像机或摄像头，然后将这些录制内容输入视频处理软件中进行编辑加工。这个过程需要额外的费用和专业技术才能完成。

知情同意。 在使用录音、录像前，治疗师应该征得来访者的书面同意。这个过程可能涉及当地的相关法律、法规问题。读者可在网站上找到与此相关的更多具体信息以及知情同意书的样例。

如何向来访者介绍录像。督导师一定要指导受训者如何向来访者解释使用录像的作用，并要求受训者对这个过程进行角色扮演直至能够顺利完成。我们建议要清楚而明确地解释使用录像的理由。被督导者可以这样向来访者解释使用录像的理由：

> 每个人都有盲点，都会犯错误。这可能发生在任何人身上，也可能发生在任何领域。我的策略是从我的临床督导师那里获得持续的反馈来帮助我发现可以改进我们工作的不足之处。获得专家对我的工作反馈，有助于我对你的帮助。

对录音、录像督导进行计划。想象一下如下这种常见情境：被督导者来接受督导时，通常会带着两个或三个近期咨询的录音录像文件，而他在来督导之前并没有很好地分析过录制内容。由于被督导者还没有决定这次督导要讨论哪一次咨询会谈过程，因此他要花费一定的时间来告诉督导师这些录制文件里都记录了什么样的案例内容。最后，督导师指定其中的一次会谈。于是，咨询过程从头开始播放，直到督导师从播放内容中发现了重要的东西。

这是很没有效率的使用录音录像的督导方法，督导过程必须有计划性，而且督导师有责任提出督导的计划大纲。自发性的确很重要，但是当督导过程十分单调乏味时，自发性是不可能出现的。如果在播放录音、录像 20 多分钟后，被督导者却说，"呃，我认为我刚才讨论的那部分比我意识到的更深刻"，这样的做法肯定会增加督导的枯燥无聊。

Huhra、Yamokoski-Maynhart 和 Prieto

（2008）建议督导师在回顾录音、录像时关注被督导者的发展水平。他们指出，新手受训者很容易对咨询会谈中的庞大信息量感到不知所措，督导师可以通过示范哪些是值得注意的重要方面、哪些不太重要来协助受训者的专业发展。Huhra 等人还建议督导师应要求被督导者在督导之前提前观看自己的咨询会谈录像，这样他们就能比较适应回顾录像时的焦虑情绪，从而在督导中更加聚焦于来访者的问题。

在督导关系建立的最初阶段，建议督导师在督导开始之前先听完或看完整个咨询过程，这样可以对被督导者的能力有一个大概的了解，同时可以决定选取录音、录像的哪一部分作为督导材料（Borders & Brown, 2005）。当录音、录像的选择理由不是显而易见时，督导师有必要向被督导者解释选择这个片段的原因。督导师预先选定录音、录像的某一部分作为督导材料可有以下多种原因：

1. 突出会谈中最有建设性的部分。
2. 突出会谈中最重要的部分。
3. 突出咨询过程中被督导者感到最艰难的部分。
4. 强调关于内容方面的问题，包括隐喻和重复出现的主题。
5. 询问咨询过程中让人感到困惑的内容，可能是因为辅助语言或非言语行为与语言内容相冲突。
6. 为了将注意力主要放在会谈中的某些重点，例如人际的或跨文化的动力学具有明显的治疗意义或者受到明显限制，或者在会谈中明显存在文化封闭（Cashwell, Looby, & Housley, 1997）。

换句话说，督导师在选择某一录音录像片段进行督导时几乎总是要考虑到它的教学功能。另外，督导师的这种教学目标导向可以帮助新手被督导者不会由于过于关注会谈内容而忽略了过程（Maione, 2011）。

然而，随着被督导者的概念化能力和经验的发展，督导过程也将逐渐发展。很快，被督导者就会自己选择会谈记录的某一部分作为督导的方向。通常情况下，督导师会要求所选的会谈内容应该是被督导者自己感到困惑、迷茫、无法应付或者受挫的部分。然后督导师将与被督导者一起回顾这部分内容，并从这里继续往前推进。在使用这种督导模式时，被督导者应该提前准备好以下内容。

1. 要说明选择这一部分作为督导讨论的理由。

2. 简要说明与这一点相关的内容。

3. 解释在会谈中的那一刻他或她所试图达到的目标。

4. 明确地表达自己希望从督导师那里得到什么具体的帮助。

任何一种方法如果重复使用也可能会使督导变得停滞不前。比如说，当督导师反复要求被督导者选择自己感到有困难的咨询片段，那么督导可能会主要倾向于关注咨询中的问题，因此被督导者很难有机会在督导中体验到成功的喜悦。作为一种替代方法，督导师也可以为下一次会谈布置好某一主题，并让被督导者准备好这部分内容。比如说，对于一个特定的来访者或者家庭来说，督导师可能认为重新构建很有帮助，因而建议被督导者在下一次会谈中，应该尽可能多地采用重新构建的技术，被督导者在下一次督导时要从录制内容里选出最成功的重新构建的技术尝试呈现出来。督导师使用这一策略，既可以把技术与咨询情境联系起来，而且可以对被督导者的自我评价能力有所了解。

这种布置主题来指导录音录像使用的方法是非常灵活的，需要关注的重点可包括治疗的过程、治疗中的概念问题、个人或人际问题、伦理两难困境以及其他问题；同时它也可以反映出被督导者的不同发展水平。但是无论布置什么主题，录像回顾作为一种督导工具的有效性取决于对录像内容的仔细筛选。

与录像有关的特殊问题

录像回顾不仅需要关注被督导者与来访者的互动，还需要关注被督导者在治疗和督导会谈中所体验到的更加细致的内在过程（Breunlin, Karrer, McGuire, & Cimmarusti, 1988）。单纯把精力聚焦于一个方面而忽略了其他方面是错误的。Breunlin 等人提议，在同时关注客观精确的录像与被督导者所感受到的心理动力学现实时，应遵循 6 条指导原则。这些建议到今天依然很有帮助。

1. **对所督导的治疗会谈确立符合现实的目标，从而使录像督导有明确的重点**。这样做有两个优点：通过将注意范围缩减到与目标相关的干预方式上，从而减少信息过载的压力；而且由于现实目标的可实现性，被督导者更有可能对治疗会谈过程感到一定的满意度。

2. **将内部心理过程与治疗情境联系起来**。鼓励治疗师讨论在治疗会谈中的内心体验是非常重要的。Breunlin 等人还强调，督导师应首先让被督导者暴露自己的感受，而不是督导师提供给他们的观察结果。但最重要的一点是，应该鼓励被督导者将内心感受表达出来，而不能为了"回顾技术策略"就省略了关于内在过程的讨论。我们在本章后面部分将要谈到的"人际互动过程回顾（Interpersonal process recall）"（Kagan, 1976, 1980; Kagan & Kagan, 1997），就是符合这一指导原则的一个极好的技术。

3. **选择侧重于可改进的治疗表现的录像部分**。作者认为，矫正性的反馈应该集中在被督导者有能力改变的表现上。换句话说，把精力放在被督导者的个人风格或者放在很难立即提高的复杂技能方面是没有效果的。

4. **适度设置被督导者的实际表现与改进目标之间的差异**。Fuller 和 Manning （1973）发现，实际表现与改进目标之间的适度差异对于被督导者的学习来说是最有利的。因此，督导师必须保证从录像中选取的部分既不能与目标等同也不能相差太远。

5. **适当调整目标**。这一原则强调在进行录像回顾时，必须在被督导者发展的大背景下进行。督导师有能力在录像回顾中识别出很多值得讨论的潜在问题，但不是所有的问题讨论都适合于被督导者当前的技能水平。Breunlin 等人还提醒我们，在录像中看上去很容易的事情，在真实的治疗过程中要想完成也是很困难

的。因此，督导师应该设置较小的改进目标。

6. **保持适度的紧张水平**。Breunlin 等人认为，如果督导师遵循了前 5 个指导原则，那么肯定也会考虑到第 6 个原则。督导师必须时刻保持警觉，被督导者应该在不受到过度威胁的情况下才能顺利成长。因此，督导师总是必须要对被督导者不同水平的体验具有高度敏感。

督导师在使用录像时，必须对录像的威力有正确的认识（Rubinstein & Hammond, 1982）。在督导室中播放录像时，个人的图像和声音是无处躲藏的，所以 Rubinstein 和 Hammond 建议，除非督导师和被督导者之间建立了良好的关系，否则就不要使用录像手段。对于这一点我们并不否认，但我们认为在慎重使用录像的过程中也可以建立起良好的督导关系。这么做也符合 Bordin（1983）的观点，当督导师与被督导者共同完成双方一致认可的任务时，督导关系常常就得到了发展。

我们在前面说过，如果督导师先展示自己的录像，然后再要求被督导者播放录像，是一个不错的选择（可参见，Kaplan, Rothrock & Culkin, 1999; Rubinstein & Hammond, 1982）。给被督导者提供督导师自己的咨询范例可以达到多重目标，但尤为重要的一点就是打破了被督导者认为督导师能够完成完美治疗的幻象。

常规结果监测

临床督导中得到快速应用的另一个技术是通过软件对每一次会谈的临床结果进行测量

记录，叫作"常规结果监测"（routine outcome measurement，ROM）或者"连续评估"（continuous assessment，CA）（如，Lambert, 2010）。来访者可在治疗师的办公室或等候室里通过各种设备（台式电脑、笔记本电脑、平板电脑、智能手机等）打开 ROM 软件完成治疗结果评估表。完成 ROM 评估过程需要 2~5 分钟，软件程序将会自动描绘出来访者的症状改善情况，标注出有恶化风险的来访者，警示需要注意的风险因素，比如自杀风险。通过严格控制的研究反复证明了 ROM 程序可以帮助治疗师减小来访者症状恶化的可能性、降低脱落率，从而取得更好的临床结果（如，Miller, Hubble, Chow, & Seidel, 2013）。目前有两大反馈系统（改变效果管理系统，Partners for Change Outcome Management System，与咨询效果问卷分析系统，OQ®-Analyst）已展示出对来访者治疗结果的有力影响，并且被美国物质滥用和心理健康服务管理局（Substance Abuse and Mental Health Services Administration）认定为是一种"循证实践方法"。

与很多领域的专业人员一样，心理健康专业人员也表现出对自己临床技能的积极认知偏差。这种积极偏差会导致工作中的一个盲点，干扰了专业人员对其来访者症状恶化风险的评估能力（Lambert, 2010）。例如，Walfish、McAlister、O'Donnell 和 Lambert（2012）在对心理健康专业人员的调查中有如下发现：被调查者普遍认为自己的工作表现水平在 80% 的人之上，无人评价自己的工作表现低于平均水平，还有 25% 的人自我评价高于 90%。ROM 程序可以提供基于证据的反馈信息从而

消除这一盲点，并可能有助于提高临床工作效果。这种盲点可以出现在各种专业水平的临床工作者身上，包括训练水平的以及资深专业人员（Lambert, 2010）。ROM 程序对于未取得执照的受训者和帮助执业咨询师监控及提升工作效果都有很大的积极作用（参见第 12 章）。

有关这一领域的研究数量呈现爆发式增长。Lyon、Lewis、Boyd、Hendrix 和 Liu（2016）在近期确认了 49 个不同的 ROM 系统可供治疗师使用。其中最知名的 ROM 程序当数"咨询效果问卷"（Outcome Questionnaire，OQ）。OQ 分析软件通过对数以万计的历史个案数据的分析计算来预测来访者症状恶化的风险，并为治疗师提供"临床支持工具"（Whipple et al., 2003）。另一个广泛应用的 ROM 程序是由 Miller、Duncan、Sorrell 和 Brown（2005）开发的改变效果管理系统（Partners for Change Outcome Management System，PCOMS）。它采用了效果评估量表（Outcome Rating Scale，ORS）和会谈评估量表（Session Rating Scale，SRS），这两个量表都十分简短（分别只有 4 个条目），分别测量来访者的总体生活功能以及他/她对治疗联盟的感知。

很多严格控制的研究已经证明 PCOMS 可以帮助临床工作者改进工作效果及减少脱落（如，Anker, Duncan, & Sparks, 2009）。还有一个 ROM 程序是咨询中心版心理症状评估（Counseling Center Assessment of Psychological Symptoms，CCAPS），专用于大学心理咨询中心，目前已有超过 200 个中心正在使用（Locke, Bieschke, Castonguay, & Hayes, 2012）。CCAPS 的一个优点是它很容易嵌入

常用的电子记录管理软件（electronic records management，ERM）中。情境化反馈系统（Contextualized Feedback System™）也是一个 ROM 程序，它采用了很多家庭与婚姻治疗的在线测量工具（Bickman, Kelley, & Athay, 2012）。

在督导中使用常规结果监测

心理健康专业人员可以使用 ROM 的实证信息来确定督导的最佳聚焦点。在每次督导会谈的开始阶段，督导师与被督导者可一起回顾被督导者工作个案的结果数据，注意识别出那些没有表现出进步或正在恶化的个案。他们可以在督导中优先回顾并讨论这些个案。同样，ROM 数据也有助于突出受训者临床工作的成功之处，这对于提升受训者的自信和专业认同有很大的帮助。

ROM 数据还可以帮助督导双方对被督导者的工作表现获得一个中立的、实证的看法，抵消督导关系中可能存在的任何偏好、认知偏差或反移情。例如，如果督导师和被督导者关于某个个案存在意见分歧（如，应该使用哪个临床模型或方法），那么结果评估数据就能提供分析该案例的一种中立观点。使用 ROM 来指导治疗使得督导的心理动力学从关于某一理论或主观看法的讨论转向基于科学数据的决策过程。

ROM 软件的另一个益处是可以很容易地收集受训者的咨询效果数据。这将帮助督导师看到关于被督导者临床工作的实证"大数据"，推动真正的循证督导形式的可能性变为现实（Swift et al., 2015）。比如，在每个学期末，督导师可以要求每位被督导者制作一个电子表格，其中包含被督导者所有来访者的人口学资料（如，性别、年龄、诊断、文化背景等）以及临床效果数据。比较受训者所工作的不同来访者的结果数据有助于发现受训者的优势领域以及仍需改进的方面。例如，某个受训者可能表现出对某些诊断类型的来访者（如，焦虑障碍而不是物质滥用）有较好的咨询效果，另一个受训者则也许对某一特定人群（如，女性而不是男性）有更好的咨询效果。对临床数据的这种实证性回顾分析可以帮助受训者学习一种对自己工作表现进行自我评价的科学方法。图 8.1 是这种电子表格的一个样例。

常规结果监测的具体实施及局限性

有不少研究已经证明，与治疗师有关的因素对 ROM 数据的有效性起到调节作用。这些因素包括治疗师对反馈工具的态度以及是否能坚持使用反馈数据（如, de Jong, van Sluis, Nugter, Heiser, & Spinhoven, 2012）。因此，ROM 程序的具体实施应得到所有参与各方（如，管理人员和临床专业人员）的共同合作。管理部门应该对督导师开展使用 ROM 程序益处的充分教育宣传，然后再由督导师去教育受训者使用 ROM。关于 ROM 的培训应强调其适用范围及局限性，比如，即使是具备最可靠心理测量学指标的测量工具对某些特定案例也可能不具有临床有效性，并且永远不能用测量来代替临床判断。Wolpert（2014）指出，ROM 数据的错误使用可能会导致医源性问题。如果行政或管理人员打算使用 ROM 数据，他们应先取得专业人员的知情同意，并采取必要的措施以尊重工作人员的个人隐私。Goldberg、Babins-Wagner 和 Miller（2017）提供了一个很棒的、

	A	B	C	D	E	F	G	H	I	J	K
1	Trainee Name: XXXX										
2	Supervisor Name: XXXX										
3											
4	Client#	Age	Gender	Race/Ethnicity	StartOQ	Final OQ	WAI-SR	# Sessions	Presenting Problem	Challenges	Successes
5	1	22	f	Caucasian	75	96	40	4	Depression	deterioration	unclear
6	2	26	f	African–American	85	60	54	8	Anxiety	cultural differences	client growth
7	3	20	m	Caucasian	95	75	57	8	Relationships	none	good alliance
8	4	31	f	Asian	71	71	<none>	1	Depression	dropout?	unclear
9	5	28	m	Caucasian	65	63	51	6	Anxiety	countertransference	unclear
10	6	25	f	Caucasian	78	62	58	2	Depression	dropout?	rapid change
11	7	34	f	Asian	69	69	<none>	1	Depression	dropout?	unclear
12	8	21	m	Caucasian	99	85	59	5	Relationships	countertransference	good alliance
13	9	23	m	African–American	82	61	55	10	Anxiety	cultural differences	sustained symptom reduction
14	10	30	f	African–American	67	59	58	12	Relationships	none	good lliance
15											
16				Average:	78.6	70.1	54	5.7			
17				Average OQ Change:	8.5						
18				Change Effect Size:	0.7						

图 8.1　督导中用来分析受训者优势及训练需要的来访者结果数据电子表格样例

注：OQ= 咨询效果问卷 45.2；WAI-SR= 工作联盟调查问卷（简版）

来源：Swift et al.（2015），p.4，授权允许复制

在整个咨询中心范围内成功实施 ROM 程序的详细案例描述，并向督导师提出了一些建议。

ROM 的顺利实施需要进行适当的培训。Miller、Prescott、Maeschalck（2017） 及 Duncan、Reese（2015）提供了在督导中使用 ROM 的一个很好的指导纲要，并附有典型案例展示。督导师若考虑在督导中使用 ROM，应先在自己的来访者中尝试一下这个过程，然后再将它介绍给受训者。

表 8.2 是各种 ROM 软件的一个列表，所有这些软件都具有允许督导师查看并导出汇总后的结果数据的功能。

表 8.2　基于互联网的常规结果监测 ROM 软件列表

- PCOMS
- OQ-Analyst
- CCAPS
- Carepaths
- Wellness Check

- MyOutcomes
- FIT-Outcomes
- OwlOutcomes
- CORE
- Celest Health

人际互动过程回顾

人际互动过程回顾（interpersonal process recall，简称 IPR）可能是最广为人知的使用录像的督导方法（Kagan, 1976, 1980; Kagan & Kagan, 1997; Kagan & Krathwohl, 1967; Kagan, Krathwohl, & Farquahar, 1965; Kagan, Krathwohl, & Miller, 1963）。IPR 是督导课程中描述得最清楚的两种督导方法之一，另一种是现场督导（Borders & Leddick, 1988）。Kagan（1980）断言，如果我们要进行公开、诚恳的沟通交流，就得突破许多心理障碍，就如同在日常交流中一样，这些障碍也存在于咨询和治疗过程中。

其中，首先要突破的就是关于礼貌行为的较强社会化习惯。结果常常是，在咨询和治疗过程中，大部分被督导者所想到的、直觉认知到的以及感觉到的东西总是被自动化地忽略了。这是因为，如果我们允许这些感知觉浮现出来，就意味着将与我们早已存在的社会礼貌行为形成冲突或对立。

IPR 的目的就是给被督导者的这些内在反应提供一个安全保障。Kagan（1980）坚决认为所有的人都是"自己的心理动力过程的最好权威，是自己内心体验的最好解释者"（pp.279–280）。因此，从这一假设出发，督导师就成为一个激励者的角色，鼓励被督导者激发对于咨询会谈中所有过程的自我觉察。

IPR 的过程是比较简单的。督导师与被督导者一起来回顾一段预先录好的咨询会谈过程。在任何时候，当某一方认为咨询会谈中发生了某些重要的事情，尤其是被督导者或来访者没有涉及的方面，就停止录像的播放（在此双向控制是很有用的，但是示意控制录像播放的一方停止播放也很容易）。如果被督导者要求停止录像的播放，他就会先开始说，比如，"我在这个地方感觉很受挫。我不知道她想要什么。以前我们已经讨论过所有这方面的问题。我认为这个问题在上周就已经解决了，但现在它又出现了。"

在这个时候，非常重要的是，督导师不能立即扮演教师的角色去指导被督导者应该做什么。相反，督导师必须给被督导者一定的心理空间来探索解决问题的内部心理过程。与此同时，督导师作为一个好的激励者，或像 Kagan 所称呼的"询问者"，可以提出一些很直接的

对被督导者具有挑战性的问题。比如可以这样提问："你希望你已经对她说了什么？如果你对她说了这些话，你认为她会如何反应？是什么阻止你没有说那些话？如果你现在有机会，你会怎样告诉她你的想法和感受？"如果督导双方都感到有关所选择录像的这部分内容的动力过程已经被认真地讨论过了，那么就可以继续播放录像。

表 8.3 列出了一些反映不同督导目标的 IPR 引导语句。我们可以清晰地看到，这一过程是很缓慢的。除非督导时间明显增加，否则一次治疗会谈中仅有一小部分的内容可通过这一方式进行分析处理。因此，对督导过程来说最有效的做法是，选择录像中人际互动方面比较重要的或者隐喻含义最深的部分作为讨论的重点。

需要注意的一点是：被督导者需要具备足够的胜任力，才有能力决定什么样的互动过程其重要性值得进行这样的回顾分析。IPR 不是引导督导师选择所要检查什么内容的一种方法。因此，Huhra 等人（2008）建议 IPR 主要可用于已经达到 IDM 水平 2（见第 2 章）的被督导者——即那些能力水平较高、足以区分重要的与不重要的人际动力过程的被督导者。

最后还有一点也很重要，那就是，督导师要尽量避免将陈述句通过提问的方式来呈现。过多的问题很快就会遭到被督导者的抵触，并且肯定会阻碍督导过程的进展。出于这一原因，当直接反馈可以正常获取时，不建议督导师使用 IPR。举例来说，文化上的决策失误也许需要通过不同的方式进行处理。如果设立了一个与文化胜任力相关的学习目标，那么 IPR

表 8.3   督导师在 IPR 中使用的引导语句范例

激发情感探索的引导语

1. 那件事使你对她或他有怎样的感受？
2. 你记得当时你有什么样的感受吗？
3. 那时你意识到自己的任何感受吗？
4. 那些感受对你有什么意义？
5. 那些感受对你有什么特别的含义吗？
6. 那是你所熟悉的一种感受吗？
7. 你是怎样（决定怎样）处理你的那种感受的？
8. 你想要在某一时候表达这种感受吗？
9. 你幻想过冒险吗？

检查未表述内容的引导语

1. 在那个时候你打算对他或她说什么？
2. 这个时候发生了什么？
3. 你当时想怎样做？
4. 在那一刻你感到自己作为咨询师扮演了什么角色？
5. 那一情形对你意味着什么？
6. 如果有更多的时间，你当时会往哪个方向继续进行工作？

鼓励认知检查的引导语

1. 那时你在想什么？
2. 那时你对对方抱有什么想法？
3. 有一些事情发生了，对吗？
4. 发生什么事情了吗？
5. 你知道你当时想要做什么吗？
6. 你幻想过要冒险吗？
7. 当时你能按照自己希望的方式表达你的想法吗？
8. 你那时还想说点其他内容吗？
9. 你计划好下次咨询会谈应该朝哪个方向进展吗？
10. 你认为对方知道你想要什么吗？
11. 你知道你所投射的意向是哪一种？
12. 这就是你想要投射的意向吗？
13. 你能回忆起当时的情境对你或者你们之间的互动产生了什么影响？
14. 你能回忆起你认为当时的情境对另一个人产生了什么样的影响？
15. 咨询室设备是否在某方面影响了你？
16. （针对录制者的反应）你希望（或不希望）录制者听到哪些内容？

关于意向的引导语

1. 当时你有什么幻想吗？
2. 当时你头脑中是否有图片、意向或记忆突然闪现出来？
3. 当时你头脑中正在发生什么？
4. 这是否使你想起任何内容？
5. 你是否认为你有"似曾相识"的感觉？这种感觉对你来说是否很熟悉？
6. 那种感觉令你想起过去的某一时刻吗？

（续表）

探索来访者与咨询师之间相互感知的引导语

1. 你认为她或他对你感觉如何？
2. 你认为在当时她或他怎样看待你？
3. 你认为她或他意识到你的感受和想法了吗？
4. 你认为她或他试图传递给你什么信息？
5. 你是否感觉当时她或他对你有些期待？
6. 你认为她或他想要你考虑、感觉或者做什么？
7. 你认为你对你们之间互动过程的描述与她或他的描述是否一致？
8. 她或他是否给你提供了关于她或他的感觉的线索？
9. 你认为她或他在讨论这个问题时感觉如何？
10. 你认为当时她或他对于继续跟你讨论下去会有什么样的感觉？

有助于探索双方期望的引导语

1. 你想让她或他告诉你什么？
2. 你希望听到什么？
3. 你曾想从她或他那里听到什么？
4. 当时你是否对她或他抱有什么期望？
5. 你希望她或他以某种方式来看待你吗？什么样的方式？
6. 你认为她或他对你的感觉是什么？
7. 你想给他或她传递什么样的信息？
8. 你是否希望她或他说、做或者思考一些特定的事情？
9. 她或他是否对你有很好的互动反应？她或他的反应是如何触动你的？
10. 在当时你确实想告诉她或他什么？是什么阻止你没有那样做？
11. 你希望她或他做什么？
12. 你是否希望她或他做点什么，这样这件事情对你来说就比较容易了？

可用于协助被督导者来分析处理咨询会谈中发生的内在心理过程。

书面反馈

被督导者也可以通过督导师额外附加的书面反馈而受益。书面反馈可以是对一个录音、录像的反馈，也可以是一次督导会谈之后的反馈。事实上，许多督导师选择在两次督导会谈的间隔而不是会谈期间来听录音内容，尤其是在督导的开始阶段大多如此。督导师给学生一些关于会谈的书面分析，而不是在听录音的时候做记录以备下一次督导时使用。这一写作过程可促使督导师在督导之前对反馈进行概念化思考。

另外，这种评论也自动地成为一种督导记录。被督导者可以回顾督导师所做的评论，而且，如果还有其他督导师参与督导，这种书面反馈也具有很好的协调作用（比如，一个大学的督导师可以复制一份反馈材料发送给实习点的督导师）。Desmond 和 Kindsvatter（2010）将这种反馈视为一种"信件"，根据不同的被督导者需要及督导师目标，可行使 Bernard（1979, 1997）区辨模型中的教师、咨询师和顾问角色的功能。这种信件可作为个别督导的补充，其作用主要是为了满足被督导者的特定发展目标。

促进和教授反思的方法

从业者对个人职业功能的自我觉察和自我评价十分重要，其中关键的一点在于对自我经验的批判性反思能力。所有的心理健康专业人员都认可，心理学学科的一大进步是宣称将反思性实践作为一种核心胜任力（Fouad et al., 2009）。但是，与所有的专业胜任力一样，反思性实践也是需要学习的一种能力，这种学习大部分发生在督导师要求被督导者对其自身工作进行反思的过程中。

美国哲学家、心理学家、教育改革者John Dewey（1933）提出了关于理解反思过程的一个理论框架，并得到其他学者的持续应用（如，Schön, 1987）。他们认为，反思过程始于一个触发事件（参见，Neufeldt, Karno, & Nelson, 1996）：个体遇到了一些出乎意料的、令人烦恼的或引起内心失调的事情。作为反应，个体会开始对该情境进行分析，尤其是要检查与此情境相关的个体自我态度及行为，并思考可能采用的替代反应。

Neufeldt 等人（1996）将这一概念框架应用于咨询情境，对反思过程有如下描述：

反思过程本身是对咨询过程中一些现象理解的探索过程，它将注意集中于治疗师的行为、情绪和思维，以及治疗师与来访者之间的互动过程。被督导者反思状态的特征表现为试图了解所发生的事情、进行积极的调查、对这种理解的开放态度、勇于承认弱点和承担风险，而不是防御性的自我保护……督导中的反思过程将导致被督

导者认知的改变，咨询实践能力的改变，以及理解经验意义的能力的提高。（p.8）

督导师的首要任务是要建立一个有助于反思的情境或氛围。为了完成这一任务，他们最起码要提供时间、鼓励、开展这一活动所需的心理空间，还有建立在信任基础上的督导关系（Nelson & Neufeldt, 1998; Orchowski, Evangelista, & Probst, 2010; Osborn, Paez, & Carribean, 2007; Ward & House, 1998）。不少学者还提供了帮助被督导者进行反思的一些干预方法的建议（Borders, 2006; Calvert, Crowe, & Grenyer, 2017; Deal, 2003; Griffith & Frieden, 2000; Guiffrida, 2005; Knowles, Gilbourne, Tomlinson, & Anderson, 2007; Koch, Arhar, & Wells, 2000; Mofett, 2009; Neimeyer, Woodward, Pickover, & Smigelsky, 2016; Neufeldt, 1999; Orchowski et al., 2010）。

苏格拉底式提问和出声思维

Calvert 等人（2017）发现，督导师们认为鼓励被督导者进行反思的有效方法当数苏格拉底式提问、出声思维和使用 IPR，而且使用最多的是前两种。其他研究者也同样讨论了使用督导师提问来促进被督导者的自我反思。Neimeyer 等人（2016）建议采用一种建构主义的提问方式，即"对问题的提问"，来帮助被督导者深化他们对自己学习过程的反思能力。Griffith 和 Frieden（2000）鼓励督导师主要采用"怎么样"和"什么"的提问方式来帮助习惯二元思维的被督导者开阔视野。

Neufeldt（1999）提出了另一种帮助被督导者学习自我反思的问题驱动策略。这种方法

是当被督导者在咨询会谈中遇到困惑或两难问题后引导他们立即对一系列的问题（见表 8.4）做出反应。虽然这个过程很耗时，但对于学习反思能力还是很有用的。当然，这个练习也可作为后续督导的一个主题。与此类似，Mofett（2009）也建议督导师应提前准备好一系列问题，当被督导者即将对不熟悉的群体开展工作时可用来进行反思。Mofett 的这一建议来自他与新手被督导者的工作经验，他们常常对不熟悉的来访者群体感到恐惧，并且会对来访者做出不准确的假设。Mofett 还指出，督导师也可以使用这种方法协助被督导者应对与特殊群体工作时必然会遇到的更大挑战。他强调，一定要让被督导者知道他们不会被要求必须分享自我反思的内容，因此不需要进行自我审查。Mofett 还强调，诚实的自我反思对于自我督导是至关重要的；因此，这样的一种活动可以帮助被督导者发展这样一种自我督导习惯。当然，我们也希望被督导者能够开放地将部分自我反思所遇到的问题带到当前督导中进行讨论。

表 8.4　自我反思活动：回答关于治疗会谈中两难处境的问题

1. 描述治疗中使你感到困惑的事件。
2. 尽可能清楚地说明你关于这些事件的问题。
3. 在会谈中感到困惑的这个时刻，你在想什么？
4. 你有什么样的感受？现在你怎样理解那些感受？
5. 思考一下你在会谈的这一阶段所做的行为，你的行为目的是什么？
6. 现在来看一下你和来访者之间的互动。你的干预得到了什么结果？
7. 你对于你们之间互动的感受、情绪色彩是怎样的？这与你以往对来访者的通常感觉相同还是不同？
8. 你能够在多大程度上理解这种咨访互动模式与来访者在其他人际关系中的互动是相似的？你现在如何理解你在咨询互动中的体验意味着什么？
9. 你使用什么样的理论来理解会谈中所发生的事情？
10. 过去的哪些专业或者个人经历影响了你的理解？
11. 你对会谈中的事件和互动过程还有其他解释吗？
12. 在下次咨询会谈中，你将怎样去验证可能的不同解释？（一定要去寻找你的解释哪些得到了支持，哪些没有得到支持。）
13. 来访者的反应将如何引导你下一步的行动？

摘自 "Training in refective processes in supervision"，by S. A. Neufeldt, 1999, in Education of Clinical Supervisors（pp. 92–105），by M. Carroll & E. L. Holloway（Eds.），London, UK: Sage Publications.

Borders（2006）、Borders 和 Brown（2005）描述了一种出声思维的方法。在这种方法中，督导师要示范在一次咨询会谈中可能出现的自我反思和决策制定过程。Borders 强调，重要之处在于督导师要以适合被督导者发展水平的方式进行"出声思维"，并鼓励被督导者说出他们关于来访者以及与来访者工作的思考过程。出声思维的内容经常包括对来访者的观察、对来访者在各次会谈中行为表现的反思、被督导者对来访者进行反应的内在心理过程的自我觉察、有意愿去检验对来访者两难问题的假设而不是在行动前先产生一个主观推测，出声思维还包括被督导者试图将所有呈现出来的信息进行整合、通过被督导者自己的内在心理加工过程而浮现出来的一些直觉领悟，等等（Borders & Brown, 2005）。出声思维技术是 IPR 技术的一个镜像，后者的操作方法是督导师为了帮助被督导者而提供反映性观察，而不是通过提问的方式要求被督导者对自己的内在心理现实进行自我反思。Osborn 等人（2007）也赞同，督导师示范反思性思考对于被督导者的专业体验来说是非常重要的。

日志写作

尽管 Calvert 等人（2017）发现日志写作并不经常用于促进反思，但它确实是有效的（Griffith & Frieden, 2000; Guiffrida, 2005; Knowles et al., 2007; Orchowski et al., 2010）。写日志的优点是，它不仅帮助被督导者批判性地评价自己的咨询过程及外部条件，而且帮助他们聚焦于自己的内在心理现实，包括由治疗或督导情境所触发的痛苦体验。此外，督导师也可以利用日志写作来帮助学生从对咨询过程中的事件描述发展到能够识别有关的主题和模式，从而促进他们完成必要的认知发展——从具体思维发展到更加复杂和抽象的思维（Rigazio-DiGilio, Daniels, & Ivey, 1997）。最后，正如 Orchowski 以及其他研究者所倡导的，写日志还可以激发大部分受训者在多元文化训练中所要求的自我反思，帮助他们在督导中将文化前沿与文化中心作为反思讨论的一个领域。

反映小组

Griffith 和 Frieden 还建议使用反映小组的技术来促进反思（Anderson, 1987）。反映小组的技术主要用于现场督导（详见第 9 章）。本

章后面还会提到，Stinchfield、Hill 和 Kleist（2007）还介绍了在三人督导中使用反映过程的技术。

其他策略

除了苏格拉底式提问、出声思维、日志写作、反映小组等这些广泛使用的技术外，作者还建议采用一些针对特殊训练问题的策略方法。下面简要介绍几个。

对个人两难问题的识别与反应。 Koch 等人（2000）提出了一种作为团体督导活动的补充的方法，他们让学生在督导的整个学期中都能够参加反思活动。首先要邀请每一个被督导者对一个两难问题进行反思，这与 Nelson 和 Neufeldt 的（1998）关于反思活动的条件是一致的。比较典型的问题包括："我怎样防止来访者操纵我？""我怎样才能将注意力集中在来访者所关心的问题上，并且避免由于个人问题而影响我的判断？""我怎样才能知道种族主义影响了我的行为？"当被督导者接受了这一富有挑战性的工作后，督导师就要求他们用几周的时间来确认他们的两难问题，而在督导过程中，督导师要对这些问题随时保持警觉状态。几周之后，督导师要求被督导者在同伴面前讲述自己的两难处境。

督导小组中的其他学生可以通过开放式的提问来进一步澄清问题（但不鼓励提供建议）。这一互动过程（包括对呈现两难问题的被督导者进行心理安抚过程）结束后，督导师要求被督导者形成一个行动计划来解决他/她的两难问题。Koch 等人提醒说，在这一过程完成后，要通过布置作业，比如写日志等形式，继续鼓励被督导者进行反思。他们强调，被督导

者必须要遵循这样的原则，即"进行理智的决策，并以一种在社会和伦理层面都负责任的方式来处理两难问题，然后再采取行动"（pp. 263-264）。通过这种方式，被督导者体验了一个完整的过程，从发现问题、反思和发展到问题的解决。对于被督导者来说还有一点很重要，即能够认识到这一过程可以而且应该在一个更深刻的水平上进行反复回顾。

对督导会谈的反思。Hill、Crowe 和 Gonsalvez（2016）的研究设计了一个有趣的过程，要求被督导者在其之前的督导会谈录像中选择一个 10 分钟片段，然后回答选自 IPR 方法的 10 个问题（如，"你在督导会谈中的这个时刻在想什么？""你当时有什么感受？""现在你是如何理解那些感受的？"）。对被督导者反思内容的主题分析表明，这个过程对督导产生有益的作用，包括提升了对督导角色、引发被督导者焦虑的原因、平行过程等方面的觉察，以及提供机会以加强督导工作联盟。

非线性督导策略

近年来，研究文献的一个分支所关注的内容我们称之为"非线性策略"（如 Fall & Sutton, 2004, 2006; Guifrida, Jordan, Saiz, & Barnes, 2007; McNamee & McWey, 2004; Mullen, Luke, & Drewes, 2007; Sommer & Cox, 2003, 2006; Ward & Sommer, 2006）。下面我们会介绍其中的几种。

沙盘

使用沙盘技术是一种非线性策略（如 Anekstein, Hoskins, Astramovich, Garner, & Terry, 2014; Carnes-Holt, Meany-Walen, &

Felton, 2014; Dean, 2001; Fall & Sutton, 2004, 2006; Stark, Frels, & Garza, 2011; Stark, Garza, Bruhn, & Ane, 2015），被督导者可以在沙盘中摆放各种不同的小沙具来象征性地展示咨询会谈中的心理动力过程。沙具的选择代表咨询系统中的每一个人，而空间的运用则描绘出各方的关系动力学特征，这两个方面经常可为被督导者提供在语言描述案例时无法觉察的更多领悟。这个技术的另一种使用方法是让另一个人（督导师或另一位同伴）听被督导者进行案例陈述，从而获得更多的领悟。沙具可被创造性地用来象征人物、事件以及关系中的动力特征，这些都能为被督导者提供大量的"新"信息来进行反思。同样，"一幅画胜过千言万语"，使用各种象征性元素来画出关于关系动力的一幅"图画"对某些被督导者可能会产生巨大的影响。Stark 及其同事介绍了一种使用沙盘来促进焦点解决督导的方法。

使用隐喻

Guiffrida 等人（2007）的研究回顾了在督导中使用隐喻方法来帮助被督导者理解一个心理健康专业人员的成长过程以及促进个案概念化技能。他们的结论是，被督导者如果乐于接受类似这种隐喻式的学习活动将会帮助自己成为更有效的咨询师，但这一技术的成功取决于督导师是否能够自如地应用它。到目前为止，这类技术的有效性主要还只见于一些观察性的结果。但我们仍然认为在临床督导中使用隐喻是一种重要的方法。比如一个直接的提问"你对你的来访者感觉怎么样？"也许对被督导者的影响较小，而类似这样的提问"如果你可以用不同的动物来描述你对来访者的感觉，你脑子里想到了哪种动物特征？"也许会打开许多新的领悟。

其他策略

Deaver 和 Shifett（2011）建议，可在督导中运用艺术表达的技术促进被督导者的自我觉察。Graham、Scholl、Smith-Adcock 和 Wittmann（2014）展示了如何对同一个案例运用不同的非线性督导技术（如，文献督导、心理剧和沙盘）。Sommer 及其同事（Sommer & Cox, 2003, 2006; Ward & Sommer, 2006）描述了如何利用

神话和童话故事的丰富主题来帮助被督导者对他们自己作为咨询师的发展以及督导过程赋予意义。他们建议督导师可以根据不同的发展任务，从经典神话到儿童故事的广泛范围内选择适合的故事，从而使被督导者认识到他们以为只有自己才遇到的独特问题其实是具有普遍性的。总之，Sommer 和 colleagues 认为，就像电影和文学可为咨询锦上添花，艺术也可协助被督导者在督导中对个人专业发展进行反思。

使用互联网进行督导

在过去 20 年间，科技辅助的督导和训练（technology-assisted supervision and training, TAST）呈现出一个快速的增长（McAdams & Wyatt, 2010）。目前已应用于督导的实施和增强的新技术有视频会议、网络摄像机、iPad、虚拟现实、互联网云技术，还有可对治疗结果进行跟踪并对每次会谈录像进行编码处理的相应软件。当前，应用技术以增强督导的范围已涵盖大部分或所有心理健康重要领域（如，婚姻和家庭治疗、学校心理咨询、康复咨询、成瘾问题），面向各种不同发展水平的治疗师（从新手受训者到资深专家），适用于所有的主流督导形式（个别督导、三人督导、团体督导、现场单向玻璃督导）以及所有的主要治疗模型。TAST 提供了广大范围内的潜在优势，总结如下：

- 增加了心理治疗训练的可获得性，尤其是对乡村或边远地区的专业人员来说。

- 降低差旅费用和提高培训日程安排的灵活性。
- 增进培训的便利性。
- 增加督导和培训中内容记录的方便性。
- 通过连续的结果评估提高临床服务的质量（Rousmaniere, 2014）。

Renfro-Michel、Rousmaniere 和 Spinella（2016）对督导文献做了一个近期的回顾综述，发现有 63 篇论文是基于互联网技术的督导，另有 33 篇论文是传统方法研究。以下内容即来自这篇综述，展示了 TAST 的当代应用范例。

视频会议

网络连接速度的快速提升以及计算机价格的降低使视频会议变得司空见惯（如，Skype, Facetime，等等）。视频会议技术起初是为了提高乡村地区获得督导的便利性（Rees

& Haythornthwaite, 2004）。不过，当城市里的临床工作者需要从距离遥远的专家那里寻求特殊领域的督导或培训时，也越来越多地使用视频会议技术（如，Abbass et al., 2011; Rousmaniere & Frederickson, 2013）。大型组织在开展大范围项目时也需要使用视频会议。例如，中美精神分析联盟（China American Psychoanalytic Alliance，CAPA）就利用视频会议开展了一个项目，邀请了 400 名西方专家为分布于中国 18 个城市的 160 名学生提供心理动力学治疗训练（Fishkin, Fishkin, Leli, Katz, & Snyder, 2011）。

关于视频会议 TAST 的文献数量正在快速增长。以下是 Rousmaniere（2014）研究的一些重要发现。

- 视频会议是有效的（Kanter, Tsai, Holman, & Koerner, 2013; Puspitasari, Kanter, Murphy, Crowe, & Koerner, 2013; Ruble, McGrew, Toland, Dalrymple, & Jung, 2013），其有效性和督导联盟的质量总体上等同或超过面对面的督导会谈（Rees & Gillam, 2001）。

- 将面对面和视频会议结合起来的训练模式（也称作"混合训练"，Weingardt, Villafranca, & Levin, 2006）被证明效果优于单一的面对面训练（Conn, Roberts & Powell, 2009）。

- 被督导者报告对视频会议这一督导模式感到满意（Panos, 2005）。

- TAST 对国际性和跨文化的督导也是有效的（Panos, 2005），并有助于促进受训者的文化胜任力（如，Baltrinic, O'Hara, &

Jencius, 2016）。

- 视频会议督导可鼓励部分督导双方为督导进行更充分的准备工作。

与此类似，Angelita Yu 最近也发明了一种新的 APP "iSupe"，可利用计算机、手机、平板电脑进行现场督导。使用 iSupe 的学生报告说，他们在督导中感觉得到了更多支持和挑战、有更高的意愿在治疗会谈中承担风险、获得关于来访者的其他关注重点，同时督导联盟也得到增强（Yu & Coiro, 2013）。

电子邮件和短信聊天督导

不少作者讨论到使用电子邮件作为督导辅助方法的有效性（参见 Gordon & Luke, 2013; Graf & Stebnicki, 2002; Luke & Gordon, 2011, 2012; Stebnicki & Glover, 2001）。Luke 和 Gordon（2016）总结了在督导中有效地使用电子邮件的一些建议，强调要保证电子邮件沟通的重复性、强化作用、标签作用、重构、使用集体人称代词、标出论述的文献来源、建构性对话等以提升督导的有效性。Clingerman 和 Bernard（2004）对于使用电子邮件作为面对面督导的一种补充手段进行了一项质性研究。有趣的是，他们发现，这些电子邮件最初的讨论重点较少围绕技能方面，而更多关注被督导者的个人议题和专业行为。

短信是比电子邮件更新的一种通信方式，因而较少得到研究。由于文字的发送和接收速度更快，因此它比电子邮件更有优势。我们可以想象将来它的使用场景，比如，可能会用于现场督导。

法律、法规与伦理问题

TAST 可导致督导师面临很多法律、法规及伦理问题。例如，如果 TAST 通过互联网开展工作，那么就会涉及网络心理治疗可能面临的所有安全及保密的挑战（比如，当使用视频会议进行督导时，来访者的隐私信息就会通过网络被传递）。在对未取得执照的受训者进行督导时这个问题尤其突出，因为这种情况下督导师所要承担的责任更大、对督导师胜任力的要求也越高。例如，当来访者或受训者发生紧急情况时督导师必须介入干预，这种干预必须基于对当地相关资源和法律的了解。或者，如果督导师发现受训者并不具备必要的胜任力，那么督导师可能需要为来访者提供借助网络的远程服务。出于这个原因，我们建议使用 TAST 对未取得执照受训者进行远程督导的督导师首先要具备远程医疗实践的胜任能力

（如，Mallen, Vogel, & Rochlen, 2005）。

在美国，制约 TAST 的最重要法律或许就是健康保险便携性和责任法案（Health Insurance Portability and Accountability Act, HIPAA）。HIPAA 是 1996 年通过的一个联邦法律，它规范了对病人信息（如，记录、表格等）的使用、保存和信息披露的标准，这些都属于被保护的健康信息（protected health information, PHI; 参见 Rousmaniere, Renfro-Michel, & Huggins, 2015）。使用网络技术进行督导的督导师应该学习了解 HIPAA 的内容，并向本机构的 HIPAA 专家咨询请教。读者可通过 Rousmaniere（2015）以及 Wheeler 和 Bertram（2015）了解更多 HIPAA 信息及相关法规。

以下是 TAST 督导中常见的主要法律、法规和伦理问题的一个汇总（Rousmaniere, 2014）。表 8.5 列出了特定的督导问题。

表 8.5　使用 TAST 中需要考虑的督导问题

督导过程	技术
• 督导工作联盟的质量以及督导中的合作程度	• 出现技术失误时的备选方案（如，沟通的备选方法）
• 反馈与评价的程序，包括申诉流程	• 保密信息存储、备份、删除的程序（如，使用自加密硬盘）
• 督导师与被督导者之间的沟通方法及有效性	
• 当受训者被评价为不具备胜任力时的处理程序	• 计算机的软件安全程序（如，双重认证、杀毒软件）
• 本地应急支援督导师（如果使用远程督导）	• 使用移动设备、社交软件、云计算时的杀毒程序
• 督导师及被督导者的文化胜任力	• 培训及能力测试程序
• 结束督导的程序	

法律和法规
• 各州关于远程督导的法律和法规
• 申请执照所规定的远程督导或 TAST 的时间限制
• 关于督导师的执照属于另一个司法管辖范围的限制
• 发生紧急情况时的应急预案（如，应急支援督导师）
• 来访者与被督导者的知情同意文件及工作程序

安全问题

技术安全性是临床训练中需要特别注意的一个方面，尤其是基于互联网的技术已经得到快速普及。Rousmaniere 和 Kuhn（2016）在文献回顾中提供了一些关于优化实践安全性的有用建议。建议之一是尽可能避免遭到网络攻击，包括不要点击电子邮件中的网址链接、不打开陌生邮件或不希望接收的邮件中的附件、采用更强的网络安全措施（比如，加强密码或双重认证）。另一个建议是使用密码管理系统，可提供便捷高效的安全保障。

总之，技术的飞跃发展已经影响且将继续影响督导的过程。只要督导师在使用技术时从促进被督导者学习出发、注意保护督导工作联盟并遵守伦理和法律规范，其结果显然是利大于弊的。Renfro-Michel 等人（2016）对考虑使用 TAST 的督导师提供了更多建议。不过值得注意的是，Blackman、Deane、Gonsalvez 和 Saffioti（2017）所研究的心理学家样本中，报告出缺乏电子设备安全相关知识的问题，而且督导师所拥有的安全知识越多，他们采用技术辅助督导的可能性反而越小。

督导的时间安排

督导会谈的时间安排也是必须要考虑的一个方面。在专业文献资料中很少有关于这方面的报道，只是提醒我们做好督导计划不能仅仅是为了方便（比如说，每周二上午 10 点，1 小时），如果被督导者感到有紧急需要获得督导帮助而督导师却没有提供督导时，可能就会带来法律上的责任追究（Disney & Stephens, 1994）。

Couchon 和 Bernard（1984）曾开展了一项研究，研究以下若干变量如何受到督导时间选择的影响。在所考察的变量中包括督导过程中督导师和咨询师的行为，从督导过程到咨询过程的信息传递情况，来访者和咨询师对咨询的满意程度，以及咨询师对督导的满意程度。研究引入了三种督导的时间安排方案：（1）在确定的咨询开始前一天进行督导；（2）在咨询开始之前 4 小时内进行督导；（3）在确定的咨询开始前两天进行督导。

也许这项研究最出乎意料的结论是在督导过程中，时间安排对督导师行为的影响大于对咨询师的影响。在确定的咨询开始前一天的督导表现出明显的内容取向性，此时督导师更倾向于采纳一种指导性的模式，因此在督导过程中传递了大量的信息。有意思的是，咨询师能将督导中的内容应用到咨询会谈中的很少。换句话说，在督导过程中，督导师讨论并建议采用的策略在咨询中并没有被执行（差异不显著）。

在咨询开始前 4 小时进行督导产生的结果是很不一样的。由于督导师有紧迫的时间压力，因此提供内容的可能性非常小，相反，他可能会采取一个更倾向于顾问的角色。在督导中所讨论的策略很少，多由咨询师而不是督导师提供更多的策略技巧。而且，在这种设置条件下，从督导到咨询的信息传递过程完成得比较好。第三种督导的时间安排差不多是处在两次咨询会谈的中间，没有产生明显的影响。由于受到与其他来访者的咨询会谈的干扰，而且没有紧迫的压力要立即准备下一次咨询会谈，因此督导会谈只是在内容上和信息传递方面显得更散乱些。

督导的时间并没有影响被督导者对督导的满意度，也没有影响来访者或咨询师对咨询的满意程度。值得一提的是，Couchon 和

Bernard 并没有研究督导的另一种可能的时间安排，即在咨询结束后立即进行督导。我们推测，在咨询结束后立即进行督导应该是得到最高满意度评价的一种时间安排，因为被督导者会因得到支持或强化而受益。这一假设得到了 Ray 和 Altekruse（2000）的研究结果支持。尽管我们知道，如果能够及时地给予反馈，被督导者的满意程度就会提高，但我们尚不清楚这种督导时间安排而产生的学习的数量和种类究竟是何种结果。有关督导时间安排的影响结果还有待进一步的研究。

三人督导

我们将三人督导的讨论放在本章关于个别督导内容的最后，同时还会联系到第 9 章有关团体督导的内容，因为从很多方面来说，三人督导都是这两种督导形式的中间形态。三人督导的概念是指一名督导师面对两名被督导者的督导形式。自从三人督导的标准设立后，AAMFT 婚姻与家庭治疗师将这种形式认可为是个别督导。2001 年，三人督导首次在咨询专业领域内被认可为个别督导的一种形式（Council for Accreditation of Counseling & Related Educational Programs，简称为 CACREP, 2016）。这一专业发展引发了众多相关研究的开展。

三人督导有两种形式，各称为分别聚焦（split-focus）或单一聚焦（single-focus）（Nguyen, 2004）。分别聚焦是将一次督导的有效时间在两个被督导者之间进行分配，而单一

聚焦是一名被督导者占用一次督导的全部时间呈现他 / 她的个案工作，等下周督导就换另一名被督导者报告个案接受督导。研究证明，到目前为止，两种形式都对被督导者产生了积极的效果（Nguyen, 2004），与个别督导相比，三人督导时被督导者对工作联盟的评价更高（Bakes, 2005）。

三人督导作为一种督导形式尽管具有一定的可行性和相应优势，但是有部分研究者也指出了当督导师准备用三人督导来代替个别督导时可能会遇到的一些挑战（Borders et al., 2012; Hein & Lawson, 2008, 2009; Lawson, Hein, & Getz, 2009; Lawson, Hein, & Stuart, 2009; Oliver, Nelson, & Ybañez, 2010; Stinchfield, Hill, & Kleist, 2007, 2010）。我们先介绍三人督导的优势，然后再说明这一方法的挑战性。

三人督导的优势

当三人督导进展顺利时，被督导者会感觉它比个别督导更放松、更舒适、更具有心理安全感，这部分是由于三人督导中每个被督导者都不是督导师的唯一关注对象（Lawson, Hein, & Getz, 2009）。被督导者还报告，他们非常重视在三人督导中与另一名被督导者形成的特殊伙伴关系（Lawson, Hein, & Stuart, 2009）。此外，三人督导时被督导者在呈现个案时可能会得到更多不同的观点（Hein & Lawson, 2009）。最后，被督导者报告，在同伴接受督导的那些会谈中，他们通过替代学习也受益良多（如，Borders et al., 2012; Lawson, Hein & Stuart, 2009）。

督导师也报告了与被督导者所说相类似的优势，例如会谈气氛更放松、增加了观点的多样性等（Hein & Lawson, 2008, 2009）。在Felton、Morgan 和 Bruce（2015）的研究中，督导师们认为，三人督导削弱了上下级的感觉，增强了共同合作的总体感受。督导师还报告，不报告个案的那个被督导者有时提供给同伴的反馈会激发他们自己的临床思维。最起码，他们会感觉，同伴所提供的信息给了他们喘息的空间来好好准备他们自己的督导。督导师也发现，另一名被督导者的表现有助于对每一个被督导者都会遇到的发展性挑战进行正常化。

三人督导的挑战

三人督导同样也存在一些挑战。其中最常被提及的两个问题是时间限制和督导伙伴的相容性（Borders et al., 2012; Lawson, Hein, & Stuart, 2009）。如果督导时间限定在 1 小时，那么被督导者肯定会发现他们所得到的时间是少于个别督导的。因此，研究发现，三人督导中无论督导师还是被督导者的时间概念都非常强，常常会感到必须争分夺秒地进行工作。缺乏足够的时间也意味着缺乏足够的机会对被督导者进行更加深入的工作，包括对被督导者关于某一特定个案的概念化假设进行挑战或者帮助他们在督导中花一点时间进行反思。

与时间管理同样重要的——如果不是更重要——是督导伙伴的相容性（如，Hein, Lawson, & Rodriguez, 2011）。研究结果指出，这种相容性包括发展水平、提供有益反馈的能力以及更加个人化的特质，比如共情能力、温暖，等等。我们认为其他的相容问题还包括依恋风格、焦虑水平、印象管理等。Baum（2010）的研究虽然不是针对三人督导的，但他研究的实习机构中共同参加督导的被督导者所报告的行为和感受很多都类似于兄弟姐妹之间的感受，比如分享情绪的困难、向别人学习或希望成为别人的学习榜样、渴望表现得与众不同，还有嫉妒和竞争的情感。

如果督导师与两名被督导者的三角关系处理不当，督导环境就会变得不够安全，同伴反馈受到限制，自我暴露和即时化的可能性就会减少（Lawson, Hein, & Stuart, 2009）。必须要注意的是，不相容的被督导者伙伴不仅会影响被督导者的行为，而且会影响督导师的行为。督导师报告，当两个被督导者相处不和谐时，他们的反馈也受到更多限制。督导师不但要担忧自己的反馈所针对的一方会如何回应，而且要担忧其同伴的反应，无论这种反馈是批评性的还是积极的（Hein et al., 2011）。无须多言，显然，督导师不得不保持中庸立场，因为无论倾向于挑战还是赞扬都可能会引起意想不到的麻烦。

这些挑战源自三人督导自身的缺陷；除此之外，它也具有类似于团体督导的其他挑战，即，无论哪个人报告案例，三人督导的运作过程都必须要让两个被督导者都感觉是有意义的。所以，虽然有时候督导师会发现三人督导比个别督导更放松（由于强度减弱），他们也报告这种督导形式感觉负担更重，要求督导师做不同的准备以及应用不同的技能（如，Borders et al., 2012）。

三人督导的实施方法

成功的三人督导的关键在于，一定要促使不报告个案的被督导者处于活跃的角色状态。Lawson、Hein 和 Getz（2009）建议，采用单一聚焦三人督导形式的督导师可借用团体督导的方法，比如要求被督导者的同伴从来访者的角度看问题，在呈现会谈的过程中追踪来访者的想法和感受（参见 Borders, 1991；第 9 章里也有相关介绍）。Lawson 等人还建议可以采用Wilbur、Roberts-Wilbur、Hart、Morris 和 Betz（1994）的结构化团体督导（Structured Group Supervision，SGS，第 9 章里也有相关描述）方法来提升不报告个案同伴的角色作用，并使得该同伴也能对督导过程提供重要贡献。最后，Lawson 等人指出，使用角色扮演技术可以使三人督导更加丰富多彩，比如，让不报告案例的同伴扮演来访者角色，让案例报告者观察督导师如何在咨询中介绍一种干预方法。正如督导师可以在三人督导中有创意地获得停工休息的机会，报告案例的被督导者也同样得到歇息的机会来观察一种技能，在自己亲自去实践应用之前，可以先学习这一技能并对此进行反思。

Stinchfield 等人（2007, 2010）描述了在90 分钟督导时间内使用分别聚焦形式的具体做法。他们的目标是增加每一个被督导者参与学习的机会，包括激发反思的内部对话，以及有助于自身学习和同伴学习的外部对话。在督导会谈的前 45 分钟，一名被督导者呈现需要回顾的一次咨询会谈的录音或录像，接受督导师的直接督导。在这个过程中，另一名同伴则以观察者和反思者的角色，一边观察咨询与督导过程一边进行无声的反思及内在对话过程。接下来，进行观察的同伴就自己的反思情况与督导师进行外部对话。与此同时，报告个案的被督导者转而进入反思者角色，只能倾听和反思同伴与督导师的外部对话过程。在督导会谈的后 45 分钟里，两名被督导者互换角色，上述过程重复进行。Stinchfield 等人（2010）发现，参与上述督导模式的被督导者报告了积极的效果，包括与同伴分享发展过程所具有的重要价值。这一督导过程与现场督导中的反映小组技术具有一些共同特征，我们将在第 9 章进行详细介绍。

Avent、Wahesh、Purgason、Borders 和Mobley（2015）采用 Bernard（1997）区辨模型的分类法对 15 个三人督导会谈的记录进行了内容分析研究。分析数据显示，三人督导中同伴反馈的内容与各种经验水平（课程实习生、实习生第一学期以及实习生第二学期）的受训者的反馈存在显著差异。所有三种经验水平的受训者，他们的反馈内容主要集中于咨询技能，而不是自我觉察、自我反思或专业行为。Avent 等人做了如下总结：

采用三人督导作为一种途径来促进与专业行为和自我觉察相关联的反馈，要求督导师具有更高的意向性，并需要考虑被督导者为什么不愿意涉及这些方面的内容。（p.76）

三人督导的有利条件

Oliver 等人（2010）报告，当三人督导运作良好时，它将带来诸多好的效果，包括个人在系统中的投入性（如，三个参与者之间自发的、有益的信息流）、协同增效（如，团队的相互影响大于个人、甚至双方系统所能得到的）、社区的作用（如，在一个彼此负责的氛围中有一个可以随意发表见解的安全场所），等等。根据目前为止的研究结果，我们有理由相信，只要控制好以下几个因素，就能极大提升三人督导获得以上 Oliver 等人所描述的优势的可能性。

时间分配

不少作者都指出，经典的每周 60 分钟时间对于三人督导是不够的，尤其是采用分别聚焦形式时。所以，为保证三人督导的效果，通常会推荐 90 分钟的时间设置（Borders et al., 2012; Lawson, Hein & Getz, 2009; Stinchfield et al., 2010）。

仔细选择督导同伴

研究结果指出，三人督导的成功很大程度上取决于被督导者同伴的相容性。当然，在一个训练项目中，"完美"的同伴匹配可能是较难得的，但是同伴的匹配起码要在几个维度上符合"足够好"的标准。

为不报告个案的被督导者设置独特的角色

研究文献表明，三人督导绝不仅仅是两个被督导者轮流报告个案，督导师每次只关注其中一个对象。当被督导者只是被动观察同伴而不是积极参与督导过程时，他们极有可能抱怨未在督导中获得所需的时间。

帮助被督导者了解三人督导

关于三人督导的另一个强烈推荐是在督导开始之前引导被督导者了解、熟悉三人督导的相关过程，这样他们就可以为这个独特的机会和挑战进行充分准备（Hein & Lawson, 2008）。我们前面也提到，这个过程特别要包括关于不报告个案的被督导者所承担的角色的引导内容。我们在此强调，任何形式的督导中，对被督导者的引导和培训都是值得推崇的好的实践行为。

补充使用个别督导

三人督导的理由，至少在最初，是提供一种更有效的途径来承担个别督导的责任；不过，所有参与过三人督导的人都清晰地指出，它并不能取代个别督导（如，Borders et al., 2012; Oliver et al., 2010）。在三人督导模式中，有的被督导者为了成为一个好的同伴而过分地拼命努力。另外，在处理某些特定的个人成长问题时个别督导可能更合适。最后，评价过程必须单独进行。基于以上这些以及其他理由，三人督导不应该被当作一种可独立使用的方法。

对督导师的培训

Oliver 等人（2010）强调，仅接受过个别督导培训的督导师需接受额外培训才能开展三人督导。督导师必须能做到在督导过程中关注不止一个被督导者、始终共同考虑两个人的需要、灵活而又创造性地选择策略，等等。

总结评价

我们在本部分一开始就指出，三人督导的形式介于个别督导与团体督导之间，兼具两者的部分特征。尽管有人将三人督导看作个别督导的替代形式，但是它可能更适于作为团体督导的潜在补充形式。在第 9 章我们将讨论到，团体督导中的关键要素是团体动力学。我们不清楚，假如团体中的成员偶尔有机会互相组成同伴以三人督导形式共同工作，这种团体动力关系是否会改善。Borders 等人（2012）所做的研究结果支持了这一假设。

综合讨论

在临床督导领域现在已经形成共识，将某些特定的督导师干预方法作为最佳实践的期望标准。其中之一就是观察被督导者的专业表现（通过会谈录音录像或现场观察）：所有的督导师都应该这样做。并且，由于常规结果监测（ROM）数据的有效性已得到充分验证，因此我们认为，在督导中运用这些数据也应该成为期望的实践标准。

然而即便如此，督导师在选择干预方法时仍有很大的自由度。下面我们结合本章的所有信息及其他相关资源，形成一个问题的清单，当督导师在个别督导和三人督导中选择督导的形式和技术时，可以参考以下问题。

1. 被督导者将会怎样接受这种督导方法？如果督导方法不能提高被督导者的专业能力，那么这种督导方法就是不合适的。有时这可能仅仅是一个发展性问题。比如说，如果被督导者是一个新手或者思维方式太具体，那么他就不能从自我报告形式中有所收获。有时候，某种督导方法可能只是不适合某一个特定的个体被督导者。举个例子来说，网络督导对于内向的被督导者是一种最适合的方法还是一种阻碍其成长的方法？除了发展水平和学习风格之外，个人气质和社会文化规范也决定了对某种督导实施系统的可接受性。

2. 我是否考虑到督导的三个功能（如，评估学习需要，改变／塑造／支持行为，评价工作表现）？如果我们采用一种与惯常方法不同的方式去评价被督导者的临床胜任力从而促进其发展，可能会使被督导者更加清楚督导的过程。而且，改变形式也可以帮助督导师在不同的督导师角色之间保持边界。

3. 我是否考虑到督导的时间安排或者相关的结构？紧张的职业工作计划常常左右着督导的时间安排。但对于那些比较慌乱的被督导者来说，时间安排是一个相对容易、而且是具有潜在重要性的变量，有助于被督导者实现学习的突破。同样，督导师对结构的合理使用也为被督导者提供了学习的机会。

4. 行政管理方面的限制是现实存在的还是我没有做到以足够坚定的态度去争取？我们常常听说，某件传播媒介设备太昂贵了，或者某种督导方法太费时间了。一种强有力的督导计划能够使得这一环境活跃起来，所以，在这一环境下完成的任务会更有效率，质量也会更高。督导师必须坚持他们认为必须实施的督导水平和类型。作为被督导者的学习榜样，督导师必须表现出一种卓有成效的和可信的工作风范。

5. 被督导者接下来需要学什么？我是否采用了最好的方法来达到这一目的？有时候，督导师必须意识到自己正在使用的方法并没有达到预期的结果。一名督导师报告，他在对一名被督导者经过几个星期的令人沮丧的督导后，被督导者对来访者问题的概括化能力却丝毫没有进步。于是督导师开始布置家庭作业，要求被督导者下次来接受督导时，必须提交针对每一名将讨论的来访者所预备采取的咨询方案，其中一种方案必须是非常规的。布置作业似乎使咨询师重新振作和活跃起来，于是她开始在自己的弱势领域里取得了显著的进步。

被督导者的需要可能会对督导师的心理舒适水平提出挑战。当被督导者需要接受挑战时，督导师继续提供支持也许会感觉比较舒服。当被督导者的发展已经需要督导师更多扮演顾问的角色时，继续使用高结构性的督导方法是一种更强的自然惯性。如果不同的被督导者所接受的督导都是一样的，那么督导师就要怀疑自己是否需要做出进一步努力了。

6. 我是否能熟练应用这一方法？如果方法使用不当，督导也终将无功而返。IPR是关于技术应用的一个绝好例子。如果督导师不善于提出探测性的问题，而只是将自己的观点强加给被督导者，那么这一技术就很容易失去作用。正如前面所说明的，自我报告是一种很常用的督导方法，但只有督导师具备足够的专业水平，并懂得如何使用这一方法对被督导者提出挑战，才可能产生令人满意的结果。或者，如果督导师没有很好地掌握使用方法之前就贸然尝试某种网络督导形式，经常会导致挫折和失败。

7. 我已经考虑过伦理方面的安全保障措施了吗？督导的前提就是被督导者还没有足够的能力去独立自如地处理各种不同的来访者的问题。因此，我们选择督导方法的一个重要标准就是必须对被督导者的胜任力水平进行判断。这就是为什么我们认为对于初级咨询师来说，自我报告是不合适的。督导的伦理规范包括督导师对于被督导者的责任。如果督导没有协助被督导者学习如何正确实施专业的帮助过程，那么这样的督导就不符合伦理标准。正如我们前面所说的那样，技术的进步引发了一系列全新的伦理问题（Vaccaro & Lambie, 2007）。

8. 现在是否到了尝试新事物的时候？即使督导师坚持认为治疗工作中某一方面至关重要（比如，与来访者建立共情关系），仍然可以通过不同的途径帮助被督导者达到目标。督导文献中提供了一大批创新性的干预方法以达成各种不同的督导目标。例如，Sterling 和 Bugental（1993）建议，被督导者可以通过角色扮演来取得现象学方面的进步。Guiffrida 等人（2007）回顾了使用隐喻的不同技术来协助被督导者提高概念化的能力。Liese 和 Esterline（2015）建议使用概念地图这一新发明的方法帮助新手受训者学习如何进行个案概念化。Deacon（2000）也提出可以使用视觉想象的技术帮助被督导者进行创造性思维。训练文献中记载了大量的关于提升多个领域专业技能的具体技术的实例。尝试新的事物对于督导师和被督导者来说同样重要。我们的目的就是要保持新鲜，或者使用新的方法技巧来激励新的、有时候是意想不到的学习。

9. 我能记录下我的方法的成功结果吗？如果督导师能够得到一些客观的数据来支持他／她与每一名被督导者的工作成果，

那就太好了。（有一些方法，比如，逐字稿、录音录像、网络督导等，都有可能帮助我们收集这样的数据）。即使缺少数据，督导师也要设法利用一些特定的方法和技术搜集自己取得了哪些成功的证据。每一种方法的选择都意味着拒绝了其他的可选方法。因此，督导师必须寻找继续使用某种督导方法的充分理由。至少，督导师应该从被督导者那里得到反馈，他们感到哪些方法对学习是最有帮助的。

10. 我愿意质疑自己的假设吗？好的督导师能够重新详细地审视自己熟知的基本原理。没有哪一种理论是十全十美的；没有哪一种督导方法能证明是无可取代的。督导的最佳状态是在权威与谦逊之间保持一种健康的平衡。如果督导师在感到困惑时能全力以赴去解决问题，这正好向被督导者示范了专业成长的必要条件。

11. 我的工作使得来访者有所好转吗？正如我们将在第 12 章讨论的，关于督导影响的大多数研究聚焦于督导所带来的被督导者的改变。但是，督导师的首要职责是保护来访者，如果督导的结果不但使来访者免于受伤害，而且有所进步，那当然更好。

结论

在进行个别督导时，有许多督导模式可供选择。这种选择大部分是由督导师以前的经验、对不同方法的实验兴趣以及督导师知觉到的被督导者的需要而决定的。所有的方法都带来了机会以及其他机会的丧失。我们提供的督导的质量与督导方法的选择有着密切的关系。但是，在当前，对任何特定的被督导者，我们还没有充分的实证性证据来鼓励或拒绝使用任何一种可以使用的方法。很明显，督导师不仅需要扩充他们的多方面技能，而且也需要系统地学习方法和技巧，来审查他们所进行的督导过程及其意义（Carroll，2001；Holloway & Carroll，1996）。只有通过这种方式，督导师才能够为被督导者以及心理健康专业提供最好的服务。

第 9 章
团体督导和现场督导

在第 8 章，我们回顾了个别督导和三人督导中常用的一些督导干预方法。大多数训练项目以及继续教育培训机构同时也采用团体督导的方法。还有不少督导师经常依赖且更喜欢使用现场督导的干预方法。因此，我们在本章将讨论这些督导模式的内容，包括实施团体督导或现场督导的不同方法，以及每种方法的优势和局限性。

团体督导

大多数心理健康工作者关于临床督导的第一个念头就是个别督导。然而，很多督导都以团体的形式出现，其普遍性使得最终几乎所有的被督导者都会参与团体督导。

Mastoras 和 Andrews（2011）关于团体督导的回顾性研究中发现，团体督导是有作用的，尤其是在满足某些特定条件的情况下。这些作者对团体督导师的建议会在本章的不同地方被提及。重要的是，一些研究对团体督导和个别督导进行了对比（Averitt, 1989; Ray & Altekruse, 2000），并没有发现哪一种模式的训练结果优于另一种。其他一些研究试图确定被督导者对不同督导形式的偏好，却得到互相矛盾的结果，虽然看起来个别督导似乎比团体督导更有优势（Borders et al., 2012; Nielsen et al., 2009; Ray & Altekruse, 2000）。

总之，团体督导是比较普遍的一种形式，其效果与个别督导不相上下，而且是一种由来已久的督导形式。然而，判断一个团体督导的优劣，要看它是否提供了机会去弥补个人注意的缺乏，而充分的个人注意恰恰是个别督导的标志。本章将基于这些基本观察来探讨与团体督导相关的定义、理论概念以及实践方面的问题。

团体督导的定义、优势及局限性

我们在第 1 章关于督导的定义适用于任何形式的督导。当然，作为对一般性督导定义的补充，团体形式的督导还需有其自身更具特殊性的定义。我们提出，团体督导是一组被督导者的定期集中会议：（1）有固定的督导师（1 位或更多）；（2）监督被督导者的工作质量；（3）提高他们对于自己作为临床治疗师、对于他们正在进行工作的来访者以及对于他们所提供的服务的全面理解。被督导者将在他们的督导师的协助下，并通过来自团体成员及其相互作用过程中得到的反馈，以实现上述目标。

团体的规模以及成员之间的关系（如，人员是固定的还是可变的）均对团体动力有很大的影响，这是团体督导的普遍问题。本章在讨论中所使用的标准督导团体通常是由 5~10 名被督导者组成的固定小组。不符合上述条件的督导团体需要谨慎考虑，当前团体的独特性是如何影响团体成员的督导体验的。

团体督导的优势与局限性

任何督导形式都同时具有优势和局限性，团体督导也不例外。很多作者对团体督导这种形式的优势与局限性进行了讨论（Carroll, 1996; Fleming, Glass, Fujisaki, & Toner, 2010; Hawkins & Shohet, 1989; Hayes, 1989; Jacobsen & Tanggaard, 2009; Linton & Hedstrom, 2006; Proctor, 2000; Proctor & Inskipp, 2001; Riva & Cornish, 1995, 2008; Tebb, Manning, & Klaumann, 1996）。根据上述资料和我们的自身经验，我们列出了以下一些优势及局限性。

优势

与团体咨询一样，我们很容易列出团体督导的诸多优势。

1. **时间、费用和专业人员的经济性**。团体督导最明显的优势或许是它提供了团体咨询或治疗所具有的许多相同的经济优势，尤其是在时间、费用和专业人员方面的经济优势。

2. **替代性学习的机会**。当被督导者观察同伴对来访者进行概念化和干预的时候，就得到了重要的替代性学习的机会。事实上，Proctor 和 Inskipp（2001）认为，"也许，团体督导的真正'经济性'在于观察和参与其他被督导者督导过程中的'自由学习'机会'"（p.160）。

3. **被督导者有机会了解更广范围的不同来访者**。在团体督导期间，被督导者将有机会了解并分析其他团体成员所接待的来访者。相比一对一的个别督导，这种团体督导形式使得他们认识和了解更大范围内的来访者。

4. **被督导者的反馈的更多数量和多样性**。其他的被督导者比单个督导师能够提供的观点范围更加广泛，而且多样性程度更高。团体成员的不同生活经验、个性及文化差异都丰富了被督导者所接收的反馈。Kaduvettoor 等人（2009）发现，有技巧地关注团体督导中的多元文化事件与更高的团体参与度一样，能使被督导者获得替代性学习的效果（当然，反过来也如此。当多元文化事件处理不当时，就不会产生好的学习效果，同时导致团体冲突增加。）

Counselman 和 Gumpert（1993）指出，在团体督导中平行过程会变得更加明显："团体成员的反应，比如厌倦、愤怒、焦虑以及过度的帮助意识，都可视为个案动力学的重要线索"（p.26）。另外他们还提出，来自不同的督导同伴的反馈比来自单个督导师的同样反馈具有更大的影响作用。

5. **对被督导者更加全面综合的了解**。团体督导模式扩展了督导师对被督导者的观察途径。比如，一名被督导者在讨论自己的工作时也许会受阻，但他在团体讨论中似乎是很有智慧和洞察力的。这个机会使得督导师能够以不同的方式来看待被督导者的困难（例如，这种情况或许是个别督导中由于个体差异而导致的），这与在个别督导的情况下见到的就不一样了。

6. **为被督导者提供督导技能的学习机会**。我们在第 1 章里就指出，心理健康专业人员在提供督导前都应接受正式的培训。参加团体督导并不能代替这种正式的培训，但是它可以为心理健康专业人员在准备承担督导师角色中发挥重要的作用。在团体中，被督导者有机会观察督导师和其他团体成员如何提供督导，并亲自参与其中。

7. **对被督导者的体验进行正常化**。被督导者可能会因为自己的各种体验而感到烦恼，包括焦虑、怀疑的感受和他们对来访者资料的个人反应。认识到自己的这种反应并不特殊，这个过程非常重要，而且有助于消除疑虑。

8. **学习团体过程的特殊技术**。团体督导的最后一个优势是特别针对那些提供团体咨询或治疗的被督导者的。被督导者接受的督导形式与需要督导的治疗形式相呼应，这是很有益处的。

局限性

团体督导的优势当然是大于其局限性的，否则就没有必要提供团体督导了！不过我们还是应该了解团体督导的一些局限性。

1. **团体的形式也许不能使个人获得自己所需要的。其中有很多原因**。例如，在团体督导中由于其他被督导者的需要，有较多个案数量的被督导者可能无法得到充足的时间来讨论他们的个案。在团体中，团体成员之间的技能水平是不同的，技能水平较低的成员得到的关注可能多于技能水平较高的成员。另外，如果时间管理效率不高，每次督导都可能会有部分被督导者感觉还没得到需要的反馈时间就不够了。最后，有些团体成员可能认为所讨论的某些问题与自己的督导需要无关或没有直接联系。

2. **保密问题**。在团体督导中，有很多方面会涉及保密问题：（1）团体督导中所讨论的来访者；（2）团体中的被督导者。

在团体环境中保密措施似乎不那么有保障。大部分被督导者都是理解来访者隐私保护的问题的，但是他们对于保护同伴被督导者隐私的重要性可能认识较少。在大学开设的训练课程中，被督导者还会在其他场合进行相互交往。尽管对其他被督导者的隐私保护很难完全做到，督导师仍应该对全体被督导者强调这一重要原则。

3. **团体形式与个别咨询在结构上不一致。** 我们前面已经提到过，针对团体咨询或治疗的团体督导的优势之一就是结构上的一致性。然而，大多数团体督导所针对的是个别咨询的形式，因此就产生了相反的问题：督导的形式与结构与需要督导的个体咨询过程不一致。这就限制了被督导者从观察督导干预中进行学习的机会。

4. **某些团体现象可能会阻碍学习。** 某些团体现象——特别是成员之间的竞争、对个体和文化差异的不敏感、因焦虑而表现为"隐藏自己"，都会阻碍学习。这些现象的出现甚至可能会导致某一个或更多的被督导者感到受伤害。

5. **与矫正性反馈这一主题相关的消极既往经历。** Alexander 和 HulseKillacky（2005）发现，童年期与矫正性反馈有关的消极经历会影响团体督导中受训咨询师接受反馈的效果。我们在第 10 章将会讨论，督导师不能假设所有的被督导者对接受挑战性反馈都做好了同样的准备，所以，必须要帮助被督导者对反馈做好心理准备。

团体督导：督导与团体动力学的独特混合

任何形式的督导都强调要采用特定策略以激发学习过程和处理关系中的心理动力问题。在这一部分，我们将讨论团体督导实施中督导师必须考虑的一些关键变量。这些变量包括督导师的个人风格、经验及目标；被督导者的发展水平；以及督导团体自身的发展阶段。最后，我们将介绍几种常见的团体督导模型。

团体督导师的个人风格、经验及目标

在讨论督导师的个人风格、经验及目标之前，我们认为有必要先注意一个明显的影响因素——团体督导中有多个参与者，因此对督导师的团体领导力有一定的要求。

研究者们越来越多地强调，团体督导师的团体促进技能有多么重要（如，DeStefano et al., 2007; Fleming et al., 2010; Kuechler, 2006; Reichelt et al., 2009）。虽然大家会认为这是不言自明的事情，但是很多开展团体督导的督导师更适应于这一任务的"督导"部分而不是"团体"部分。同样，很多督导师能理解在

个别督导中帮助被督导者的重要性，但是他们对团体背景下的督导工作的专业技能就相对逊色。

Grigg（2006）指出，团体督导也表现出不同的风格，某些风格更适合于聚焦内容，而另外的风格更有可能激发个人发展和自我觉察。Grigg 认为，如果不对督导风格加以这样的分类标识，很多督导团体都会被运作成一种心理教育团体，其固定的工作流程更适合于内容学习。但是 Grigg 建议，更好的团体督导模型应该像一个咨询团体，其目标包括被督导者的个人发展。有意思的是，Ögren、Jonsson 和 Sundin（2005）发现，团体督导中的理论和概念化部分对学生自我报告的学习效果的预测力是最小的，这一结果支持了 Grigg 的观点，即理论学习仅是团体督导的一个部分。Grigg 还指出，针对团体咨询案例的团体督导要求督导师必须是一个技能娴熟的团体激励者。Nielsen 等人（2009）的研究支持这一观点，该研究表明，当被督导者发现他们的团体督导师缺乏团体激励技能时，他们逐渐就变得不那么开放了。

总之，督导师的风格常常反映出他 / 她在团体激励以及督导目标方面的经验水平。督导师在选择团体督导方法时应考虑的其他重要因素还包括被督导者的发展阶段以及他们的团体参与经验。

被督导者的发展水平

团体督导的一个重要维度是评估被督导者作为心理健康从业者或专业受训者的发展水平，还有在团体工作方面的发展水平。这两方面都可能会扩展或限制督导师对干预方法以及聚焦内容的选择。

被督导者初次参加临床课程时总希望从督导师那里获得指导与肯定。他们可能对自己作为一名临床咨询师感到不自信，并且对自己在一群同伴中的相对位置比较敏感。在这种情况下，团体督导师必须要建立起团体内的安全感，至少，要对被督导者发展中的挑战进行正常化并提供应对新情境的指导。此外，当某位被督导者成为团体的焦点时，督导师必须示范如何进行有帮助的反馈，然后邀请其他被督导者同伴按照督导师的引导进行反馈。

针对有经验的受训者的团体督导则更类似于 Grigg（2006）建议的团体咨询的带领模式。团体成员之间有更多的互相帮助，更愿意彼此分享自己的领悟——除非他们的努力因团体督导师糟糕的激励技能而受到挫折。

团体阶段与团体督导过程

有些团体过程专家可能会认为，关于团体必须遵循一种可预测的线性发展阶段的总体假设是没有什么依据的。尽管如此，线性发展阶段能为治疗师和督导师提供有用的启发。Tuckman（1965）关于团体发展的阶段模型（之后被重新修订）（Tuckman & Jensen，1977）得到了广泛的认可。这个模型认为，任何类型的团体都要经历 5 个阶段，成员在每一阶段都有独特的目标。

1. **形成**。成员要与其他人建立融洽的关系。
2. **风暴**。成员要共同解决权力的问题；在督导的背景下，在这个阶段，成员间的竞争可能以最直接和明显的方式表现出

来。Jacobs、Masson、Harvill 和 Schimmel
（2012）认为，风暴阶段并不总是会明显
出现，它可能更像是正常团体发展过程
中团体领导力不佳的一个结果。

3. **规范**。成员共同为适当的团体内行为建
立规范。这些规范涉及对参与这个团体
的人们的行为期望。尽管这些规范是在
成员无意识下产生和发展起来的，它们
仍然对行为有着重要的影响。团体对于
违背规范的制裁是很严格的。督导师有
责任意识到正在形成的规范，以及通过
示范应该规范化的行为（比如，准时开
始团体活动）来建立规范，并帮助团体
成员确认正在形成的规范。我们在下一
部分将讨论的建立基本原则和结构就涉
及这个阶段。

4. **执行**。在这一阶段，成员们要处理与工
作有关的任务。这是团体最有成效的一
个阶段。

5. **解散**。成员之间互相道别。

在接下来的部分我们将讨论团体督导的形
成阶段、确立规范阶段和执行阶段（最后还包
括团体督导模型）。然后我们讨论团体督导的
解散阶段。风暴阶段不做讨论，我们会在这个
部分的余下内容讨论可能阻碍团体督导的一些
重要问题。

形成阶段

在这个最初阶段，督导师的首要任务是建
立关于团体规则（规范）和结构的期望。这么
做的目的是要传递一种要求，即希望大多数被
督导者在新环境中感到舒适。Smith、Cornish
和 Riva（2014）建议督导师与被督导者签署
团体督导协议，这有助于团体的管理更加容
易；协议减少了被督导者的角色冲突和角色模
糊，研究表明这些因素会对被督导者产生消极
影响（Nelson & Friedlander, 2001）；协议还对
于建立团体督导中十分重要的安全感与信任感
有着长远的影响（可参见，Sussman, Bogo, &
Globerman, 2007）。Smith 等人（2014）建议，
团体督导协议应该包括督导的背景、目的与目
标、评价的方法以及督导师与被督导者的义务
和责任。

团体规则包括对被督导者如下几方面的期
望：（1）参与（分享个人的相关资料，同时也
对他人做出诚实的反馈）；（2）保密；（3）边
界。Swank 和 McCarthy（2015）发现，当被
督导者接受一次包括以下内容的培训后，关于
提供反馈技能的自我效能就能提升，对提
供反馈的恐惧就会减少：（1）通过完成"矫
正性反馈量表 – 修订版"（Corrective Feedback
Instrument–Revised，Hulse-Killacky, Orr, &
Paradise, 2006）来检查被督导者关于反馈的信
念及评价，（2）接受关于反馈过程的教学指导，
（3）通过角色扮演发展提供和接受反馈的技
能。从实践效果来看，费时费力地帮助学生为
团体督导进行这样的准备是非常值得的。

除了对反馈过程的关注外，专业伦理的
复习（特别是与团体督导相关的部分）也很重
要，因为被督导者通常对个别形式工作中的保
密和边界问题比团体形式中更加敏感。团体规
则还包含了会谈频率和出勤的相关内容。

会谈的频率。团体的会谈频率将会影响团
体的进展：比如，一月一次可能很难形成一个

合适的氛围，而另一个极端，每周两次可能对有些成员来说吃不消。Marks 和 Hixon（1986）发现，团体每周相聚一次（相对于每两周一次）能够使得团体成员有更高的互相信任和较少的焦虑。与之相比，团体每两周会谈一次则表现出更多的认知倾向和正规化。

出勤。 定期参加会谈是一项很重要的基本原则，督导团体需要传递和强化这一规则。缺席将会从很多方面影响整个团体，比如，成员所感受到的凝聚力以及在会谈过程中所体验到的能量和活力。而且，团体成员出于对他人的承诺也必须定期出席；成员会猜疑某人缺席可能有这样或那样的原因。比如，有人在上周提交了一个很难的案例后，这周没有来参加会谈，其他人可能会担忧自己对她的反馈可能太有挑战性了。这不仅影响了本次团体会谈过程（由于缺席的成员），而且，如果在团体里没有对这个缺席问题进行讨论，当该成员再回来参加会谈时，也会影响其他成员今后对她的反馈质量。

最后，特别是对于中级或高级水平的被督导者，应该让他们有机会申明对团体督导的期望，包括过程及结果。这个工作应该在确立规范之前进行。

确立规范阶段

从形成阶段到确立规范阶段的转换是渐进流动的，两个阶段都在开展督导的工作。通过建立一个最佳的结构水平，督导师可为团体成员提供所需的安全感，这样被督导者才能坦然地把自己的临床工作及自身暴露给他们的同伴。在这里，关键词是"最佳"，如果结构太死板，会产生内部紧张，从而抑制自发性。因

此，督导师不仅需要设立一个初始的结构，而且要持续监控它对团队成员的影响，根据团体成员的心理动力学和反馈信息，不断地进行修改和完善，或放弃团体结构中某些不合理的部分。确立规范的另一个重要方面是对督导师和被督导者在最初个案报告中的观察内容进行讨论。

对确立规范阶段的另一种观点认为，这是团体文化的形成阶段。Shulman（2010）指出，督导团体的文化是一个应该牢牢放在心上的重要现象。文化是一个团体"感觉上"不同于其他团体的格式塔（整体认知）；它们是团体所遵循的系统常规和原则。团体成员常常意识不到这些规范，但它们其实是起作用的。比如有一条规则是"提供反馈，但是不要让任何人不舒服。"尽管这样一条规则在团体督导的初始阶段也许是足够善意的，但是，如果因为要固守这条规则而破坏了"保持诚实和促进成长"的宗旨，它就可能对团体的工作产生负面影响。

当然，团体文化还包括了对督导团体中表现出来的个体文化差异以及被督导者所服务的来访者的关注（Burnes, Wood, Inman, & Welikson, 2013）。督导师具有无可推卸的责任，既要示范如何专业地处理文化多样性的问题，同时还要鼓励全体成员的相同行为。在这个方面，第 6 章里所涵盖的一些主题在确立团体规范中就显得特别重要了。

如果被督导者质疑督导团体文化中的非建设性方面，那一定是有所裨益的。但是，假如这种情况不出现，最终就要由督导师去觉察并质疑团体文化的某些方面所引起的局限性。

Mastoras 和 Andrews（2011）指出，焦虑是被督导者在督导团体中经常会遇到的问题。督导师如何关注到并处理这一问题，比如将焦虑视为发展过程的一个正常部分，将有助于建立一种通过尝试错误进行学习的文化而不是一种避免羞耻感的文化。

执行阶段

督导团体通常会通过向被督导者提供大量的支持，从而能够适应督导中对自己临床工作的挑战。最终，督导师必须要对团体提出更多的挑战，并帮助团体成员也这样做。有趣的是，当一个团体同时兼具支持性和挑战性时，在团体中就能感受到团体成员的情绪投入。与此同时，团体也到了进入执行阶段的时候。

高效的督导团体可能最早在第 3 次或第 4 次团体会谈时就进入执行阶段了。根据人格、个体差异以及督导团体中成员们的先前团体工作经验的不同，其他团体可能需要更长一点时间。在执行阶段，已确立的团体规范可以顺利发挥作用，此时督导团体的工作差不多是可以预测的。无论督导师所鼓励的被督导者角色是哪一种，都能获得较好的成果。在卓有成效的督导团体中，团体成员将会为了团体及其他成员承担自己应尽的责任。作为个体，他们开始彼此信任，通过探索和反思自己的治疗经验，他们开始变得充满活力。被督导者所提交的案例常常显示出他们技能的最高限度，而不是提交那些过于清晰或者本身不可能引起批判性评价的案例。

在执行阶段，督导师仍然要继续处理一些问题和任务，虽然这些问题和任务的性质与前几个阶段里有些不同。例如，督导师会观察

"不工作"迹象的出现：如果该迹象出现，督导师就会改变工作方向，要求团体成员给予反馈，或者对团体的发展过程发表反馈意见。另一方面，督导师必须理解重复某一主题的重要性，这样做可以帮助成员们进一步理解这些问题，并在一个新的水平上接受挑战。看起来似乎是旧的主题经过反复讨论最终可能会得到很好的理解。

团体督导模型

为帮助督导团体顺利进入执行阶段，或作为执行阶段的一个部分，学者们提出了一些团体督导模型。这些模型对于带领团体督导经验有限或者带领新手被督导者团体的督导师来说特别有用。下面我们将介绍其中几个模型。

Borders 的结构式同伴团体督导模型

Borders（1991）发展出一个结构式的团体模式，结构式同伴团体督导模型（structured peer group supervision，SPGS），用以提升团体督导的工作。SPGS 虽然是一个同伴团体督导模型，但它在实践中主要是由一名督导师带领的。这个方法要求被督导者要在团体里提交一个一手案例资料（例如，最好是一段录像）。被督导者要提前准备好关于来访者的一个简要介绍以及与治疗问题有关的足够背景信息，以帮助同伴们在观看录像前先对案例有一个大致的了解。被督导者还要提出与案例或咨询过程有关的具体问题。

督导团体中的其他同伴在观察录像的过程中，会选择或被指派某项特别关注的任务。这种聚焦性观察的任务有不同的关注方向，包括某种技能，比如咨询师的面质技术做得怎

样，或者会谈的某一个方面，比如咨询师与来访者的关系如何、两个人之间的非言语行为等。Borders 指出，督导师使用有针对性的观察任务有助于培养观察者的某种特定技能。比如说，督导师可能会要求有加快会谈节奏倾向的观察者去观察会谈录像的进展节奏。

第二项任务是角色扮演。比如说，督导师可能会要求观察者扮演咨询师或者来访者的角色，或者扮演来访者生活中的某一重要人物（如，父母、配偶）。对于家庭会谈来说，布置的任务可能就是要扮演拒绝来参加治疗的家庭成员。在看完录像之后，观察者要从他所扮演的角色的角度出发提出反馈。

第三项任务就是从某一特定的理论取向观察会谈。这项任务可能会布置给一个人，或者是几个观察者从不同的理论角度来观察会谈过程。这样的练习不仅可以帮助被督导者将理论应用到实践中，而且可以帮助他们对问题的形成和解决方案提出假设。

第四项任务是要求观察者通过观看会谈过程提出一个描述性比喻。Borders 报告，当来访者与咨询师出现人际关系的动力冲突时，或者咨询师感到受挫和停滞时，这个方法是很有帮助的。比如说，督导师可能要求观察者考虑一个工作路径图，并描绘咨询正在发展的方向，或者根据某一个电影背景来考虑咨询师与来访者的关系，描绘出每一个人在电影里的角色。Fall 和 Sutton（2004, 2006）应用沙盘技术对第四项任务进行了扩展，即一个同伴观察并聆听个案报告及之后的讨论过程，然后用沙具在沙箱里摆出关于刚才讨论的一个或几个动力关系的场景比喻。这个技术有助于聚焦咨询会谈中所讨论的最突出的关系问题，或者聚焦于从咨询会谈到督导团体本身的不同层面兴趣点。由于这种活动在本质上通常是非线性的，它为 Borders 原有的练习方法增加了一个重要的维度。Fall 和 Sutton（2006）还提出，使用不同尺寸的沙具、象征性沙具（例如，一个骑士；一头猛兽）以及沙子本身（例如，几乎覆盖了沙具；提供安全感），可以提供语言无法传递的反馈信息。正如我们在第 8 章里讨论的，沙盘技术也可用于个别督导。

Lassiter、Napolitano、Culbreth 和 Ng（2008）也扩展了 Borders 的模型，引入一个多元文化 - 强化观察者角色。担任这个角色的被督导者要关注咨询会谈中呈现的文化问题，包括文化差异和文化预设、特权、权力差异等方面的问题。Lassiter 等人认为，除了其他督导干预之外，追踪文化现象的一个清晰角色对于提升被督导者的多元文化胜任力也很关键。

在督导师布置好 SPGS 的任务之后，被督导者开始观看所选定的咨询会谈片段，并提供与各自任务相关的反馈。督导师作为团体的协调者确保每个成员各司其职。然后，督导师会转而担任团体的过程评论员，对团体的动力过程发表反馈。Borders 强调督导师在担任这两种角色中都需要考虑到被督导者的发展水平（如，新手咨询师需要更多的指导和肯定；更有经验的被督导者要有能力承担更多责任）。因此，这个模型要求督导师具备较高的灵活性。最后，督导师要对最初的反馈及之后的讨论内容进行总结，然后询问提交案例的被督导者他 / 她的督导需求是否得到满足。

结构式团体督导

Wilbur 和 Roberts-Wilbur（1983），以及之后的 Wilbur、Roberts-Wilbur、Hart、Morris 和 Betz（1994），发展了一种结构式团体督导模型，从我们的经验来看，对于参与度不均匀的督导团体比较有用。这种结构式团体督导模型（Structured Group Supervision，SGS）一开始由一名被督导者提出"帮助请求"，包括提供案例的相关信息，通常还有一个咨询会谈的录像资料，并说明他 / 她所需要的帮助是什么。

在提交帮助请求之后，督导团体成员关于被督导者所提交的信息进行提问，以澄清任何可能的错误认知、补充缺失的信息，等等。在这个步骤，督导师必须要对团体进行过程监督，防止任何人提前说出不成熟的反馈。另外，团体成员必须按照顺序一个一个提问，而且只能提收集信息或澄清性的问题（而不是"你是否尝试……"这类的问题），这个过程一直持续到没有要问的问题为止。

SGS 模型的下一个步骤是团体成员对被督导者提供反馈或建议。督导师会要求团体成员先花几分钟时间组织一下自己的想法，他们会如何处理被督导者请求帮助的这个问题。在提供反馈时，团体成员仍然按照一次一个人的顺序进行，每人提供自己的想法。开头通常会这样说，"如果这是我的来访者……"或者"如果我遇到你的问题……"在这个过程中，被督导者保持沉默，但可以记录其他人的评价和建议。这个过程重复进行，直到没有任何反馈为止。

Wilbur 等人（1994）建议在反馈阶段之后应有一个 10~15 分钟的短暂休息。他们还要求团体成员不能在休息期间与被督导者交谈，因为此刻被督导者需要一点时间对团体的反馈进行反思，并为下一步骤做好准备。

短暂休息之后，由被督导者对团体的反馈进行回应。此时，团体成员保持沉默，被督导者依然按照顺序，逐一对每位团体成员提出的反馈做出回应。督导师指导被督导者告诉团体成员哪些反馈意见对自己有帮助，哪些没有帮助，并说明为什么这些反馈是有利的或不利的。我们发现，"回应"这个词用在这个时刻是非常贴切的。当督导师要求被督导者告诉团体成员哪些反馈对他 / 她有触动，就避免了关于对错的判断，而更多的是关于治疗风格、观点、文化匹配以及案例既往史等方面的讨论。

根据督导师的偏好或经常因考虑到团体成员的发展水平，督导师会增加一个最后的步骤，对前面督导中展开的各个过程进行讨论。有的时候，督导师可能希望强调某些反馈内容，甚至要对某个问题进行重新解释以帮助团体成员从不同的角度看问题，不过督导师一定要注意不要批评已经提出的反馈，这样会削弱督导过程的效力。不过，关于团体动力学的评论以及有关个案的一些"额外发人深省"的内容是很容易被团体成员接受的。最后，督导师应对那些能够很好利用督导过程而获益匪浅、敢于暴露自己弱点、对反馈持开放态度的被督导者所做出的努力予以肯定。

Edwards 和 Heshmati 的团体督导模型

Edwards 和 Heshmati（2003）为新手婚姻与家庭治疗师提供了一个团体督导大纲。他们指出团体督导的目标是"提供空间从而让不同的观点被听见并得到赞赏。任何团体的主要挑战都是建立对思维多样性的宽容度"（p.296）。他们所提出的阶段与 Wilbur 等人（1994）的模型有很大相似性，包括：

1. 团体签到
2. 案例报告
3. 听众提问
4. 回顾录像
5. 评论员反映
6. 听众反映
7. 督导后的督导师反映

下面我们介绍上述阶段的最后 3 个阶段，因为这 3 个阶段与 Wilbur 等人的（1994）模型有比较大的区别。

评论员，是 Edwards 和 Heshmati 模型中的关键角色，这个人是从不报告案例的被督导者中选出来的，他 / 她被要求在督导前提前观看咨询会谈录像。事实上，是评论员而不是咨询师负责为团体成员选择一段大约 10 分钟的咨询录像片段，常常会包含一部分进展顺利的咨询会谈片段。当大家都看过录像之后，评论员先报告他 / 她对于录像内容的思考与反馈。（虽然 Edwards 和 Heshmati 建议选择一段 10 分钟长的咨询会谈录像，但是我们认为可能稍微更长一点的录像片段才能确保下面的大纲能顺利完成）。

Edwards 和 Heshmati 建议评论员的反映应该包括三部分提纲：（1）评论员看到的咨询师工作中对来访者有帮助的方面；（2）工作中引起关注或疑问的方面；（3）咨询师与该来访者未来工作中应该考虑的方向。评论员的发言结束后，提交案例的咨询师对评论员的反馈进行

回应，然后双方可以进行讨论，其他被督导者则进行观察。

接下来的阶段，刚才评论员与咨询师之间的互动过程以及已经播放过的录像，将要接受其他团体成员（听众）的公开反映。督导师要促进这个讨论过程并始终注意让团体中的每一个声音都有足够空间被听到。最后，这个模型独特的最后阶段是督导师对案例报告者的一个私人的、单向的交流过程（督导后的督导师反映）。在督导结束后，督导师会给案例报告者发送一个他 / 她关于个案的思考的书面评述，这种书面评述无疑会包含比同伴反馈更深刻的反映。督导师会利用这个机会在有关个案工作方向的每一个点上进行精细调整，并确保被督导者关于个案的问题都已经得到回答。这个模型的最后阶段与典型的常规团体督导存在有趣的反差。作者声称，案例报告者对于在督导结束后立即收到关于咨询会谈的一个详细评述是非常感激的，但是他们没有对这个最后阶段可能引起负面的团体动力学做出评论。

对团体督导"执行阶段"的其他思考

我们所呈现的团体督导模型是为督导师提供的一些选择；不过，还有大量的很出色的督导是在这些结构之外的。例如，Shiflett 和 Remley（2014）强调，在团体督导中应用基于艺术的技术可以增强被督导者的认知复杂性和领悟力。就像使用沙盘，这样的技术可以一种新的方式激发学习，特别是当被督导者陷入一种"如果－那么"的具体思维里的情况下（Rigazio-DiGilio, Daniels, & Ivey, 1997）。最重要的是，督导师使用的任何模型和技术都应平衡对团体动力学的关注与被督导者个人的

学习。

我们在这部分开始时就谈到了团体督导中督导师支持的重要性。在这里，我们也要强调团体成员之间的互相信任与支持对于执行阶段获得建设性督导的重要性（Fleming et al., 2010）。随着支持水平的提高，成员之间的信任以及被督导者向团体其他人暴露脆弱、错误与不足的愿意水平也随之提高。所有这些都有助于提升督导团体对其成员的价值（Fleming et al., 2010; Jacobsen & Tanggaard, 2009）。Fleming 等人发现，关于团体安全感的知觉是团体督导中的一个关键要素，而被督导者管理焦虑的能力则是在督导团体中进行学习的必要条件。他们建议，督导师要鼓励关于焦虑的公开讨论，同时期望每个人都能从错误中学习，包括他们自己的以及别人的错误。最后，支持也可以理解为是对团体成员间互相竞争的一种抗衡作用。事实上，在团体的早期阶段竞争通常是比较明显的，但是随着团体凝聚力和互相支持的发展，竞争性会变得缓和一些。

解散阶段

大多数督导团体都是有时间限制的；当然，也有些是连续进行的。因此，我们应该分别讨论每一种类型团体的结束过程。

有时间限制的团体。许多督导关系的时间框架是由训练计划决定的。通常情况下，是一个学期、一个学年或一个实习轮转的周期。尤其当督导团体的整个时间过程只有一个学期时，结束对每个成员来说会显得很仓促。另外，当学期临近结束时，当务之急是被督导者需要尽快处理来访者的结束问题，这项任务的重要性可能超越了团体本身对结束问题的考虑。然而，不让团体有时间处理结束阶段的问题就匆忙结束督导团体将是一个错误。而且，由于被督导者治疗关系的结束通常是与督导团体的结束相伴随的，这个平行过程可以成为一个有用的工具，并能为督导过程提供重要的资料。

事实上，所有的短程治疗模型都有其独特的结构框架、治疗计划的侧重点以及结束过程的侧重点。从某种意义上说，这个模型也适用于有时间限制的督导。督导团体的目标应该足够具体，这样当目标达到后，被督导者就会感觉到快到结束时间了。同时，在结束督导体验时，督导师需要帮助被督导者（特别是经验较少的被督导者）理解自己本阶段的学习只是发展过程中的一个节点，从而缓解结束督导体验而感到的巨大恐慌——发现自己并不像想象的那样已经成为有充分胜任能力的从业者。督导师应该建议被督导者思考关于自己未来职业发展的一个学习计划，包括该计划中督导的作用。

对于督导师来说，有时间限制的督导令他们受挫的往往是：当督导结束的时间近在眼前时，大多数的被督导者普遍倾向于退出督导团体。那些同时准备与来访者结束咨询的被督导者会抱怨他们的来访者"不工作了"。这些被督导者常常意识不到在督导团体中所出现的平行过程，即他们自己的"工作"也减少了。当被督导者同时处理双重结束体验时，督导师需要在团体内进行讨论，帮助团体成员理解，为了应对失去他人和失去一个有价值的过程，人们需要保持一个心理距离。这项工作非常重要。

持续进行的督导团体。持续进行的督导团体有个危险，就是它可能虎头蛇尾地结束，而不是以一种清晰的形式结束。像这样草草结束的团体，可能会遗留很多没有完成的工作，而且团体成员可能无法很好地理解引起结束的原因。避免这一现象出现的策略是在团体开始之初就预先制订好结束的计划。如同所有的社会系统一样，为了对其发展进行评价，团体需要设定关于变化的标识。即使团体因成员没有变化而需要立即重组，结束就可以提供这种类型的标识。

我们建议的结束方法是在一个指定的时间，团体成员共同回顾团体在形成阶段所制订的假设和决定。当下列条件达到时，就可以将这个时刻作为结束的适宜时间：大部分事情都变得可以协商解决，包括团体规则和督导过程本身。结束过程使得被督导者可以评价其自身的发展，评价自己为了实现团体目标所付出的努力和所做的贡献。与此同时，在结束阶段，督导师要评价自己与团体成员所共同分担的责任，评价已经完成的督导过程，评价继续督导的可行性。

结束阶段可以多种方式加入团体发展历程中。一种方式是在一段时间内固定成员关系，比如是一年，到了这一时间，有的成员可能就会离开，而新的成员又会加入进来。从某种意义上来说，成员的变化给团体提供了一个结束的机会。另一种方式则取决于团体过程的自身变化。比如说，督导师可能会决定，督导团体到了由督导师领导的团体向同伴督导团体转化的时候了，而这一时刻就可以计划如何结束。

对督导体验的评价。团体的结束也为被督导者和督导师提供了一个机会来对督导体验进行评价。评价的一个关键点应该聚焦于每一个被督导者从督导体验中（包括被督导者自身以及督导师的视角）获得了什么新的知识和技能，并将这一结果与最初签订的督导协议内容联系起来。还有一个同样重要的工作是评估每个被督导者有哪些期望获得的目标实际上没有实现，以及为什么他们认为自己的期望目标没有达到。

评价过程也给督导师提供了一个关于团体如何评价自己工作的反馈机会。督导师应该预先准备好需要提问的具体问题，以获得对自己有帮助的某种类型的反馈。

研究者已开始认识到，需要有标准化的工具以帮助团体督导师获得更加系统的反馈。督导师可以选择的工具包括团体督导行为量表（Group Supervisory Behavior Scale，White & Rudolph, 2000），团体督导量表（the Group Supervision Scale，Arcinue, 2002），以及团体督导影响量表（Group Supervision Impact Scale，Getzelman, 2004）。被督导者可以借助这些可靠的心理测量学工具对督导师的表现给予反馈，不仅在督导的解散阶段可以进行，在其他督导阶段也都可以进行评价。附录 B 督导工具箱里提供了 Arcinue 的团体督导量表。

对团体工作的督导

本书的大多数内容中，我们没有特别强调治疗的实施系统（如，个别、家庭或团体咨询/治疗）。不过，考虑到团体动力学也是团体督导的一部分，我们希望在此简要讨论一下对带领团体的被督导者的督导。

Riva（2014）指出，对团体工作（这是对各种不同水平的团体的通称，从心理教育团体到团体治疗）的督导（supervision of group work，SGW）还处于初创期。时至今日，很多 SGW 依然是从普遍性的督导文献中借用一些内容应用于自己的目的。例如，Rubel 和 Okech（2006）将 Bernard 的区辨模型应用于带领团体的被督导者的督导过程中。新出现的模型主要针对某些特殊的督导问题，例如认知复杂性（见 Granello & Underfer-Babalis, 2004）、涉及团体类型的多样性（如，Goodrich & Luke, 2011; Okech & Rubel, 2007），等等。近年来，关于开展 SGW 的有关技术和过程解释开始大量涌现（参见 Luke & Goodrich, 2015a, 2015b）。

因此，SGW 在督导的整体层面并不具有独特性，但它所面临的带领团体的被督导者的需求复杂性更为独特。这种复杂性包括但不限于成功地驾驭团体中的多种文化认同、建立团体规范、保护团体成员的隐私、应对某个无理的团体成员以及发展团体凝聚力（Riva, 2014）。考虑到团体工作的复杂性，被督导者在打算带领团体工作前必须确保自己已经掌握了足够的个别咨询技能。不过，心理健康行业的规定通常是要求训练项目保证其毕业生已经接触过团体工作并接受了关于团体的督导（如，CACREP, 2016）。此外，团体工作要求一系列特殊的技能，某些被督导者对这些技能的熟练掌握程度可能超过其对个别咨询技能的掌握程度。无论怎样，一个新手带领团体工作无疑是一种有挑战性的督导任务。

Champe、Okech 和 Rubel（2013）的研究聚焦于新手团体带领者所面临的情绪挑战，并提出了一些特殊策略以协助被督导者进行情绪调节。这一研究的出发点基于这样一个事实，即一个团体带领者（被督导者）在任何一次团体工作中都有可能遇到任何成员脱离团体带领者的治疗意图，因此被督导者必须要能够一而再、再而三地处理潜在的不愉快情绪。此外，Champe 等人认为情绪调节也是为被督导者的认知发展铺平道路。Champe 等人的贡献有助于应对 SGW 的独特挑战。

当 SGW 自身以一种团体形式提供时，其复杂性也增加了，但是被督导者就有可能获得对专业的团体促进技能的直接生动体验（Moss, 2008）。Moss 解释说，督导团体可作为一个抱持的场所，让被督导者处理并解决自己在带领团体时所面临的团体动力学挑战。通过同伴的团体带领体验还使被督导者得到了替代性学习的机会（Riva, 2014）。当然，伴随着 SGW 在团体督导中的优势，风险也随之升高。Riva 指出，最常见到的情况是 SGW 聚焦于团体中某个有问题的来访者，而不是该团体中的动力关系。在这种情况下，团体 SGW 就部分偏离了主要方向，而且督导团体能从中获得的学习也可能非常少。所以，在团体 SGW 中补充部分个别 SGW 也许是明智的选择。

总之，在团体动力学的专业领域内，SGW 表现出不断增长的特殊价值。因此，所有从事团体督导的督导师都应充分熟悉 SGW 的相关文献知识，以扩展关于团体带领（无论是来访者团体还是督导团体）中重要的机会及陷阱的概念化理解。

朋辈督导团体

朋辈督导在心理健康专业人员的终生发展中具有重要作用。在助人职业里工作一段时间后，任何人都会涉及孤独和职业倦怠的问题——或者自己亲身体会或者通过对他人的观察，同时也害怕自己变得没有活力。

我们将朋辈督导单独作为一个部分来讨论，因为它的独特性质使之不同于有督导师带领的团体。最重要的是，朋辈督导不存在等级差别，而且也不包括正式的评价。从这种意义上来说，它更像咨询或辅导，而不是督导（可参见，McWilliams, 2004）。可同时，它又是持续进行的，而且相对在咨询辅导中的关系来说，团体成员对彼此更有责任感。

朋辈督导直至近期，仅得到了不多的专业文献关注（Hilmes et al., 2011）。但是在专业人员的发展过程中，它并不是一个新生事物。Lewis、Greenburg 和 Hatch（1988）发现，私人开业的心理学家中，在（美国）全国样本中，大约有 23% 是朋辈督导团体的成员，61% 的人表达了如果有条件希望加入这样的团体。参加朋辈团体的主要原因有（按照重要程度排序）：

1. 为疑难案例寻求建议

2. 讨论专业伦理问题

3. 对抗孤独

4. 分享信息

5. 探索关于来访者有问题的情感和态度

6. 学习和掌握治疗技巧

7. 为私人执业的压力寻找支持

8. 抵抗职业倦怠

9. 了解其他的理论方法

Hilmes 等人（2011）通过对专业文献的综述，总结出成功的朋辈督导所必须具备的条件如下：朋辈督导的参与者尊重他们的同伴及其价值观，向同伴学习的开放心态，愿意投入精力去确立和获得个人及专业成长的目标，愿意与团队合作，果断的沟通风格，自我反思的能力，以及愿意进行情绪表达。

独立的朋辈督导团体（如，在工作机构之外）通常在成员间有最大的互相匹配程度，这是由于这个团体是由已经互相认识的专业人员组成的，他们彼此间能够互相尊重。而在同一机构内组成的朋辈督导团体，可能要克服部分成员间的一些历史遗留问题，比如说政治纠葛、相互竞争或者人格问题（Hamlin &

Timberlake，1982）。另外，由于机构内督导团体的成员很可能在经验上缺乏同质性，这也意味着团体工作重点会更多倾向于经验丰富的或者经验欠缺的成员，从而令其他团体成员感到沮丧。

然而，无论朋辈团体最初的相容性如何，我们在本章前面提到的团体发展阶段还是同样适用的，并应引起注意。已经与其他成员相处很好的专业人员经常会超前于已经计划好的团体阶段，直到问题出现时才进行调整，这是很常见的错误。对于所有的督导团体来说，尤其朋辈督导，更常见的另一个潜在特点就是：在督导以外成员间的联系是有差别的。团体应该明确指出关于在团体以外对督导的任何讨论所应遵循的原则，这样就可以避免消耗本来属于团体内部的能量。

朋辈督导团体的过程

朋辈督导团体（peer-supervision group，PSG）比其他任何形式的督导团体都更不正规（Lewis et al.，1988）。然而，这可以被认为是一个错误，至少在开始时。如果没有某个指定领导者的指引，团体的结构可能会给团体带来一定程度的稳定性，与此同时，团体也会逐渐找到自身的节奏。Counselman 和 Weber（2004）坚持认为，朋辈督导团体也必须签署一份督导协议。

事实上，结构的一部分必须是涉及处理团体领导权的计划。尽管从定义上来看，朋辈督导团体是无领导的，但是忽略领导权的问题将会引起竞争和冲突（Hilmes et al.，2011；Schreiber & Frank，1983）。因此，许多团体采

取轮流行使领导权的办法，每次集会都有一个人进行组织领导。领导者可能仅需考虑自己的领导职责问题，或者也会被要求在开会期间担任秘书的职责，包括与缺席的成员联系下一次会谈，保存督导会谈和采取的行动方案的纪录等类似的工作。

另一方面，Counselman 和 Weber（2004）提出了如下的不同观点：

我们认为，成功的、真正无领导的朋辈督导团体（PSG）可以共享领导的任务。这些任务包括遵守协议、守门人和边界问题的管理以及对阻抗进行工作。一个成功的 PSG 会集中精力于任务上；例如，不会偏离作为一个 PSG 的最初想法……一个 PSG 不会允许一个事实上的领导出现（我们也不会）……建议为每次集会指定一个领导者。我们坚信每个人都对团体过程负有同样的责任。（p. 133）

与有督导师带领的督导一样，朋辈督导过程也包括制订提交案例的计划。实际上，一个朋辈团体应该综合有督导师带领的团体督导的各个方面，然后决定如何将其改造为朋辈督导的过程。Akhurst 和 Kelly（2006）发现，使用结构式团体督导模型（Wilbur & RobertsWilbur，1983）特别有助于满足朋辈督导团体的工作目标。

Marks 和 Hixon（1986）建议，在会谈期间应指定一名过程观察者（既不是提交案例者，也不是指定的领导者）。在督导会谈最后，他应根据自己所观察到的会谈过程做出反馈，包括"团体保持任务导向的能力，坚持基本原则的能力，团体建设所表现出的过程，以及团

体成员的参与程度等"（p.421）。

朋辈督导团体的优点与缺点

那些参与朋辈督导的从业者对这一形式给予了很高的评价。因此，有理由相信参与朋辈督导的人数会越来越多。朋辈督导的优点包括以下方面（Counselman & Weber, 2004; Hamlin & Timberlake, 1982; Lewis et al., 1988; Marks & Hixon, 1986; Schreiber & Frank, 1983; Wendorf, Wendorf, & Bond, 1985）。

1. 有助于临床工作者保持对自己工作的自我反思，并给他们提供在个人框架结构之外的更多选择。

2. 可以提供对成人学习者特别有吸引力的环境。

3. 为对熟悉的体验（例如，咨询早期就结束或者与某一特定文化群体进行工作）进行重新审视提供了一个讨论场所。

4. 提供了一个同行评议过程，有助于保持较高的专业实践标准，从而降低违反专业伦理的风险。

5. 为新信息的传递提供场所，为成员们提供继续教育。

6. 为重要的咨询辅导提供必需的连续性条件。

7. 可以提供有利于团体过程发展的一些治疗性因素，包括安全感、被肯定和归属感，从而可以避免潜在的职业倦怠。

8. 可以提高临床工作者对反移情问题或平行过程的觉察水平。

9. 由于是同伴，而不是专家提供反馈，因此，督导不会因为与权威人物的冲突而发生妥协。

由于朋辈督导通常是一种自愿的活动，因此这种模式的缺点较少被提及。Marks 和 Hixon（1986）指出，源自机构内的督导团体的压力主要是由于团体成员可能会在机构内形成自己的联盟，因此损害了机构内的沟通。另外，当团体成员在团体之外也不得不在一起工作时，他们可能会寡言少语不愿自我暴露，对这个团体不信任。当然，总的来说，参与朋辈督导的专业人员认为这一模式是利大于弊的。

对朋辈团体督导的评价

关于朋辈团体督导的评价很大程度上是被忽略的，只有一些模糊的声音说需要确定这样的团体是有功效的。相反，Žorga、Dekleva 和 Kobolt（2001）提供了关于朋辈团体督导评价的严肃讨论。他们提出，团体如果想要对他们自己的表现进行评价，应该思考以下问题，我们认为这些问题对于多数团体也是有帮助的。

1. 在朋辈督导过程中，我学到了哪些对于我和我未来的工作表现有用的东西？我在朋辈督导过程开始之初设定的目标获得了什么结果？我的优势和弱点是什么？团体中的哪种工作风格对我最有成效？我的工作风格是什么？

2. 团体在我的学习过程中起到什么作用？我从团体其他参与者身上（分别）学到了什么？我对每一个参与者个人以及整个团体的体验是怎样的？我对团体的贡献是什么？其他人能从我身上学到什么么？这是一个我能从中学习的团体吗？

我在这个团体中具体需要学习什么？我对其他人有什么期待，以及我对他们不期望什么？

3. 团体是如何发展的？它现在处于什么阶段以及我们未来对它有什么期望？团体动力学像什么？团体发展出来的规则是什么，还需要对此有什么改变吗？

4. 朋辈督导过程中好的地方是什么，什么还有待改进？如果我要继续学习过程，未来的目标是什么？团体中的其他人怎样能够帮助我达成这些目标？其他人在未来还能学习什么，他们有什么方面需要改进？我愿意为他们的学习提供什么？（p.157）

技术与团体督导

第 8 章中我们讨论过，技术已经深深地影响了督导过程。在某些情况下，技术的使用不仅被认为是恰当的，甚至比面对面督导更受欢迎。Conn、Roberts 和 Powell（2009）在对学校咨询的实习生进行的一项研究中，将 76 人的样本分成两部分，一部分仅接受面对面团体督导，另一部分接受混合督导模式（即，5 次面对面督导会谈加上 10 次使用网络通信技术 WebCT 辅助的督导）。从督导的质量上来看，两组被试并没有显著差异。有趣的是，混合督导模式中被督导者的督导满意度评分高于面对面督导组。

Nelson、Nichter 和 Henriksen（2010）使用了一个很小的样本，只有 6 个人，平均分成两组，比较了被指定接受面对面督导的学生与自愿参加在线督导团体的学生在体验上有何不同。这两个小组偶尔会集合在一起进行面对面督导。在线督导团体只能使用语音交流，因为不是所有的学生都具备视频交流条件。两个小组都报告了积极的督导体验，而且都更喜欢小

组讨论而不是大组集合。根据对学生体验的结果分析，作者提出如下建议：（如果可能）允许学生在面对面及在线团体督导之间进行选择；对参加在线督导的学生明确说明技术上的要求；准备好技术问题出现时的备选方案。作者还发现，如果实习生与机构工作人员在参加在线督导之前能预先互相熟悉也会比较有利。

还有另一组研究者（Yeh et al., 2008）分析了使用技术对咨询专业实习生的益处，他们组建了一个在线朋辈团体作为个别督导的补充。在这项研究中，实习生们在长达 30 周的实习过程中允许使用一个别名和一个网址互相提问并得到他人的支持及指导。应该说明的是，该研究的目的是想考察面对面团体督导中的典型过程是否会在线上督导中出现，而不是要考察同伴信息输入的质量（尽管出于伦理的原因，两名心理学家跟踪了在线互动过程）。有意思的是，被试报告使用匿名促使他们更多地进行自我暴露。Nielsen 等人（2009）指出，缺乏自我暴露会阻碍团体督导的顺利进行。因

此，这个研究发现足以使我们认真地考虑技术在团体督导中的重要位置。

对于系统训练后的朋辈团体督导来说，技术也是很有用的辅助手段。事实上，由于技术在现代生活中的普遍应用，有人建议对职业生涯中的持续专业发展，使用视频会议技术的团体督导是理想的模式（Elliott, Abbass, & Cooper, 2016）。

Cummings（2002）的研究中，使用电子邮件进行案例报告，然后邀请 3 名同伴在一个文字交流的聊天室里进行 60 分钟督导。参与者报告了积极的体验，包括支持、挑战、反馈，这些都能对他们的临床工作有帮助。他们还报告，在线交流的去抑制效应使得他们比面对面时更加诚实。Cumming 的研究中所使用的聊天室也许是成功的关键要素。另一个类似的研究，对象是一些朋辈团体，每个团体都是由 4 名同伴组成，他们使用电子邮件，但是没有配合使用有时限的聊天室（McMahon, 2002），结果发现在案例报告与提供反馈之间的时滞是一个需要关注的问题。不过，McMahon 研究的参与者所报告的积极反馈仍然多于消极反馈，说明使用互联网提供和接受朋辈督导是一个切实可行的途径。

总结：团体督导的促进因素及阻碍因素

我们已经回顾了团体督导的类型、团体的阶段及其不同过程。在这部分的最后，我们总结一下文献作者们提出的关于团体督导应注意的一些关键原则。这些原则不仅强调了督导师应该做好的准备工作，而且也指出了应尽力避免的隐患。以下总结来自我们自己的观察以及相关文献资料（Boëthius, Sundin, and Ögren, 2006; Carter, Enyedy, Goodyear, Arcinue, and Puri, 2009; DeStefano et al., 2007; Ellis, 2010; Enyedy et al., 2003; Kaduvettoor et al., 2009; Kuechler, 2006; Mastoras and Andrew, 2011; Melnick and Fall, 2008; Skjerve et al., 2009; Sussman et al., 2007）。

1. 督导师必须明白，团体过程的管理与他们对被督导者及其案例的洞察力同样重要。团体过程促进包括在团体成员间建立关系以增加信任、减少焦虑，此外还要对团体成员间存在的各种不同历史问题进行处理，从而在督导工作开始之前使关系达到平稳状态。团体督导师还必须随时注意团体中呈现出的不同文化预设，以及这些文化预设如何影响团体动力学和案例讨论。最后，团体督导的管理也包括了案例报告程序、围绕个体表现与团体动力学之间的团体过程的时间分配等这些问题。

2. 督导师必须促进适合于团体成员发展的督导。从这点来看（至少在训练阶段），被督导者通常或多或少是一个同质性团体。但是，每个团体中都存在较强和较弱的成员。督导师必须运用干预策略及团体督导模型来为团体中的每个人提供有效工作的空间。另外，为了推动团体成员的发展，督导师必须对团体中更有经验的成员提出挑战，要求他们在团体中要做出比新手被督导者更多的冒险性尝试。

3. 督导师必须理解团体阶段并开展与团体阶段相适应的工作，包括在团体初期确立团体规范和为团体制订一个明确的议程（包括让每个成员制订自己的学习目标）。采用自由放任领导风格的非结构式团体督导极少能有效运作，而且更有可能导致不必要的风暴过程，当团体被督导者在一个有胜任力的督导师组织的适当结构中形成一个策划周密的团体时，这种无序风暴情况就会减少（Jacobs et al., 2012）。

4. 督导师必须保持警觉，持续观察团体内尝试冒险的安全感水平、自我暴露或不暴露、焦虑还是舒适等情况的起起落落。有时候，督导师通过观察来增强团体安全感，也许可以分享自己的某个脆弱的临床经验，或者进行一个相对安全的团体活动以加强成员之间的关系。另外一些时候，当督导师认为一个团体足够强大时，他们会将观察到的现象交给团体自己去处理团体动力学的问题。重要的是，督导师要能够察觉到团体成员间抑制增强的现象，此时就需要采用更多促进策略以增强团体安全感。最后，好的团体督导师会示范肯定、挑战、即时化等技术以协助被督导者进行学习。

5. 督导师必须提供反馈。尽管研究指出，督导师不一定要在团体督导中提供与个别督导相同的反馈（Skjerve et al., 2009），但还是应该记住，反馈与评价对督导是至关重要的。之前被督导者提出的一个主要的伦理投诉就是缺乏来自督导师的充分反馈与评价（Ladany, Lehrman-Waterman, Molinaro, & Wolgast, 1999）。团体督导也不能忽略这个关键维度。这就是说，督导师必须平衡好自己作为评价者的最终角色与为团体成员提供更多对督导过程的主导权这一目标之间的关系。虽然在个别督导中，从发展角度看这两者并无本质区别，但在团体督导中情况就会更加复杂。任何时候，当督导师对团体中的某个成员提出负面评价时，受影响的不仅仅是被评价的个人，还有整个团体。某种程度上说，这是不可避免的；然而，督导师仍应充分认识自身与团体被督导者之间的权力差异并对此保持高度敏感。如果督导师能在团体中创建足够安全的督导氛围，被督导者就更有可能积极地接纳挑战性反馈和评价的体验。

6. 督导师必须积极地参与团体互动，从而识别和充分利用团体过程中的关键时刻，包括案例报告中显现出来的文化误解、必要时对某些团体成员的反馈进行重构，以有利于达成重要的学习目标、寻找机会以连接或对比团体成员对相似来访者进行工作的风格或概念化。每一次团体会谈都提供了机会，从所呈现的案例、当前团体中的成员，到无数种方式去进行概念化或体验正在发生的一切。区分好的团体督导师与不胜任的团体督导师的特质，就是他们投入团体过程的意愿、作为团体促进者的技能、他们对每个团体成员专业发展的责任感（所以必须要提供反馈）以及令他人产生信任和安全感的个人特质的示范能力。

关于团体督导的结论

团体督导是一种有效的督导形式，它为被督导者提供了同伴关系所带来的益处，提供了更多接触案例的机会，并使成员可以同时获得直接的或间接的学习。它还为被督导者提供了个别督导中不可能提供的促进他人成长的角色作用。成功的团体督导师善于充分利用团体督导模式的优势并减小其局限性。当前，在训练项目中，团体督导往往是作为个别督导的一种补充，它更有可能在取得学历后的继续教育中作为一种独立的督导模式而存在。无论在什么背景下开展，团体督导都是一种富有成果的、引人入胜的督导工作模式。

现场督导

出于一些显而易见的原因，现场督导在训练项目中很流行，因为那里的设施条件比较便于开展这种形式的督导（Carlozzi, Romans, Boswell, Ferguson, & Whisenhunt, 1997; Kolodinskey et al., 2011），然而关于现场督导在专业领域的重要性也存在一些不同的看法（如，Beddoe, Ackroyd, Chinnery, & Appleton, 2011）。

现场督导是从个别督导、三人督导或者团体督导转变而来的一种范式，因此，它不属于其中任何一种的亚型。这种变化主要包括两方面的内容：（1）咨询治疗与督导之间的区别不像其他形式的督导那样明显；（2）督导师的角色发生了明显的变化，既是指导者也是共同治疗师。正是由于这些本质的差别，现场督导过程及其优缺点与其他督导过程也有明显的不同。本章将讨论现场督导的演变，描述现场督导的过程（包括有督导小组和无督导小组两种情况），并指出这两种现场督导的优缺点，最后，引用实证研究成果来说明其有效性。

现场督导曾被认为是"家庭治疗的标志"（Nichols，1984，p.89）。婚姻和家庭治疗训练项目到现在还是比其他姊妹流派更多使用现场督导（Nichols, Nichols, & Hardy, 1990; Wark, 2000），但它在其他心理健康领域的应用也越来越广泛了（Bubenzer, West, & Gold, 1991; Carlozzi et al., 1997; Champe & Kleist, 2003; Evans, 1987; Haber et al., 2009; Kivlighan, Angelone, & Swafford, 1991; Kolodinskey et al., 2011; Saltzburg, Greene, & Drew, 2010）。现场督导刚开始时是一种与单个被督导者（或者可能是两个被督导者作为共同治疗师）进行深入工作的方法。在最近几年里，现场督导的团队形式已经占据了更主要的地位，尤其是被称为"反映小组"（reflecting team）的督导形式（Anderson, 1987; Chang, 2010）。这样的团队由一些治疗师（有的有督导师，有的则没有）或者被督导者（有一名督导师）组成，他们共同对案例进行工作。由于有督导小组和无督导小组的现场督导有着明显的动力学方面的差异（Clarke & Rowan, 2009），因此，我们将先讨论没有督导小组的现场督导，在本章后面再讨论有督导小组的情况。另外，由于"文献资料中指出单向玻璃对于家庭治疗就像长沙发对于精神分析一样必不可少"（Lewis & Rohrbaugh, 1989, p.323），我们下面的讨论也将依照这一惯例，在大部分案例分析中，假定来访者是一个家庭。

在 20 世纪 60 年代后期，Jay Haley 与 Salvador Minuchin（Simon, 1982）首先采用了现场督导的模式，这是一个相当奇特的项目的产物。在当时，他们都在致力于治疗穷人家庭，而且也不热衷于去教中产阶级的治疗师使他们明白贫穷意味着什么。因此，他们决定招募从穷人社区出来的没有受过高等教育的人们，对他们进行培训，使他们可以对其他穷人家庭进行工作。为了保护这些接受治疗的家庭的合法权益，Haley 与 Minuchin 设计了现场督导模型，这样在工作过程中，他们就可以指导那些经验很少又没有经过培训的"治疗师"。Haley 这样描述这种工作模式的结果："事实上，他们做得很好。在现场督导中我们和他们一起工作，每周 40 小时，坚持了两年。没有人经过这样强化的训练"（Simon, 1982, p.29）。

现场督导将治疗会谈过程的直接观察与一些方法结合起来。在会谈期间，这些方法使得督导师能够与正在会谈的被督导者沟通，并影响被督导者的工作。因此，督导师需同时兼顾对治疗师的训练并控制治疗的过程（Lewis, 1988）。由于既要能够观察被督导者又要与其互动，因此，已经总结出很多关于现场督导的技术，尤其是与被督导者进行沟通的种种不同的方法。我们首先来回顾这些与被督导者进行沟通的技术方法。

现场督导的方法

Bubenzer、Mahrle 和 West（1987）列出了如下 6 种开展现场督导的方法。

- 无线耳机（Bug-in-the-ear，BITE），这是在治疗期间被督导者戴在耳朵里的，督导师可以通过耳机指导被督导者。
- 监控，督导师观察会谈的过程，当发现治疗师陷入困境时，督导师会直接对会谈进行干预。
- 现场观察，这个方法与监控有些类似之处，不同的是，来访者能看到督导师是如何工作的。然而，督导师并不是接替治疗师，而是当着来访者的面与治疗师进行协商。
- 介入，督导师在某一时刻故意走进房间，与治疗师和来访者进行互动，然后离开。督导师的介入并不意味着发生了危急情况，也不是在现场观察督导中明显表现出来的那种同侪关系。由于介入这种形式经常被用来重新指导治疗，所以，我们可以认为它更像是一种治疗干预而不是一种督导方法。

- 电话呼入，督导师使用某种电话会议系统打电话给治疗师，中断治疗过程，并告诉治疗师如何做。

- 会谈间歇，治疗师离开治疗室去跟督导师讨论协商，间歇时间可以是预先规定的治疗会谈中的某一时间，或者当督导师对治疗师发出警示时（比如，通过敲击单向玻璃）。

最常用的现场督导形式应该还是电话呼入和会谈间歇。两种方法的相似之处在于都中断了治疗，从而让治疗师接受督导师的信息输入。不过在这个过程中，当电话呼入时，治疗师几乎没有机会对干预做出反应。相反，使用会谈间歇时，治疗师返回治疗室之前，就有机会对督导师的建议进行澄清。两种方法都有已被证实的培训和督导优势，但它们也有缺点，那就是由于中断的性质而改变了治疗的流程。我们会在本章的后面讨论现场督导干预的实际操作方法。

现场督导中使用计算机、可视电话和笔记本电脑

有人尝试使用技术以促进现场督导，以及减少对来访者的分心和干扰。虽然目前看起来技术的使用在业内尚未占据主导地位，我们还是要在此简要列出技术对督导的贡献。

- Klitzke 和 Lombardo（1991）所说的"眼睛里的监视器"，这种用来代替无线耳机的设备是在治疗室内安装一个监控器，就如同新闻广播中使用的电视提词机一样。督导师不用通过耳机对被督导者说话，而是在观察室中，使用键盘把提示内容打出来，这样，被督导者就可以从来访者身后的监控器上看到这些提示建议。

- Rosenberg（2006）开发了一个系统，可将文字反馈发送给观察某次咨询会谈的被督导者，同时这些反馈还会被记录在本次会谈的录像文件里（通过类似于字幕的形式），这样治疗师就可以在会谈之后回顾温习督导师的反馈。这种方式显然偏离了现场督导的主旨，而更有益于观察者。

- 最后，Yu（2012）创建的一种方法是通过被督导者在咨询中放置在腿上的 iPad 来与被督导者进行互动。督导师在观察室使用预先为督导师和被督导者连接好的 Google doc（或类似软件）将自己的评论发送给被督导者。由于会谈过程是有录像的，这样当会谈后与督导师的回顾中出现与录像内容冲突的情况时，被督导者可以调用这些评论的记录。

使用远程技术的现场督导

随着技术辅助的督导与训练（technology-assisted supervision and training，TAST）的逐渐增长，部分督导师对使用 TAST 进行现场督导感兴趣应该也不是一件很新奇的事情。Rousmaniere 和 Frederickson（2016）使用网络摄像头将一次治疗会谈的现场视频传送给督导师来开展远程现场督导（remote live supervision，RLS）。对被督导者的干预通过视频会议软件中的一个聊天窗口发送过去，被督导者则在一个放置于靠近来访者的笔记本电脑上阅读这些干预。这种提供反馈的方式类似于 Klitzke 和 Lombardo（1991）以及 Yu（2012）所进行的现场督导模式。Rousmaniere 和 Frederickson 建议，督导师的反馈内容应局限于来访者评论（如，治疗师可能要对来访者说的话）或过程评论（如，治疗中观察到的一些重要发现），同时从伦理的角度出发他们也推荐对研究生水平的被督导者使用远程现场督导，因为督导师与被督导者/来访者之间会存在地理上的距离。

尽管部分督导师热衷于使用某一种特定的现场督导方法，然而，关于现场督导的大多数文献并不强调现场督导中使用的特定方法，而主要关注干预或指导的原则、使用现场督导时必须考虑的参数、帮助被督导者和来访者对现场督导进行文化适应以及在现场督导中被督导者所存在的问题，等等。

现场督导干预

在现场督导期间，督导师与被督导师之间的沟通被称为督导干预或者督导指导。根据本书的需要，这些术语是可以交替使用的。我们只讨论通过电话呼入和会谈间歇而进行的干预方法，这些都是现场督导中最常用的方法。在本章后面讨论小组督导时，我们会再回来谈到会谈间歇。

督导师在开始实施现场督导干预之前，应该询问以下问题：

1. 会谈期间必须要介入指导以调整工作方向吗？
2. 如果没有干预，治疗师能够自己调整方向完成会谈吗？
3. 治疗师有能力成功地执行所建议的干预吗？
4. 运用干预的驱动力是为了满足治疗师和来访者的需要，还是为了实现督导师参与合作治疗的愿望？
5. 这个干预方法能简明扼要地进行沟通吗？（Frankel & Piercy, 1990; Haber et al., 2009; Heath, 1982; Liddle & Schwartz, 1983）

电话呼入干预

与无线耳机不同，电话呼入干预的优势就是能够让治疗过程暂时停止。与会谈间歇（可能有预先安排）不同，电话呼入提醒来访者，督导师认为要在这个特定的时间暂停会谈，然后建议治疗师改变工作方向。另外，由于来访者知道治疗师在接受反馈，指导过程本身就成为一种干预。比如，如果督导师认为有一个家庭成员被忽视了，那么就可能建议治疗师这样来继续会谈，"我的督导师认为我们妇女（指自己和母亲）已经说了很多，我们还没有让

John（父亲）说说他的想法。我的督导师希望听听你（John）认为在你的妻子和儿子之间发生了什么"。

与所有的现场督导干预一样，电话呼入指导应该很谨慎地使用；而且，应该简明扼要，通常以行动为中心（Boyle & McDowell-Burns, 2016; Haley, 1987; Lewis & Rohrbaugh, 1989; Mauzey & Erdman, 1997; Rickert & Turner, 1978; Wright, 1986）。根据被督导者的发展水平，可以给予逐字逐句的指导（比如，"问母亲：'如果 Thomas 继续和他目前的这些人交往，你最坏的担忧是什么？'"）；或者，对于经验较多的受训者可以给予相对灵活的指导建议（比如，"将母亲的行为重构为关心"）（Boyle & McDowell-Burns, 2016; Rickert & Turner, 1978; Wright, 1986）。当督导师使用电话呼入干预时，要遵循的另外一些普遍接受的原则包括：要注意干预的时机，在治疗开始 10 分钟内不要进行干预（Boyle & McDowell-Burns, 2016）；在每一次治疗会谈期间最多不要超过 5 个电话；告知被督导者，他 / 她可以自己决定何时在会谈中采纳某一建议（除非督导师已经明确规定了干预时间）（Frankel & Piercy, 1990; Lweis & Rohrbaugh, 1989; Wright, 1986）。

Boyle 和 McDowell-Burns（2016）还指出，电话呼入干预应该包括积极的强化。换句话说，花点时间说"你确实做得非常棒，你成功地阻止了父亲的控制行为"，这是非常值得的，这样做同时也鼓励了被督导者更加积极地投入下一步的干预过程。有研究已经支持了这一观点，研究发现，被督导者认为包含支持性成分的电话呼入干预是"最有效的"；相反，认为没有支持的电话呼入干预是"最无效"的被督导者人数是督导师的两倍（Frankel，1990）。不幸的是，Frankel 发现使用电话呼入干预的督导师采用支持性干预的频率仅是他们使用指导性行为的 1/3。

总之，当信息相对简要、不复杂，并以行动为导向时，电话呼入干预是一种比较可靠的现场督导方法；不过，对于复杂的过程问题来说，它的效果就比较一般。当被督导者需要的是进一步澄清时，就不能单纯依靠电话提供指导了，这时被督导者应该离开房间，采用会谈间歇的方式接受督导（Haley, 1987）。

会谈间歇干预

除了被督导者需要进一步澄清外，督导师也可以出于以下考虑而采用会谈间歇干预：

1. 干预时间可能较长，被督导者需要额外的时间来消化它（Rickert & Turner, 1978）。

2. 被督导者需要理解干预的基本理念，而这一点无法通过电话呼入干预很好地完成（Rickert & Turner, 1978）。

3. 如果被督导者有机会对干预做出反应，那么他会从中受益，督导师可以确信被督导者能够理解干预的原理，或干预方式与被督导者对来访者家庭的体验相一致。

4. 在构思干预的过程中，督导师必须跟被督导者确认某些观点和印象。

在使用会谈间歇的方法时，很重要的一点是督导师要注意督导干预所占用的治疗时间的长度。治疗过程的某一时段会被现场督导会谈所削弱，这一时段应被看作成功实施现场督导的一个关键部分。如果治疗师在治疗室外面停留得太久，他返回时所带来的对来访者的干预方法可能就失去实际意义了。但有一种情况属于例外，即事先已经通知来访者，在治疗期间包含了一段较长时间的会谈间歇。事实上，在策略性家庭治疗的实施过程中，会谈间歇的作用是至关重要的，被督导者返回治疗室也许只是为了传递最终的指导意见，通常情况下是布置家庭作业。研究者（Hunt & Sharpe, 2008; Locke & McCollum, 2001）发现，只要来访者感知到现场督导的帮助性大于因会谈中断而带来的侵入感，他们就会对现场督导感到满意，因此，会谈中使用会谈间歇的干预方法必须要谨慎、克制地进行。

此外，干预方法要想获得成功，被督导者必须体验到现场督导是建设性的，而不是批判性的。为给被督导者提供机会以进行更具反思性的内部加工，发展感知和认知技能，治疗会谈之前和之后的讨论是必不可少的。

治疗会谈前的计划与会谈后的总结

尽管督导师与治疗系统（如，被督导者与来访者）之间的互动是现场督导的关键，但成功实施这一模式的基础来自治疗之前和之后所进行的工作。特别是由于现场督导中所涉及的活动水平，为了确保会谈中的活动有意义，就有必要做好准备工作。

督导师在会谈前的工作中要达到两个目标：使被督导者为即将开始的会谈做好准备；聚焦于被督导者自身与本次会谈相关的学习目标（Haber et al., 2009）。督导师经常会要求被督导者在即将进行的治疗会谈中尝试一项特定的技术（比如，提高家庭成员间互动的强度），或者询问他们是否有某些特别的方面需要让督导师来进行观察。换句话说，对于被督导者和督导师来说，会谈前准备的重要性在于明确各自在会谈中承担的角色。

治疗前会谈的计划必须反映被督导者的发展水平。督导师对于新手被督导者需要更加主动，既要帮助他们提供概念上的整体思路，又要为即将开始的会谈干预做好计划。随着被督导者逐渐积累了经验，督导师就应该逐步转变为更倾向于顾问性质的角色（West, Bubenzer, & Zarski, 1989; West, Bubenzer, Pinsoneault, & Holeman, 1993）。

会谈后的讨论总结可使被督导者和督导师共同探讨会谈期间所发生的事情。由于双方都参与了治疗但是从不同的角度来看待会谈过程，因此这段时间是很重要的。双方可以分享各自的感受和看法，回顾干预的有效性，提供反馈，讨论会谈期间没有解决的问题，并作为下一次治疗计划的参考依据。

如果会谈期间已经给家庭成员布置了家庭作业，这个时候还需要考虑家庭成员对所布置的作业的可能反应方式，并在这一反应的基础上考虑下一次干预的内容和形式。换句话说，成功的会谈后总结能为被督导者提供发人深思的内容，从而在下一次会谈前能进行充分的思考（West et al.，1989）。

尽管治疗前的会谈是一个很重要的指导过程，但会谈后总结对于被督导者的认知成长来说是一个更佳的时机。因此这个会谈不应匆匆忙忙地结束。如果在治疗后没有时间进行总结讨论，也应该约好另外的会谈时间，但不能距下一次治疗的时间太近，这样就不会感觉像是下一次治疗的会谈前准备。

关于现场督导的其他观点

Montalvo（1973）在其重要文章中提出的现场督导的指导原则到今天仍有很大影响。Montalvo 努力在被督导者的自主性与督导师的指导性之间保持一种平衡。他表现出对被督导者自我完整性（如果不是自我）的一种健康的尊重。例如，Montalvo 认为，督导师应尽量避免操控被督导者的风格，除非督导师认为这种风格妨碍到治疗的目标。因此，被督导者应该对这种情况的出现有所准备。Montalvo 鼓励督导师与被督导者在进行现场督导之前关于操作条件进行协商，包括什么条件下督导师意见的重要性可能会大于被督导者的意见。鉴于这些情况，Elizur（1990）指出，被督导者在应用某种模型之前必须先接受它，并建议将这部分内容加到督导协议中。

Montalvo（1973）还强调，治疗前计划和治疗后总结的重要性在于它决定了治疗的方向。Anderson（1987）是在现场督导中采用反映小组的创始人，Montalvo 不同于 Anderson 的观点是，认为来访者不应该了解到被督导者与督导师的讨论内容。最后，Montalvo 可能是第一个提醒被督导者，他们对现场督导的最初反应可能会感觉自己好像"被遥控一样"（Montalvo, 1973, p.345）。也许是出于这个原因，Mauzey、Harris 和 Trusty（2000）等作者将被督导者对现场督导的最初反应视为一种阻抗。

Bubenzer 等人（1987）为帮助被督导者对现场督导的独特性进行脱敏，提出了一套完整的现场督导引导流程。首先，使用电话呼入作为督导干预方法时，他们建议督导师首先要向新手被督导者展示家庭治疗的录像，当电话响起时会谈被中断了，这样，被督导者就能够通过一个安全距离来观察这个过程。其次，在现场督导的实施过程中，允许新的被督导者作为观察者。最后，通过对假设案例的角色扮演，被督导者可以练习治疗前会谈、开展治疗会谈并体验治疗期间电话呼入的过程、参加治疗会谈后的讨论总结。应该指出的一点是，这种在现场督导前进行仔细引导的效果是与 Mauzey 和 Erdman（1997）研究中被督导者的评价一致的，他们认为这些做法可以带来对现场督导的积极体验。

一旦治疗师适应了治疗期间不可避免会

被打断的事实，并知道应采取什么措施后，督导师的挑战就是要提供简练而有帮助的指导。Berger 和 Dammann（1982）对现场督导中督导师与被督导者所感知的现实提出了两种观察结论。第一，由于单向玻璃把他们分隔开了，所以督导师"能够比治疗师更快地看到、更充分地考虑治疗中显示出来的互动模式"（p.338）。第二，"督导师关于家庭情感的强度缺乏准确的信息。如果督导师能够走进治疗室，与家庭成员交流，那么这一点就会变得十分明显"（pp.338–339）。

这种双方感知上存在的差异自然就会产生不同的结果。根据 Berger 和 Dammann（1982）的看法，由于督导师喜欢利用在单向玻璃后观察的优点，因此当督导师向治疗师指出需要引起注意的方面时，治疗师通常的反应就是"感到自己很愚蠢"（p.338）。被督导者感觉愚蠢的原因就是因为被指出来的问题是如此明显，但那正是治疗过程中被督导者所忽略的东西。明智的督导师应该帮助被督导者对这样的反应做好准备，并允许他们与治疗过程中的互动保持

一个安全的距离，从而使他们有机会体验到自己的能力和智慧，不至于因为面对自己的问题而丧失自信。

在情感强度的问题上，被督导者可能会感到如果督导师低估了家庭情感的强度，那么他们就不能很好地理解这个家庭。正是出于这个原因，即被督导者是与家庭成员进行直接接触的主体，所以 Berger 和 Dammann（1982）支持"督导师负责出主意，被督导者负责处置"这一观点，当然紧急情况除外（p.339）。

根据研究（如，Gershenson & Cohen, 1978; Mauzey et al., 2000），被督导者对现场督导的反应轨迹可总结为三个基本阶段：（1）一个短期的焦虑、阻抗，甚至愤怒；（2）被督导者更多地投入这一过程中，感觉到督导师是高度支持的；（3）被督导者进入发展的高级阶段，"督导师作为技术指导的重要性降低了，他们的作用主要是刺激我们的思考……（我们）到了开始实施自己的治疗策略的阶段"（Gershenson & Cohen, 1978, p.229）。

现场督导的优点与缺点

与所有的督导形式一样，现场督导也必须审慎地使用。为此，了解这种督导方法的优点与缺点是很有帮助的。

优点

关于现场督导的优点的文献记载显示：通过有经验的临床医生的指导，咨询和治疗工作

顺利开展的可能性增大了。理论假设和研究结果都表明（Bartle-Haring, Silverthorn, Meyer, & Toviessi, 2009; Kivlighan et al., 1991; Landis & Young, 1994; Storm, 1994），由于这些成功的治疗经验，被督导者的学习更有效，而且所学更广博。如果还用教练来比喻，那么有教练指导并赢得比赛比自己单打独斗并输掉比赛要好。

现场督导除了具有训练功能外，它自身还具有保护来访者利益的作用。由于督导师随时可以提供帮助，所以来访者得到了更直接的保护。这种模式也可以使得受训者能对更有挑战性的案例进行工作，而如果采用其他的督导形式，被督导者可能就很难顺利进行治疗（Cormier & Bernard, 1982; Jordan, 1999; Lee & Everett, 2004; Yu, 2012）。当然，我们必须慎重考虑案例的难度。如果案例太难了，那就意味着受训者只是在传达督导师的声音，很少能发表自己的见解。督导师对于受训者的发展水平必须十分敏锐，能够判断什么样的案例是在受训者可掌控范围之内的（Lee & Everett, 2004）。

现场督导还有个类似的优点：由于被督导者知道督导师可以在一旁提供帮助，因此他们在治疗期间更可能会冒较大的风险（Berger & Dammann, 1982）。而且，由于有技能相当熟练的督导师的直接指导，指派给受训者的来访者也能够接受更好的治疗（Rickert & Turner, 1978）。

现场督导也会影响受训者对治疗过程的认识。由于督导师不断地传入信息，所以对治疗的观点会更加系统地展开。当督导师给出一种干预的理论依据、预测来访者的反应、并证明自己的推测是正确的时候，治疗师直接体验到了来访者模型的可预测性。对被督导者来说，这是个激动人心的时刻；幸运的是，当来访者没有按照预期的那样反应时，这种兴奋性被那些瞬间平衡了，于是我们就会认识到作为帮助者犯错误是不可避免的。

最后，在现场督导时督导师常常会更加享受督导过程（Lee & Everett, 2004）。由于督导师的投入对于成功的督导起到决定性的作用，这一优点所产生的影响力也是很大的。

缺点

现场督导的最明显缺点就是对督导师所要求的时间（Bubenzer et al., 1991; Lee & Everett, 2004; Yu, 2012）、设备的花费、给每个有关的人安排合适案例的问题，以及来访者和受训者对于这种非正统的督导形式的反应（如，Anonymous, 1995）。另外，Schwartz、Liddle 和 Breunlin（1988）回顾了 Montalvo（1973）最初关注的问题，提醒督导师在进行现场督导时要注意"机械化"的倾向。如果督导师不能高度系统化地给予被督导者越来越多的自主性，现场督导所培养的临床工作者在治疗过程中将没有主动性和创造性，同时也不能有效地进行个案概念化。其他学者对现场督导的这一潜在缺点也有同感（Adamek, 1994; Kaplan, 1987; Lee & Everett, 2004; Lee, Nichols, Nichols, & Odom, 2004; Montalvo, 1973; Rickert & Turner, 1978; Storm, 1994; Thomas, 2010; Wright, 1986）。

Lee 和 Everett（2004）认为现场督导的一个缺点是它可能妨碍被督导者的自我效能或自信。他们推测，现场督导自身不可避免的实操性挑战，以及教学法方面的考虑，可能是这一督导模式近年来呈下降趋势的部分原因。

最后，在专业文献中还没有证据表明在现场督导情境中习得的技能可以推广应用到其他咨询情境中（Gallant, Thyer, & Bailey, 1991; Kivlighan et al., 1991）。在专业知识层面上，我们对于被督导者和来访者的利益了解甚少，尤其是当督导仅限于现场督导这一形式时。

小组督导

下面我们将讨论现场督导中督导师与治疗师（被督导者）之间的关系。然而，现场督导越来越与小组督导同义。简单地说，小组督导过程包括在治疗期间，被督导者小组与督导师一同在单向玻璃后面进行观察，而另一个被督导者作为治疗师与来访者在一起进行工作。与仅由督导师指导的现场督导相同，小组督导常采用的技术包括电话呼入或会谈间歇。

因此，当治疗师在对家庭成员进行工作时，小组可以通过观察家庭成员的互动过程、元沟通，以及治疗师仿佛在什么地方遇到了阻碍，等等，来达成一些决定，包括治疗应该沿着什么方向进行以及什么可能对治疗师有帮助。观察室里显得与治疗室里一样忙碌（如果不是更忙）。小组成员可以在观察室内移动位置，以便于观察整个治疗系统，包括治疗师在内。理论上的假设是，这种更客观的姿态有助于个案概念化过程，当小组对家庭进行讨论时也有助于不同观点的协同增效。在进行小组督导时，督导师有机会在治疗进行过程中开展大量的教学，并通过将及时的干预方法传递到治疗室中，从而给被督导者上了一堂非常重要的临床课程。因此，小组督导可以说是集治疗、督导、课堂教学于一体的一种方法。

为了促进小组的活动性和有效性，或者为了更广泛的教学目的，有时也可以给不同小组成员布置特定的任务（Bernstein, Brown, & Ferrier, 1984; Lowe, Hunt, & Simmons, 2008; West et al., 1989）。这些任务可由督导师分派，

如果治疗师希望得到特定的反馈，也可以由治疗师来分派任务。比如，治疗师/被督导者所关心的问题是能否在会谈过程中维持适当的边界，那么他/她可能会要求某一小组成员专门观察会谈的这方面问题。

Lowe 等人（2008）介绍的模型中，团队被分成治疗小组和观察小组。督导师会给两个小组布置相互对立的两种理论观点（如，现代与后现代）。在治疗会谈中，只有治疗小组可以直接介入督导，但观察小组在会谈后的讨论中发挥重要作用。这种方法的目的就是要增强受训者对不同理论观点的认知复杂性，以减少对某种理论的过度认同。

督导师能够组织督导小组共同完成任何目标。可能要求一个人观察家庭成员中的一人或者观察一种关系（比如，父子关系），或者追踪某一主题，比如当出现情绪问题的时候家庭中发生了什么事情。这样的布置任务使得被督导者认识到特定的动力学对治疗获得进展的重要性。另外，督导师也可以给特定的小组成员布置任务，对他们提出不同的训练目标。比如，有个成员在咨询中很难与孩子相处，那么就要求他去观察另一名成员与孩子的沟通风格。因此，小组不仅能够提供会谈内帮助，同时也提供了大量的、丰富的学习机会和会谈后的反馈信息。

反映小组

Anderson（1987）在其开创性工作中，描

述了一种新型的与家庭一起工作的团队方法。他的反映小组代表了一种对家庭治疗团队方法的去神秘化姿态。Anderson 认为，与其让治疗师与工作团队进行咨询，留下家庭成员在治疗室里猜测，还不如把声音和光线从治疗室切换到观察室，家庭成员和治疗师可以一起听取团队成员对会谈中所听到的内容的反映。Anderson 建议，治疗师可以主动寻求团队的反映（比如，"此刻，我想知道团队是否有一些对我们有帮助的想法"），或者团队也可以提供反映（比如，"我们有些想法会对你们的谈话有帮助"）。

由于在反映小组商讨过程中，家庭成员可以进行观察，所以在现场督导过程中又加入了平等主义的因素，而这似乎是完成治疗目标的一大优点。家庭成员并不是只接收到小组代言人发布的中心信息，而是可以听到他们的讨论过程，而且从中获得自己所需要的信息。反映代表了相互冲突，但同时又是一些有依据的方法选择，这样家庭成员就有机会了解到其他人对自己的选择的看法。因此，通过反映小组得到的信息远比家庭成员的观点要更加丰富。

就团队来说，反映小组模型能够使得所有的讨论公开化。由于这一模型中的评论不允许轻描淡写，所以团队成员作为观察者时更加集中注意，在进行反馈时也特别认真自律。在这个模型里，规范评论的指导原则也远比私密的会谈间歇模式中要重要得多。Chang（2010）告诫从业者要忠于 Anderson 创建这一方法的初始意愿，即认真地讨论并提供多样化的观点以供来访者选择。

Anderson 建议，这一模型要有 3 名成员（不包括与家庭成员待在一起的治疗师）。这样，第三个人就可以对其他两个人的讨论做出反应。如果小组规模比较大，Anderson 建议多余的成员可以作为观察者，只有当小组邀请的时候，才可以加入讨论。另外 Anderson 指出，如果没有声音和光线的转换装置，我们可以让这两部分人互换房间。在反映小组最初的讨论过程中，作为讨论对象的被督导者并不参与进来。Anderson 认为当被督导者感到自己已经准备好了时，我们可以邀请他们加入反映小组，这时被督导者通常会有积极的体验。

自从 Anderson 引入反映小组方法后，它作为一种督导模式，已经引起了部分研究者的注意（如，Chang, 2010; O'Connor, Davis, Meakes, Pickering, & Schuman, 2004; Roberts, 1997; Shilts, Rudes, & Madigan, 1993; Young et al., 1989）。Young 等人认为，反映小组比常规的现场督导团队更有优势，有如下 4 点理由：

1. 反映小组扩散了注意焦点。治疗师不再是专家团队的唯一代表。专家们自己可以发表见解，这使他们看起来和治疗师是差不多的。

2. 治疗师无须与家庭成员脱离，加入工作团队，最后又重新融入家庭。相反，采用反映小组模式时，无论是身体上还是系统上，治疗师都与家庭成员待在一起。治疗师可以像家庭成员一样聆听团队的想法，并能保持中立的有利立场，便于鼓励家庭成员对团队的评论做出反应。

3. 在常规的团队督导方法中，团队成员会感到有时间压力，而且成员之间的贡献也不均匀。而在反映小组中，反映本身就是干预，因此只需要在指定时间内尽可能地进行发挥。反映小组的价值就在于当团队成员试图从不同角度来分析家庭情境时所做的自我反思。而且，由于小组的框架结构，某一个成员统治整个团队的可能性就大大减少了。

4. 在常规的团队督导中，团队是引起猜疑的一个原因，是高高在上的"间谍"，是"有可疑动机的人"。但是，当来访者亲自听到团队成员讨论时，这种怀疑就消失了，这并不是因为所传递的干预技巧高明，而是由于来访者看到团队成员为了这个家庭利益而进行的自发互动过程。

尽管 Young 等人对反映小组模型的观点比较乐观，但是 O'Connor 等人（2004）发现有部分治疗师和来访者被反映小组提供的大量信息搞得不堪重负。同样，Chang（2010）描述了一名来访者的经历，报告说在聆听反映小组的反馈时就像"在用消防水龙头喝水"（p. 41）。因此，保险点说，反映小组如果受治疗信息的刺激而过于活跃，可能会导致在反馈过程中的某些点上得不偿失。

Young 等人（1989）建议反映小组成员进行的所有讨论必须遵循以下原则。

1. 所有发表的评论和意见都要以积极的方式和对家庭成员的尊重予以表达。

2. 提出想法和推测时应该根据家庭的信念，而不是小组成员的信念。

3. 小组成员关于家庭信念的表达要以"可能"或者"也许"的语气进行表达。

4. 作为结果，不同的小组成员要尽可能多

方面地分析所讨论的情境。

5. 小组成员应该彼此信任，互相尊重。（p.70）

作为一种治疗模型和督导方法，尽管反映小组有上述众多长处，但它还是引起了许多疑问。这一模型所拥护的平等主义是否能促使训练和督导的进化（Hardy，1993）？还是它混淆了治疗和督导的界限并使督导的作用被削弱了？这一模型在关注集体时是否分散了个体的贡献？治疗师是否感到自己失去了对治疗结果的控制感（Young et al.，1989）？这一模型是否产生了太多信息以至于被督导者 / 治疗师无法在有限时间内与家庭进行处理（Kruse & Leddick, 2005）？

团队动力学

以团队的方法进行现场督导可能会引起在其他形式的督导里通常不会出现的一些问题和复杂情况。团队是一个团体，因此与团体相关的动力学问题必须要注意到。这些问题包括竞争、权力动力关系、冲突、督导师未加控制的团队角色等（Clarke & Rowan, 2009; Fine, 2003）。Fine 还指出，当某些团队成员的反馈没有得到认可或被公开拒绝时，来访者的这些反应可能会加剧团体动力学的影响；或者相反，如果某些团队成员的反馈总能被来访者采纳时就可能受到"制裁"。所以，督导师必须在团队讨论中时刻保持对团体动力学的觉察。有些作者（如，Roberts, 1997; Wendorf, 1984）提出建议，在团队作为一个整体开始进行工作之前，首先要进行团队建设，这样团队成员之

间的问题就较少可能影响到所提供的治疗的方向与质量。

会谈中的动力学

现在我们已经看得很明显，在采用团队督导时同时需要关注许多事情。我们建议督导师应考虑如下这些问题：

- 由于同伴介入督导过程中，因此治疗师一定程度上应该拥有接受或拒绝督导干预的权利。否则，治疗师最终就会感到被他/她的同伴所操控，从而使团队动力关系更加复杂化。

- 督导师的责任是将团队的反馈意见综合之后传递给治疗师，并确保干预方法与治疗师的风格相匹配，"除非治疗师的风格本身已经成为问题的一部分"（Heath, 1982, p.192）。

- 团队成员间的竞争是预期会发生的，督导师应对此进行管理（Fine, 2003）。

- 督导师应该明确哪些人将在会谈间歇中发言。这么做的重要性在于使治疗师不会因团队意见的狂轰滥炸而不知所措（O'Connor et al., 2004）。

会谈前或会谈后的动力学

由于在治疗期间团队督导的复杂性和强度都非常高，因此做好会谈前的计划以及会谈后的总结很重要。如果团队在开始治疗前对家庭将要完成的目标以及被督导者将实施的个人任务等情况了解得很清楚了，那么会谈间歇的讨论就应该发挥"对总体会谈计划进行中途修正"（Liddle & Schwartz, 1983, p.478）的作用。另外，在会谈前留出一定的时间进行团队动力

调整，花一定的时间对治疗师的地位和观点表示尊重，并说明本次会谈在整体训练目标中的作用，这些工作都有助于团队成员对督导的强度和活动做好准备。

会谈后的总结讨论也同样重要。无论既定计划执行的情况如何，团队成员，特别是治疗师，需要进行会谈后的分析和总结。而且，Adams（1995）报告说，被督导者通常能在会谈后的讨论中提出最好的问题。除了对会谈过程的总体讨论外，包括对假设和目标的讨论，会谈后总结还应该包括对治疗师以及团队的反馈。

当更多即时出现的会谈相关问题得到处理之后，督导师应该帮助团队将会谈放在更大的训练背景下进行分析讨论（Adams, 1995; Liddle & Schwartz, 1983; Lowe et al., 2008），并指导团队成员思考下一次的会谈前计划。

小组督导的优点和缺点

小组督导或许是最复杂的督导形式，因为它涉及训练被督导者成为有价值的朋辈督导师，以及指导督导体验在整体上有利于治疗师及其来访者。从这个原因出发，督导师在采用这一督导方法之前，必须全面权衡它的优点与缺点。

优点

前面我们曾说过，现场督导的支持者热衷于支持工作。对现场督导的小组模型来说，情况也如此。小组督导的优点如下面所列（Cade, Speed, & Seligman, 1986; Elizur, 1990; Fine, 2003; Hardy, 1993; Landis & Young, 1994; Lowe et al., 2008; Quinn, Atkinson, & Hood,

1985; Speed, Seligman, Kingston, & Cade, 1982; Sperling et al., 1986）。

1. 小组工作似乎很令人满意。

2. 当个案出现危机时，治疗师可以更加注意到来访者的迫切需要，而让督导小组去关注个案概念化的问题。

3. 正如其他团体督导的形式一样，治疗小组强化了案例讨论的价值。

4. 该模型需要小组成员自己探索着进行工作，因此可以训练他们更快地掌握治疗干预的方法。

5. 小组模型会自动地增加有趣个案的数量，使每个成员都有机会对不同的个案进行工作。

6. 小组本身也可用来增强治疗目标。比如，小组的分裂就可用来作为一种干预（Sperling et al., 1986）；再比如，如果在单向玻璃后观察的团队成员意见不一致，并因此提出了相反的两种行动建议，这就使得治疗师处于中立的位置，从而帮助家庭成员分析可供选择的办法，使他们认识到可以通过更多有效的途径来解决问题。

7. 由于团队成员代表不同的文化背景，因此治疗和训练过程都更有可能表现出对文化的敏感性（Hardy, 1993）。

8. 与单个治疗师相比，一群治疗师更有可能冒更大的风险，他们在工作中更具创新性。

9. 当督导师对小组进行明确指导而小组对某些问题仍感到困惑时，督导师就必须分析自己是否就是问题的一部分

（Elizur, 1990）。这样做的结果是，督导师会较少受到自己的盲点的不利影响。

缺点

尽管小组模型很有激发性并具有动力特征，但我们也必须考虑它的一些缺点和陷阱，并尽量避免（Cade et al., 1986; Clarke & Rowan, 2009; Fine, 2003; Kruse & Leddick, 2005; O'Connor et al., 2004; Smith, Mead, & Kinsella, 1998; Todd, 1997; Wendorf et al., 1985）。

1. 由于小组的努力强度过高，小组可能会更多卷入自己的过程而不是治疗中发现的问题。

2. 对于有竞争力的成员来说，他们有强烈的倾向要通过治疗会谈来证实自己在理论认识上的优势。这种内部竞争对于团队和所提供的治疗都会产生不利影响。

3. 小组督导可能没有使治疗师做好准备以适应更常规的督导形式，因此，小组督导在实现从训练情境到实际工作环境的困难转变中所起的作用不大。

4. 由于治疗小组成员之间存在高水平的集体凝聚力，这就使得团队成员间会产生过度保护，而不能互相挑战。

5. 小组可能在一个有限的时间段内产生太多的信息，导致被督导者/治疗师或来访者家庭很难以建设性的方式进行吸收。

6. 对于长时间一起工作的小组来说，会有成为"另一个家庭"的危险。Cade 等人认为，如果没有新成员的加入或工作背景改变所产生的推动力量，每个团队的创造力寿命是有限的。对于这一点，我

们也深以为然。

7. 对于某些个案来说，小组方法的强度比实际需要的更精细，由于这种不必要的详细推敲，可能会歪曲来访者的动力学过程。这一缺点可以通过改变督导方法来进行弥补。我们认为，Quinn 等人（1985）的"疑难案例讨论"是小组督导的很好方法。该方法要求每一个团队成员把他 / 她自己感到最困难的个案带给团队来讨论，而不是让团队去思考所有的个案（并因此冒很大的风险过度加工某些个案）。如此一来，团队成员的时间就能得到有效利用，来访者被歪曲的风险也就减少了。

现场督导的研究

由于现场督导打破了许多常规的关于个人隐私及治疗关系中心地位等心理治疗的准则，所以，大量的研究兴趣就集中在来访者和被督导者对于该模型的反应上。Piercy、Sprenkle 和 Constantine（1986）对两个团队做了跟踪研究，结果发现约 1/3（32%）的受训者更倾向于在治疗过程中没有观察者，而且在部分情境下采用这种督导模型时，家庭成员会报告感觉不舒服。尽管这种督导模型影响到有关人员的舒适水平，但有必要指出，治疗结果似乎并没有受到治疗师和家庭成员的消极感受的影响。其他研究者（Liddle, Davidson, & Barrett, 1988; Wong, 1997）发现，随着现场督导的持续使用，被督导者最初的不舒服感受会显著减少。其他还有一些研究发现总结如下。

- 即使在一个 6 周的时间段里进行一次现场督导证明对被督导者是有用的，但是来访者变得更加摇摆不定了（Bartle-Haring et al., 2009）。
- 只有当来访者感觉到现场督导的帮助性大于所感受到的侵入性时，他们才会对现场督导感到满意（Locke & McCollum, 2001）。
- 在首次治疗会谈中就将团队介绍给来访者对于治疗满意度并没有产生显著差异（Denton, Nakonezny, & Burwell, 2011）。
- 来访者有能力区分反映小组的长处（观点的多样化；过程比较兴奋和有挑战性）与局限性（因过多的团队成员而感觉信息过载；当情绪内容被讨论时感到治疗过程被侵犯）（O'Connor et al., 2004; Smith, Yoshioka, & Winton, 1993）。
- 或许因为现场督导的劳动强度大，这种督导方法的使用频率在达到顶峰后近些年来有衰退的趋势（Lee et al., 2004），但婚姻与家庭治疗的训练项目对现场督导的使用频率是最高的（Carlozzi et al., 1997）。
- 现场督导在被督导者当中引起了不同的反应，有些人认为这是他们感觉最好的督导体验，而另外一些人则感觉这是最糟糕的督导体验（Anderson, Schlossberg, & RigazioDiGilio, 2000）。

- Mauzey 等人（2000）发现督导的不同类型（延迟督导、BITE 或电话呼入）与被督导者的焦虑和愤怒不存在相关关系。这些情感状态似乎是独立于督导模式的。

- Moorhouse 和 Carr（2001）采用电话呼入的督导模式进行研究发现，电话呼入的数量较少可以导致督导师与治疗师之间的更多合作以及来访者的更少阻抗。

关于现场督导的结论

现场督导的应用代表着技能训练与更加深思熟虑的临床督导形式的结合。这样做的最大优势就是减少了被督导者的体验与督导师对这一体验的回顾之间的差距；这一优势可能带来的结果就是加快了学习进程，提高了对来访者的服务质量。这一模型的缺点就是督导师所需的大量时间、需要配置特定的设备，以及对治疗关系的侵扰。现场督导的团队方法在提供了额外的训练可能性的同时，也带来了额外的挑战和潜在的缺点。反映小组的形式使得现场督导沿着督导—顾问辅导这一连续体上移动到了另一端，因此它也许应该更准确地被称为现场顾问辅导（Lewis，1988）。

有关现场督导的实证研究提供了一些认识，可以帮助临床督导师判断采用现场督导的最佳条件，以及其中必不可少的组成成分。

结论

到本章为止，我们已经全部介绍完了关于临床督导的实施的相关内容。除了强调督导体验的组织过程，我们也讨论了主要的督导实施方法，面向个别、家庭、团体咨询／治疗。当然，我们不可能穷尽每一种督导方法中的每一个技术。我们希望读者有能力识别最符合其工作情境的那些临床督导方法，这样他们就能够从我们此处提供的信息出发，到相关的专业文献中去进行更深入的探究。

第四部分

临床督导师的专业责任

评价可以被看作临床督导的核心。事实上，就如我们在本书开头所说，评价是督导定义中必不可少的一个方面。督导师往往将评价视为在督导关系结束时需要进行的一个活动。与此不同，我们认为评价是一个综合性的概念，在最终的总结性评价之前，还需要设置督导目标、在过程中提供有用的反馈等。评价还包括了作为专业领域守门人的功能，将那些通过努力能够达到一个可接受的专业胜任力水平的被督导者挑选出来。因此，评价很显然是临床督导基础建设的一部分（Bernard,

2005）。一个好的评价计划和过程不仅是督导的支柱，也给督导指引了方向并带来满意的结果。

本章一开始，我们先回头看一下评价的有利条件，这部分包括督导师的态度以及机构的支持。然后我们会讨论评价中的艰难任务，包括选择有意义的标准来评估被督导者、评价过程从头到尾的各个不同方面以及与专业胜任力方面评定为有问题的被督导者进行工作的挑战。本章最后我们将讨论与督导及督导评价有关的一些其他主题。

评价的良好条件

助人职业的评价中，一个主要的问题是它如此近距离地触及一个人的核心部分。由于咨询和治疗很大程度上依赖于人际互动和直觉洞察的能力，所以被督导者很难分清楚专业表现与他们个人价值之间的界限。由于这个原因，并且因为评价过程容易导致对个人的心理伤害，督导师应尽一切努力为评价过程创造一个

良好的条件。良好的条件不仅能使督导过程更加愉快，并且它直接影响到督导过程的全部结果。就像 Ekstein 和 Wallerstein（1972）所说的，如果督导的背景条件良好，被督导者就不会问"我怎样才能免受批评？"而是开始问，"我怎样才能在督导期间获得最大的收获？"

很多学者都讨论过能使评价产生更多

积极经验的有利条件。其中部分条件也是为了确保评价过程符合专业伦理的要求（见第11章）。以下罗列的这些条件是从我们自己的思考以及其他众多学者（Borders et al., 1991; Briggs & Miller, 2005; Coffey, 2002; Ekstein & Wallerstein, 1972; Elman & Forrest, 2007; Forrest, Elman, Gizara, & VachaHaase, 1999; Fox, 1983; Fried, Tiegs, & Bellamy, 1992; Gaete & Ness, 2015; Jacobs et al., 2011; Kadushin, 1992a; Karpenko & Gidycz, 2012; Kaslow et al., 2007; Ladany, 2004; Ladany, Hill, Corbett, & Nutt, 1996; Lee & Nelson, 2014; Lopez, 1997; Mathews, 1986; Murphy & Wright, 2005; Olsen & Stern, 1990; Polychronis & Brown, 2016; RamosSánchez et al., 2002）的工作中提炼和总结出来的。

1. 督导师必须记住督导是一种不平等的关系（Polychronis & Brown, 2016）。再多的共情也不能消除这样一个事实，那就是督导师对被督导者的反应将会对他们产生一定的影响，这些影响可能是负面的。被督导者关于督导师评价角色的焦虑经常会阻碍他们的学习（Gaete & Ness, 2015）。督导师如果能保持对这种权力差异的敏感性，就能调整自身行为以建立一种同时兼具支持性和评价性的工作关系。

2. 增加信息的透明度和明确性有助于营造一个积极的评价环境。督导师需要对他们的临床角色以及管理角色做一个清楚的陈述。谁有权知晓督导师提供给被督导者的反馈信息？督导师是否能决定被督导者在某一课程或工作岗位的去留问题？如果督导师不做这种决策，那么督导师与决策者们之间是什么关系？例如，大多数的培训项目都会对学生进行阶段性评估。在这种阶段性评估当中，临床督导师的评价往往比其他来源的评价有着更大的影响作用。学生们至少应该知道，他们在临床培训项目中的成绩和表现会定期由所有的教职人员一起进行讨论。

3. 被督导者的焦虑应该进行公开讨论（Coffey, 2002; Costa, 1994）。督导会使被督导者感到毫无遮掩，至少在开始时是这样的。被督导者试图进行自我防卫是很自然的事情，虽然这种防卫并不是大家所期待的。被督导者的应对方式各不相同，某些人的行为表现要比其他人更具建设性。一些人在面对自己的焦虑心理时，会"更深地进行自我挖掘"以及尽一切努力与督导师的节奏保持一致；另一些人则通过揣摩督导师的意图来进行自我防御；还有的人表现出脆弱和无助。事实上，所有的被督导者都是脆弱的，督导师应该敏感地认识到这个事实，不要抓住这个弱点来对付他们。

Coffey（2002）建议，督导师应该在督导开始的时候就教育学生如何接受矫正性的反馈意见。被督导者需要理解他们对这些反馈的消极防御的来源以及这些防御反应在过去是如何起作用的，这样他们就能够在当前情境下很好地处理这些反应。Coffey建议，花时间进行关于早期经历中与权威人物关系的意识提高练习是很值得的，它能够让被督导者理解他们自身的防御反应，并在这些反应发生时进行处理，这样他们就能够有足够的能力对督导师的矫正性反馈的有用性进行判断了。

4. 个体的差异性也应该予以公开讨论。评价很大程度上受文化背景、性别、种族等方面的差异的影响，尤其是当这些差异并不被认为对督导过程产生影响的时候（Forrest, Elman, & Shen Miller, 2008; Goodrich & Shin, 2013）。另外，治疗能力中也包括了根据文化的不同而与人进行交流的灵活性技能，因此文化观念必须包含在整体督导过程中并进行专门的评价。

5. 评价应该是一个持续的过程，并尽可能以合作的方式进行。除了基本的以及必需的胜任力之外，被督导者应该主动参与决定，哪些是应该学习的内容（Briggs & Miller, 2005; Ladany, 2004; Lehrman-Waterman & Ladany, 2001）。如果被督导者相信他们的意见也是督导过程的一部分，就会更乐于接受督导。

6. 评价必须在一个强有力的管理体系内进行。不管是在教育环境还是工作环境中，督导师都必须认识到他们进行的评价是很严肃的。当一个督导师冒很大的风险给出一个负性的评价结果，但是没想到却被机构的管理者否决了，没有比这更加令人沮丧和受伤害的事情了。当这种结果出现时，经常是由于发生了以下两种情况中的一种：或者是没有遵循正确的操作程序，或者是督导师事先并没有征得管理机构的明确支持。换句话说，督导师认为自己无须与管理者进行确认就能够获得支持；或者，督导师缺乏政治头脑，不懂得在进行评价前应向他的上级通报，以达到提醒的目的或者确信自己的评价过程能够获得支持。如果在评价过程中被督导者的权利没有得到保护或者看上去似乎没有得到保护，那么督导师的评价是否正确就是一个有争议的问题。无论在被督导者眼里还是督导师的眼里，评价体系都应该是值得信任的，这一点非常重要。如果评价体系历来都是比较武断而且反复无常，或者在文化上不敏感，那么被督导者就会选择少冒风险，他们在与督导师的交流过程中也会保持更多的防御心理。

最后，被督导者和督导师都应被告知关于支持机构的信息，这也是很重要的。被督导者一定要知道，当他们认为督导师的评价不公平或者不全面的时候，他们有一个地方可以去投诉。在大学里，如果学生向系主任进行咨询，那么申诉委员会常常被指定为具体管理机构；如果是在工作场所，那么督导师的直接上级就是合适的投诉对象；如果没有这样的保护性机构或者更高管理者，那么督导师就需要自己来建立某种形式的督导安全保障以保护被督导者的权利（比如，通过专业公开声明提供这方面的相关信息）。如果督导中有任何一方感到受欺骗，那么督导的目标将会受到很大的损害（第 7 章介绍了辅助评价过程的管理实践体系；第 11 章会涉及正当法律程序的相关事项）。

7. 应该尽量避免对被督导者的不成熟的评价。不管一位督导师是对一个还是几个人进行督导，都应注意避免对那些表现出超常潜力的人或者是那些看上去表现不好的被督导者做出过强的反应。我们并不是说督导师应保留反馈意见，或者说可以不诚实。相反我们相信，督导师常常是反应太快，而且由于过快进行评价，所以往往容易给那些有天分的被督导者或者那些需要更多支持才能较好开展工作的人带来严重的伤害。在团体督导中，如果督导师一开始就对被督导者进行明显的区别对待会削弱士气。相反，当督导师要求整个小组必须确保每个成员都获得良好的成绩时，小组气氛就会处在一个有活力、相互支持并且积极竞争的最佳状态。

8. 被督导者通过见证他们的督导师的专业发展过程而受益。对督导师来说，进行这项工作的最好方法就是邀请被督导者对自己进行反馈，并且很好地利用这些反馈。当被督导者感到他们能够对督导师提供有一定价值的帮助时，就会感到自己的力量在增强。另外，督导师参与继续教育活动并且与被督导者一起分享这个过程，可以为被督导者提供一个终身专业发展的极好榜样。对督导师来说，将他们最近获得的新知识呈现出来比扮

演一个无所不知的大师更能准确地展现这个专业的面貌。同样，在思维中表现出一些试验态度也能提醒督导师要对被督导者的工作进行试验。督导师必须常常提醒自己，他们所从事的专业其工作对象并不是事实，而是概念，因此，谦逊象征着智慧，而不是弱点（Nelson, Barnes, Evans, & Triggiano, 2008）。

9. 督导师必须密切关注督导关系，因为这种关系影响着督导的方方面面（Barnett, 2007; Karpenko & Gidycz, 2012）。督导关系太密切或者太疏远都会使评价变得更加困难。事实上，评价的现实促使督导师与被督导者建立一种积极的、支持性的关系，这种关系不是个人的而是专业性的。如果这种关系由于任何原因而变得紧张，那么督导师就必须问自己是否还能进行足够客观的评价（没有一种评价是完全客观的，我们的目的是在考虑主观印象的时候头脑里时刻保持客观的标准）。

Ladany 等人（1996）发现，对督导师的消极情感导致了被督导者在督导中更少暴露所需的信息。同样，Burkard 等人（2006）也发现当被督导者与督导师的关系不够积极时，必要的有关文化差异的讨论就不会出现。总之，如果督导关系十分紧张，督导师根本不可能对被督导者的优势以及有待发展的能力做出准确评价。

Karpenko 和 Gidycz（2012）提醒我们，不好的工作关系也会对督导师产生

消极影响。他们认为，对某个被督导者的消极情感可能会导致督导师对被督导者的缺点产生强烈反应而忽视其优势。如果发生了这种情况，很显然必须要采取矫正行动，督导师可尝试修复关系破裂，或者寻求外在的顾问支持。

10. 督导师一定要乐于从事督导工作。我们重申本章一开始提到的观点：就算是对那些喜欢接受督导挑战性的督导师来讲，督导评价也是困难的。对于那些内心动机不怎么强烈的督导师来说，督导评价可能会成为一个巨大的负担。在这种情况下，督导师也许会在与被督导者工作时偷工减料，给他们一个含糊的

评价结果，或者回避评价责任，尤其是当评价结果对被督导者不利的时候。督导师总能找到许多其他的责任作为合理借口，与被督导者保持一定的距离。一些助人行业从业者因督导中没有得到明确的期待、很少或没有建设性的反馈或者接受的反馈绝大部分是消极的而倍感挫折，这种情况并不少见（Ellis et al., 2014; Magnuson, Wilcoxon, & Norem, 2000; Ramos-Sánchez et al., 2002）。如果任何一名被督导者没能得到正确的督导和评价，那就意味着我们的专业队伍在消减。

评价的标准

评价的标准是指被督导者为获得合格证书而必须具备的相关技能、知识以及人际关系能力。获得"合格"之后，被督导者才能进入下一阶段的训练项目，进行初级水平的实践活动，或申请从业执照。除了这些专业标准之外，评价标准还包含了被督导者为自己确立的专业发展目标。关于这部分内容，督导师与被督导者需要更加充分地互相合作以明确督导所需要达成的目标，从而对被督导者的学习进步进行监控。

建立关于不同专业发展水平的评价标准说起来容易做起来很难。心理健康专业的科学进展还不能提供足够的明确性以减少评价的难度。经过一段时间的努力，专家们将研究结果与实践经验相结合后，终于形成了适用于全体心理健康从业人员的一个专业标准。不同专业之间关于临床实践的标准极为相似，包括了以下方面：理论基础、诊断评估技能、与来访者建立治疗关系的技能、以适当和敏感的方式关注个人及文化特性的技能、设立适当目标的技能以及帮助来访者实现这些目标的干预技能。

到了 21 世纪初，将标准制订得更加明确成为一项迫切的任务。于是，在心理学专业标准的早期方案基础上（Fouad et al., 2009; Rodolfa et al., 2005, Hatcher et al., 2013）提出了 6 大范畴（不仅限于治疗实践）16 项胜任力

的专业标准模型。每一项胜任力又细分为若干分项，分别对应于所适合的训练阶段（如，教学实习、实习或开始从业实践）。比如，人际关系技能的分项指出，被督导者必须"表现出人际技能"才能开始教学实习；"建立并保持与来访者、同伴/同事、督导师及其他专业人员的建设性、尊重的关系"才能够进入实习阶段；直到被督导者"发展并保持与来访者、同事、组织、社会等广大范围内的有效关系"才能开始初级水平的从业实践。

Swank 和 colleagues（Swank, 2014; Swank, Lambie, & Witta, 2012）编制了一个咨询胜任力量表（Counseling Competencies Scale，CCS）并对此进行了初步研究。他们的研究焦点在于咨询的实施过程，并得到一个五因素模型：专业行为、咨询关系、咨询技能、评估与应用、专业特质。与 Hatcher 等人（2013）的做法相同，CCS 也明确了每个因素所涵盖的胜任力分项。但不同的是，Swank 和 colleagues 为督导和研究提供了一个可使用的评估工具。因此，他们提出了需要评估的更具体的行为。比如，在咨询关系因素中，他们列出的具体条目包括一致性、保持边界及灵活性。另一个不同表现在 CCS 并不区分对应于不同训练阶段的不同胜任力水平。

美国婚姻与家庭治疗协会（The American Association for Marriage and Family Therapy，简称 AAMFT）早在 2004 年就制定了胜任力标准。该标准提出了 6 个范畴：治疗准入标准，临床评估与诊断，治疗计划与个案管理，治疗性干预，法律问题、伦理及标准，研究及项目评价。这些范畴中共包含了 128 项胜任力

（AAMFT, 2004）。每一项婚姻与家庭治疗胜任力的描述均包含了概念、感知、执行、评估、专业性这 5 个方面。胜任力的这种分类结构有助于被督导者重点掌握督导中可能涉及的广泛的学习内容。

尽管对构成专业实践的关键胜任力的识别已经进行了大量重要的工作，很多督导师依然认为，在临床实践的评价中要对所有这些胜任力进行操作化是有困难的。另外，将标准分解为不同的胜任力分项或许是部分被督导者所需要的发展路径地图，但是对其他人来说可能过于庞杂或令人迷惑，至少在一开始是这样的。被督导者的个人学习风格可能偏向于具体或抽象，督导师必须在每一个被督导者所呈现的有限范围内建立起良好的工作联盟。还应指出的是，胜任力模型只告诉了被督导者应该达到的标准是什么，但是并没有指出如何才能达到。指导被督导者学习过程的任务必须由督导师来完成。

除了对标准进行确认之外，督导师还必须在一个特定的时间期限内（比如，实习期的前 5 周内）明确标准的优先顺序。尽管被督导者在督导开始时都应该了解关于评价标准的一个综合列表，但督导师也许会选择从发展的角度来说明胜任力标准。例如，一名督导师对一个新手被督导者可能会在督导中给他/她布置的第一项任务是仔细倾听并以文化敏感的方式与来访者沟通；理论可能会被暂时搁置，直到这些重要的任务能够完成。而另一名督导师也许会认为这种方法不能帮助被督导者成为一个胜任的、理论与实践一致的治疗师。尽管督导师之间存在个体差异，我们必须强调，如果督导

师没能事先花时间思考他们认为胜任力应该如何发展并将这种思考转化为一种工作框架，对被督导者肯定是极为不利的。

最后，督导协议中不仅要包括督导师的工作议程（如，要求被督导者必须掌握的胜任力列表），同样还应包括被督导者的自身发展目标（正如我们在评价的良好条件那部分所讨论

的）。督导体验的标准建立既要考虑专业背景的要求，也需要在与被督导者个体的关系中得以确认。由此，工作联盟在建立之初就围绕着评价标准的确立为中心议题，这样就给督导师提供了大量机会来推进工作联盟；如果没有做好准备，就会阻碍工作联盟的发展。

评价的过程

评价从选择评价标准的重要任务作为开始，以某种形式的总结性评价作为结束。过程就是督导师如何在上述这两个标志性任务中间开展督导工作。评价的过程并不是跟临床督导过程分离开的，而是贯穿于临床督导过程当中。评价过程也包括了督导师在评估中用来收集数据的工具，这方面内容在第 8 章、第 9 章里已经讨论过了。我们这里要讨论的是，评价的过程一般包括 7 个元素，大部分元素在督导过程中是相互作用的。这 7 个元素是：

1. 协商一个督导—评价协议
2. 选择督导的实施方法
3. 沟通形成性反馈信息
4. 选择评价工具
5. 收集来访者的相关反馈
6. 鼓励被督导者进行自我评价
7. 进行正式的总结性评价

协商一个督导 - 评价协议

当学生选修一门课程时，他们会收到一份课程提纲，提纲的内容包括课程要求、课程目

标、课程将要讨论的主题或者活动纲要、指导老师的评价计划等。不管在这门课程里是否能够获得临床经验，每一个被督导者都会同时得到一份与课程提纲相平行的计划。与其他的课程提纲不同，督导协议应该包括一些个性化的内容，这些个性化内容部分基于对被督导者发展阶段及临床技能的评估结果，以及被督导者的学习目标。虽然在训练的初期，被督导者也许会感觉督导师已为他们设立了目标，但重要的是，督导应尽可能在刚开始时就突出其合作的性质。Lehrman-Waterman 和 Ladany（2001）发现，被督导者的目标设置与督导工作联盟以及被督导者对督导的总体满意度之间呈现出很高的相关性。Mead（1990）建议在这个过程中应该有充足的时间来考虑被督导者的目标与督导师设置的目标之间的差异。Mead 认为，被督导者自己确立的目标可能是既往督导经验中遗留下来的问题，督导师需要对此进行充分、彻底的讨论和调整。这个告诫非常重要，这样就会形成新的方案帮助被督导者了解，督导的基础就是所要求达到的这些胜任力标准

（如 Hatcher etal., 2013）。

在督导开始阶段聚焦于督导协议的目的是帮助新的被督导者理解临床督导与其他学习体验的不同之处。虽然每个被督导者的督导计划各有不同，但是所有的督导协议书都必须确立学习目标、描述评价标准及胜任力、界定可能要使用的督导方法、明确督导进行的时间和频率，同时也应该包括如何进行总结性评价的相关内容。指导者还应向被督导者解释形成性反馈和总结性反馈之间的关系。（对督导协议的更详细内容参见第 7 章。）

督导协议的作用不仅体现在督导开始阶段，它与之前提到的课程大纲一样，在督导过程中也会经常需要用它作为参照。督导协议中告知被督导者关于评价标准的部分内容尤其需要进行阶段性的回顾。同样，督导师还应该对被督导者在督导关系建立之初设定的目标方面的进步进行定期评估（Briggs & Miller, 2005），并制订取得更高水平技能发展的行动计划。

关于协商督导协议的最后一点，就是这个讨论过程应与这些刚入门的被督导者的发展需要相协调（Stoltenberg & McNeill, 2010）。通过确定学习目标并在督导过程中定期进行回顾的过程可为被督导者提供一个强有力的支撑结构，以帮助他们在临床工作过程中能够承受所有未知的冲击。

选择督导评价方法

督导中运用的任何一种方法，像过程记录、自我报告、治疗会谈的录音录像以及现场督导等，对于评价有着不同的影响。一些督导师非常依赖于团体督导，他们甚至会鼓励被督

导者之间进行某种形式的同伴相互评价。这种方法获得的信息就与比如通过会谈录像这类方法收集到的信息会有很大的不同。但是，当督导师意识到评价责任的重要性后，他就会想办法收集不同类型的数据，从而获得一种公正的评价。

在不同机构之间的督导形式不能保持一致的情况下，被督导者就会处于不利的位置。例如，多数训练项目比实习场所更倾向于在督导中大量运用技术手段来跟踪被督导者的发展。30 多年前，Collins 和 Bogo（1986）就观察到，由于这种差异的存在，实习机构的督导在本质上比大学里进行的督导更注重反思性，后者的训练更侧重于技能和发展。也许督导师不仅需要告诉被督导者他们要运用的督导形式，而且需要让他们了解那些没有使用的督导形式，以及如何最大限度地利用这些不同的督导方法。

另外一个极其重要的事情就是，督导师要认识到督导干预同时兼具指导和评价的作用。一个督导师可能会偏向于某种形式的督导资料的收集方式（比如，录音），但是他必须认识到每一种方法都只是反映被督导者工作的一个视角。某些视角也许能更清晰地反映被督导者工作的某一方面，但是有时候督导师还应该有一个更广的角度来给评价提供不同的观察角度。因此，为了更加准确地反映被督导者的能力和缺点，最保险的办法还是多种方法的联合运用。

形成性反馈的沟通和交流

当被督导者回想督导过程时，他们想到最多的就是所收到的反馈的质量和数量。给予反

馈意见是临床督导的中心内容，也是评价的核心（Barnett, Cornish, Goodyear, & Lichtenberg, 2007; Goodyear, 2014; Hattie & Timperley, 2007; Larson, Patel, Evans, & Saiman, 2013; Storm & Peterson, 2014; Tracey, Wampold, Lichtenberg, & Goodyear, 2014）。贯穿于督导过程中的反馈应该与已经确立的评价标准相结合，其意图是协助被督导者在督导结束时能获得积极的总结性评价。Hattie 和 Timperley（2007）提取了高质量反馈的本质，是向被督导者传递回答下列三个问题的相关信息："我要去哪里？（我的目标是什么？）我的进展如何？（我取得了哪些朝向目标的进步？）下一步往哪里去？"（Hattie & Timperley, 2007, p.86）。任何反馈，如果缺少以上这种目的性，将对被督导者造成损害。

尽管提供明确而有帮助的反馈如此重要，但这项任务对督导师而言并不总是容易的（Motley, Reese, & Campos, 2014）。原因有很多，包括想要保护与被督导者的关系，或许更主要的原因是，督导师在提供明确的、与发展水平相适应的反馈方面缺乏自我效能感（Motley et al., 2014）。

并非所有的反馈过程都让督导师感到具有挑战性。Hoffman、Hill、Holmes 和 Freitas（2005）发现，与被督导者对来访者的工作相关的反馈较容易提出来，与被督导者个人问题相关或者与督导师－被督导者关系相关的反馈，是比较有挑战性的。我们不会感到惊讶，Hoffman 和 colleagues（2005）发现，诸如被督导者的开放性、牢固的积极关系、对反馈的明确需要、督导师对提供反馈的胜任感这些因

素，有助于促进反馈工作的开展。督导师还报告，在提供反馈时，时机也很重要，当困难的反馈不能被被督导者很好地接受时，外部支持也很重要。当问到督导师如果反馈过程能重新来过他们是否会有所改变时，没有一个督导师说他会减少提供反馈；相反，有些督导师说他们还会像之前那样操作，另外一些督导师说他们可能会更快、更直接地提供反馈，并在反馈中更多地关注被督导者的个人问题。

有一些研究主要关注向不同文化的被督导者提出困难反馈的问题（Burkard, Knox, Clarke, Phelps, & Inman, 2014; Phelps, Burkard, Knox, Clarke, & Inman, 2009）。在关于督导师与被督导者的种族差异问题时，这些作者发现，欧洲裔美国督导师（European American Supervisors, EASRs）对被督导者给出的反馈更倾向于他们的人际风格和特定咨询技能，而有色人种督导师（supervisors of color, SRCs）更关注被督导者缺乏对文化问题的理解或督导师看到的被督导者的文化不敏感表现。鉴于这两类督导师提供反馈时表现出来的不同冒险水平，我们不应奇怪（但有点失望），EASRs 比 SRCs 报告被督导者对反馈有更多的积极反应。然而，这种差异并不具有普遍意义。作者指出，那些在提出高度挑战性反馈时依然能够保持积极氛围的 SRCs 可以作为督导师培训的榜样。作者还建议可以为被督导者做更多准备工作以面对各种反馈意见，以免他们在面临敏感话题时钻入死胡同。

具有讽刺意味的是，一方面督导师对于提供消极反馈感到非常困难，而另外一些研究者却报告，被督导者认为他们接收到的挑战性

反馈太少了，并且，缺乏反馈使他们对于所接受的督导的价值感降低了（参见 Ladany, 2004; Lehrman-Waterman & Ladany, 2001; Magnuson et al., 2000）。实际上，相对于认为提供反馈可能会损害督导关系的看法，Lehrman-Waterman 和 Ladany 反而建议，当督导师感觉与某个被督导者的关系遇到困难时，应该增加关于目标设置和提供反馈的活动。这些作者将反馈视为一种矫正性的方法，可以推动督导关系重新回到正确的轨道上。Sapyta、Riemer 和 Bickman（2005）强调，从长远来看，反馈的关键不在于它是积极的或消极的，而在于反馈的准确性。

上面所描述的反馈都主要是依据从督导师到被督导者这种直线模式进行的。与此相反，Claiborn 和 Lichtenberg（1989）则认为反馈是在督导师和被督导者之间持续进行的互相影响的过程。理解相互影响这个观点有两个前提假设。第一，就是你不可能不进行交流。Watzlawick、Beavin 和 Jackson（1967）将这个假设看作交流的一条公理。因此，不给被督导者提供反馈依然可能会被被督导者理解为某种含义，比如，"你做得很好"，或者甚至是，"我没工夫费脑筋来给你进行总结反馈"。

理解相互影响观点的第二个基本假设就是，与他人进行的任何交流都包含着两方面的信息，一个是关于双方关系的信息，另一个则是包含着特定内容的信息（Watzlawick et al., 1967）。比如，在督导情境中，内容信息可能是被督导者与来访者的会谈中某个特定的困难场景，而关系方面的信息则可能是"我喜欢和你一起工作"或者是"这种关系是很脆弱的"。

如果关于关系的反馈是消极的，或者关系信息比内容信息所占的比重大得多，那么要想使被督导者按督导师所期望的那样去关注内容就变得更加困难了。同样，从被督导者返回的信息可能是，"我觉得你的反馈很有用"，或者，"我已经被你吓坏了，什么也不敢说"（这个信息是非言语的）。如果督导师与被督导者之间存在明显的文化差异，那么关系中的不协调会使反馈过程变得更加复杂。出于这个原因，在专业文献中督导师与被督导者之间的关系引起了很多的关注（参见第 4 章、第 5 章和第 6 章）。最后，一定要记住，督导师不仅对被督导者提供这两个水平的反馈，他们也同样从被督导者那里接收这两个水平的反馈，并且对这些反馈进行反应。所以说，督导师的反馈这个说法过于简单，它具有欺骗性，而实际上反馈是一个相互影响的过程。

不少作者都提出了关于形成性反馈的很多建议，包括批评性的或矫正性的反馈（Abbott & Lyter, 1998; Borders, 2006; Borders & Brown, 2005; Burkard et al., 2014; Chur-Hansen & McLean, 2006; Goodyear, 2014; Goodyear & Rousmaniere, 2017; Gross, 2005; Hattie & Timperley, 2007; Hawkins & Shohet, 1989; Heckman-Stone, 2003; Jacobs et al., 2011; Lehrman-Waterman & Ladany, 2001; Motley et al., 2014; Munson, 2002; Newman, 2010; Poertner, 1986; Sapyta et al., 2005; Storm & Peterson, 2014）。基于上述资源以及我们自己的经验，我们总结出以下这些内容：

- 反馈应该基于督导初期与被督导者共同讨论而确立的学习目标（胜任力）。

- 提出明确的反馈是督导师必须学习的一项技能。在要求督导师向他人提供反馈之前，他们应该有机会自己进行练习并获得反馈。

- 应该定期进行反馈，并且反馈应尽可能多地依据被督导者工作的直接样本资料。

- 反馈应在支持／强化与挑战／矫正这两个极端之间保持平衡，因为时间一长，任何一种极端都会遭到被督导者的拒绝并使他们对督导感到失望。

- 尤其在提供矫正性反馈时，应注意反馈是及时的、具体的、非评判的、基于行为的、并且应该是可以通过行动得以改进的。督导师应该向被督导者提供如何改进的指导建议。

- 反馈应该与被督导者能够达到的学习目标（胜任力）相结合。Goodyear 和 Rousmaniere（2017）使用"易领会的单位"（p. 80）这个术语来描述反馈应该循序渐进，这样就能鼓励被督导者"跳一跳、够得到"而不是完全无法实现。换句话说，好的反馈是着眼于发展的。

- 由于沟通本身是复杂的，而且受到文化过滤器的明显影响，因此督导师需要运用倾听技能去判断被督导者所接收到的反馈是否符合督导师原本的意图。

- 无论督导师与被督导者之间的文化差异是否显著，与咨询的文化维度相关的目标应该尽早进行讨论，这样被督导者就对与文化胜任力相关的反馈事先做好心理准备。

- 督导师应该将反馈当作一种专业知觉来进行呈现，而不是事实或真相。督导师在进行形成性反馈的过程中必须示范自我批评、灵活性和头脑风暴。

- 督导师必须理解，被督导者想要的是诚实的反馈，尽管他们也害怕这样的反馈。

- 反馈的接受程度总体上与被督导者对督导师的信任水平是相关的，因此督导师在任何时候都要监控工作联盟的质量。

- 被督导者必须理解，形成性反馈的目的不同于总结性反馈，因此在设计上更具挑战性。

- 反馈应该是一种双向的过程。督导师应该征求关于自己的督导方法的反馈，并愿意根据反馈调整自己的风格。

- 反馈应该是直接的和明确的，但是永远不能带有歧视、伤害、威胁或羞辱。

结论是，形成性反馈是评价过程的支柱。如果没有持续的有效反馈，被督导者只能依靠自己的体验和智慧来增进他们的专业技能。有了反馈的帮助，被督导者就有更多的力量去获得自己渴望拥有的专业胜任力。

选择评价工具

尽管不同的心理健康专业在制订评价标准方面已经取得了很大进展，但我们怀疑每个训练项目使用的评价工具可能都不一样。很多（如果不是大多数）督导师倾向于在总结性评价中编制和运用李克特式评分方法（Likert-type measures）（或借用其他人编制的类似工具）。基于一些原因（我们稍后会讨论），这类工具可能更适合于形成性反馈；它可作为一个有结构的胜任力列表来帮助被督导者聚焦于学习目标。

李克特量表有多种使用方式。例如，督导师或被督导者可以寻找发展得最好的领域／技能并给这一领域标上最高分。然后，发展最弱的领域会得到最低分。所有其他领域的评分则参照这两个极端来进行。这样的做法可使李克特量表的评分给被督导者提供有益的信息。然而，李克特量表的评分实际上常常对指导进一步学习没有什么帮助。例如，一个较有天赋的被督导者在李克特量表上全部得到 4 分或 5 分的评价，这样的评分对被督导者的后续发展并没有帮助。虽然督导师也许想通过这样的高分评价对被督导者表示肯定，但是正是这些被督导者却经常对督导感到挫败，因为他们不认为这样的环境有利于个人成长。

附录 B 督导工具箱里收录了一些可用于形成性反馈和研究的评价工具，它们涉及督导中的许多不同主题。我们鼓励督导师使用像 Olk 和 Friedlander（1992）的工具来检测督导中的角色模糊或角色冲突，或在督导中进行重要的讨论时采用一个有关督导联盟与协作的工具。

最常用的总结性评价工具可继续使用李克特量表，可能同时结合一些开放性的问题。由于评价结果是用数字来反映的，督导师可能需要帮助被督导者将所接收到的数字反馈信息转化为具体的含义。比如，督导师必须要决定什么样的数字意味着对被督导者的一种积极评价。另外，什么样的表现水平是不达标的，什么表现被看作是达到了最高的标准，都要有很清晰的界定。如果一个被督导者在某些领域的能力很优秀，那么李克特量表应该能反映出这一点。某些督导师运用量表的时候会有一些特别的做法，他们认为被督导者至少完成一半督导课程之前，得分不应该高于某一个数值（比如，最高为 7 分时不能超过 5 分）。如果这是督导师自己的政策，那么被督导者应该了解这一点。不过督导师采用这种方式来使用量表，那么他就是在回避对学生的胜任力水平做出评价。

为了发展出更有用的评价工具，一个趋势表现为建立分阶段的量化评价准则（Hanna & Smith, 1998; Hatcher & Lassiter, 2007; Swank, 2014; Swank & Lambie, 2012）。评价准则的意图是为被督导者提供关于他们专业发展的更多信息，并常常得到专业认证机构的青睐（如，咨询与相关教育项目鉴定委员会，CACREP, 2016）。评价准则可以是一般性的，适用于所有被评价的胜任力。表 10.1 就是一个一般性的评价准则表格，针对的内容是督导中围绕非特定的技能或技能体系的分阶段要求。评价准则赋予了专业语言更多具体内涵，而不仅仅是简单地评价为"中等"或"良好"。使用评价准则对于被督导者可能带来更多益处，因为他们知道自己的发展不完全依赖于督导师的监督评价，或者当他们在使用某项技能时获得了一定程度的自我意识。

表 10.1 一般性评价准则

使用下列 5 级评分量表对被督导者在督导协议中描述的胜任力进行评价：

等级 1	在该技能／技能体系的表现不理想。需要进行密切的督导。未表现出运用该项技能／技能体系所必须掌握的能力。
等级 2	仅能在非常基础的水平上表现出该技能／技能体系。需要密切的督导。几乎不能将该技能／技能体系与其他能力进行整合。
等级 3	能正确表现出该技能／技能体系，尽管只有部分的自我意识。开始将该技能／技能体系与其他能力进行整合。仍需要持续的督导。
等级 4	能够胜任该技能／技能体系的运用。使用该技能／技能体系时感到自信并能与其他技能整合起来，以更复杂的方法进行咨询。当关于该技能／技能体系的运用方面需要进行督导时，有能力自己表达出来。
等级 5	熟练掌握该技能／技能体系。不再需要接受该技能方面的督导，在适当的情况下会寻求顾问辅导。

　　第二种类型的评价准则的建立就更加费时间，但也能为被督导者提供更多信息。如表 10.2 所示，这种评价准则是将某一技能／技能体系进行分解，力图更加精确地描述被督导者的表现处于发展连续过程中的哪一个点。由于制订针对特定技能的评价准则对督导师来说劳动强度过大，我们建议这种方法可仅用于被督导者特别困难的某一学习目标。在这种情况下，督导师应该明确描述什么水平的技能是不能被接受且进入下一个学习阶段的，什么样的行为是可以接受的，这一工作对努力学习的被督导者来说也许是极其重要的。

表 10.2 督导过程中关于参与性的评价准则

不可接受	可接受	典范
• 在督导中没有反应	• 督导时携带咨询会谈的录音	• 督导时携带咨询会谈的录音并标注出特别需要讨论的地方
• 督导前没有做好计划	• 准备好向督导师提问的关于咨询的问题	• 准备好分享采用双方同意的督导建议后的结果，能够反思建议的成功或不成功
• 不遵循双方同意的督导建议	• 讨论采用督导建议所意图获得的结果	
• 不提供督导所需的咨询录音	• 督导中非常专心，愿意讨论有关领域的问题	• 积极参与督导并表达出愿意接受挑战
• 即使督导师是支持性的，也不与督导师配合	• 能实事求是地对待自己做得不错和需要改进的方面	• 能实事求是地对待自己做得不错的方面，并主动寻求改进建议
• 对督导师提供的信息似乎不听或不接受		

　　在选择评价工具时，督导师的选择范围就更大了。每位督导师都必须要判断，一个特定的评价工具是否与自己的标准相一致；何时以及怎样向被督导者介绍这个评价工具；评价工具是只用于形成性评价，还是同时用于形成性与总结性评估；如何使总结性评价工具真正起到评价干预的作用，而不只是填完表格就把它忘掉了。

　　咨询胜任力量表（修订版）（Counseling Competencies Scale-Revised，CCS-R）（Lambie, Mullen, Swank, & Blount, 待发表）是依据美国 CACREP 标准（CACREP, 2016）开展的心理

咨询本科训练项目对毕业生在技能和个人特质方面的要求所对应制订的一个评价准则，并经过了实证研究的检验。CCS-R 由两部分组成：咨询技能与治疗条件（12 个条目），咨询特质与行为（11 个条目）。每个条目都有明确的定义。例如，特质与行为中"情绪稳定性与自我控制"条目就定义为"在与来访者的关系中表现出自我觉察和情绪稳定性（如，情绪与情感之间的一致性）以及自我控制（如，冲动控制）"。每个条目都附有相应的评价准则，范围从超出期望到特质的缺乏程度足以使受训者的行为可能对来访者造成伤害。将评价工具与专业标准相对应，提供被评价的条目的定义，检验评价工具的心理测量学指标，这些都代表了评价准则用于临床胜任力评估的可喜进步。

最后，Gonsalvez 及其合作伙伴（Gonsalvez, 2014, 2016; Gonsalvez, Bushnell, et al., 2013; Gonsalvez & Crowe, 2014; Gonsalvez, Deane, et al., 2015）已将评价过程从李克特量表和评价准则更加推进一步。他们的研究方法是要构建一种涵盖各个胜任力范畴的评价工具，通过使用短文来进行行为评价。短文匹配评估工具（Vignette Matching Assessment Tool，VMAT）（Gonsalvez, 2016）与经典的李克特量表截然不同，李克特量表要求评价者判断，比如，在某个特定的条目上被督导者的表现是 3 还是 4，却没有对 3 或 4 的准确含义进行界定。正如 Gonsalvez（2016）指出，这就等同于问一个人"芒果有多甜？"很显然对方会反问"跟什么比？"为了解决这个问题，Gonsalvez 及其合作伙伴创建了短文评估方法，督导师可以将被督导者的行为与这些短文进行

比较。另外，短文也比一般意义的评价准则提供了更为具体的信息。Gonsalvez 等人（2013）发现，使用他们的这一工具能够显著降低督导师的慈悲偏差（leniency bias，本章后面将讨论这一偏差倾向），这个评价过程中令人困扰的问题导致督导师既不能有效地进行评价，同时也无法预测被督导者的未来表现。

Gonsalvez 及其合作伙伴确认了 10 个范畴来编写辅助督导师评价的短文：人际关系胜任力；临床评估；个案概念化；干预胜任力；心理测验胜任力；科学家-实践者胜任力；符合伦理的实践；专业素质；反思性实践；对督导的反应。

表 10.3 展示了临床评估这一范畴的短文。督导师的任务是阅读短文 1，然后判断他／她的被督导者的技能是否超越所描述的受训者。如果答案是肯定的，督导师就继续阅读短文 2。继续这个过程，直到短文的描述与被督导者正好符合，或者短文描述的胜任力水平已经超过了被评价的被督导者的现实表现。这一结果对被督导者是一种有意义的评价。Terry、Gonsalvez 和 Deane（2017）随后也证实，督导师在线训练项目中使用短文评价工具能够有效降低评价过高的偏差。

总之，随着"胜任力文化"（Hatcher et al., 2013, p.89）在心理健康领域开始占据主导地位，可靠的评价工具需要得到尽快发展并进行科学验证（Strom et al., 2016; Wheeler & Barkham, 2014）。更加复杂的评价准则以及短文工具的开发，以及对这些工具进行有效性验证的辛勤工作，将对临床督导的训练功能和最终评价功能起到积极的推动作用。

表 10.3 VMAT 关于临床评估胜任力的短文

短文 1

受训者 BE 通常无法有效地收集敏感的及复杂的信息，并且总是不能维持结构化的形式。他 / 她经常会任由来访者讲得过多而不加指导或抑制，或采用质问的风格进行提问。他 / 她通常不能将收集到的信息整合起来形成假设、诊断及个案概念化。他 / 她觉察不到需要在临床评估中考虑社会文化因素，也常常不能识别有关的重大危险因素。

短文 2

受训者 BF 在评估性面谈中具备收集和管理敏感及复杂信息的初步技能。受训者对部分来访者能表现出控制会谈并维持结构化形式的能力。他 / 她可以遵循一系列固定的预先准备的问题。受训者对部分（不是全部）案例的诊断及鉴别诊断能做出正确的判断，即使对一些常见的临床案例也需要在督导的协助下才能完成个案概念化。他 / 她在临床评估中综合考虑社会文化因素还不熟练，不能独立完成适当的风险评估和 / 或设计风险管理计划。

短文 3

受训者 BG 有能力完成一定范围的来访者表现的全面评估。他 / 她能够收集理解来访者问题的关键信息并对问题进行概念化。在较复杂的个案或挑战性的问题表现中，有效收集足够广泛或深度的信息通常会遇到困难，这限制了他 / 她有效构建不同等级诊断与鉴别诊断的能力。他 / 她已经熟练掌握了风险评估的关键标准，但在以人际和文化敏感的方式进行访谈的技能方面还需要做一些精细的改进。

短文 4

受训者 BH 在简单的和不常见的或疑难案例中都能有效收集敏感和复杂信息，并能最大程度利用与来访者的有限面谈时间。他 / 她能将所有信息进行整合做出假设、诊断以及个案概念化。他 / 她能在临床评估中充分考虑社会文化因素的作用。他 / 她能够稳定地识别出相关风险因素并制定相应的风险评估和风险管理计划。

摘自：Gonsalvez, C. J., Terry, J., & Deane, F. P.（2016）. Using standardised vignettes to assess practicum competencies in psychology and other disciplines.

寻求来访者方面提供的信息

基于科学家 – 实践者的立场，督导师还会寻求来访者方面提供的信息或来访者的结果数据作为对被督导者进行形成性和总结性评价的依据（Frey, Beesley, & Liang, 2009; Overington, Fitzpatrick, Hunsley, & Drapeau, 2015; Reese et al., 2009; Swift et al., 2015）。随着用于收集来访者反馈的评估工具的有效性逐渐得到验证（如，Frey et al., 2009），来访者方面提供的信息成为另一种训练资源。Reese 等人（2009）发现，将一组在 1 年内持续接受来访者反馈的受训者与另一组无来访者反馈的受训者进行比较，接受反馈组的来访者结果有改进的比率是无反馈组的两倍。类似的，Overington 等人（2015）也发现，那些使用测量工具以监控来访者进步的受训者，与来访者之间发生了更多富有成效的关于朝向目标的进步的对话。

当来访者方面提供的信息能用于督导中时尤其有帮助。除了协助受训者对来访者的结果数据进行整合，Swift 等人（2015）还指出这些数据可以影响督导中关于来访者的讨论，并且有助于识别在不同来访者中普遍存在的模式，从而促进受训者的发展。总之，采用来访者的结果数据作为对受训者的一种反馈来源，不仅在直觉上是合情合理的，而且体现出对治疗和督导的基本目标的尊重——为了增进来访者的生活质量。

鼓励自我评估

帮助被督导者对他们自己的工作进行评估是督导的一个重要方面（Borders et al., 1991; Borders & Brown, 2005; Falender et al., 2004; Perlesz, Stolk, & Firestone, 1990; Sobell, Manor, Sobell, & Dum, 2008; Todd, 2014）。Rønnestad 和 Skovholt（2003）在研究中发现，进行持续的自我评估是优秀的治疗师在职业生涯的各个阶段都特别突出的一项技能，这一点也得到了 Goodyear 和 Rousmaniere（2017）的反复强调。

虽然被督导者的自我评估在直觉上是令人感兴趣的，而且是专业文献中通常提到的方法，但是关于被督导者建设性地参与自我评估的能力的研究结果并不一致。下面我们来回顾一下有关这个主题的重要研究，并在最后提出一些建议。

Dowling（1984）的早期研究发现，接受训练的毕业生既是一个准确的自我评价者，同时也能很好地对同伴进行评价，这个发现与 Hillerbrand（1989）的观察结果一致。然而，Dennin 和 Ellis（2003）的研究结果令人困惑，他们让 4 名博士生运用自我督导以提升特定的技能体系。虽然自我督导似乎对增加学生在咨询中运用隐喻有一定的效果，但是并没有显著增加共情的使用。Dennin 和 Ellis 的结论是，他们的研究结果并不支持关于自我评估和自我督导的文献中宣称的强大效果，并指出关于自我督导的现有文献研究过于简单，因为其中通常没有考虑到中介变量的作用，比如被督导者的发展水平与技能水平。他们得出结论说，尤其对新手被督导者，任何自我评估的使用都应

该配合来自一名更有经验的督导师的反馈。确实，我们最好将自我评估看作一项需要在督导中发展的技能（Barnes, 2004）而不是一种平行的评价活动。

Sobell 等人（2008）发现，自我批评能增加被督导者对督导师批评性反馈的开放程度："在接受督导师评价之前先让被督导者识别自己工作中的不足，其目的是将受训者的阻抗减到最小"（p. 152）。他们在对临床心理学受训者的督导过程中插入被督导者自我批评这一环节，目的是在处理值得注意的目标行为时保持与被督导者的良好工作联盟。

除了自我评估过程中的人际或个人内在反应外，Swank（2014）还发现，实习项目的被督导者的自我评估与他们的博士生督导师以及机构督导师的评估之间存在显著差异。使用咨询胜任力量表（CCS，Swank et al., 2012）作为评估工具，Swank 发现，被督导者的自我评估结果明显地优于他们的博士生督导师以及机构督导师的评估。三组评估结果之间的组间差异也都是显著的，博士生督导师的评估最严格，机构督导师的评估优于博士生督导师但是低于被督导者的自我评估。Swank 等人认为，机构督导师与博士生督导师之间的评分差异可能反映了新手督导师的一个发展过程。同样，被督导者在当前的发展阶段也不具备足够的能力对 CCS 描述的每一个技能范畴的细微维度进行准确的自我评估。回顾 Loganbill、Hardy 和 Delworth（1982）的模型，这些被督导者可能正处于技能发展的停滞与困惑之间的某个阶段，缺乏整合的能力，尚不能学习利用咨询中（包括他们自己的）的细微差异。

基于该主题尚不太多的实证研究以及实践中对自我评估的一致倡议，我们提出以下关于自我评估的指导原则。

1. 自我评估最好被视为被督导者的一个发展问题而不是评价的一种平行过程。研究发现，被督导者对自己能力的评估要么过低、要么过高（Barnes, 2004），这两种情况都会对被督导者的发展以及来访者的利益带来消极影响。因此，将自我评估技能作为督导的一个目标而不是一种评价活动似乎更合理。

   被督导者可以通过几种高建设性的方式参与自我评估。最明显的一种就是督导师对被督导者提出一个期望，他 / 她在每次督导前都要先做一个自我评估。我们的经验是，除非督导师能够自始至终贯彻这一做法，大多数被督导者对自我评估的态度并不坚定。

   自我评价的一个有用的活动是要求被督导者定期对咨询会谈的一个片段进行深度回顾，寻找自己的反应模式（Sobell et al., 2008）。如果被督导者能够发现非建设性的模式，这一练习对于阻断坏习惯就有很好的作用。

2. 督导师应尽可能与被督导者分享他 / 她是如何对被督导者进行评估的。这个活动应该定期进行。一种说法是，"你没有关注来访者的情感"。而另一种说法可以是，"我对一次会谈进行评估的时候，我会倾听当会谈中出现了重要的情感时咨询师是否捕捉到了。我认为你的来访者在会谈中有两次表现出重要的情感——他说他感到生活一团糟，以及他说他憎恶他儿子。虽然你告诉我你对这些话都产生了内在的反应，但是你没有向你的来访者表达你听到他的话了。所以，我对你关注来访者的情感这一技能的评估结果是有待提高。"督导师对被督导者的技能做出积极评估时也同样应该进行明确解释。

3. 自我评估永远不应被作为一个"测试"。换句话说，所有技能都应被看作是发展性的，包括自我评估，它是一个逐渐接近目标的连续发展过程，而不能用一种对 / 错的两分法观点来进行判断。从这个原因出发，要求被督导者采用李克特量表对他们的技能进行评价也许是不明智的。不过，督导师可以让被督导者从量表中选择一些条目，以确认在哪些方面他们进行自我评估是有困难的。这种做法有助于将讨论转移到评估的主题上并关注使自我评估发生困难的问题，而不是在督导师与被督导者之间挑起关于某项技能的激烈争论。

4. 在总结性评价时，应该对被督导者的自我评估技能进行评价，而不是要求他 / 她准备给自己做最终评价。这样做就完成了在整个督导体验中自我评估发展的全过程。

5. 研究证据表明，有胜任力的治疗师是善于反思的治疗师（Goodyear & Rousmaniere, 2017），因此督导师应该向被督导者示范自我评估也包括了对自己的工作进行反思的活动，从而获得新的领悟。自我反思与自我评估应该是齐头并进的。

总之，在督导中强调自我评估的理论依据是，它最终可能会在正式训练环境以外的地方发挥作用，这意味着临床督导师的一部分责任是协助被督导者建立起自我审查和自我反思的习惯，并一直贯穿于专业发展的历程中。虽然在咨询实践的早期，督导是一个强制性的要求，但它的落实情况并不总是令人满意的，至少不能始终保持在一个最优的水平。即使我们对自我评估的认识还不够多，但我们依然直觉地将自我评估作为临床督导的一部分。

总结性评价的沟通交流

虽然总结性这个词好像意味着一个单独的最后评价，但是在一个典型的督导关系中通常至少要进行两次总结性评价。在学术机构里，一般有一个期中总结性评价和一个最终的总结性评价。而对于学生的校外见习、实习生和工作后的环境来说，总结性评价则分别是在见习／实习阶段的中间和结束的时候或年终评价时进行。如果督导过程中一切进展顺利，那么对被督导者来说最后的这个总结性评价不会有什么意外的结果。换句话说，总结性回顾应该是评价过程的终结而不是评价的开始。如果总结性评价不止一次，那么第一次总结性评价可能相对而言更加重要，因为正是在这个时候督导师可以判断被督导者是否明白了形成性评价的含义。如果被督导者明白了其中的含义，那么总结性评价就是一个阶段性回顾总结的机会，并且可以在此基础上再设计一个后续的督导计划，也可谓是制订第二个督导协议。如果被督导者抵制形成性评价的指导建议，那么第一次总结性评价就必须具体针对被督导者需要取得什么样的进步才能保持良好的成绩；同时这个初次的总结性评价也必须尽早进行，以使被督导者有足够的机会争取获得成功。在所有情况下，总结性评价都应该是面对面进行的，而且应该有文字记录（Belar et al.，1993）。

就算已经建立了总结性评价的一套正确程序，并且也选择了最好的评价工具，但是最终能否取得成功还要依赖于督导师的沟通技能。遗憾的是，对督导师进行的培训却很少有针对总结性评价的有效沟通技能（Jacobs et al., 2011; Motley et al., 2014）。下面是从真实的总结性评价会谈中摘录的两个对话片段，督导师是正在接受训练的博士生，被督导者是接受训练的咨询师。两段对话中的督导师和被督导者都是女性。第一段对话中，她们对督导师在会谈前完成的"咨询师行为评价量表（修订版）（Bernard，1997）"的结果进行了回顾。文中"P博士"指的是咨询师在工作机构的指导教师。

督导师：喔，我觉得这里还应该再多一些，就是这里……我想你也知道的，我也提到了这个。我可能会从头开始重新看一下……如果你有什么不同意的地方，可以提出来问我。我想你知道我会怎么来看的，好像你刚刚开始工作。

咨询师：喔，我……

督导师：你知道，可能你并不喜欢这样做。我只是认为这是很具跳跃性的一个步骤，当你开始有意识地采取其他的方法来工作……

咨询师：我甚至不能预期到 10 年后你所说的所有事情都变得完美的时候是什么样子。我不知道，对我来说，你在提出一个近乎完美的要求。

督导师：我要达到那个境界也很难。（笑）我也不想接受别人的评价。

咨询师：我的大多数的所得都是从经验得来的。

督导师：是的。我觉得，你也知道，或许出于我作为教师的角色……，每当我看到"总是"这个词的时候（指评价量表中的评分标准），我都没办法……，我们遇到了麻烦。

咨询师：是的。

督导师：这个对我也是一样（笑）。

咨询师：我明白，你知道吗，因为你刚才说的这些，现在我觉得它像是一个积极的评价。

督导师：是吗，你有很多的 1 分和 2 分，但是对我来说"好"就是好。用字母来评定等级是一个不错的办法，我不知道是不是这样。我没法对你说该得几等。我一方面想，应该根据你整个学期的学习表现来评分；但另一方面我又想，"好吧，那现在的表现如何呢？"你看，我不好进行评分。我不会给你一个 A，我不是非常确定，我只能说可能是 C＋或者是 B－。

咨询师：但是在等级表上面根本就没有加号或者减号。

督导师：是的。

咨询师：对我来说，C 就意味着失败，我想你不会……

督导师：我不会将这个看作失败。你知道，我想可能你在做类似这样的事情或者课程学习的时候可能会这样想。但是我并不把这个看作失败，因为 F 才是失败。

咨询师：嗯。

督导师：如果我必须对技能水平进行等级评定，可能会给 C 或者 D。但是如果从一开始来看，你已经进步很多了。不过这个不是由我来评价的。P 博士将进行评价工作，我不知道他会怎么进行评定。我确实认为你已经有很大程度的提高了。

咨询师：对我来说，这个过程似乎只是很短的一段时间。

督导师：是的，很短的一段时间。

不难看出在这个例子中存在好几处交流方面的问题。具体来说，有四个比较含糊的地方：（1）督导师的个人交流风格很不明朗，很多陈述都没有完成。她的态度很不干脆。她应该在澄清自己的反馈意见方面加以练习。（2）督导的程序很不清楚。P 博士没有明确指出督导的具体程序，督导师和咨询师也都没有注意到这些细节问题。这个结果导致督导师好像并不知道自己在评价过程中所要扮演的角色。另外一个可能就是由于督导师不愿意进行这个工作，她减少了自己的角色作用，将最终评价这个困难的任务交给了 P 博士去处理。从所陈述的对话来看，我们不知道是以上哪种情况。（3）对督导师来说，评价的标准好像也是含混不清的。她一会儿提及技能水平，一会儿又提到进步问题，很明显她并不知道 P 博士将如何权衡这两个因素的重要性。（4）看起来督导师对评价这个责任感到很不安，尤其是这个案例中这个实习课程的最终结果好像并不令人乐观。我们不知道是督导师没有做好会谈前的充分准备，还是多大程度上的准备工作可以抵消她的不愉快感觉。上述结果导致了一系列的混杂信息：

1. "你不是一个很好的咨询师。" / "'C' 不是一个很坏的等级。"

2. "你已经进步很多了。" / "你还是不够好。"

3. "我努力做到公平。" / "我可不想处在你的位置上。"

4. "我建议你的成绩在 C + 和 B 之间。" / "我不评定等级。"

最后一点，也是重要的一点，很显然这个评价过程的关系背景——督导工作联盟是薄弱的。尤其是，我们在对话中看不到明显的关系联结；事实上，督导师常常显得不敏感和含糊其辞。另外，我们也感觉不到形成性评价已经促使双方通过互相理解达成一个清晰而一致的目标，并以此作为总结性评价的标准。

第二个总结性会谈的例子来自另一个训练项目，督导师和咨询师之间已经建立起较好的工作关系。从对话中我们还可以看出，组织过程也处理得较好，因此总结性讨论主要是关于督导中的学习进展，而不是如何评定等级。很显然，博士生督导师与硕士生咨询师都知道机构指导老师会进行等级评定，而不是督导师。

督导师：为了准备今天我们的会谈，我已经思考了这段时间你取得的进步以及我们之间的关系。

咨询师：啊，是的，我会想念你的！我真希望今天不是我们的最后一次见面。

督导师：你知道，这正是一个平行的体验。这很像你与来访者之间的关系过程以及你感觉到结束那种关系的影响，现在我们的关系也真的是很难结束。我感觉我已经对你很了解了，而且能成为你本学期成长过程的一部分我真的感到非常幸运。

咨询师：噢，谢谢你！我也感觉很幸运。这真是一次很棒的体验。

督导师：我不知道，你是否愿意先开始对这学期的进步做一个自我反馈。

咨询师：我想说，我能够做到创造性并且愿意尝试新的事情。我真的感到我花了时间去了解每一位来访者，理解他们是什么样的，这对于建立我们之间的关系很有帮助。我觉得我与所有的来访者都能建立良好的治疗关系。

督导师：我对你所说的话做一点回应。你身上很突出的一个特点是你与来访者工作中表现出来的灵活性。我注意到，当你想到对来访者可能有用的某一想法却发现事实不是这样的，你不会强行去实施你原来的想法，而是能够重新思考……关于对自己的反馈你还有其他什么想法吗？

咨询师：我知道当我们与 S 博士会面时会更多地讨论这个问题，但是我看到我的中期评价时，我想我在某些领域的技能方面已经取得了一定的进步。特别是，我在不要问太多问题这方面已经比刚开始时好很多。我想起我与（来访者）的第一次会谈（笑），我记得我肯定一口气都没停地问了她好像有 20 个问题！（大笑）

督导师：（大笑）哦，我也记得！第一次会谈，你问了那么多问题然后你又感觉很不好，所以在第二次会谈中你几乎没说什么！我很高兴能给你一个反馈，我认为你现在已经找到了一个很好的中间地带。

咨询师：噢，那真的很糟！而且我还把那个案例在班级里报告了。我简直不敢相信。

督导师：这非常好！我认为这就是督导的目

的，而且你能够获得很好的反馈并马上应用到实践中。那是我对你非常欣赏的另一方面，尤其在我们的关系中。你能够完全进入这种体验中，同时又能够在体验的同时接受反馈，即使当你感到紧张或不确定时。如果你在班级里或我面前展示你做得最好的片段是非常容易的，但是我很感谢你总是愿意把自己感到最困难的部分展示给我们看。我希望你能明白，正是因为你付出的努力才使得这个学期对你来说是很有意义的。

咨询师：是的，我觉得这个过程虽然艰难，但是很值得。不过，你要知道，我在这儿从未感到尴尬，即使我知道自己做得不够好，或者错失了一个机会。

督导师：我很高兴听到你这么说，也很高兴得到这个反馈……所以，我想知道你下一步的目标都有哪些呢，哪些方面是你想要继续进行工作的？

咨询师：我已经准备好去参加实习了。那是一个全新的世界；我就要去做所有我从来没做过的事情。我很紧张，也很兴奋，准备到实践中去积累经验。我的目标是尽可能多地参加不同类型的团体工作，积累团体经验，然后要在咨询会谈中使用更多挑战和沉默的技术。我想这个学期的后半段我要在这些方面多做一些。

督导师：听上去这些目标对你很重要。我同意挑战和沉默是你需要继续练习的两个方面。我当然也看到你在这两个技能方面已经有了一些进步，尤其是挑战的技能。

咨询师：我跟我的新督导师讨论了关于来访者的选择，并且已经找到了一些各种各样的来访者，这样我就有机会与许多具有不同问题的各种类型来访者进行工作。

督导师：我认为，当你进入这个新的机构与具有更复杂问题以及不同背景的来访者进行工作时，我很希望看到你能够继续努力的方面是你要更加的直接且富有同情心地挑战来访者并指出他们的矛盾之处，同时也要鼓励他们对自己想要达成的目标负责任。我认为你这个学期对（来访者 A）的工作非常成功，我觉得他对自己的改变很满意，而且他的进步让你大吃一惊。

咨询师：是的，我认为在与（来访者 A）的工作中，我的确体会到如果关系在那，他就会重视我对他说的话并且愿意接受一些挑战。我明白不是每一个来访者都会有这样的改变，但是我在他身上感受到了。

督导师：我也这么认为，我觉得重要的是，他知道你关心他并且帮助他看到关于自我的一些方面并做出一些改变。我还认为你这个学期遇到的一些来访者对你是一个很好的值得反思的体验。我记得你有一个来访者有着强悍的外表，或者你遇到一些与你很不同的来访者——性别、种族、宗教、社会经济地位等，你能够成功地跨越这些障碍，始终保持共情，并带着开放的态度去了解他们的体验。

咨询师：是的，我觉得你说得对。我跟特别是（来访者 B）或者（来访者 A）有这样的体验，当时我很担心我永远也解决不了那个问题了。这个经历提醒我解决问题需要一点时间，不可能瞬间就变好了……

督导师：我很希望你能给我一些反馈，或者你还觉得有哪些没有完成的部分。

咨询师：噢，喔；好的，你说"没有完成的"，嗯，我忽然觉得有些伤感，就像是，我真的很享受这个过程，我觉得我不知道如果这个督导结束了我会怎么样。你给我提供反馈的方式非常滋养我，但又不是溺爱我；你让我看到你是如何以共情的方式对他人进行挑战。

督导师：听到你说的话我也很有感触。我认为我们的工作关系是一个很好的例子，在一个很短的时间内我们与某个人的关系会发生多大的变化，如何能够在关系中保持开放，这正是我希望与你之间建立的关系……有时候看你在努力我也很欣慰，因为我一直相信只要提供一定的支持，你自己一定能够找到解决办法的。

这段对话中的督导师与被督导者与之前那一对的最显著差别是工作联盟的质量。很明显，对督导师和咨询师来说这都是一个积极的体验。另外，好的督导与好的总结性评价的很多重要方面在这段对话中都体现得很明显。督导师通过让咨询师总结她自己的发展情况，强化了自我评估的重要任务。可以明显看到，整个学期的督导中既有挑战也有支持（如，公正的形成性评价）。此外，中期评价显然为被督导者指出了发展方向。督导师不仅向被督导者征求关于所提供的督导的反馈信息，而且还谈到了督导关系与治疗关系之间的平行现象。这一做法强调了督导作为一种关系驱动的活动的重要性，关系驱动的活动要求参与者能够暴露自己的脆弱性并保持诚实。最后，督导师在结束时请被督导者思考自己作为一名咨询师的持续发展的未来目标。

总结性评价不但是受训治疗师的一个重要环节，也是督导师的一个重要时刻。无论评价的内容是什么，在进行总结性评价时秉持公正、注意人际与文化敏感性、适度的具体化以及足够的权威性都有助于促进被督导者的专业发展，因此也对整个心理健康行业的发展做出了贡献。好的总结性评价常常也是督导师决定继续投入督导过程的原因之一。就像与来访者的有效结束过程一样，好的总结性评价可令督导师对于下一个督导任务充满力量。

专业胜任力存在问题的被督导者

应该说，在助人专业中所有的训练项目都希望学生能够顺利毕业并且最终得到学位认可。同样，心理健康机构聘请专业人员时也对他们的表现持有乐观的期待。心理督导师大多数都不希望解雇他们的学生或者是雇员。但是在心理健康专业的评价过程中，有些被评价的学生可能确实不能达到最低的标准要求。虽然督导师对自己的学生通常都有一种责任和义务感，但是他们也要认识到"必须优先考虑对公众和专业的责任"（Pearson & Piazza，1997，p.93）。

定义

大约从 20 世纪 80 年代中期开始，心理健康专业倾向于用功能缺损这个词来描述专业表现的明显倒退，或没有能力达到训练项目要求的最低临床标准（Lamb, Cochran, & Jackson, 1991; Lamb et al., 1987; Muratori, 2001; Oliver, Bernstein, Anderson, Blashfield, & Roberts, 2004; Vacha-Haase, Davenport, & Kerewsky, 2004）。

功能缺损也用于描述对被督导者功能产生多方面影响的情况、所出现的问题类型超出被督导者的一般常见问题以及对反馈无动于衷（Burgess, 1994）。专业表现倒退通常被认为是情感和体力的损耗或者职业倦怠的结果。这种功能缺损的表现包括物质滥用、违反条例法规、滥用职权和临床判断能力的丧失（Muratori, 2001）。Michaelson、Estrada-Hernández 和 Wadsworth（2003）从不合格的被督导者中区分出准备不足的被督导者，他们认为后者也许能够通过更多的训练而有改进，前者则很可能从训练项目中被淘汰。所以，这些作者似乎将不合格的被督导者等同于功能缺损的被督导者。

最近以来，由于受到美国残疾人法案（Americans with Disabilities Acts，ADA）的制约，功能缺损的提法已经不再被采纳（Falender, Collins, & Shafranske, 2005）。专业领域内普遍同意，督导师应该避免使用功能缺损的用词，以免因未遵循 ADA 的准则而被起诉为歧视。另外，功能缺损还要求对能力缺陷进行诊断，这一角色功能超出了教育者或督导者的范畴。因此，为了避免法律纠纷（Falender et al., 2005, 2009; Gilfoyle, 2008），督导师应避免对被督导者进行诊断，而聚焦于胜任力的评价。从这一思路出发，专业领域内目前统一采用的术语是专业胜任力存在问题（problems of professional competence，PPC）（如，Elman & Forrest, 2007; Jacobs et al., 2011; Johnson et al., 2008; Shen-Miller et al., 2011）。Elman 和 Forrest 认为这个术语"抓住了定义该问题的三个基本组成：（1）专业表现存在问题；（2）专

业表现的标准；（3）聚焦于胜任力"（p.505）。

尽管告诫督导师要避免使用功能缺损这个术语，但它在心理健康文献中似乎仍然持续出现（Brown, 2013）。不过，因为专业胜任力存在问题（PPC）这个术语在诊断角色与督导角色之间建立了明确的界限，所以我们认为在此使用这个术语更符合本书的目的。另外，我们会采用 Shen-Miller 等人（2014）对 PPC 的定义："PPC 包括获得或保持发展所要求的适当水平的技能、功能、态度、伦理、专业性、人际行为等方面存在功能上或（一个或更多）基础范畴上的困难"（p.162）。这个定义要求每一位心理健康专业人员必须明确，什么样的技能或素质在本专业内是有功效的以及是基础性的要求，哪些伦理规范是最重要的。这样的定义显然就会引导督导师以评估技能和行为为主要方向，而不是去诊断性格障碍。

识别 PPC 被督导者，正当程序，以及风险管理

尽管专业文献中对 PPC 被督导者有很多的讨论，但是临床督导师总体上都报告对于如何处理 PPC 被督导者感到没有把握（Gizara & Forrest, 2004; Jacobs et al., 2011）。McCutcheon（2008）提到在对一名实习博士生评估为胜任力不足时所遇到的困难，督导师不但知道这样一个评估结果的严重性，同时也充分意识到这种决定的犯错风险，因为实习生常常是从一个机构或地区转到另一个地方，督导师与实习生之前并不互相熟悉。

由于识别一个被督导者具有 PPC 的困难是一个长期存在的问题，有关督导师在训练项

目中对于被督导者的角色功能已经有了更多的清晰界定。有一段时间，督导师们比较担忧对被督导者的非学术特征进行评价的问题。正如前面已经指出的，要求专业人员基于可能是另一领域内的某种诊断而采取决定的确是不适当的。然而，心理健康专业领域的许多胜任力（例如，愿意承认错误与接受反馈；Fouad et al., 2009）都超出了关于学术性的传统认知范围。所幸的是，关于法庭诉讼案件的文献回顾（Kerl, Garcia, McCullough, & Maxwell, 2002; Lumadue & Duffey, 1999）显示，法庭认定某一专业适当表现所需的个人态度或行为属于学术性问题。所以，诸如较低的冲动控制、对来访者的共情不足、令人虚弱的焦虑以及明显的文化不敏感等个人特征可以作为学术性辞退的理由。这一点非常重要，因为在法律层面上，学术性辞退是教学人员的权利和责任，而纪律性辞退（开除）则要求提供额外的文件记录以及正式的听证会。学术性问题的正当程序只需要教学人员在辞退之前通知被督导者有关其未能达到项目合格标准的情况（Kerl et al., 2002）。不过，如果学生的 GPA 并不支持这一负面评估结果，情况就可能比较复杂。

与此相关的是，应该制定一个过程来协助督导师并让被督导者了解与他们的个人功能相关的参数要求，这一点非常重要。Duba、Paez 和 Kindsvatter（2010）调查了 CACREP 的咨询训练项目是通过什么方式来评价学生符合他们称之为非学术性标准的情况（如，构建有效的人际关系以及对自我审查的开放性）。训练机构必须有能力清晰阐明其评价方法，这符合了 Foster 和 McAdams（2009）所倡议的透明度这一重要元素。尽管这些参数标准在法律层面上并不是守门人功能的必需条件，但它们有助于构建一种训练文化（Gizara & Forrest, 2004），它是健康的、公正的、同时也关心被督导者的专业发展以及他们所服务的公众。正如 Kaslow 等人（2007）所说的：

> 督导师必须要努力做到营造、传递并保持一种安全的、促进成长的氛围，从而使被督导者能在其中获得最佳学习效果，并在治疗中更加具有胜任力。与此同时，督导师还具有一个极其重要的责任去发现被督导者专业表现中的严重问题或缺陷，督导师需要与被督导者公开讨论这些问题以进行补救，并且，如果被督导者没有能力或不愿意对其专业行为进行必要的改进，督导师就必须行使专业守门人的职责以保护公众利益。（p.16）

尽管第 11 章将详细讨论知情同意和正当程序的相关问题，我们在这里先介绍一下在评价中将被督导者确定为 PPC 问题之前必须要经过的一个过程。Lumadue 和 Duffey（1999）列出了某个咨询师训练项目中全体成员一致同意的 6 个知情同意目标：

1. 确定希望学生达到的质量和行为。
2. 对学生的专业胜任能力和成绩的要求全体人员要达成一致意见。
3. 制订一个包含所有这些质量和行为要求的评定表格。
4. 在部门内部使用这些评定表格以使评价程序标准化。
5. 与每个班的学生交流这些期待标准。
6. 对有兴趣的学生在录取通知书里面应该告知这些期待值。（p.106）

该训练项目稍后出版了他们编制的评定表格（Kerl et al., 2002），它主要包括以下 5 个领域的评价：咨询技能和能力、专业责任、胜任力、成熟和真诚。督导师对学生的评价分为达到标准、达到最低限度标准或没有达到任何一个标准。与此类似，在对来自一名被辞退学生的长期（但未成功）法律挑战的反思之后，McAdams、Foster 和 Ward（2007）编制了一个评价准则体系，以协助学生理解包含 10 个范畴的可接受的与不可接受的行为。我们建议读者参考 McAdams 等人（2007）以了解这一极具价值的评价工具。

最后，Gilfoyle（2008）提出了涉及被督导者胜任力问题的风险管理的 10 条最佳实践建议。我们相信这些建议代表了形成整个督导架构的基础，它们不仅支撑着训练过程，而且支撑着必不可少的守门人活动。

1. 提供有关学生们专业表现的评价标准（训练目的与目标）的书面通知。

2. 提供关于处理胜任力问题的程序的书面通知，这样，至少提供了关于绩效评价的程序，并在采取任何决定之前有机会做出反应。

3. 对专业工作者和行政管理人员进行教育培训，要求大家遵循已经制订的程序和标准。

4. 对相同类别的受训者公平一致地执行已经制订的标准与程序。

5. 建立适当的内部回顾和评价程序以尊重对受训者的评价意见的隐私保护，并将问题讨论范围局限于那些必须知道的人员。

6. 当问题出现时，聚焦于与训练目标相关的问题行为。

7. 设计一个与项目标准、训练目的目标互相配合的补救计划。

8. 考虑所有相关人员——来访者、工作同伴、受训者——的安全问题。

9. 保存关于交流互动过程和有关决定的书面记录材料。

10. 不要拖延解决问题的过程。（p.208）

除了上述完美的建议列表外，我们再加上 Wester、Christianson、Fouad 和 Santiago-Rivera（2008）的告诫，在开始启动程序之前，机构成员／督导师最好花点时间预计一下被督导者对于要求补救的干预将会做何反应。

PPC 的发生率

发生 PPC 被督导者是督导过程中无法避免的情况。越来越多的描述性以及实证性研究文献都肯定了这样一个事实，确实有很小比例的被督导者被督导师评价为不具有从事助人行业实践的资格（如，Elman & Forrest, 2004; Forrest et al., 1999; Gaubatz & Vera, 2006; Gizara & Forrest, 2004; Lamb & Swerdlik, 2003; McAdams et al., 2007; Oliver et al., 2004; Rosenberg et al., 2005; Russell & Peterson, 2003; Shen-Miller et al., 2011; VachaHaase et al., 2004）。Forrest 和 colleagues（1999）在他们关于这个专题的重要综述文章中记录了 PPC 被督导者的总体发生率，同时也谈到了督导师在决定如何对有问题的行为进行适当反应时经历的众多内心挣扎。最近，Forrest 等人（2013）又

重新回到 PPC 的问题研究上并强调，督导师以及训练项目在处理 PPC 受训者方面的准备程度存在很大差异。事实上，他们总结道，对 PPC 问题进行有效管理的最重要变量是作为一个系统的训练项目，而不是任何个别督导师的良好意图与干预方法。我们很同意这一结论，在第 7 章我们已经讨论过相关的主题，即督导体验与机构支持的组织过程。

毫不奇怪，看起来不仅督导师察觉到了具有 PPC 的被督导者，他们的同伴也会有所察觉（Foster et al., 2014; Gaubatz & Vera, 2006; Oliver et al., 2004; Parker et al., 2014; Rosenberg et al., 2005; Shen-Miller et al., 2014; Veilleux, January, VanderVeen, Reddy, & Klonoff, 2012）。这些研究结果清楚地表明，PPC 被督导者的同伴也发现了督导师注意到的那些问题，包括技能缺陷、情绪问题以及其他有问题的行为。而且，这些同伴常常不确定应该对自己的直觉发现采取什么反应，他们也不确定自己的责任是什么。同伴们对他们觉察到的 PPC 的反应也有很大不同。与督导师相比，被督导者对同伴的相互评价有时会更加严苛（Gaubatz & Vera, 2006）。不过，当问到哪些表现可能预示着一个人必须被从训练项目中辞退时，这些同伴非常不情愿指出任何可能支持采取辞退决定的行为表现（Foster et al., 2014）。总体来说，受训者似乎并不知道他们所在的训练项目中对待 PPC 被督导者的回顾与补救程序（Veilleux et al., 2012）。分析一下咨询训练项目的手册也许有助于解释这种困惑（Brown, 2013）。Brown 发现，多数训练项目在其保留学习资格或补救政策中并没有明确定义 PPC。另外，用于描述

PPC 的术语也是各种各样，包括现在已经废弃使用的术语功能缺损。这样做的结果就是，受训者并没有接收到有用的信息来理解 PPC 的准确含义，或者当他们发现同伴有 PPC 问题时应该如何反应。

除了缺乏引导和有效信息缺失外，受训者也表达出与机构工作人员及督导师相类似的关于处理同伴 PPC 问题的担忧。例如，Shen-Miller 等人（2014）发现，受训者害怕如果自己报告了一个 PPC 可能会产生的对同伴团体内的人际关系影响。他们对于评估与多样性之间的交互作用比较敏感，并且不能总是信任自己的评估结果，也不是很愿意去跟一位督导师讨论自己担忧的问题。被督导者是否愿意跟一位督导师讨论自己的忧虑问题，其中最关键的一个因素是他 / 她是否信任督导师在专业、熟练地处理这类问题时的胜任能力。遗憾的是，Forrest 等人（2013）发现，训练项目的负责人报告 75% 的督导师有能力处理 PPC 的问题。不同项目之间的这个比例为 30%~100%。因此，对任何一个受训者来说，当发现同伴出现 PPC 问题时，督导师并不是一个绝对靠得住的求助资源。

如果受训者并不能完全信任督导师的胜任力，他们可能会转向同伴去倾诉自己的担忧并寻求建议（Rosenberg et al., 2005; Shen-Miller et al., 2011）。基于这个原因，现在逐渐开始强调要进行系统水平的干预来应对整个训练项目全体成员在 PPC 问题上的需要（Brown, 2013; Forrest et al., 2013）。一个是需要提供更明确的说明材料以帮助受训者了解，如何以一种关心、专业的方式来处理有 PPC 问题的同伴。

Shen-Miller et al.（2011）强调在 PPC 问题出现之前，必须要对被督导者进行预防性、教育性的干预。Foster 和 McAdams（2009）对此表示赞同，并强调了营造一种透明的督导文化的重要性，包括政策的制定与沟通、充分的自上而下及自下而上的沟通渠道、主动协助与努力补救的意愿。我们认为，打开督导师与被督导者之间关于遭遇同伴 PPC 问题的沟通渠道还有一个积极的效果，即借此机会鼓励被督导者反思自己在压力情境下的应对风格。

补救措施

除了继续做好相关情况记录外，教育者与督导师还要设法对 PPC 被督导者做出适当的反应（Vacha-Haase et al., 2004）。根据 PPC 问题的严重程度，机构工作人员及督导师必须决定是否还有补救的可能性，就其本身而言，这常常是一个两难的问题。补救计划必须合情合理；必须尽可能地具体，必须将补救活动与所要求的技能及特质联系起来（Gilfoyle, 2008）。我们发现对缺陷进行命名（如果该命名能参照已经发放给全体被督导者的项目文就最好）并要求被督导者与我们一起共同设计补救计划是很值得的。如果这个过程能够直截了当和充满共情地进行，就能够使被督导者有力量参与到解决问题的方案中。在这个时候，这个过程也能使督导师与 PPC 被督导者之间能以之前不可能的新的方式进行更好的沟通。

到目前为止，一些比较常见的补救方法包括增加督导、要求请假一段时间、增加被督导者与其学业导师的接触、要求重修课程或增加选修课程、个别辅导、强制接受个别心理治疗、重新进行教学实习等（Russell, DuPree, Beggs, Peterson, & Anderson, 2007; Veilleux et al., 2012），每一种方法都有其长处，但都不是万能的。Veilleux 等人将开除和劝退也包括在补救措施的范畴。我们对此持不同意见，因为开除和劝退不是补救方法，而是补救方法不可行的情况下的一种决定。

补救计划中最关键的是，在计划执行中必须向机构工作人员和督导师提供所需的数据以做出合理的决定，是否允许被督导者继续留在训练项目中。补救计划中必须包括明确的时间期限以及表现改进的具体指标。例如，建议请假一段时间的话，要明确请假期间必须完成什么任务？受训者应该如何记录补救目标已经完成？在请假期间是否有其他人来协助受训者？所有这些条件都应该在补救计划中有清楚的说明，就像一个课程大纲需要说清楚学习目标。

我们还要指出，强制或建议接受个别心理治疗的策略在心理健康行业早就开始实施了，它经常被当作一个单独的补救措施来使用，虽然并没有足够的证据表明单独使用这一干预措施能够帮助这些被督导者获得实践所需的胜任力（Elman & Forrest, 2004; Vacha-Haase et al., 2004）。此外，建议接受治疗将督导角色与治疗角色混合在一起（Russell et al., 2007），可能会导致更多问题，包括帮助被督导者重返岗位的治疗师所提交的报告可能向训练项目透露了被督导者的某种缺陷，而该缺陷属于 ADA 的法律保护范畴（Guilfoyle, 2008）。

总之，没有什么事情比对那些不适合或者没有能力从事自己所选择职业的人进行评价更可怕的了。同时，这个任务又代表了所有的临床督导师必须具备的"职业守门人"的功能。不断增加的处理专业胜任力有问题的被督导者的挑战要求对一系列不同的行为、态度以及个人特征进行具体评估，从可接受到不可接受的范围。这种具体评估可以协助所有被督导者——不仅仅是那些遇到问题的、有时是失败的——通过努力以达到专业标准。我们在第11章将从伦理角度讨论守门人的角色。

评价中的其他问题

在本章的开头我们提到，由于被评价的技能以及素质具有个人化的性质，所以评价是一项艰巨的任务。相对清晰的标准、好的评价工具以及可靠的程序能够很大程度上降低评价的难度。然而，督导过程和评价过程都不是无懈可击的。督导师进行评价时必须在尽可能多的客观数据基础上做一个判断；但是判断仍然是包含主观成分的一个过程。

主观因素

临床督导师都很努力地工作以试图在评价时做到公正合理。然而，由于没有意识到客观评价可能存在的陷阱，督导师们在达到公正合理这个目标时处于一个很不利的位置上。同时，督导师也必须认识到主观成分不可能、也不应该被完全消除。与咨询和心理治疗一样，临床督导中也受到一些内在的直觉因素的影响。评价是一个主观判断与客观标准相互混合的精细过程。然而有时候，我们的个人主观性妨碍了我们的专业主观性，那么这个时候评价的直觉性就不那么准确了，可能会出现一些偏差（Gonsalvez & Crowe, 2014; Gonsalvez & Freestone, 2007; Robiner, Saltzman, Hoberman, Semrud-Clikeman, & Schirvar, 1997）。没有哪个临床督导师能够免于这种两难困境的影响。但是如果意识到这种可能性，那么就能够帮助督导师事先列出个人的弱点和潜在的盲点，以便于在评价的时候进行回顾。每个临床督导师在面对评价任务时都要有一个专门的清单，列出个人要解决的主观障碍。我们在下面只描述了一部分最普遍存在的问题，这些问题有些是我们的个人经验，有些是专业文献中经常受到关注的问题。

相似性

在20世纪80年代引发了大量实证性研究的一个假设是，相互吸引（包括相似性的概念）能够影响治疗过程和督导过程（Turban & Jones, 1988）。但是Kaplan（1983）报告，这些研究结果是不一致的，与督导师的相似性很多时候可能是一个有利因素，但是有的时候情况可能正好相反。如果督导师缺乏良好的自我形象，那么相似性就可能会对被督导者产生消极的影响。从另外一个有利的角度来看，如果缺乏相似性可以使得被督导者在督导关系中受到额外的影响，那么督导师与被督导者之间的差异性就成为一个有利的因素。比如，如果督导师相对比较年轻缺乏经验，而被督导者却比较年长，生活经验丰富，这时候与两人年龄相当相比，也许这种年龄的差异性会导致对被督导者的更好评价，尤其是被督导者为男性的情况下（Granello, 2003）。

督导师必须要考虑到一种特定情境下的相似性。如果两个人具有某种相同的生活经历，或者至少是某些方面的相同经历，那么这两个人之间就会形成一种心理上的相互联结。督导师和被督导者可能近期都经历了离婚的打击，或者是他们的孩子正好同龄，或者都有一个酗酒的父／母亲。这些生活情境的相似性是否会成为一个有利或者不利的因素，要看双方在督导中自我暴露的程度以及对这种生活情境的接受水平。不管是有利还是不利，督导师都必须要考虑到这些相似性可能对评价产生的影响。

督导师对被督导者的喜欢或许比相似性显得更为重要，虽然这两个概念是有关联的。Turban、Jones 和 Rozelle（1990）发现在督导过程中，受人喜欢的被督导者比那些不被喜欢的被督导者得到了更多的心理支持，督导师在与受人喜欢的被督导者的工作过程中会付出更多的努力，而且在评价时督导师会给予受人喜欢的被督导者更有利的结果。在另一个相关的研究中，Dohrenbusch 和 Lipka（2006）发现，在可解释督导师评价的 56% 的变异性的 4 个因素中，其中之一是被督导者的社会能力（虽然这个因素与被督导者的受喜欢程度有所不同，我们相信两者之间具有密切相关性）。Dohrenbusch 和 Lipka 研究中的另外 3 个因素是：被督导者在治疗中的目标导向程度，被督导者与来访者建立治疗关系的能力，以及做出激励与支持来访者的行为的能力。

我们很难判断到底是这种喜欢导致了被督导者的成绩被过分夸大，还是表现突出的被督导者更让人喜欢。不管是何种情况，鉴于喜欢这个因素早在总结性评价之前就已经开始影响到督导师和被督导者之间的相互作用，督导师必须要警惕这个变量的影响作用。

熟悉感

"他很难接近，但是他表现得很不错。"我们中有多少人是对人第一印象很差但是现在却给予他很高的评价呢？并不是所有人的特性都会在短时间内表现出来，有时候可能需要（在研究生训练阶段）相当长的一段时间才能做出对受训者的优势和弱点的一个全面评价。

一些实证性研究也证明熟悉感能够影响评价。Blodgett、Schmidt 和 Scudder（1987）发现，对同一个受训者的评分会随着督导师认识这个受训者的时间长短而有所不同。如果在督导前他就已经给这个受训者上过课，那么他对受训者的评价就会更加积极。Blodgett 及其同事指出，大学和研究生学业训练都在同一所机构完成的学生在该研究中表现出显著的优势。但是作者们警告，认为熟悉感总能给受训者带来有利的影响这种看法是不可取的。我们的经验也认为这种警告是正确的，对有些受训者来说熟悉感确实是有利的因素，但是对有的受训者而言情况却不是这样。

从熟悉感衍生出的一个推论就是第一印象的顽固性（Sternitzke, Dixon, & Ponterotto, 1988）。虽然第一印象并不总是最后的印象，但是我们必须了解的一点是，第一印象的作用可以持续很长时间。如果督导师在督导过程中过早地对被督导者的性格特征进行了判定，那么受训者要改变督导师的这种印象就要付出更大的努力了。在这种情况下，受训者对督导师来说也许已经是很熟悉的了，但实际上受训者还远远没有被督导师所了解。

优先权与偏差

在对被督导者的技能进行判断时，每个督导师都有自己的一套优先权体系。出于这一原因，有一个很好的练习是让新手督导师讨论他们用于评价被督导者的一个胜任力列表（如，Fouad et al., 2009），并对这些胜任力的相对重要性进行排序。通常情况下，督导师都认识不到他们的优先权具有一定的主观性，水平相同的督导师也许会有不同的优先权顺序。

这一倾向得到了 Sternitzke 等人（1988）提出的归因理论的支持。在 Ross（1977）的工作基础上，他们将自我中心偏差（egocentric bias）确定为督导师在观察被督导者行为时普遍存在的问题，并且解释了这种偏差的性质：

一个人对常态还是偏离常态的判定常常受到自我中心偏差的影响而偏向于与自己的行为选择相一致，因为观察者都会思考在相似的情况下他们自己会怎么做，然后将自己这种假想的行为与行动者的实际行为进行比较。如果观察者认为他们自己不会这样做，这样他们可能更倾向于将行动者的行为视为偏离常态。如果观察者认为自己也会选择相似的处理方式，那么他们就倾向于将行动者的行为看作是正常的。（p.9）

Robiner、Fuhrman 和 Ristvedt（1993）提到，个体督导师的特质倾向会导致一种慈悲偏差、严格偏差或者是中心倾向偏差。在随后对62名督导师的调查中，Robiner 等人（1997）发现，督导师当中承认存在评价偏差的占多数（59%），只有10%的督导师相信他们的评价是没有偏差的，另外还有31%的人不能确定是否在评价中有偏差。在承认自己的评价中存在偏差的督导师中，40%的督导师认为他们对被督导者的评价中主要倾向于慈悲偏差，45%的人认为是倾向于中心趋势，只有7%的人认为他们在评价中表现出严格偏差。

根据 Robiner 等人（1993）的定义，慈悲偏差指的是比客观数据所得出的评价结果要更好的倾向性。这种偏差可能来源于以下四个方面：（1）测量的问题，比如缺乏明确的标准；（2）法律和管理问题，比如关于申诉程序的担忧；（3）人际关系问题，例如，因破坏了被督导者的职业生涯而感到苦恼；（4）督导师自身的发展问题，如缺乏督导经验。有意思的是，研究者们不断指出，心理健康训练项目中的慈悲偏差是督导师守门人功能失败的原因之一（Brear & Dorrian, 2010; Karpenko & Gidycz, 2012）。表10.4列举了 Robiner 等人（1993）所描述的导致慈悲偏差的一些因素。

严格偏差就是督导师的评价比依据客观数据所得出的评价要更为严格的倾向性。这种偏差对被评价者来说是最困难的了。Ward、Friedlander、Schoen 和 Klein（1985）认为这样的评价会使被督导者产生过度的防御反应，或者导致被督导者试图操纵督导师以期得到较为积极的评价。Robiner 等人（1993）指出，一致的批判性评价可能反映了督导师自身存在的一些问题（如，不现实的标准，个人挫折情绪的置换）。另外，当严格偏差并不总是一致地出现时，也许可以解释为是针对特定群体的一种偏差，比如，女性被督导者（如 Chung,

表 10.4　机构对实习生评价时产生慈悲或夸大偏差的因素

定义和测量方面的问题

1. 心理学领域中缺乏对有胜任力还是不能胜任的明确标准以及客观的测量方法

2. 心理学领域中缺乏对功能缺损和困扰的明确标准和客观的测量方法

3. 督导师对评价本身所固有的主观性的觉察水平

4. 考虑到因缺乏明确标准和客观测量方法而必须对评价进行合理性论证

法律和管理方面的问题

5. 担心消极的评价可能会导致管理部门的质疑、审查、申诉甚至是法庭起诉

6. 不清楚与消极评价有关的机构政策、程序或者是实习期管理政策及相关程序

7. 社会和政治方面的动力关系：害怕或感到可能会失去机构、项目负责人和同事对消极评价的支持

8. 担心没有让一名实习生"及格"可能导致未来训练经费或训练人员的减少，或者是需要寻找额外的资金以延长实习生的训练

9. 担心没有让一名实习生"及格"可能导致反面的公众效应，从而影响到机构的声誉和申请实习的学生人数

人际关系问题

10. 害怕会破坏良好的督导关系，或担心引起被督导者的故意

11. 害怕会引发当前或未来的受训者产生集体抵制

12. 因损害了被督导者的专业发展或者是使受训者的毕业训练变得艰难甚至终止而感到痛苦

督导师自身的问题

13. 督导师想回避对自己的行为、胜任力、专业伦理、期望值进行详细的审查，或者不愿意对自己的临床和督导实践做出判断

14. 对那些能力不足或者功能缺损的受训者的督导经验不足

15. 没有能力就消极评价进行沟通（比如，缺乏坚决果断的沟通技能）

16. 对维持专业标准的个人责任漠不关心

17. 对守门人这个角色感到很不愉快

18. 认同被督导者的问题

19. 对被督导者的表现和问题没有给予充分的关注

20. 对被督导者的胜任力存在预先假设（比如，过分依赖对实习生的筛选程序）

21. 淡化被督导者的能力不足或者功能缺损

22. 不适当的乐观态度，认为被督导者的问题无须干预也能得到解决

23. 不愿意花费很多时间和精力来对这些有缺陷的受训者进行必要的处理和补救

摘自："Evaluation Difficulties in Supervising Psychology Interns," by W. Robiner, M. Fuhrman, and S. Ristvedt, 1993, The Clinical Psychologist, 46（1），3–13. Copyright © 1993 by the Division of Clinical Psychology, Division 12 of the American Psychological Association, p. 7。

Marshall, & Gordon, 2001），或者年龄较大的被督导者（如 Granello, 2003）。如果从与督导师、被督导者、来访者的文化差异相关的微攻击角度来看（Sue et al., 2007），严格偏差这个看似

相对良性的概念可能掩盖了本质上的一个社会公平问题。

中心倾向偏差就是将被督导者统一评价为平均成绩的趋势。当督导师表现出这种偏差时，被督导者就无法得到反馈信息，他们没有机会认真地探讨自己的缺陷或者为自己的好成绩而感到自豪。

Gonsalvez 和 Freestone（2007）对 Robiner 等人（1997）的研究进行了一个重要的追踪研究，其主要研究对象是实习机构的督导师而不是工作人员。他们收集了 130 名实习机构督导师在 12 年期间的数据，发现督导师的确存在慈悲偏差。（他们的数据并没有支持中心倾向偏差或严格偏差。）此外，他们还发现，实习机构督导师关于被督导者某种特定胜任力的早期评估并不能预测这些胜任力的后期评估结果。关于已被证实的慈悲偏差的反思和思考，作者提出：

督导师在与自己的来访者进行治疗中所要求的支持与养育角色，以及在面对经常是焦虑的和有时是脆弱的受训者时必须采取的成长塑造角色，共同妨碍了督导判断的客观性与严格性。（p.28）

Bogo、Regehr、Power 和 Regehr（2007）的研究支持了这一结论。他们发现，社会工作领域的督导师认为，评价的任务是与某些高度认可的专业价值相冲突的，例如非评判和对个人学习需要保持敏感。因此，尽管也承认进行评价性判断的重要性，这些专业领域的督导师会认为对他们来说，促进学习的过程比承担专业守门人的角色对他们更有吸引力。

这些研究发现使得 Gonsalvez 和 Freestone（2007）提出了一种担忧的观点，即慈悲偏差可能会转变为对被督导者的一种晕轮效应（halo effect），并带来相应的不利结果。这些作者尤其关注的是，被督导者也许会因此而躲避了（原本需要的）额外督导或专业发展，并认为自己比同伴表现更好。出于这一想法，Gonsalvez 及其同事（如 Gonsalvez et al., 2013）提出疑问，判断的"失误"是由于督导师进行正确评估的能力不足还是采用了不适当的评价工具。他们的结论是，李克特量表是效度最低的评估工具，因为缺乏锚定点。（回想一下那个问题："芒果有多甜？" Gonsalvez, 2016）这种现状促进了用于临床评估的短文方法的发展与研究，我们已在本章前面讨论过了。研究表明，这一方法通过向督导师提供用以判断被督导者表现的更多信息减少了评价中的慈悲偏差。由于慈悲偏差（也称为晕轮效应）可能对专业守门人功能造成慢性问题，Gonsalvez 及其同事的研究得到了业界的高度称赞。

如果督导师无法得到 Gonsalvez 及其同事研发的这一评估工具，我们推荐一个简单的活动来帮助抵消影响评价的一系列主观变量：咨询顾问。如果督导师邀请其他人参与到评价过程中，督导就不会过多地受主观因素的困扰（Forrest et al., 2013）。当遇到督导危机，尤其是涉及伦理或法律问题时，督导师通常会更多地考虑其他人的意见。然而，明智的督导师则是在事情看起来似乎最顺利的时候邀请其他人参与评价过程。这不仅仅是一种很好的实践方法，而且它也能促进督导师的持续专业发展，使督导师成为一个更好的评价者。

对督导的评价

与其他很多方面一样，督导师自己的督导也必须接受评价，从而为被督导者树立最高专业标准的榜样。在准备成为一名临床督导师的训练中，元督导（对督导的督导）是必不可少的，当然这一环节可能不是总能达到对受训咨询师的督导要求一样严格的水平。事实上，如同评价被督导者一样，对督导师的评价也要经历相同的过程。评价标准是什么？如何获取督导过程的直接样本？是否要求被督导者提供反馈？是否要求督导师进行反思性的自我评估？采用哪种类型的评价工具？对于有困难的督导师，守门人功能是如何执行的？

最近几年来，心理健康行业在确认临床督导师的最佳实践能力方面已经投入了更多的资源（如 APA, 2014; Borders et al., 2014; Falender et al., 2004; Genuchi, Rings, Germek, & Cornish, 2015）。这些文件可作为一个最佳的出发点，以确立督导实践的标准并开展相应研究。像本书这样的教材也正努力涵盖有胜任力的督导相关的基础知识、觉察与技能。我们鼓励读者采用所有必要的评价步骤，从而能建立起一个发展的轨迹（Watkins, 2014a），使督导中必需的胜任力最终能成为一种真正的专业特长（Goodyear & Rousmaniere, 2017）。附录 B 督导工具箱里收录了有关督导师胜任力的评价工具。

结论

评价使临床督导师面临一系列的难题，它同时也是最让人为难的、最具挑战性、也是最重要的责任。不过我们在本章以及本书其他部分提供了一些概念性和结构性的专业资源来协助督导师提高评价过程中的自信和胜任力，并帮助督导师和被督导者构建一个建设性的评价过程。

第 11 章
督导实践的伦理与法律基础

在一个完美的世界里，督导师对他人只产生积极的影响。他们的行动总是智慧的、道德高尚的、公正的（可参见 Sen, 2009）；但是，督导师也是人，所以，完美的督导师是不存在的（Ellis et al., 2014）。伦理规范是从专业角度出发对最佳行为的定义；法律则是为了保障专业成员所服务的社会群体应得的最低限度可被接受的行为。本章的重点是关于督导师的双重责任，在自己的表现符合伦理与法律要求的同时，还要帮助被督导者达到同样的专业水准。

表面上看，美国（Van Horne, 2004）和英国（Symons, Khele, Rogers, Turner, & Wheeler, 2011）心理健康行业违反伦理的案件发生率是相当低的，似乎并不令人担忧。如果聚焦于督导行为，发生率更低（Pope & Vetter, 1992），虽然 Robiner（2008）的确报告了在心理学会做出的处罚决议中，处罚原因的发生率排名第 7 的就是不适当的或不充分的督导。

不过，这些数据只涉及伦理投诉以及相关裁决。当被督导者对督导师的行为进行描述时，我们就会看到很不一样的场景。例如，在 Ladany、Lehrman-Waterman、Molinaro 和 Wolgast（1999）的调查中，高达 51% 的被督导者认为他们的督导师至少发生过一种违反伦理的行为。由于被督导者报告，他们只有在 35% 的情况下与督导师讨论了上述违反伦理的问题，所以督导师通常无法得到这种重要反馈。关于 Ladany、Lehrman-Waterman 等人（1999）研究的一个重要说明是，并不是所有的非专业行为都是违反伦理的，而且被督导者并不必须具备这种区分能力（Gottlieb, Robinson, & Younggren, 2007）。 在 Bucky、Marques、Daly、Alley 和 Karp（2010）的看似互相矛盾的结果中，接受调查的被督导者有 85% 评价他们的督导师的伦理整合能力在"平均以上水平"。最近，Ellis 等人（2014）将不充分的督导（inadequate supervision）（如，忽视对督导过程投入足够的时间）与有害的督导（harmful supervision）（如与当前的被督导者发生性关系）区分开。令人震惊的是，在被研究的 363 名被督导者中，竟然有 90% 的人报告了至少一种不充分督导的表现；28% 的人报告了更严重的有害督导表现。有害的督导显然是违反伦理的。McNamara、Kangos、Corp、Ellis 和 Taylor（2017）发现，滥用职权、基于文化特征的歧视以及公开羞辱是被督导者报告的伤害性督导体验中最突出的主题。不充分的督导（如，从不观察被督导者的治疗或不提供评价性反馈）也有可能符合违反伦理的定义，特别是当督导师的行为对被督导者及其来访者的作用等同于没有接受督导一样。因此，不管被督导者总体上对督导师的一般性评估结果如何，督导中的伦理不当行为其广泛性简直无法接受。

督导师践行伦理责任的方式对很多方面都会产生影响，包括：（1）督导关系，（2）被督导者，（3）被督导者所服务的来访者，（4）乃至社会公众（参见 Goodyear & Rodolfa, 2012）。再者，督导师的某一特定行为的影响通常不会仅限于上述四种范畴中的一个。

伦理准则与法律之间的密切但不完美的关系

有时候，伦理准则与法律是不一致的（可参见 Knapp, Gottlieb, Berman, & Handelsman, 2007; Pope & Vasquez, 2011）。但是总的来说，两者之间有重叠，但不是完全重叠。事实上，伦理准则的实施经常要在法律许可的范围内才有效。例如，来访者－治疗师之间的保密规定是获得法律认可的，因此部分心理健康专业人员（其他人没有）拥有额外的对咨询内容进行保密的法定特权；但是，很多法律体制要求当治疗师怀疑存在虐待儿童或老人的情况时应该突破保密设置；源自塔拉索夫诉讼（Tarasoff lawsuit）（后面会讨论）的判例法要求，当来访者威胁要伤害他人时，治疗师应以特定的方式突破保密设置。

伦理与法律相互作用的另一个例子是，对伦理行为不当的处罚可能支持或甚至触发法律制裁，相反的情况也可能出现。事实上，伦理准则可能也具有法律约束力（参见 Reamer, 2014），尤其对于民事案件，因为法庭可能会采用这些伦理准则来判定专业职责，这样会引导被要求出庭作证的其他人的想法，进而产生间接的影响。如果一名专业人员被认为可能涉及民事伤害，一般情况下他 / 她肯定是逾越了可接受的专业实践的界限（Knapp & VandeCreek, 2006; Reamer, 2014; Remley & Herlihy, 2015）。伦理准则经常被用来作为主要依据去定义受到质疑的行为其可接受的专业实践范围。

伦理与法律的另一个区别是，伦理准则主要基于相对普遍、长期的原则（参见 Beauchamp & Childress, 2001），而法律是随时间和管辖范围而变化的。为了说明这点，Weinstein（2007）指出在美国，奴隶制和使用儿童作为采矿和工厂的劳力曾经是合法的，但现在不合法了；虽然法律改变了，但是与奴隶和童工相关的伦理问题还是与之前保持不变。

总之，临床督导中的伦理与法律问题是密切相关的，同时又具有很多差别，需要分别进行讨论。所以我们将这一章分为三个部分：第一部分讨论伦理问题；第二部分讨论法律问题；第三部分讨论督导师关于如何进行伦理决策的教学角色。

临床督导中的伦理问题

伦理是哲学的一个分支，它关注什么是道德的或好的（可参见 MacIntyre，1998）。伦理在实践中的一种体现就是特定行业采用伦理准则作为专业人员的决策指导纲领，并在必要时作为规范成员行为的一个基础。

每一个心理健康专业（如，咨询、心理学、社会工作）都有其自身的伦理准则，大部分专业还有不同国家的伦理准则，通常由本国的相关专业协会来制订伦理准则。另外，专业人员也开始制订临床督导实践的专门伦理准则。Thomas（2014b）在她关于督导伦理的国际性文献回顾中指出，所有的伦理准则都共同强调了以下几点：（1）环境因素（如，通常与某一专业在特定国家的发展历史相关；举例来说，被督导者的正当程序在多数美国伦理准则中是常见的而在其他国家则不是），（2）边界问题与多重关系，（3）关于督导的知情同意，（4）督导师与被督导者的胜任力。不同国家的伦理准则在上述几个范畴内的具体操作方法极为相似。同样，研究结果表明，不同国家及不同专业的心理健康行业所遭遇的伦理困境也是类似的（参见，Pettifor & Sawchuk，2006）。

人类共同的道德原则也奠定了伦理准则的基础。Ross（1930）在他的经典著作中指出，有些道德原则属于他称之为表面义务——那些必须被遵循的义务，除非在特殊情况下

与其他相同或更强的义务相冲突。Ross 的著作为 Beauchamp 和 Childress（2001；也可参见 Bersoff & Koeppl，1993; Kitchener，1984）的理论提供了基础，并在今天依然影响着心理健康专业。随着行业与社会总体上的逐步发展，道德原则也得到了扩展和精炼。鉴于美国心理学会（American Psychological Association，APA）与美国咨询协会（American Counseling Association，ACA）这两个专业的基本道德原则在很大程度上是重叠的，以下汇总了 APA 伦理准则（APA，2017a）及 ACA 伦理准则（ACA，2014）所共同宣称的内容或两者其一所宣称的内容：

1. 尊重自主性 / 尊重个人尊严——尊重个人自主进行选择的权利以及被尊重对待的权利，包括尊重一个人的文化及个体差异；例如，表现为在伦理上要求提供知情同意以及具有文化胜任力的督导。

2. 善行——关心他人的福祉，并使获益最大化及风险最小化；例如，表现为伦理上对胜任力的要求。

3. 不伤害——来自希波克拉特的誓言"最重要的是，不要伤害"（拉丁语 Primum no nocere）；与善行一样，这在伦理上表现为对胜任力的要求。

4. 公正——在权衡风险、获益及代价时保持

公平公正；例如，表现为遵循正当程序。

5. 责任——信守诺言、对自己与他人的工作承担责任；例如，表现为遵循一致同意的程序、不抛弃被督导者。

6. 诚实——对所接触的个体保持诚实；例如，表现为对被督导者提供公正、全面的反馈。

总之，不同国家与不同专业的临床督导师所面临的伦理问题实质上是相似的。为了确定督导师们发生的伦理问题都有哪些类型，Ladany、Lehrman-Waterman 等人（1999）总结出 15 种督导特有的伦理问题并制成图表，如图 11.1 所示，同时还提供了该研究中被督导者报告的与督导师体验到该种问题的发生率。

下面，我们将讨论 Ladany 等人所提出的

伦理问题中的一小部分。我们会依次讨论正当程序、知情同意、多重关系、督导师与被督导者的胜任力、保密以及督导中与业务有关的问题。

正当程序

督导中正当程序的背景通常是指组织环境，即学术训练项目、一个实习机构或一个临床服务机构。正当程序是为了保证：当某个人可能被解除一项重要权利之前能得到通知与听证；所采用的标准是公平的（Disney & Stephens, 1994）。助人行业所采取的立场是，被督导者与他们的来访者一样拥有正当程序的权利（例如，推荐来访者接受精神病学评价时需要使用一个正确的协议）。我们在这里主要讨论的是适用于临床督导的正当程序。

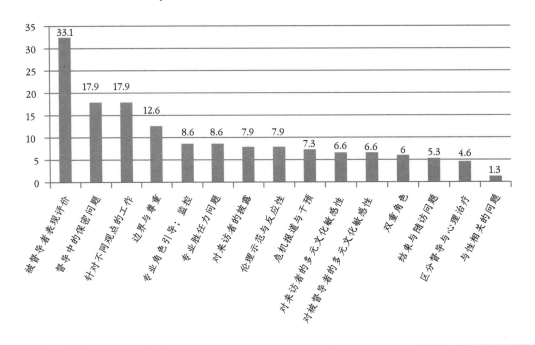

图 11.1　被督导者所描述的 15 类违反伦理问题中每一类的报告人数比率

（摘自 Ladany, Lehrman-Waterman, et al., 1999）

正当程序有两个组成部分（参见 Forrest, Elman, Gizara, & Vacha-Haase, 1999; Gilfoyle, 2008）：

- 实体性正当程序关心"一个决策的实体内容，而不是做出决策的程序，普遍采用的标准是看一个决策是否武断或反复无常"（Gilfolyle, 2008, p.203）。
- 程序性正当程序主要指个人有得到通知的权利；个人有权了解有关学业和行为表现方面需要达到的要求以及训练项目的规章制度，在评价结果不利时应该接到通知，应该定期接受评价，而且如果他们的缺陷导致了学习状态的变化（比如，关于试用期的决定），他们应该有听证的机会。

专门为督导师而制订的伦理准则（如，Approved Clinical Supervisor, Center for Credentialing and Education, 2016; Supervision Interest Network, 1993）在涉及正当程序的问题时多数是直接针对被督导者的（见附录 B，督导工具箱）。例如，ACES 关于心理咨询督导师伦理准则（Supervision Interest Network, 1993）的 2.14 条款中有如下的陈述。

督导师应该将以下内容进行整合：知情同意和参与的原则；要求、期望、角色和规则的明确性；正当程序和在机构、项目、课程和个人督导关系中必须建立明确政策与程序。应该建立起个别督导活动中的正当程序的运作机制，并且能够被所有的被督导者所利用。

最严重的违反督导伦理准则的行为就是，当被督导者收到一个消极的最终评价或者从训

练项目或工作中被开除，但是他没有接到任何的预先警告说他的表现不符合要求，或者没有给予他足够的时间来进行改善（一个程序性正当程序的问题）。

一套完整的正当程序应当保证相关的被督导者能得到对实习情况的公正回顾，并且得到督导专家的意见，而不只是提出消极评价的那个人的一家之言。虽然大多数被督导者并不会对正当程序权利受侵而提出起诉，但还是发生了一些起诉案件（Disney & Stephens, 1994; Forrest et al., 1999; Gilfoyle, 2008; Jaschik, 2012; Knoff & Prout, 1985; Meyer, 1980）。 然而，只要遵循了正当程序过程，法庭就会充分尊重机构和督导师的评价结果（Forrest et al., 1999; Gilfoyle, 2008; McAdams, Foster, & Ward, 2007）。

Forrest 等人（1999）、Frame、Stevens-Smith（1995）以及 McAdams 等人（2007）建议，训练项目应该发布一个政策说明来指导评价过程（如，程序性正当程序），在说明中应明确描述作为一名成功的心理健康从业者所必备的个人特征标准（如，实体性正当程序）。这些标准将在训练过程中用于对学生的连续性评价。因此，学生的正当程序权利就得到了双重保护，一重保护是通过公开的政策说明，另一重保护是每个学生都得到定期的评价。当被督导者表现出专业胜任力的问题（PPC）时，我们建议读者参照第 10 章的内容进行评价。可见，最关键的一点在于，正当程序必须以一个明确的督导计划作为开端（参见第 7 章关于督导体验的组织过程）；制订明确、一致的评价程序；当问题出现时，进行公平、一致、文化胜任的

处理过程，从而向被督导者以及那些具有守门人责任的人员提供相应信息。

举例：汉娜目前在接受一个心理健康咨询的硕士项目培训。她已经完成了该项目中的10门课程，现在正处于实习阶段。在实习过程中她收到了很多的形成性反馈，表明她还有很多地方有待提高。在实习结束时，汉娜的指导教师给她的课程评分是"F"。这时候汉娜才被告知，实习成绩不及格会导致自己从该项目中被除名。他们告诉她可以重新进行一次实习，但是实习机构人员对她在下一次的实习中能否取得足够进步以获得"B"或者更好的成绩并不是很乐观，而只有取得B及以上的成绩她才能继续该项目的培训。虽然汉娜知道自己在实习中确实没有其他同学做得好，但是她直到最终的评价时才意识到，她很可能面临从项目中被除名的危险。

汉娜很可能会采纳机构人员给她的建议，打算中断这一训练项目。但是，她的正当程序权利得到保护了吗？如果她决定质疑指导教师和实习机构的这个决定，那么导师和机构存在什么样的风险呢？就算汉娜没有提出申诉，这个程序的潜在的系统性问题又是什么呢？即使没有证据表明实习机构采取的措施有什么不良意图，也无法证明他们所做出的决定是随意的或武断的，但是我们能说他们采取的这个程序充分保护了学生并且在法律上是无懈可击的吗？

知情同意

研究的参与者、接受治疗的来访者以及被督导者都有如下权利：（1）最大限度地获得

关于自己所参加的活动的相关信息，包括风险和受益；（2）基于以上信息选择是否参加。总之，他们对于自己参与的活动拥有知情同意的权利。平心而论，心理治疗实践的伦理标准没有哪项能比知情同意更加影响深远。在督导实践中也是如此。例如，Ellis（2010）观察到，督导中的法定义务是提供知情同意或一个督导协议（参见第7章关于督导协议的讨论）。然而，Ellis的研究发现只有不到19%的督导师提供了知情同意，仅有41%使用了督导协议（Ellis, 2010, p.111）。

对于督导师而言，与知情同意相关的责任包括以下三个不同水平，而且是必须执行的。

1. 督导师必须为被督导者提供知情同意的机会。
2. 督导师必须确定被督导者已经将治疗的相关要素告诉来访者。
3. 督导师也必须确保被督导者已经告诉来访者与督导相关的要素将对他们产生的影响。

下面我们将对这三个方面分别进行讨论。

被督导者关于督导的知情同意

最好的做法是让被督导者充分了解督导的过程和期望（Borders et al., 2014; Knapp & VandeCreek, 2006）。要达到这一目标，一种方法是采用督导协议（参见 Sutter, McPherson, & Geeseman, 2002；也可参见附录B，督导工具箱）。

督导师应该在督导开始之初就向被督导者说明其守门人的职责（Russell, DuPree, Beggs, Peterson, & Anderson, 2007），这样可以帮助被

督导者在进入督导体验时就了解他们取得成功或进步所必需的条件，包括他们必须表现出个人的以及人际的胜任力（Forrest et al., 1999）。被督导者还应该清楚地了解，在督导过程中他们所需承担的责任是什么。

被督导者还应该了解将要采用的督导方法、督导的时间安排、督导师对他们的期望、督导师的理论取向，以及督导中要求的文件记录类型（Cohen, 1987; McCarthy et al., 1995; Pope & Vasquez, 2011）。简单地说，被督导者感到惊讶的应该是学习过程本身以及人类问题的复杂性，而不是因督导师的疏忽而造成的任何结果。

Thomas（2007）指出，知情同意在督导中只得到了部分应用，因为一旦某个人已经进入了一个训练项目（并因此而进入了一个专业），他 / 她的选择就已经受到了限制。尽管在学生进入训练项目之前应该得到相关信息，但是取得成功的必要条件（如，完成训练、取得执照）在很大程度上是预先确定的。从这个角度出发，强调的是督导师的守门人功能。然而，Barnett（2007）突出强调了建设性关系对有效督导的重要性：虽然根据标准对被督导者的表现进行评估并不必然是与支持性关系互相对立的，这种双重任务却要求督导师具备较高的技能与开放性沟通的技巧。督导师自己可能也需要接受持续的督导（元督导）。

如果在一个训练项目中受训者可能会被建议甚至强制要求接受个别咨询，那么在进入项目之前就应该让全体受训者知晓这一情况（Whiston & Emerson, 1989）。例如，APA 心理学家伦理准则及行为规范（APA, 2017a）中的标准 7.02 就明确说明了这一点。同样，标准

7.04 中也申明，在进入项目之前，未来的学生必须理解他们将被要求参与某些需要暴露个人信息的情境（例如，体验式团体）。

举例

1. 拉托娅在进行博士学位前的实习，工作对象是非常麻烦的来访者。在督导中她分享说有一个来访者对她的影响特别大，这可能是因为这个来访者的部分情况与她过去的经历非常相似。督导师立即建议拉托娅就这个问题接受个别咨询。拉托娅表示，她相信自己在过去已经接受了足够的治疗，她希望把这个问题作为一个督导的主题来讨论。督导师表示，除非拉托娅愿意接受咨询，否则就不会继续对她进行督导。

2. 罗纳德是一名咨询专业的硕士项目班学生，因为训练项目快要结束了，他与专业导师约定了一个时间讨论实习的安排。他打算在当地的一个心理健康机构进行实习。导师告诉他学院最近对学生进行了一次评估，评估结果认为他不具备临床工作所要求的能力。学院建议他重新选择一个要求相对"宽松"的专业领域诸如职业咨询，进行这个领域的实习。罗纳德说自己对职业咨询并不感兴趣。但是导师告诉他，这是唯一一个他能够选择的实习点。

3. 露丝被分配到当地的一家心理健康医院进行实习，工作对象是那些即将出院的病人。上班第一天她与她的实习督导师见面。督导师让她填写一个表格，其中要求填写学生渎职责任保险方面的信息。露丝告诉督导师自己不会买这种保险，督导师告诉她这是医院的政策，就是不接收没有保险的学生。督导师同时也显得非常惊讶，因为这一直是医院的一项政策，而露丝也并不是该训练项目派来这里进行实习的第一个学生。

在上面这几个案例中，你有没有发现被督导者的知情同意权受到了多么惊人的侵犯呢？这些机构的材料中在多大程度上对知情同意的内容进行了描述呢？每一种情况中都应该如何做才能更好地维护被督导者的权利呢？

道德冲突

近几年来心理健康行业出现了一个关于被督导者知情同意的特殊问题。Ward Wilbanks（2010）和 Keeton Anderson-Wiley（2011）的案件强调了心理健康行业的所有申请者都应充分知晓，他们在伦理上有义务为每一名来访者提供专业服务，包括那些挑战他们个人信仰的来访者，并且必须在服务中保证最低水平的专业胜任力。道德冲突的问题不仅表现在因受训者的宗教信仰而将其从训练项目中除名的做法可能导致法律诉讼，而且也会出现在临床督导的复杂的伦理与评价问题中。Curry（2015）提出了一个问题，"督导师们准备好以一种既符合伦理同时也支持专业发展的方式去督导挑战自己道德冲突的受训者了吗？"我们将在本章的后面部分重新探讨这个问题；这里我们要强调的重点是，心理健康训练项目的知情同意责任是尽可能明确地向申请者说明，他们将被要求达到能为不同类型来访者服务的一个最低水平的咨询胜任能力，包括那些可能挑战咨询师核心信念的来访者（Bieschke & Mintz, 2012; Brown, Murdock, & Abels, 2014; Cohen-Filipic & Flores, 2014; Curry, 2015; Herlihy, Hermann, & Greden, 2014）。

来访者对治疗的知情同意

阅读本书的大多数人都已经理解，来访者有机会获得关于治疗的知情同意有多么重要。督导师有额外的责任要确保被督导者向他们服务的来访者提供知情同意。

Haas（1991）提出，有7种类型的信息构成了知情同意的必要和充分内容。知情同意的第一类信息就是关于治疗的风险，范围包括轻度的（例如，如果被人知道了会感到尴尬）到严重的（例如，如果一个人因为长期慢性的关系问题来咨询可能会有导致婚姻终结的危险）。Haas 提出的第二类信息是关于治疗的益处。

Haas（1991）提出的第三类信息围绕着治疗的具体安排方面，包括每次会谈的时间长短、收费标准、电话咨询的机会以及其他类似的事情。关于会谈次数的限制也是需要讨论的内容，这种限制性可能是由于咨询机构政策的关系或来访者的保险类型（Acuff et al., 1999; Haas & Cummings, 1991），或者是由于被督导者方面的限制因素（如，被督导者只是在一个有限的训练期间被指定在某一机构工作）。

Haas 提出的第四类信息包括了向来访者提供的咨询或者治疗的种类。如果治疗师采取行为主义的治疗方法并且将在治疗中布置家庭作业，如果被督导者是要被训练为家庭和婚姻治疗师并且要求有其他的家庭成员在场，如果治疗师在特定案例中的工作方法包括了小组治疗，所有这些安排都应该在治疗开始前进行详细的解释说明。Disney 和 Stephens（1994）建议，可供选择的其他治疗方法，以及彻底不接受任何治疗的风险，也应该在这个时候给予解释说明。

举例：朱利安是在心理健康机构接受训练的一名被督导者。他已经对艾伦进行了4个月的个别咨询，很明显地感到艾伦和她的丈夫需要进行婚姻咨询。朱利安曾经接受过婚姻和家庭治疗的训练，他很想将这个案例完整地进行到底。于是，朱利安没有与艾伦讨论到其他可选择的治疗方法，就建议她在下次会谈的时候把丈夫也带到咨询室来。艾伦说她很高兴治疗师愿意对他们两个进行治疗。她害怕朱利安将他们转介给其他治疗师。让朱利安对她和她的丈夫同时进行治疗正是她所希望的。

在这个例子中我们必须要思考，艾伦和她的丈夫是否获得了知情同意的机会。朱利安是否提供了与治疗过程相关的信息来帮助艾伦和她的丈夫对目前的情形做一个最好的决定呢？至少朱利安没有讨论到可供选择的其他治疗方法。现在朱利安的督导师必须帮助他原路返回，重新完成这些步骤。如果督导师已经预感到这个案例可能需要进行婚姻治疗，那么督导师疏忽了指导朱利安要考虑到来访者和她的丈夫的知情同意权。

来访者对督导的知情同意

来访者不仅要了解治疗程序，同时对督导程序也应该有一个全面的了解。例如，来访者需要知悉，会谈过程是不是会录音或者有人观察；在督导中都有哪些人参加（如，一个人、一个小组或者一个督导团体的其他成员），督导对治疗过程的干预程度有多深，等等。

Haas（1991）的后面三种知情同意信息都是与督导相关的。第五个方面要告诉来访者的信息是有关紧急情况下的处理程序。在紧急情况下，督导师都是应该参与进来的。来访者应该知道在紧急情况下是否能够直接找到治疗师。来访者能不能直接与督导师进行联系？

下一个类型是关于保密信息。"如果被督导者没有对来访者说明他们将与督导师讨论会谈中的事情，那么被督导者就可能被起诉侵犯了隐私权并且违反了保密原则"（Disney & Stephens, 1994, p.50）。大多数的训练项目都以书面形式向来访者说明有关督导的情况。在治疗开始前督导师与来访者进行个人的交流是很明智的，理由是：（1）通过与督导师的直接交流，来访者对督导的预期通常会感觉比较安心；（2）督导师通过这种交流，向被督导者示范知情同意所需要的直接的、开放性的交流模式；（3）督导师不通过受训者而直接与来访者进行交流，可以减少当受训者沟通得不够清楚或不够详尽时督导师所承担的替代性责任。

最后一点，Haas（1991）建议要告诉来访者有关提供服务人员的资质水平。很多作者都曾指出（如，Disney & Stephens, 1994; Harrar, VandeCreek, & Knapp, 1990; Knapp & VandeCreek, 1997; Pope & Vasquez, 2011; Worthington, Tan, & Poulin, 2002），从伦理和法律上来说，如果来访者的治疗师是一位正在接受训练的被督导者，那么让来访者了解这一情况是非常重要的。任何企图隐瞒被督导者身份的做法都可能使督导师和被督导者遭到欺诈、误导、欺骗和未进行知情同意等罪名的起诉。

即使当来访者知道他们的治疗师正在接受督导，这种知情同意也可能由于受训者对督导的轻描淡写而受到影响。这种情况发生在被督导者用一些很含糊的语言来提及督导过程，就像"如果你没有意见，我将对会谈过程进行录像，"这些话的真实含义其实是"如果我对你进行治疗，督导师要求我对会谈过程进行录像"。这种做法会使受训者处于一个很尴尬的境地，他们要不就有了这么一个不明智的先例，要不就不得不回过头去向来访者解释治疗和督导的真实情况。我们的体会是，当来访者感觉到被督导者对这些问题的模棱两可态度时，会削弱他们对被督导者的信任。

举例：贝丝是一名负责对遭受家庭暴力妇女进行咨询的社会工作者。在对危机中的妇女进行初次访谈方面她得到了良好的训练，她的督导师对她这方面的能力很有信心，认为她可以在不进行录音的情况下进行初次访谈。另外，访谈中使用录音会显得对那些惊恐并且容易受到伤害的妇女麻木不仁。但是督导的条件要求贝丝对随后的所有会谈都进行录音。

珍妮尔是贝丝的一个来访者。在进行了初次访谈后，她决定关于婚姻暴力问题来接受心理咨询。她向贝丝解释她很害怕丈夫对她来咨询的反应，所以她的第一次预约时间是她知道丈夫这一天要出去。当珍妮尔来咨询的时候，贝丝与她讨论了咨询的条件，包括要求对会谈进行录音以作督导之用。珍妮尔变得非常沮丧并且告诉贝丝，如果她知道会谈不是以最严格的形式进行保密，她是绝对不会来咨询的。贝丝试图向她解释这种情况下仍然是保密的，但是珍妮尔离开了，并且没有再来咨询。

你对贝丝处理这个问题的方式有什么反应呢？珍妮尔的知情同意权被侵犯了吗？贝丝选择一个什么样的方法能够同时保护她自己以及来访者呢？

多重关系

多重关系（Multiple relationships，之前的文献中称双重关系）指两个人之间存在不止一种社会角色关系。例如，一个人可以既是某位教授班上的学生同时又是该教授的研究助理。这种情况很常见而且通常不涉及伦理问题。但是当如下情况出现时就会有问题：（1）双方存在权力差异；（2）关系中的多重角色使得权力较弱的一方处于被剥削或受伤害的风险。

在讨论多重关系时经常会提及的一个比喻就是对专业角色的期望边界。在多重关系的情况下，一种关系的边界就会变得不那么清晰，然后两种不同类型关系的边界可能会发生重叠（如，朋友关系和雇主/雇员关系）。虽然有些关系的边界永远不应被突破（如，来访者与性伴侣），但也有的时候边界并不需要绝对严格。事实上，Vasquez（2007）间接提到了保持一种"可渗透"（p. 407）边界的有利之处，尤其是与那些对自己角色的文化期待不同于主流文化的来访者和被督导者一起工作时。Barnett（2007）也指出，当来访者送了一个小礼物或者因来访者正处于危机之中可能确实需要延长会谈时间时，适度宽松的边界也是有好处的。Gabbard 和 Crisp-Han（2010）说得好，"人们不必将边界看成是对人性的告诫"（p.371）。

我们有必要来学习一下 Gutheil 和 Gabbard（1993）对逾越边界和侵犯边界这两者的区分：

按照语言惯例，逾越边界……只是一个描述性概念，既不是褒义词也不是贬义词。评判者只需要根据事件背景和特定情况判断一个逾越边界的行为所造成的影响，比如一种逾越边界行为

对某一来访者是否造成伤害的可能性。而侵犯边界，代表了一种有害的逾越边界，是一种越轨行为。(p. 190)

Fly、van Bark、Weinman、Kitchener 和 Lang（1997）的研究结果证实，侵犯边界（性方面的或非性的）是心理学专业被督导者中最常见的一类违反伦理的情况，仅次于违反保密原则的行为。根据训练指导教师的报告，这两种类型加起来占全部伦理违规行为的 45%。

与我们所讨论的许多伦理问题一样，督导师必须从两方面来关注多重关系问题：教育被督导者并且确保他们不会卷入与来访者的不适当的多重关系，以及确保自己不会卷入与被督导者的不适当的多重关系。下面我们依次讨论这两个方面。

被督导者与来访者之间的多重关系

治疗师与来访者之间的不适当多重关系有许多类型，包括，如，向自己的家庭成员提供治疗或者向来访者借钱。不过，最严重的情况可能是与来访者发生性关系。治疗师与来访者之间的权力差异导致了剥削的实质性风险，即使来访者表示他 / 她对发生这种性关系是自愿的。因此，伦理守则是禁止这类关系发生的（如，AAMFT, 2015; ACA, 2014; APA, 2017a），在美国很多州，对来访者的性侵犯是自动吊销执照或者资格证书的一个依据。督导师有责任确认被督导者明白多重关系以及侵犯边界的定义，并且避免与来访者发生所有这些类型的关系。

关于治疗师对来访者的不正当行为的文献不胜枚举，我们无法在这里逐一探讨。不过，

有一些作者将多重关系作为一个督导问题予以了关注（如，Brown et al., 2014），特别是强调了监控被督导者与来访者之间关系的重要性，以及督导师如何协助被督导者减少将来发生剥削性关系的可能性。

预防被督导者的伦理违规行为。虽然没有一个十分安全可靠的方法来保证被督导者的伦理行为，但是一些作者还是建议督导师应预先在这方面表明姿态（Koenig & Spano, 2003; Ladany, Friedlander, & Nelson, 2005; Moffett, Becker, & Patton, 2014）。到目前为止，大部分涉及被督导者的伦理违规行为的专业文献都将重点放在了与来访者之间的性亲密问题上。对这个问题最常建议采用的方法是预防性的教育（Ladany et al., 2005），以及督导师与被督导者之间就被督导者对来访者、督导师与被督导者的偶尔的性吸引的可能性进行诚实的讨论（Bridges & Wohlberg, 1999; Hamilton & Spruill, 1999; Ladany & Melincoff, 1999; Ladany, O'Brien, et al., 1997; Ladany et al., 2005）。

有一部分人由于自身没有解决的个人问题而对心理健康领域感兴趣，这是很常见的情况，因此督导师不必对于需要协助被督导者探讨并保持边界行为而感到惊讶（Maki & Bernard, 2007）。Hamilton 和 Spruill（1999）推测，引起被督导者发生越轨行为的几种因素有：孤独；先前曾有过非专业性或者朋友式"咨询"的经验，那种关系的亲密水平高于专业常规；没有认识到行为与伦理之间的冲突。他们批评督导师没有将对来访者的性吸引作为一个正常现象来对待，反而将这一问题刻板地以性的方式来讨论。

与其他敏感性问题一样，督导师无疑必须承担起提出讨论主题的责任。Ladany、O'Brien 等人（1997）发现，如果督导师不主动讨论这个主题，在体验到对来访者的性吸引的被督导者中仅有一半人会主动向督导师进行自我披露。在另一个相关的研究中，Heru、Strong、Price 和 Recupero（2004）发现，在督导中，被督导者比督导师更不愿意涉及与性有关的话题，包括受到来访者的性吸引。Gabbard 和 Crisp-Han（2010）建议督导师应该告诉被督导者，"如果你感到有任何事情想要对我隐瞒，那多半是需要讨论的一个最重要的问题"（p. 371）。Bridges（1999）进一步强调了在协助被督导者处理强烈情感的方面督导师的开放与坦率的重要性。"符合伦理的督导应以清晰明确的督导师—学生关系为基础，这种关系能够对权力滥用和越界行为起到监督作用，同时也能够进行深入的个人自我暴露"（p.218）。

Hamilton 和 Spruill（1999）建议所有的被督导者在接触来访者之前先接受以下方面的指导：

1. 熟悉性、相似性、自我暴露和身体接近对人际吸引的强大影响作用。

2. 提供例证说明，受人尊敬的临床工作者在治疗中也可能会遇到性吸引的问题。

3. 在遇到性吸引问题发生的时候应采取的特定行为，并强调督导的重要性。

4. 来访者与治疗师亲密关系的危险因素和征兆。

5. 治疗师对来访者采取违规性行为带来的后果。

6. 进行社会技能训练以提高执行伦理行为的技能并降低焦虑。

7. 对项目程序中关于伦理违规行为的相关政策进行详细的解释，强调预计会发生的情感和那些不允许的行为之间的明确界限（p.322）。

以团体方式提供以上信息有助于减少个别被督导者对讨论上述问题的阻抗。

Ladany 等人（2005）建议在督导中要尽早进行关于性吸引话题的讨论。他们认为在对督导的导入性培训中包含这些主题有助于对该问题的正常化，从而在后续督导中出现此类问题时可以较容易地进行讨论。在完成这些基础性工作后，他们还鼓励督导师进行以下工作。

• 识别潜在的伦理越轨行为的征兆，包括明显的（如，被督导者分享对来访者的强烈情感）以及隐秘的（如，被督导者在某个特定来访者来咨询的当天穿着特别有吸引力）。Walker 和 Clark（1999）也指出了类似的线索，包括来访者赠送的不适当的礼物、工作时间之外的电话，以及"过分努力、过度保护、过度认同"（p. 1438）。

• 与被督导者讨论他们的情感；评估他们关于伦理标准的知识；对体验进行正常化（如果被督导者确实已经产生了性吸引的感受）；聚焦于任何潜在的反移情问题的影响，并且重点讨论如何处理性吸引的问题而不会导致对治疗过程的不利影响。

Ladany 等人对于发生在督导师与被督导者之间的性吸引问题的处理建议也与上述过程类似。

最后，建议在督导和咨询治疗中均采用专业公开声明（professional disclosure statement，PDS）（Blackwell, Strohmer, Belcas, & Burton, 2002; Borders et al., 2014; Cobia & Boes, 2000）以制止违规行为的发生。专业公开声明包括一个人的训练和经验的所有细节问题，同时也包括像保密性等问题，它能够对被督导者和来访者有一种潜在的警告作用，能将他们的关系约束在专业关系的性质之内。这种声明通常还包括当对咨询关系中发生的一些问题产生疑问时可以接触的其他专家的信息。这一点充分体现出对专业性和诚信的高度重视。（关于专业公开声明的范例请参见本书附录 B，督导工具箱。）

督导师与被督导者之间的多重关系

督导师经常与不止一个被督导者建立专业关系，这种关系本身并没有什么问题（Gottlieb et al., 2007）。Behnke（2005）观察到，

我们的被督导者同时也是我们的学生、研究助理、共同作者，有时还是我们的朋友……这些多重角色经常是良性并存的，但是如果这种并存关系发生了困难，督导师必须探索互相冲突的价值观和利益以解决这种有害的关系紧张状况。（p.90）

简单地说，当一种多重关系有可能损害督导师的判断以及使被督导者面临被剥削的风险时，它就是触犯伦理的。

Pearson 和 Piazza（1997）提出督导师应该注意的 5 种类型多重角色，很有启发作用。

1. 偶然性的多重角色——由于巧合而偶然发生的多重关系；比如，督导师的儿子正在和一个年轻女孩约会，而这个女孩正巧是督导师的实习课程班上的学生。

2. 结构性的多重专业角色——指督导师与被督导者之间不只是一种职业的关系。这就是作者们通常所说的在博士训练项目中多重关系无处不在的类似情况。

3. 专业角色的转换——例如，一名博士生与一名硕士生在某一门课程上是正式的同学关系，但是后来博士生成为这名硕士生的实习督导师（参见 Scarborough, Bernard, & Morse, 2006）。

4. 个人角色与专业角色的冲突——包括原先是专业关系后来发展成个人关系，或者原先是个人关系后来发展为专业关系。

5. 霸凌性的专业人员，指的是那些出于个人利益而有意诱惑或者利用他人的专业人员。

在关于被督导者的文献中，可能在督导的多重关系问题上最受关注的是督导师和被督导者之间的性问题。从文献当中我们可以了解到如下问题。

1. 多年来，文献研究中报告出来的机构工作人员与学生之间的性接触发生率介于个位数（Miller & Larrabee, 1995; Thoreson, Morrow, Frazier, & Kerstner, 1991; Zakrzewski, 2006）到两位数之间（Pope, Levenson, & Schover, 1979; Robinson & Reid, 1985; Rubin, Hampton,

& McManus, 1997），最高的为 17%（Glaser & Thorpe, 1986）。此外，有证据表明，性剥削依然是有害督导的一种表现形式（Ellis et al., 2014）。

2. 即使学生在当时"感觉"这种性关系是自愿的，但在回顾过程中他们会认为是强迫性的以及甚至是有害的。Glaser 和 Thorpe（1986）发现，在回顾过程中，卷入多重关系的学生有 51% 的人认为存在一定程度的强迫性。Robinson 和 Reid（1985）研究中的大部分被调查者认为这种关系对双方都是有害的。

3. 女性学生与她们的男性机构成员有过性接触的比例高于男性学生与女性机构成员发生性关系的比例（Pope et al., 1979; Tabachnick, Keith-Spiegel, & Pope, 1991; Zakrzewski, 2006）。我们没有得到关于同性之间性接触的数据。

4. 两项研究（Bartell & Rubin, 1990; Rubin et al., 1997）发现，学生与机构成员发生性关系可能会增加该学生成为机构成员之后类似行为的发生率，尽管第三项研究（Lamb & Catanzaro, 1998）没有发现这种相关性。

5. 督导师 – 被督导者之间性接触的发生率低于教育者与他们的学生之间发生性关系的比例。在 Lamb 和 Catanzaro（1998）的研究中，1.5% 的心理学家报告与其被督导者曾发生性关系；在 Lamb、Catanzaro 和 Moorman（2003）的研究中，该比例不到 1%。不过，这两项研究都没有特别关注督导师的群体，因此，我们推测督导师群体该行为的发生率可能要更高。例如，Lamb 等人的（2003）研究中有 4% 的被调查者报告，他们在作为被督导者期间与督导师有性关系。鼓舞人心的是，Zakrzewski（2006）从心理学本科毕业生中得到的数据表明，不恰当性关系的发生率低于 0.5%，Ladany、Lehrman-Waterman 等人（1999）的研究中，没有被督导者报告与督导师发生了性关系，但是有 1.3% 的人报告与性有关的问题讨论是不充分的。

关于督导师与被督导者之间的这种性关系的伦理规范要求，近几十年来已经发展出了更加清晰的说明。心理健康专业的所有相关伦理准则都对督导师与被督导者的多重关系提出了具体规定。此外，认证机构及各方现在也负有监控的责任，以确保训练项目提供了书面的申诉程序并告知所有被督导者。这些努力在理论上都有助于减少机构成员及督导师与学生和被督导者发生与性相关的关系。

虽然我们讨论了这么多与性接触有关的伦理问题，但是还有其他相关的问题也应该予以考虑。在专业文献中，督导师与被督导者之间的性关系问题存在几种不同的形式，下面会分别进行讨论，然后我们还会讨论可能涉及逾越边界或侵犯边界的非性的多重关系。

性吸引。督导师与被督导者之间的性吸引是一个常见现象。Rodolfa、Rowen、Steier、Nicassio 和 Gordon（1994）研究发现，博士后实习机构中，25% 的实习生感到对他们的临床督导师有性的吸引；Ellis 和 Douce（1994）将性吸引问题列为督导中反复出现的 8 个问题之一。因此，本章前面部分提出的帮助被督导者处理被来访者性吸引问题的许多建议同样也适用于督导关系。

性骚扰。性骚扰与性吸引是完全不同的两种情况。那些期望或者要求他们的被督导者给予性方面的好处，甚至对被督导者实施性侵犯的督导师很明显是在滥用专业所赋予督导师的权力，这是违反伦理的，并且很明显是属于 Pearson 和 Piazza（1997）所说的霸凌性专业关系中的一种。性骚扰可以是不知不觉的和隐蔽的，这让受害者对他们自己产生怀疑（Anonymous，1991），有的时候性骚扰是以照顾者的身份进行操纵的（Peterson，1993）。另外，督导师这样的行为也为未来的治疗师提供了一个很坏的角色示范（Corey, Corey, & Callanan, 2003）。

督导师对于被督导者受到来访者性骚扰的可能性也应保持敏感性。DeMayo（2000）在调查中发现，有 45% 的有经验的督导师回忆起至少一次被督导者被性骚扰的事件。大多数的督导师报告，他们在督导中对这个问题进行了讨论，帮助被督导者澄清事情并且协助他们与来访者建立严格的界限。在其他时候，督导师会与被督导者共同对来访者进行一次会谈；将来访者转介给另外一位治疗师；或者，在极端的案例中，督导师会采取行动以确保被督导者的安全。

DeMayo 建议，每一个被督导者都应该建立起一个概念性的认知结构，从而能够很好地理解治疗中的性骚扰。DeMayo 同时也重申了其他人的建议，即坦率的和善于自我暴露的督导师更容易从他们的被督导者那里听到这些重要的事情。

亲密伴侣关系。亲密关系中有一种少见的情况是在督导关系中开始形成的，但在督导关系结束后继续发展为伴侣关系（Lamb et al., 2003）。实际上，我们很多人都至少认识一对夫妻从事同样的职业，他们的关系就是在一人接受训练时与另一人具有督导关系时发展起来的。然而，我们不太可能事先知道哪种关系最终会发展为这类长期关系，然后用前面我们所提供的所有建议来避免进入这种关系。再说，即使能建立一个明确的"防火墙"来阻止先前的督导师（现在的亲密伴侣）介入有关该被督导者的任何评价性角色，这种关系也可能在训练项目中引起轻微的不良影响。例如，其他受训者或实习生，可能会嫉恨原本共同群体中的某人现在所享有的特殊地位。并且，如果该被督导者出现专业表现方面的问题，将令先前的督导师与当前被指派来承担评价角色的其他同事陷入尴尬境地。

非性的多重关系。Lloyd（1992）抨击一些专业文章制造了"双重关系恐怖症"。事实上，就如我们前面提到过的，督导师与被督导者之间的多重关系（可参见，Aponte, 1994; Clarkson, 1994; Cornell, 1994; Goodyear & Sinnett, 1984; Gottlieb et al., 2007; Lamb, Catanzaro, & Moorman, 2004; Magnuson, Norem, & Wilcoxon, 2000; Ryder & Hepworth, 1990）并不是必然会带来问题。

不过，Kolbert、Morgan 和 Brendel（2002）发现，一般来说，学生比机构成员对多重关系以及被剥削的可能性所持有的态度更为谨慎。

这就是说，随着我们的专业发展，督导师似乎能对这些问题有更多的觉察并能正确地处理这些问题。在 Lamb 等人（2004）的调查中，很大比例的督导师不仅与他们的被督导者讨论社会交往方面的话题，也会讨论其他的组织管理关系的问题。

有一种需要特别注意的违反伦理的多重关系就是对自己的被督导者进行心理治疗。由于督导能够激发出被督导者的个人问题，督导师经常会遇到要决定什么时候终止督导以及开始治疗这个挑战。很多作者（如，Bridges, 1999; Burns & Holloway, 1990; Green & Hansen, 1986; Kitchener, 1988; Patrick, 1989; Stout, 1987; Whiston & Emerson, 1989; Wise, Lowery, & Silverglade, 1989）提醒督导师在督导开始前就应该清楚，个人问题可能会在督导过程中被激发出来，而且，如果发现这些个人问题很棘手，就应该将被督导者转介给另外的专业人员以解决这些问题。对被督导者的治疗及相关工作应该有严格的限制，以及专门用于帮助被督导者处理与某来访者工作中出现的特定治疗问题。

预防督导师的伦理违规行为

我们前面的讨论中也提到过，多重关系可以表现为一个行为的连续变化系列（Dickey, Housley, & Guest, 1993），从那些没问题的行为到极端不适当的、有害的和违反伦理的行为（Ellis et al., 2014）。这个行为系列的两端都不会对临床督导师带来太大的困惑。但是，Erwin（2000）发现，当处理中间地带的问题时，督导师表现出较低的伦理敏感性，Peterson（1993）将这一中间地带称为"模棱两

可的黑暗泥潭"（p.1）。

Gottlieb 等人（2007）也谈到了这个问题的复杂性，指出，被督导者常常对那些最终跟自己发展出积极的个人关系的督导师评价最高。事实上，很多训练项目的申请者更青睐于在一种个人关系的感受中接受指导的项目，尽管这种关系实际上是专业性质的，但是这个事实也改变不了督导师必须对这种容易犯错的情况保持警觉。

Gottlieb 等人告诫说，与一个被督导者的关系数量越多，侵犯边界的风险就越高。因此，他们建议督导师应该自问，与被督导者建立一种新的关系是否确实是必需的。这种关系对被督导者有益吗？它会对原来的督导关系产生不利影响吗？他们还建议督导师只保留与被督导者的评价性关系。例如，让被督导者担任自己的课程教学助理应该不会有什么严重的问题，但是邀请被督导者当自己的长期网球搭档可能就会有问题。最后，他们建议在多重关系存在的情况下，同时采用公开督导（如，现场督导或团体督导）和个别督导相结合的模式有助于减少侵犯边界的风险。

Ladany 等人（2005）建议督导师应该了解反思自己的人际关系偏差。他们觉得哪一种类型的人格特质更有吸引力？他们更喜欢依赖的或者自主的被督导者吗？他们更容易被那些表现出脆弱性或者自信的学生所吸引吗？他们指出，这样的一种先验性评估可以帮助督导师提前准备好应对可能出现的来自被督导者的吸引力。Ellis 等人（2014）也强调督导专业领域必须认真研究导致有害督导的影响因素从而有效进行预防。他们指出，专业领域内已有充分证

据表明，有害督导的出现存在一定的规律，包括严重的侵犯边界现象。他们建议，训练项目应专门强调这类问题，同时进行元督导这种良好的实践活动，以帮助督导师避免错误决策。

Nuttgens 和 Chang（2013）在文献回顾中，描述了不充分督导或有害督导的一种结果是道德困扰，即被督导者由于在督导关系中感到脆弱而不能够做他 / 她认为应该做的事情。他们呼吁应开展额外的研究来探究督导中出现这种不良结果的多种变量。总之，随着违反伦理督导的后果不断被发现，对临床督导师问责制的呼声也在持续增加。

与 Hamilton 和 Spruill（1999）类似，Koenig 和 Spano（2003）建议通过教育的方法协助督导师避免伦理违规行为。他们认为，应该将性吸引视为一种正常现象，在督导师训练项目中应该包括关于人类性活动及其不同组成部分的相互联系的教育内容：性感受、亲密关系、性认同、繁殖以及性特征。他们还认为，通过示范和平行过程，在督导中对这些问题进行有效处理可以促进被督导者在他们的治疗中处理性动力学问题的能力。

多重关系代表了督导师面临的伦理挑战中最广泛的领域。尽管心理健康行业对多重关系的理解已经有很大的发展，但是仍有很多时候需要视具体情况灵活应变。

举例：凡妮莎是一名婚姻家庭治疗的治疗师，她已在某个机构就职 6 个月了。加里是这个机构的其他三名治疗师之一，同时是机构里除凡妮莎之外的唯一的单身治疗师，他是凡妮莎的临床督导师。凡妮莎要通过 2 年时间的督导来获得她参加州证书考试以获得 LMFT 证书所必需的

经验资格。一天晚上，加里打电话问凡妮莎是否愿意和他一起去参加一个一天的工作坊，这个工作坊的主讲人所学的治疗专业正是凡妮莎感兴趣的。凡妮莎接受了加里的邀请，工作坊的内容对她的职业经验也有很大的帮助。在回家的路上，凡妮莎和加里共进晚餐。凡妮莎为了表示感谢，这一顿晚餐是她付的钱。

第二大凡妮莎与单位的另外一位治疗师卡米尔一起分享工作坊中的一些经验，当卡米尔问到"加里不是你的督导师吗？"凡妮莎马上变得警惕起来并且感到被人误解了。这天晚些时候，凡妮莎决定去找她的机构指导，想去问问他对这件事情的看法。指导告诉她不要在意这件事情，并说卡米尔"对任何事情都操心"。在下一次的督导会谈中，凡妮莎选择了对这两次谈话都不告诉加里。

加里是不是面临着违反避免多重关系这个原则的风险？还是他已经违反了这个原则呢？卡米尔的反应是不是恰当的呢？机构指导的反应正确吗？你对凡妮莎选择与机构指导进行谈话如何评价？对于凡妮莎选择不告诉加里她与机构指导以及卡米尔的谈话你又是如何评价的呢？

举例：德里克是大学咨询中心的训练指导。盖尔是他的新被督导者。德里克总是努力建立起他与被督导者的积极工作联盟。他相信在督导初期建立良好的关系是很重要的。盖尔在第二次督导会谈结束时询问德里克是否已经有了家庭。他告诉她自己已与妻子分居并且有一个很小的孩子。那次会谈之后，德里克意识到自己的答案披露的信息超出了必需的范围。他也觉察到自己发

现盖尔很有吸引力并认识到自己需要对此保持谨慎。下一次督导会谈时，盖尔没有携带用以督导回顾的会谈录音材料。而且她似乎比之前会谈中对德里克保持更长时间的眼神接触，服饰打扮也令德里克觉得特别有魅力。德里克决定不强行讨论盖尔没有携带会谈录音的问题，他们将会谈的大部分时间用来继续互相了解。这次会谈之后，德里克的事后领悟令他对这次会谈中发生的情形感到很不舒服。他不清楚这种吸引力是否是互相的。

德里克在这个早期关键事件中应该如何处理呢？他怎么能确定他不是把自己的情感投射到盖尔身上？他应该考虑的干预方法是什么？如果他的想法是正确的，他们俩是互相吸引的，应该怎么办？这种情况下是否应该将盖尔转介给其他督导师？

举例：沙伦是一名优秀的治疗师。在和她的督导师珍妮的工作中，她非常的坦诚并且防御反应很少。沙伦的过去有很多的问题，她非常努力地向自己的目标前进。在好几次深入的督导会谈时间里面沙伦都和珍妮分享她的一些痛苦。沙伦和珍妮感到双方关系在不断加深。在过去的几星期里，沙伦看上去不太好。她在珍妮面前变得紧张不安而且话语变少。当珍妮追问这种行为上的变化时，沙伦开始哭泣并且告诉珍妮她近来开始复吸可卡因。她请求珍妮替她保密，并且保证自己不会再用毒品。她同时请求珍妮让她继续对来访者进行治疗。

在这个例子中，她们对权力是如何进行协商的？双方如何被这种关系所伤害？到目前为止珍妮的做法是不是不正确呢？在这种情况下珍妮应该怎么做才符合伦理要求呢？

举例：玛格利特是一名学校咨询师，她被指派对一个来自当地大学的被训练者（诺尔）进行一学年的实习指导。她在观察诺尔对小学生开展工作时对他所展示的技能留下了很深的印象。她要求诺尔帮助一个9岁的男孩彼得，彼得对父母最近的离婚很不适应。诺尔的工作技能、温暖和善解人意再次给她留下了很深的印象，而且对彼得的治疗也非常成功。玛格利特是一位单身母亲，她正为自己9岁的儿子发愁。于是她决定请诺尔对她的儿子进行治疗。诺尔由于玛格利特对他的信任而感到非常得意。玛格利特的儿子在另外一所学校读书，但是她试图让诺尔在放学后对自己的儿子进行治疗。

在这个例子中诺尔是如何容易被伤害的？玛格利特的儿子又是如何易受伤害？如果诺尔重新考虑这种情形，他所寻求的解决办法可能是什么？

督导师与被督导者的胜任力

我们都记得我们面对第一个来访者时的感觉。如果我们的督导师相信一个能力不足的人员能够去面对一个有问题需要解决的人，我们可能会对督导师的做法产生怀疑。如果我们的会谈要接受别人的观察，那结果就更糟糕。（我回忆起一个噩梦，在我试图对我的第一次咨询会谈进行录音时差点被我的录音机电到！）对我们大多数人来说，这些感觉会随着时间的流逝，通过从督导师那里得到的鼓励反馈以及经验的积累而慢慢消退。当然，一个人感觉到的与实际的胜任力之间不会完全一致（可参见 Dawes, 1994），但是我们会在这两方面都努力去提高——我们会不断尝试新的干预方法并将已有知识应用于我们的工作中。

作为督导师我们身兼双重责任，一方面要胜任督导师的角色，另一方面要确保被督导者的胜任力。下面我们先讨论督导师的胜任力。

督导师的胜任力

不少作者提供了督导师需要培养的一系列非常特殊的胜任能力（Borders et al., 2014; Falender et al., 2004）。然而，最简单也最根本的看法是，督导师需具备两大领域的胜任力：（1）有关被督导者所提供的服务类型的知识与技能；（2）督导本身的知识与技能（可参见，Barnett, 2010; Borders et al., 2014; Falender et al., 2004; Roth & Pilling, 2008）。

在所督导领域的胜任力

显然，督导师在为被督导者工作提供指导的专业领域应该具备胜任力。Rønnestad、Orlinsky、Parks 和 Davis（1997）的研究支持了这一点，他们发现心理学家对治疗技能的自我评估可以高度预测他们作为督导师的自信。不过，胜任力的自我评估并不总是很有效，所以督导师应该明智地认识到，对于某些特定类型的案例自己是不能提供督导的，或者只有在特定的条件下（如，限定次数的会谈，只是为了转介的目的或者在顾问的帮助下）才能进行督导。

大多数督导师都意识到自己不可能是全能的。但是当被督导者希望在督导师所不熟悉的某个领域获得一些经验的时候，督导师却试

图忽略这一点；有时候督导师很难判断，自己的胜任力是否能够满足被督导者在某一个特定领域的要求（如，Stratton & Smith, 2006）。在这种情况下，正如第 1 章中已讨论过的，元胜任力（参见 Falender & Shafranske, 2007; Roth & Pilling, 2008）就显得十分重要了。（提醒读者，元胜任力是指督导师知道何时超出了自己胜任力的舒适区并需要获得顾问辅导或督导的能力。）现在我们十分注重元胜任力，包括自我反思，在多元文化咨询与督导领域的重要性（ACA, 2014; APA, 2017a; Curry, 2015; D'Andrea & Daniels, 1997; Gonzalez, 1997; Lopez, 1997; Pack-Brown & Williams, 2003; Pettifor, Sinclair, & Falender, 2014; Vasquez, 1992）。在第 6 章，我们非常详细地讨论了多元文化胜任力的相关问题。

从事督导的胜任力

我们在第 1 章就讨论了督导师应该培养的与督导相关的特定胜任力要求，应接受正式的督导师训练。这意味着新手督导师不但要了解督导理论、实践、研究的相关知识，而且要在督导下进行其最初的督导体验（也被称为元督导），就像新手治疗师对来访者的工作必须接受督导直至他们被认为足以胜任独立自主的临床工作。Navin、Beamish 和 Johanson（1995）采用 ACES 颁布的咨询督导师伦理纲领（Supervision Interest Network, 1993）对实习机构督导师的工作进行了调查，发现频率最高的伦理违规行为是督导师未接受正式的督导培训。有证据表明，这种情况的确存在（参见 Fulton, Hartwig, Ybañez-Llorente, & Schmidt, 2016），尤其是那些在其相关专业获得硕士学

位为最高学位的督导师。

　　督导培训可以减少不充分督导的可能性，不胜任的督导就是违反伦理的督导。Ellis、Siembor、Swords、Morere 和 Blanco（2008）发现，"被调查者声称在当前的督导关系、其他督导关系中接受了不充分督导的比例达到令人震惊的 59%"（p.6）。他们使用的量表中包含如下条目：

　　　　到最后是我反过来督导我的督导师。

　　　　督导完全就是浪费时间。

　　　　我的督导师不知道在督导中应该做什么。

　　　　在督导会谈中我的督导师经常思想不集中。

　　　　我的督导师不能倾听我的话。（pp.10–11）

　　遗憾的是，这种状况并没有得到改进。在最近的一项研究中，Ellis 等人（2014）发现被试样本中，超过 90% 的被督导者正在接受不充分的督导。此外，超过三分之一的被试正在接受更糟糕的有害督导，包括被剥削或虐待。我们不指望训练本身就能消除有害的督导，因此需要将训练与元督导结合起来才能有效减少不充分的督导。

　　督导师的胜任力还包括协助被督导者面对工作中遭遇的道德冲突的能力，这一领域最近几年来得到了越来越多的关注（Choudhuri & Kraus, 2014; Cohen-Filipic & Flores, 2014; Curry, 2015; Glosof, 2016; Herlihy et al., 2014; Kocet & Herlihy, 2014）。Cohen- Filipic 和 Flores（2014）充满智慧地建议督导师在这些情境下最好的实践方法是关注工作联盟、保持灵活性以及坚持发展性的方法。当督导师与被督导者双方的价值观无法沟通分享时，督导师的个人偏差就会

被激活，这种情况非常常见，或许最极端的情况就是督导师认为被督导者的多元性是无法容忍的。Cohen-Filipic 和 Flores 鼓励督导师应为被督导者提供一个安全的空间，为了达到训练项目的工作目标，共同努力解决彼此的不协调。Kocet 和 Herlihy（2014）建议，可以协助被督导者采用"伦理保留"（ethical bracketing, EB）的程序，即被督导者暂时保留自己的个人价值观及信念，从而能够向那些与自己价值信念显著不同的来访者提供适当（与专业伦理相一致）的咨询。

　　从督导师的角度出发，该领域的胜任力表现为督导师能够识别自己与被督导者之间的价值冲突并进行妥善处理（Borders et al., 2014; Veach et al., 2012）的能力。Veach 等人将这类情况描述为低频率高影响的事件，一旦发生，则潜在的利弊都是很明显的。

　　当然，在与被督导者的工作中面临道德冲突仅仅是督导师需具备的众多胜任力领域中的一个例子。获取足够的胜任力以履行指导他人在心理健康行业积累经验的责任是一项严肃的事业。所幸的是，心理健康行业已经取得了长足的发展，有责任的督导师可通过充分的资源途径取得不同领域的胜任力。在取得胜任力之后，督导师的目标就是要保持胜任力。

保持胜任力

　　胜任力并不是一劳永逸的。事实上，经测算，心理健康专业领域知识的半衰期大约仅有 10 年时间。而且，随着心理健康领域的知识持续增长，Neimeyer、Taylor、Rozensky 和 Cox（2014）发现，有专业人士预测，到 2024 年，某些专业（如，临床健康心理学）的知识半

衰期可能会缩减至 6 年以下。其他领域（如心理药理学）的知识半衰期更是短至仅 3.3 年（Neimeyer, Taylor, &Rozensky, 2012）。因此，重要的是（同时也是一种伦理义务），督导师应持续阅读专业文献、参加专业会议或者是工作坊（Borders et al., 2014; Campbell, 1994）。

Lichtenberg 和 Goodyear（2012）指出，专业人员完成正式的训练项目后，他们必须能够进行"自学"（Candy, 1991），自己承担学习的责任。这种学习有时会偶然发生，比如我们偶尔会产生新的想法或得到新知识，这种保持现有知识的途径虽然重要但并不可靠。学习也可以通过更有目的的、非正式的方式，经常发生在当我们对某一情境感到困惑或不舒服时而去寻求新的信息。第三种类型的学习就是继续教育活动。以上三种学习途径都是保持胜任力的重要机制。

当然，督导师的双重责任表现为不仅要对所督导的临床领域保持胜任力，同时也要保持对督导领域本身的胜任力。为保持督导本身的胜任力，督导师应至少定期征求被督导者对自己工作的反馈，同时也要从同侪和资深督导专家那里寻求反馈信息。这样的信息可为督导师提供重要的反馈以帮助他们的持续专业发展、帮助他们识别哪些领域的胜任力还有待提高。另外，督导师应关注临床督导领域的专业文献进展，从而了解新的研究以及重要问题所引发的学术观点。

举例：德韦恩是一名拥有执照的心理学家，他已经独自开业 20 年了。他的治疗方法主要是客体关系理论。他接到了一个很小的专业小组的电话，这个小组的成员由一些心理健康咨询师以及婚姻家庭治疗师组成。他们正在寻找一位愿意与他们签约、对他们进行督导的心理学家。他们的兴趣主要是这位心理学家能够对那些可能需要被转介给心理学家或者精神病学家的来访者进行评估。德韦恩以前从来没有对他人进行过督导，他准备接受这一新的挑战。于是他约定时间打算与这个小组的人员进行会面。

这个例子里面存在的胜任力问题是什么？如果德韦恩决定对这个小组进行督导，他需要考虑哪些伦理方面的要求？开展督导需要具备什么样的条件呢？根据你的理解，德韦恩做出这样的安排是否合法呢？

培养并监控被督导者的胜任力

根据定义，成为一名胜任的督导师意味着要能够提升被督导者的胜任力。这也意味着督导师有责任帮助被督导者发展自我评价的技能（Vasquez, 1992），即之前讨论过的自我督导（Dennin & Ellis, 2003）或元胜任力（参见 Falender & Shafranske, 2007; Roth and Pilling, 2008），这是反思性实践的一种形式（Schön, 1987）。虽然上述几个概念术语存在细微的差别，但它们都指的是一个人识别自己的知识存在差距并寻求改进（通过合适的顾问辅导或督导）的能力。

换句话说，被督导者也必须能够判断自己是否已经通过了胜任力的标准界限。值得注意的是，Neukrug、Milliken 和 Walden（2001）发现，在向咨询执照委员会提出的申诉中，胜任力不足的发生率排名第二。不过，正如第 10 章所讨论的，陪审团并不重视督导师在影响被督导者自我评估技能方面的能力。

督导师作为评价者和守门人。谈到被督导者的胜任力发展，就不可能不涉及胜任力的验证及其相关伦理问题。Ladany（2007）坦率地指出，"作为一个专业，我们没有充分思考守门人的角色，其结果是，有很多治疗师在作为治疗师的角色上并不具备业务能力"（p. 395）。Brear 和 Dorrian（2010）引用 Forrest 等人（1999）以及 Gaubatz 和 Vera（2002）的数据得出结论，每年有 4%~6% 的毕业生并没有达到期望的胜任力标准。我们在第 10 章里谈到了被督导者的评估过程，在本章，评价也是一个需要重视的伦理议题。

很多督导师在对被督导者进行总结性评价时都会感到有困难。当总结性评价可能导致对被督导者的不利结果时，比如从训练项目中除名或无法取得执照，这种困难就更大了。然而，督导师身兼对被督导者和社会公众的双重责任，不得不正确行使这种责任。

Ladany 和 Lehrman-Waterman 等人（1999）发现，被督导者报告的督导师伦理问题中，发生频率最高的就是关于督导师对他们工作的监督及评价（见图 11.1）。事实上，这一类型问题的发生率几乎是排名第二的问题的两倍。所以，毫不奇怪，督导师对被督导者的评价是伦理申诉中的常见类型（Koocher & Keith-Spiegel, 2008）。

大多数督导师投身心理健康行业的出发点是希望自己能够帮助他人，这要求他们对来访者保持一种相对的非评判姿态。当他们不得不担任评价者时，就会面临一种价值冲突，尤其是当评价会导致被督导者的消极结果时（Bogo, Regehr, Power, & Regehr, 2007）；这是一种"支持 – 评价的冲突"（Johnson et al., 2008, p. 591）。Nelson、Barnes、Evans 和 Triggiano（2008）发现，他们所调查的大部分"智慧的督导师"都报告自己体验到"守门的焦虑"。

我们与被督导者一起工作，并与他们形成了密切的关系。因此，当我们必须做出对被督导者的困难决定时，我们很容易寻找合理化的借口，希望被督导者的下一个督导师来做这样的决定，这就是 Johnson 等人戏称为"烫山芋游戏"（Johnson et al., 2008）或 Brear、Dorrian（2010）及 Gaubatz 和 Vera（2002）都提到的"闸门滑脱"现象。其结果是，督导师赋予了太多实际上不胜任的人以专业胜任资格（Ladany, 2007）。

我们在第 10 章中已经指出，胜任力评价是好的督导的本质特征。任何一种督导方法，如果它不是以提高被督导者在已确立的范围内的胜任力为中心，那么就可将它视为一种伪督导。这样一种监督责任的重担（从伦理角度来说）主要落在各个心理健康专业的训练项目上，并需要得到有胜任力、有担当的实习机构督导师的鼎力相助。Brear 和 Dorrian（2010）发现，他们所调查的咨询及咨询心理学教育者中，大约有半数人（53%）都提到了整个项目存在的慈悲偏差，这种偏差有时还会因为害怕遭到法律诉讼而增大。

举例：洛克博士是苏珊的督导师，苏珊正在训练项目附属的大学心理中心重修实习课程。这个实习安排是苏珊所参加的训练项目为解决她的胜任力不足问题而进行的补救措施的一部分。苏珊已经掌握了几种不同的理论技术，她总是很热衷于对来访者应用这些技术，但是她在基本关系技能方面始终没有改进。在实习课程临近结束时，苏珊在关系技能方面的表现依然达不到期望标准，尽管差距也不是很大。

由于这个实习课程的目的是为了补救之前认定的胜任力问题，因此消极评价可能危及苏珊能够继续留在训练项目中。然而，洛克博士在与苏珊的工作中感到很愉快，她学习很努力，而且洛克博士注意到她在他们共同工作的这段时间里已经取得了一定的进步。洛克博士也知道，即使苏珊能顺利通过这次的实习考核，她下一阶段所要进行的临床实习工作也需要得到仔细的监督，这样她才能得到额外的机会来提高她的关系技能。

这个例子里面存在的伦理问题是什么？如果你是洛克博士，你会如何决策以平衡苏珊的个人权利与她最终要服务的来访者的利益？

保密

当要求指出一个违反伦理的问题时，来自不同国家的众多研究中的心理学家提到最多的就是关于保密的问题（Pettifor & Sawchuk，2006）。同样，Fly 等人（1997）发现受训者违反伦理问题中最多的也是保密性问题。如此看来，心理健康专业中最神圣的信任问题也是最容易遭到玷污的一个问题。和所有的治疗成分一样，在督导中这些问题会变得更加复杂。与所有的治疗性成分相比，督导的情况会更加复杂，因为它不仅要关注被督导者的信息披露，而且要关注来访者的相关信息。下面会分别进行讨论。

对被督导者信息与暴露的保密

在 Ladany、Lehrman-Waterman 等人（1999）

的研究中，被督导者提到的关于督导师－被督导者保密问题是他们遇到的最常见伦理问题中的一种（见图 11.1），但是伦理守则中对这个问题却没有提及。由于督导本质上是一种评价性关系，督导中获得的信息通常被认为不需要保密；督导师的守门人职责可能会要求督导师将被督导者的个人信息与他人进行共享。然而，知情同意的良好实践包括在督导之前向被督导者提供明确的指导说明。这些指导文件应该说明，督导的目标是被督导者的专业发展，个人信息将得到尊重并尽可能敏感地进行对待。

受训者也可能会暴露出自己幼年时的痛苦经历，如果这些经历影响了他／她对特定来访者的反应。除非有某些迫不得已的原因，一般情况下这些个人信息应该得到保密。多数受训者能理解，心理健康专业的训练可能会涉及对工作产生影响的某些个人问题。但是，他们要知道，督导中的评价信息最后要传送到机构负责人那里，而且督导师会将任何困扰自己的问题拿出来与机构内的同事们进行讨论。了解这些情况，可以让被督导者决定哪些信息是可以在督导中暴露的（Sherry，1991）。从我们的经验来看，最终必须在评价中披露的问题极少是关于被督导者的个人秘密，更多是被督导者的已经很明显的行为模式。

对来访者信息与暴露的保密

督导师必须确保被督导者除了督导目的之外，对来访者的所有信息都进行了保密处理。由于督导过程允许对治疗情况进行第三方讨论，督导师必须提醒被督导者，这种讨论不能在其他的地方重复。在团体督导中，督导师要反复重申这一点，并且要求对所讨论的案例中的人名都只用第一个字或用假名表示，同时案例中尽可能的少涉及人口统计学资料（Strein & Hershenson，1991）。

当采用录像或者是现场督导中涉及另外的被督导者也在场，督导师唯一能够做的就是一而再、再而三地强调保密的重要性。当要求学生对会谈进行录音录像时，必须提醒学生要采用美国健康保险可携带性和责任法案（Health Insurance Portability and Accountability Act，HIPAA）所许可的技术途径，并保留所签署的保密协议。对来访者进行的记录应该使用编码而不是姓名，并且要妥善保管好这些记录。

督导师现在越来越多地使用像视频会议和非实时通信等技术手段（Abbass et al.，2011; Conn, Roberts, & Powell, 2009; McAdams & Wyatt, 2010; Yozwiak, Robiner, Victor, & Durmusoglu, 2010）。这些都是很重要的工具；然而，与此同时，这种通信方式也给督导师带来了必须要注意的有关 HIPAA 以及保密相关的问题（Barnett, 2011）。近些年来，训练项目被要求大幅提高他们的技术预算，以建立可安全保存受训者记录文件及咨询记录的网站设施。如果这些技术条件得到了实现，那么保密问题就会被纳入人为过失或行为不当。

助人行业里，关于保密、隐私和特许保密通讯这三者之间的区分有时还是会有一些混淆。Remley 和 Herlihy（2015）将保密定义为："主要是一个伦理概念，指咨询师有义务尊重来访者的隐私，并向来访者承诺他们在咨询中披露的信息将得到保护，未经许可不得泄露"（p. 108）。而隐私是保密的另外一个方面，

来访者有权要求，没有经过知情同意，任何私人信息都不能暴露出去，包括在治疗中获得的信息。最后，特许保密通讯是关于隐私的法律状态，它指的是来访者有权要求，自己的私密谈话内容在没有获得同意的情况下不得在公开的法庭上被使用或者披露给他人。不过，特许保密通讯只有在相关法规是保护某些特定专业（如，心理学家、心理健康咨询师）的情况下才有效。因此，"虽然所有的特许保密通讯都是保密性沟通，但是某些保密性沟通可能并不受法律特许保护"（Disney & Stephens, 1994, p.26）。

对临床工作者来说，了解每个术语的限制条件与了解它们的使用意图是一样重要的。治疗师或者督导师决定什么时候撤销来访者（或者是被督导者）的隐私权，突破保密设置，这最终完全是一个个人的决定。但是，在很多的案例中，这样的决定是由一个法律上的先例、州立法或者是更高一级机构的判断而做出的。Falvey（2002）的报告里包括了下列典型的保密例外情形：

- 当来访者对信息披露签署了知情同意书的时候
- 当治疗师是在执行法庭所指定的职能的时候
- 当有自杀危险或者其他威胁到生命的紧急情况的时候
- 当来访者对治疗师提出法律诉讼的时候
- 当来访者的心理健康被作为民事诉讼的一部分内容的时候
- 当犯罪受害者是一个 16 岁以下的儿童的时候

- 当来访者要求到精神病医院住院的时候
- 当来访者表达出有一个威胁到社会或他人的犯罪企图的时候（警告的义务）
- 当治疗师认为来访者会危害自身安全的时候
- 当由来访者授权向第三方开具账单的时候
- 当要求提供费用合理使用报告的时候（p.93）

因为特许保密通讯是一个法律方面的情况，所以在要求提供保密信息时最明智的选择是先进行法律咨询。在法庭程序外，很多情况都处于一个灰色地带。

助人行业越来越趋向于对保密性不再持那么强烈的观点。保密的职业责任似乎逐渐屈服于法律的要求（Falvey，2002）。因此明智的做法是，在治疗和督导中将保密原则及其局限性的相关讨论作为一种常规实践活动。

督导中与业务有关的问题

过去常发生的情况是督导师提出结束对被督导者的工作，常常并不是因为督导已经完成了，而是因为督导师的资格认证允许第三方付费但是被督导者不能。这种实践方式当然是不符合伦理的，并且是不合法的。

另外一些市场问题在伦理方面就更加含混不清了。比如，如果督导的目的是为了取得资格认证或者是从业执照，那么督导师可以向被督导者直接收费吗？在什么条件下这种直接向被督导者收费是可接受的呢？如果被督导者与督导师不在同一机构任职，那么督导师应该采取什么样的必要措施来保护被督导者的来访者、被督导者以及督导师呢？（Wheeler & King，2000）。特定的第三方支付机构会对督导实践产生怎样的影响？对通过网络提供咨询服务的督导又会有什么样的可能结果呢？（Kanz，2001；Maheu & Gorden，2000）。总之，随着立法的进程、健康管理系统的变化、技术的进步，市场正发生着急剧的变化。临床督导师的伦理和法律责任就是应该与这些相关变化保持同步，从而保证自己及被督导者的实践过程与伦理责任和法律要求相一致。

临床督导中的法律问题

法律是通过社会机构强制执行的规范人的行为的规则体系。督导师可能会以为，只要自己在督导实践中的行为符合伦理规范，就可以避免法律诉讼。但是，我们在本章一开头就提到，情况并不是这样简单。事实上，有时甚至是一个道德行为也会使人遭到报复性诉讼。

本章这部分将选择特别与临床督导师相关的几个法律问题进行讨论。有些法律问题（如，正当程序和知情同意）在有关伦理问题的部分已经讨论过了。还有其他一些问题我们可能无法在这里详细说明，尽管根据联邦政府法律，包括美国残疾人法案（Americans with

Disabilities Act，简称 ADA）以及家庭教育权利和隐私法（Family Educational Rights and Privacy Act，简称 FERPA），可能都会对督导师产生影响（参见 Gilfoyle, 2008）。我们下面先重点讨论哪些情况可能导致对督导师的渎职诉讼。

渎职

如果被侵犯的一方提出渎职的控诉，那么违反伦理的问题就变成了一个法律问题（Maki & Bernard, 2007），这意味着，违反伦理的投诉和渎职诉讼两者之间的区别不是由专业人员所做的行为的严重性决定的，而是取决于受害者是向管理机构投诉还是向民事法庭起诉。实际上，同一个案件既在管理机构进行了投诉也在法庭上作为一个渎职案件进行起诉，这也不是什么罕见的事情（Montgomery, Cupit, & Wimberley, 1999）。

可以肯定地说，向管理机构提出的投诉事件比法律诉讼案件要多很多，原因至少有以下两个：（1）法律诉讼的费用是个阻碍因素；（2）管理机构（同行评审委员会）会调查该专业人员是否违反了相关的职业伦理准则，但是民事法庭的做法却很不相同。简单地说，法律上的诉讼是受民事侵权行为法所限定的，这样，原告必须能够证明他所起诉的这种渎职行为给他带来了一定的伤害，而很多的起诉案件并不能证明这一点。

民事侵权行为有两种类型（如，民事过错而不是违反了合同）：有意图的和无意的两种（Swenson, 1997）。治疗师或者督导师被起诉为有意图的民事侵权行为的可能性非常小。如果真发生这样的起诉，那么督导师或者治疗师的意图就是要伤害他人。举一个不可能的例子：督导师决定对某个被督导者进行过于严厉的批评，目的是为了迫使这名被督导者退出该训练项目。

然而事实上，心理健康行业中所有的渎职案例都是无意的民事侵权行为或者是疏忽性的行为（Swenson, 1997）。渎职被定义为：

由于疏忽而违反了本职业责任或者服务标准，从而给另外一个个体带来了伤害。举例来说，如果一名心理健康专业人员没有按照规定的从业标准进行工作并对来访者造成了伤害性的结果，那么该专业人员就对这种伤害性结果负有法律责任。（Disney & Stephens, 1994, p.7）

同样，督导师未能针对被督导者的重大关切问题采取恰当的行动，也可能成为督导失职的投诉依据（Recupero & Rainey, 2007）。

原告如果要取得渎职诉讼的成功，以下 4 个要素必须全部得到证明（Oglof & Olley, 1998）：

1. 必须与治疗师（或者是督导师）建立了一种委托关系。在督导中，这意味着督导师是以维护被督导者和其来访者的最大利益为工作前提，而不是以自己的个人利益为工作前提（Remley & Herlihy, 2015）。

2. 治疗师（或者督导师）的行为必须是不正确的或者是疏忽的，并且低于规定的专业服务标准。

3. 来访者（或者被督导者）必须已经受到伤害，而且要有被伤害的证明。

4. 必须证明伤害与疏忽或者是不正确行为之间存在因果关系。

我们还没有发现任何由受训者或心理健康从业者以督导不当为由对督导师提出的诉讼。更有可能发生的是督导师在渎职案例中作为共同的被告（Snider，1985），由于被督导者涉嫌的不当职业行为而卷入法律事务中。

治疗师（和督导师）的易受攻击性与他们对专业角色的假设是直接相关的。当他们承担了治疗师或者督导师的角色时，他们都应当知晓并且遵从法律规范、从业标准和伦理准则。那就是说，专业人员对同行，有时甚至是被督导者的胜任力进行判断时似乎也有很大的困难（Forrest et al., 1999; Gonsalvez & Freestone, 2007; Haas, Malouf, & Mayerson, 1986; Wood, Klein, Cross, Lammers, & Elliot, 1985），同时这些专业人员也不愿意报告已知的同行或者是被督导者的伦理违规行为（Bernard & Jara, 1986; King & Wheeler, 1999），不行使他们作为守门人的责任（Johnson et al., 2008），正如我们前面提到的那样。

社会性因素也导致了助人行业的诉讼案件不断增加。Cohen（1979）所提出的观点好像与现在的情形更加相关，他认为诉讼案件的增加主要有以下三个主要影响因素：（1）来访者和整个社会总体上对助人行业专业人员的尊敬普遍下降；（2）消费者权益的维护意识普遍提高；（3）对渎职案件的曝光大量增加，而且这些案件判决的赔偿费用非常高，致使人们得出这样一个结论，就是诉讼可能是一种轻松的来钱方式。所有这些因素导致了针对从业人员（不管是否遵守伦理规范）的案件（不管是不是欺诈）大量增加。就像 Williams（2000）所观察到的那样，在那些意图利用法庭来实行捣乱或者报复性目的的人面前，治疗师或者督导师没有办法完全保护自己。与此同时，还是有一些专业人员能够采取的预防措施，我们会在接下来的部分对这个问题进行详细讨论。

尽管因忽略了警告潜在犯罪危险而导致法律诉讼的案件非常少（Meyer，Landis，& Hays，1988），但是塔拉索夫（Tarasoff）案件还是使这个问题受到了高度关注。塔拉索夫案件也涉及了临床督导师的角色，并由此引进了"替代性责任"或者是"上级代答"（字面含义，"让师傅回答"）的概念。在对警告的责任进行讨论之后，我们将对直接责任和替代责任的问题进行相关的回顾。

警告的责任

警告的责任（duty to warn）是从加利福尼亚大学塔拉索夫对瑞金斯（Tarasof v. Regents）的案例中衍生来的。在这个具有里程碑意义的案件中，某大学的治疗师认为他的来访者波德（Poddar）是非常危险的，他可能会对拒绝自己追求的一名女性（Tatiana Tarasoff）造成伤害。由于波德拒绝自愿住院治疗，治疗师通知警察将波德带到了一个州立医院进行了强制性的住院治疗。警察对波德进行了问话并认为波德并无危险。

督导师害怕惹上保密方面的法律诉讼（Lee & Gillam，2000），所以在督导师的建议下，治疗师没有再对这件事情进行追究。波德没有再回来进行治疗。两个月后，波德杀死了塔拉索夫。虽然大多数的专业人士都认为按照警告的责任，塔拉索夫的家人很可能会胜诉，确实法庭也认为他们只需在这一基础上就可以立案。但是，这个案件最后采取了庭外和解的方式（Meyer et al.，1988）。另外，加利福尼亚州最高法庭对这件案件进行了两次听证，并且在第二次听证会上提出保护的责任（duty to protect）的概念（Chaimowitz, Glancy, & Blackburn，2000）。Chaimowitz等人认为警告的责任在与保护的责任相关联的时候应该进行相应的评估，并且，对一个有意图的犯罪单纯进行警告可能对保护的责任来说是不够的。他们还指出，有时候警告一个犯罪意图还可能使已经很脆弱的环境进一步恶化。简而言之，这些作者建议仅仅是一个下意识的决定进行警告是不够的，还应该有一个有效的策略来执行核心的保护责任。

尽管案件本身的结果是模棱两可的，但是警告和保护的责任此后就成为所有心理健康专业人员的一个法律标准，在有些州甚至已经建立了相应的法律条文。对督导师来说，必须要告诉被督导者在什么情况下、为了保护可能受有意犯罪伤害的受害者，实行警告的责任是正确的。在警告和保护责任中存在两个问题：（1）对来访者的危险水平进行评估；（2）对潜在的受害人的确认（Ahia & Martin，1993；Lee & Gillam，2000）。关于第一个问题，人们并不是期望从业者和督导师能够看到不能预测的事情，也没有一种安全可靠的方法来对人类所有的行为进行预测。人们只是希望在对危险程度进行评估的基础上，专业人员能够做出尽可能可靠的判断并采取合理的或者正当的保护措施。由于这个原因，很多与这个法律问题相关的行政机构强烈建议在任何有疑问的案例中，应该咨询其他相关人士，并对所有的决定都进行文件记录。

第二个问题是，有一些迹象表明来访者可能对他人构成威胁，但是无法确认潜在的被害者具体是谁；这就是说，来访者具有一种非特异性的敌意，并不是哪一个特定的人可能受到威胁。目前，伦理标准和法律专家都倾向于保护来访者的隐私，除非有非常明显的证据表明来访者马上就会变得很危险，并且有一个可以确定（或者是很高的可能性）的受害者（Ahia & Martin，1993；Fulero，1988；Lee & Gillam，2000；Schutz，1982；Woody and associates，1984）。换句话说，人们不希望治疗师和督导师（他们自己也不应该）在对来访者开展工作的时候总是在揣摩来访者的言外之意。很多来访者在感到沮丧的时候会做一些无意义的威胁。心理健康工作者的任务就是对这些威胁进行一个合理性的评估。实际上，从法律的角度来看，做一个合理的评估比准确的预测要更加重要。综上所述，我们又返回到之前所说过的观察结论，即社会（及政治）因素不仅影响了法律的制订，而且也影响着法庭上的解释过程。在一种情境下看似"合理"的事情可能在另一种情境下就不是这样的。所以，我们鼓励督导师要善于寻求专业顾问援助，避免孤军作战。

直接责任、替代责任与严格责任

当督导师的活动本身导致了伤害的时候，直接责任就遭到质疑。举例来说，如果督导师没有对一个新手咨询师进行充分的督导，或者如果督导师建议（并有记录）了一个被认定导致伤害的干预（比如，建议来访者对孩子运用"严厉的爱"的策略，结果导致对孩子的躯体伤害），这两种情况都会被判定为督导师的直接责任。Montgomery 等人（1999）的研究结果表明，对督导师来说直接责任的指控还是很少的，虽然他们报告的两个渎职案例中都涉及督导问题（对被督导者的评估和收费问题）。从潜在的可能性来讲，所有的督导实践标准——包括知情同意权的侵犯，突破保密原则，没有能力根据文化差异而开展工作（可参见，Pettifor et al., 2014），或者是不恰当的多重关系——如果判定是违规，都可以导致对督导师的直接责任的法律指控（Maki & Bernard, 2007）。

替代责任是指督导师由于与被督导者之间的关系就要承担的法律责任，一般来说督导师要承担的法律责任只包括"被督导者在学习课程期间或者是督导关系范围内发生的疏忽行为"（Disney & Stephens, 1994, p.15）。Falvey（2002）概括了督导师替代责任成立的三个必须满足的条件：

1. 被督导者必须是自愿在督导师的指导和控制下工作，并且他的行为是有利于督导师的（比如，接待原本可能需要由督导师接待的来访者）。

2. 被督导者必须是在督导师所许可的任务界定范围内开展工作。

3. 督导师必须有权指导和控制被督导者的工作。（pp. 17–18）

要确定某个行为是否在督导关系的范围内还应该考虑其他的一些因素，包括时间、地点、行为的目的（比如，活动是发生在咨询过程中还是在咨询点以外的场所？），被督导者的动机（比如，被督导者是出于帮助对方的动机吗？），以及督导师是否能够合理地预测到被督导者要实施的行为（Disney & Stephens, 1994, p.16）。当督导师被认定应承担替代责任时，如果在随后的法律程序中证明不存在疏忽行为，那么督导师就可以向被督导者要求损失赔偿。

Remley 和 Herlihy（2015）提醒大家，由于每个法律案件都是独特的；这样，从一种情境到另一种情境的普遍借鉴意义就受到一定的限制。他们强调了督导师对被督导者建立一定量的控制的重要性，这样才能够对督导师的替代责任进行判断，他们还指出，临床机构的督导师应比那些机构外（比如，大学）的督导师更多地为治疗师的疏忽行为负责。显然，学校里的督导师了解到在另一个地点接受咨询的来访者的信息并不是在进行远程督导，而是起到了不同于机构督导师的另一种角色作用。如果学校督导师了解到需要予以关注的信息，就应该对此采取行动，通常他们会直接联系机构督导师。总体来说，对被督导者的更多控制通常会增加督导师承担替代责任的风险，Hall、Macvaugh、Merideth 和 Montgomery（2007）指出，督导师的远程控制并不是一种保护，督导师必须对自己担负的角色职责时刻保持警惕。

除了上述因素外，有些法庭案件还表明督导师有更大范围的责任。例如，Recupero 和 Rainey（2007）讨论了 Simmons v. United States（1986）案件，上级负责制被用来指控一名社会工作督导师对被督导者的违规性行为负有替代责任。法庭认为被督导者对移情的处理不当，这个问题被认定是可以预见的督导问题。因此 Recupero 和 Rainey 建议，"审慎的督导师应该意识到这一风险，仔细观察侵犯边界的早期预警迹象"（p.192）。

最后的这个例子可视为替代责任与严格责任之间的一个桥梁。严格责任对临床督导师来说可能是最可怕的梦魇了。在这种情况下，督导师要对那些没有直接建议、甚至不知道的被督导者的活动承担法律责任。Polychronis 和 Brown（2016）查阅了美国 51 个司法管辖区域（50 个州以及华盛顿哥伦比亚特区）内针对心理学家的法律法规，他们发现，其中有 27 个区域对临床督导师规定了严格法律责任标准。因此，即使督导师在他 / 她的督导过程中完全符合专业标准并且小心谨慎，仍有可能要为被督导者的行为疏忽或行为不当承担法律责任，包括被督导者有意向督导师隐瞒的行为，比如与来访者的性关系。此外，Polychronis 和 Brown 指出，美国各州省心理学会协会（Association of State and Provincial Psychology Boards，ASPPB）也在其颁布的督导指导纲领中制订了类似的标准（ASPPB, 2015）。

Polychronis 和 Brown（2016）非常认同各州心理学会关于宣传督导严肃性的目标，但是他们也提醒应注意这种宣传可能带来的无意的负面影响，包括因考虑到风险而阻止了高水平心理学家参与督导。虽然有这么多的担心，但 Polychronis 和 Brown 同时也指出，到目前为止，还没有任何一个关于临床督导师涉及严格法律责任的判例。在法律法规进行修改或现实判例出现之前，他们建议督导师需要采取一些风险管理策略，我们接下来就讨论这一内容。

风险管理：预防和准备渎职诉讼

总的来说，胜任的督导是减少介入法律诉讼风险的最佳保障措施。这包括：（1）定期督导；（2）对治疗会谈中发生的情况保持关注；（3）与被督导者建立牢固的工作联盟；（4）对被督导者的胜任力进行持续评估。Snider（1985）对于督导师如何减少在一个渎职案件中被当作共同被告的可能性所提出的 4 条指南在今天仍然是适用的。

1. 与被督导者保持信任关系。在一个相互信任和尊重的背景下，被督导者会更加愿意表达他们对来访者、他们自己以及工作中所关注的问题。我们再补充一点，督导师获得关于被督导者工作的行为样本（如果不是通过现场督导或视频回顾，至少要有录音回顾）也是很重要的，这些样本至少部分不是由被督导者自己挑选出来的。

2. 要随时了解影响到心理健康机构和整个专业领域的法律问题。另外，督导师对法律的复杂性需要保持健康的心态，并认识到需要争取强有力的法律援助。

3. 如果督导师是一个机构的负责人，那么就很有必要聘请一名渎职诉讼方面的法律顾问。如果这不由督导师来决定，那么督导师必须确认该机构有足够的法律支持。

4. 督导师应该有一定的责任保险，同时要确保被督导者也有足够的责任保险。虽然这最后一个预防措施并不能减少被诉讼的机会，但是很明显它能够减少这种不幸运的事件带来的损失。

除了以上这些告诫外，其他一些专业人士

还提供了以下风险管理策略，其中部分涉及某些训练机构所面临的来自之前被辞退的学生的法律诉讼问题。

- 任何一名督导师都有权利和责任在正式进入督导关系之前对被督导者进行彻底的筛查（Polychronis & Brown, 2016）。在训练项目中，督导师经常会信任机构的入学筛选程序并认为被督导者已满足相应条件。我们建议在受训者开始临床工作前，督导师应对自己未来的被督导者进行一次全面的审查。

- 知情同意程序要求受训者了解督导回顾的形式，以及什么条件下他们可能会被从训练项目中辞退（Dugger & Francis, 2014; Polychronis & Brown, 2016）。切记：督导师在执行政策规定时必须要有书面记录。

- 督导师需要与当前的专业从业标准保持同步，并且在必要的时候寻求可信任的同事或者本专业官方伦理与法律机构的帮助（Dugger & Francis, 2014; Oglof & Olley, 1998; Polychronis & Brown, 2016）。

- 确认一旦遭遇法律诉讼时应该进行的程序（Dugger & Francis, 2014）。就像督导师和训练机构都很清楚知情同意和正当程序一样，他们也需要准备好一旦遭到起诉应该如何应对。

- 向被督导者明确说明边界的期望，强调他们一定要让督导师知晓治疗中发生的任何进展困难，无论这些情况是否涉及边界的挑战或其他问题（Polychronis & Brown, 2016; Recupero & Rainey, 2007）。

- 从督导协议开始，保存一切详细记录，包括督导目标、形成性评价、任何补救计划、督导策略等（Falvey, Caldwell, & Cohen, 2002; Polychronis & Brown, 2016; Recupero & Rainey, 2007; Woodworth, 2000）。（督导记录的方法请参阅第 7 章。）督导师可以假设所有的记录都有可能受到法庭传唤（Dugger & Francis, 2014）。

- 尽可能在督导或监督受训者时安排不止一名督导师（Polychronis & Brown, 2016）。在督导一个进入临床工作时推荐意见不一致的受训者时，这种安排尤为必要。

- 助人专业人员（包括督导师）需要关注自己的情绪和身体健康（Barnett & Molzon, 2014）。在专业上和个人行为上过分地扩张自己的能力常常是犯愚蠢错误的一个先兆（Woodworth, 2000）。

总之，对那些胆小的督导师来说，督导的确不是一件轻松愉快的事情，他们对督导带来的无尽的责任和潜在的法律诉讼感到恐惧。我们很少拒绝对被督导者进行督导，因为我们相信，对督导师的保护除了遵照我们已经总结出来的这些具体步骤外，其原理与那些用来保护咨询师和治疗师的合理关注和准确判断这些概念是相似的。这包括建立并保持对督导的学习心态，同时投入足够的时间和精力进行正确的督导并且对所有的督导过程进行记录。最后，最有效的方法就是：

将专业智慧和人际智慧完美地结合并运用于实践中。除了一些特定的知识、技能和良好工作习惯外，健康、尊重的关系以及敏锐的、不受干扰的自我认识都能够帮助临床督导师有效地保护自己。总之，洞察力、诚实正直以及良好的意愿都是抵御专业困难的强大壁垒（Maki & Bernard, 2007, p.363）。

伦理决策形成的准备工作

Worthington、Tan 和 Poulin（2002）总结出 31 个有问题的被督导者行为，并请 300 多名督导师和被督导者就每一个行为是否违反伦理进行判断。这些被调查者确认了 28 个行为是更倾向于违反伦理的，这些行为包括从在案例资料上伪造督导师签名（该行为被认为是最严重的违反伦理行为）到八卦自己与督导师的矛盾冲突而不是在督导中直接讨论（被认为是中等程度的违反伦理）。与预计的差不多，被督导者报告，自己所涉及的违反伦理行为更多是一些轻度的，较少出现极严重的行为。

被督导者，尤其是那些还未取得从业资格的受训者，对于自己担负的伦理责任的知识和理解还不够全面（可参见 Cikanek, McCarthy Veach, & Braun, 2004）。因而督导师与教育者所面临的挑战是努力将受训者的伦理不当行为发生率减少到尽可能低的水平。而在实际操作中情况会更加复杂，因为经常需要考虑到其他环境因素，有时候一条伦理原则（或其背后的道德规范）会与另一条互相冲突。

所有道德规范都可能在某些情况下出于公正的理由而不予遵守。例如，我们会为了阻止某人杀害另一个人而不说实话；我们也可能为了保护另一个人的权利而披露一个人的隐私信息。（Beauchamp & Childress, 2001, p.5）

总之，伦理决策的形成并不仅仅是将一套原则进行生搬硬套。然而，关于这一话题的许多讨论对人类推理过程的理论假设并不全是正确的。因此，下面我们先简要介绍一下认知科学的研究进展，并讨论这些研究发现对督导师和训练项目进行伦理推理时的指导意义。

来自认知科学的教训

有关决策制定（Kahneman, 2011）、认知心理学（Anderson, 1995）以及道德心理学（Haidt, 2001, 2008; Narvaez & Lapsley, 2005）的交叉文献都有一个共识，即人类大脑拥有两套认知加工系统。一套系统是自动的、快速的、无须努力的，处于意识之外，更加情绪化。另一套系统是有意图的和反思性的，依赖语言思维，更加理性。

还有一个共识是，在进行决策时，人类倾向于"认知保守性"（Taylor, 1991），更多依赖于直觉（如，Klein, 2003; Narvaez, 2010; Narvaez & Lapsley, 2005）以及使用尝试 - 错误经验而得到的"捷径"（可参见 Kahneman, 2011; Tversky & Kahneman, 1974）。Narvaez 和 Lapsley（2005）指出，"如果自动化的认知过程控制了人类日常生活的大部分行为，那么只有很少的人类行为是出自深思熟虑或有意识的思考，而接受道德思考的行为就更是凤毛麟角"（p.143）。

事实上，Haidt（2001）提出了一个令人信服的观点，道德推理通常是人们用来为自己的自动化及无意识决定进行辩护的事后解释建构。Kahneman（2011）也对这一观点进行了补充。如果把人类的自动化认知过程命名为系统 1，把有意图和反思性的认知过程命名为系统 2，他观察到：

要阻止源自系统 1 的错误原理很简单：识别出自己正处于认知危险地带的迹象，放慢速度，寻找来自系统 2 的反馈……不幸的是，这种明智的程序在最需要的时候却最不可能被采用。当我们就要犯一个严重错误时，我们都想要一个发出很大声音的警铃，但这样的警铃是没有的……大脑中推理的声音很微弱，而错误直觉的声音却清晰而响亮，并且当你面对重大决定的压力时，质疑你的直觉令人很不愉快。当你遇到麻烦时，你唯一想要做的事情就是更多的怀疑。最终结果是，当你观察他人在认知危险地带徘徊不定时比自己做同样的事情更容易识别出认知危险。（p.417）

虽然这些认知过程的研究结果在道德心理学的学术领域内已经得到广泛认可，但在咨询心理学的伦理决策文献中还较少被采用。因此，这些知识对于督导师帮助被督导者发展伦理决策技能的工作具有重要意义。下面提出的建议主要是针对被督导者的，但是对于新手督导师来说也有一定的作用。

关于伦理决策的教学建议

以下帮助被督导者培养伦理决策专业技能的策略与 Narvaez 和 Lapsley（2005）培养所谓"道德专业能力"的建议以及 Mofett 等人（2014）的"伦理敏感性"工作大致相同。这些作者都强调，在临床工作面临道德困境之前，应该通过大量实例（案例研究）来提供体验式学习。

澄清个人价值观

如果很多伦理决策都是自动产生的，那么决策者的个人价值与道德体系都成为需要考虑的中心议题。有足够证据表明，专业人员会受到个人（如，宗教）价值观的影响（Choudhuri, & Kraus, 2014; Cohen-Filipic & Flores, 2014; Curry, 2015; Veach et al., 2012）。因此，Mofet 等人（2014）强调伦理实践的要求是"正直、诚实、责任感、热情和勇气"（p.230）。

虽然这些个人品质并不在督导师的影响范围内，Mofett 等人（2014）指出，训练的机会为被督导者提供了一个环境以理解自己的价值观并对它们进行监控，从而能够成功地操控伦理困境。Mofet 等人以及其他作者（如，Ametrano, 2014; Welfel, 2012）所提议的活动包括伦理自我报告、参加反思性活动（要求受训者分析自己的道德和情绪反应）以及利用大众传媒（如，家庭影院频道 HBO 的系列剧"扪心问诊"）来引发敏感性问题的讨论（Bashe, Anderson, Handelsman, & Klevansky, 2007; Mofett et al., 2014; Welfel, 2012）。

掌握伦理守则的内容

Kahneman（2011）指出，出于对效率的考虑，系统 2 的思维倾向于向系统 1 迁移，这意味着，最初要求精细思考的活动在经历过足够的重复后，最终都会变得习惯化而转入自动化的无意识过程。Anderson（1995）和其他认知心理学家将这个过程称为描述性知识到程序性知识的迁移。伦理知识的检索也存在相同的现象。为了达到这一目的，必须要让被督导者持续不断地接触伦理守则的内容，进行过度学习，这样他们才能从系统 1 中自动提取这些信息。举一个例子，我们会要求学生反复背诵乘法口诀表，最终他们能够不假思索就得出 $9 \times 9 = 81$。

除了过度学习外，Mofett 等人（2014）还指出，在被督导者的早期临床工作经验中，伦理困境的出现可能并不一定具有伦理的性质。因此，他们提供了一个 DCBA 记忆法以辅助被督导者在工作记忆的水平上记住伦理守则。D（danger, duty, and document，危险、责任和记录）提醒被督导者他们的最终责任是确保来访者没有危险，不要造成伤害，对来访者负责任，记录所有发生的重要事项。C（consent, confidentiality, competence, and consultation，知情同意、保密、胜任和咨询）包括所有涉及来访者的知情同意问题，保密规定，提供符合伦理的咨询所要求的不同胜任力水平，定期接受督导以及在问题出现时寻求专业咨询的重要性。B（boundaries，边界）帮助被督导者在咨询各个阶段中都始终将边界问题置于最首要的考虑。最后，A（applying decision-making model, act, assess，应用决策模型、行动以及

评估）强调了采用指定模型帮助被督导者避免犯错（如，将问题合理化）的重要性（Pope & Vasquez, 2011），鼓起勇气去实施符合伦理的行动，持续评估个人行动结果对专业成长的影响。

伦理决策模型的教学

除了理解情境的伦理含义外，Mofett 等人（2014）的记忆法还要求专业人员采用一种伦理决策模型。多数通用模型（如，Knapp & VandeCreek, 2006）都包含了我们已经讨论过的伦理决策的几个方面。具体包括：

- 识别一个情境具有伦理方面的意义。
- 判断哪些伦理守则、原则及法律条款是相关的。
- 通过与相关人员（包括本人的督导师）咨询讨论，考虑处理该情境的几种可能方案。
- 基于上述过程所收集的可靠信息选择一个行动方案。
- 执行行动方案。
- 评估行动方案的结果，特别是当伦理情境涉及治疗过程时重点考虑减少对来访者的伤害。

有一个直接的模型可以采用当然很轻松，然而，正如 Hansen 和 Goldberg（1999）所指出的那样，在进行伦理决策时采用的线性模型，即从确定伦理困境开始到最后做出行动决策，掩盖了大多数伦理和法律情境的多重影响层面的复杂性。心理健康专业人员只有充分考虑到各种影响变量对这个线性过程产生的干扰作用，才有可能采取更加合理有效的行动。

例如，关于保密的边界问题，即使是"不伤害"的定义本身，如果从不同的文化背景来理解也可以有不同的含义（如，Pettifor et al., 2014）。伦理决策模型要求专业人员考虑不同的行动方案，这一事实就其本身而言，意味着伦理决策过程不是一成不变的，在一种情境下保护来访者的行动方案在类似情境中可能会伤害另一个来访者。此外，法律通常比伦理守则显得更加灵活，并且在专业人员的理解中甚至会显得与伦理守则相冲突。总之，伦理决策模型只是提供了一个大致的提纲，需要专业人员在里面填充知识、觉察、可靠的判断、最佳动机以及行动的勇气。

抓住机会应用伦理知识

很多伦理错误源自行为疏忽，而非故意犯错（Bernard, 1981）。如果专业人员之前没有机会体验到类似情境的来龙去脉，这种疏忽就更有可能发生。采用模拟和行为演练是一个很好的帮助受训者和督导师应对困难情境的途径，尝试不同的解决方案，并且安全地评估不同方案的结果。在正规的学术培养机构中通常会提供一个实训教室，学生可以通过体验式学习或案例分析来学习如何应用伦理知识（如 Mofett et al., 2014; Plante, 1995; Storm & Haug, 1997）。

示范伦理行为

观察和模仿其他人是一种很有效的学习途径，这种方法也可推广到伦理行为的学习中。无论是否有意识地去做，督导师都为被督导者提供了榜样（Tarvydas, 1995）。在对被督导者进行的体验式学习过程中，督导师要示范如何解构一个伦理困境。这就是说，要示范对治疗中出现的伦理问题进行深思熟虑的、耐心的系统 2（Kahneman, 2011）思考过程，这对于那些处于发展初期、更倾向于直觉反应而不是仔细思考的被督导者具有最重要的示范作用。

除了示范他们自己的思考过程外，督导师还应该示范他们是如何邀请他人对自己的思考过程进行仔细审查的。在教学阶段和之后的督导阶段，督导师关于寻求顾问指导的示范都极具影响作用。督导师在寻求他人指导的过程中对他人贡献的慷慨认可不仅示范了最佳实践的态度，而且也展示了在职业生涯中不断寻求顾问指导的专业智慧。

结论

作为专业守门人，临床督导师将持续不断地大力投入伦理标准的实践中。出色担当这个责任的最有效办法就是对知识和变化要了如指掌，并始终将伦理问题作为讨论、计划和实践的首要前提。在这种情况下，督导师的首要责任就是示范他们所要教学的内容。在附录 A督导案例研究中，提供了督导中出现的有关伦理问题的更多范例（其中一个涉及法律相关问题），以及对这些问题的处理方法。

第五部分

对从业者的督导

第12章 促进职业生涯发展

第 12 章
促进职业生涯发展

到目前为止，我们一直聚焦于对受训者的督导。这也是大多数关于督导的专著所做的事情。但是，心理健康专业人员在整个职业生涯中都可以（而且应该）持续地从督导中获益。英国、澳大利亚和新西兰对大多数心理健康专业都规定必须要持续接受督导。在美国，大约有一半的咨询心理学家自愿寻求持续的督导（Lichtenberg, Goodyear, Overland, & Hutman, 2014）。虽然我们没有关于其他心理健康专业的数据，但也可以推测出来寻求和使用督导的人数比例总体上应该是类似的。令人担忧的是，几乎有一半人并没有这样做。此外，我们也不清楚那些主动寻求督导的人其督导的系统性如何或他们是如何使用督导的。

本书尤其是本章的观点是，有效的督导师应该向被督导者提供持续的、直接的和明确的表现反馈：关于被督导者实际表现与标准要求之间的差距的信息（Hattie & Timperley, 2007）。遗憾的是，从业的心理治疗师很少能得到这样的反馈（Tracey, Wampold, Lichtenberg, & Goodyear, 2014）。由于缺乏这种反馈，多数从

业者对自己的能力有着不现实的自我印象。例如，心理治疗师对自己工作有效性评价（与同行比较）的平均百分位是 80%（Walfish, McAlister, O'Donnell, & Lambert, 2012），尽管缺乏证据支持，大多数心理治疗师相信随着经验积累他们会变得更有效（Orlinsky & Rønnestad, 2005）。有些研究证据（Goldberg, Rousmaniere, et al., 2016）甚至显示，某些咨询师和心理治疗师的有效性随时间而有轻微的下降。

在一个理想的世界里，心理健康专业人员会定期接受他们所需要的反馈并参加持续的专业发展训练。然而，大部分专业发展并不是有意推进的，它会出现在当治疗师发现自己遇到一些必须处理的新情境或新观念（参见 Lichtenberg & Goodyear, 2012）。的确，有部分学习可以通过更加有意的、正式的、连续性教育活动而发生，这一过程可以增加知识，但通常不会增加胜任力（就像接下来我们讨论的那样；Rousmaniere, Goodyear, Miller, & Wampold, 2017; Taylor & Neimeyer, 2017）。本章的前提是，大多数有效的专业发展是通过第三种途径

发生的：在督导师或顾问指导下的有目的学习（Goodyear & Rousmaniere, 2017）。

心理健康专业人员的持续发展有两种主要的途径：（1）通过工作成为更加有效的咨询师或治疗师，（2）承担额外的专业角色并掌握新的技能体系。我们希望用图 12.1 来表明我们的观点，即督导师对于受训者的角色作用必然是促进胜任力发展（见图的左边），但对于从业者，督导师的角色作用可能是、也可能不是必然促进其专业发展（见图的右边）。图 12.1 还显示了，随着经验的积累，几乎所有从业者都会承担额外的角色，而只有部分人会继续发展其专业能力。本章两个主要部分将分别讨论专业发展的这两个方面。

促进持续进步：帮助咨询师和治疗师在专业上更加精进

新手治疗师会随着对来访者工作的经验积累而变得更加有效（Owen, Wampold, Kopta, Rousmaniere, & Miller, 2016），但是之后大多数人就会达到有效性的一个高原并停滞不前。那些脱离停滞状态的人可能会变得有效性降低，也可能会变得更加有效（Goldberg, Rouemaniere, et al., 2016），两种可能性至少都是存在的。处于高原状态的专业人员的表现还是相对很高的，因为大多数心理治疗师的治疗效果还是很显著的。事实上，心理治疗的效应量超过了很多医学干预的效果（Wampold & Imel, 2015）。然而，拥有 25 年经验的咨询师或治疗师并没有表现出比从业 5 年或 10 年的专业人员更加有效。

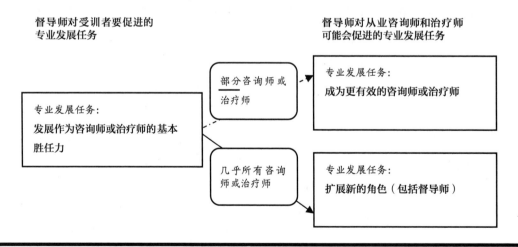

图 12.1　督导师对受训者以及对从业咨询师或治疗师在专业发展任务上的不同促进角色

当然，令人鼓舞的消息是，并非所有的咨询师或治疗师都处于这样的情形。部分专业人员确实变得更加有效了，并且通常会比他们的同行表现得更为突出（Okiishi, Lambert,

Nielsen, & Ogles, 2003）。实际上，多数治疗师都可以通过刻意练习（deliberate practice）而变得更加有效，下面我们将对此进行说明。Chow、Miller、Seidel、Kane 和 Andrews（2015）发现，那些来访者治疗效果位于前 25% 的心理治疗师花费了几乎是其他人 3 倍的时间用于刻意练习活动。

为进一步讨论这个问题，我们接下来将首先进行两方面的概念澄清。一方面是澄清顾问与督导之间的区别；另一方面是探讨胜任力与专业特长之间的相似性和差异性。然后，我们会介绍刻意练习以及督导的专业特长发展模型（Expertise-Development model of supervision）。

顾问与督导：重叠但截然不同的功能

促进已取得认证资格的专业人员的发展从技术上来说属于顾问辅导而不是督导。这是因为顾问并不需要为寻求顾问辅导者的行为承担责任，也不需要为寻求顾问辅导者的来访者的福祉负责任，或者并不承担守门人职责。但是，督导师必须承担这些责任（Goodyear, Falender, & Rousmaniere, 2017）并对过程具有影响力；与此对应的是，被督导者必须遵循督导师对他们的指导，而寻求顾问辅导者并没有这项义务。

我们希望在术语上能达到更精准的程度。但是我们也想确保本章的内容与前面各章保持一致性。我们的解决办法是认可顾问是对从业者进行工作的更精确的技术术语，而将督导作为一种更广泛意义上的术语。所以就产生了朋辈督导（peer supervision）这个术语。同样，在英国、澳大利亚和新西兰，对心理健康从业

人员要求接受的持续的顾问体验通常也称为督导。

保持胜任力与变得更加有效

在第 1 章我们观察到，胜任力运动已经在心理健康领域产生了重要的改变，它有助于更好地保证心理健康专业人员在完成其训练时已经完全具备独立开展实践的专业资格。这种胜任力可以让我们相信，他们的行为将符合专业和伦理标准并最大程度地保障来访者的福祉。当然，这种胜任力并不能保障来访者获得更好的结果（Webb, DeRubeis, & Barber, 2010）。

当我们听到治疗师的胜任力与来访者工作的有效性之间并不存在相关性时，会引发一种不协调的感觉。那就看一个例子，跑步运动员 Emil Zatopek，他在 1952 年的奥运会上赢得了 3 块金牌。

他并不是一个优雅的赛跑者。在奔跑中的每一步，他的身体是蜷缩的并上下起伏，他的脑袋前后摇摆，舌头耷拉在外边……他很清楚地意识到自己的跑步姿势并不完美，他说，"如果比赛是根据姿势优美来判胜负，我就会去学习表现得更优雅。只要是比速度，我的注意力就都集中在我跑得有多快。"（Sears, 2015, p.196）

请注意在 Zatopek 的话语中，他将自己的"姿态优美"与实际结果进行了对比。事实上，胜任力可被视为一种美学的形式（Goodyear, Wampold, Tracey, & Lichtenberg, 2017）。督导师评判治疗师的胜任力或他们对某种治疗模型的遵循水平就类似于奥运会专业评委给体操、跳水和滑冰运动员的表现打分。上述所有这些情

况中，都会依据专家们一致同意的某种标准来对个人表现进行评分。

咨询师与治疗师在获得了基本胜任力之后，就要开始向专业特长方向努力。但是，一旦他们开始了这一发展过程，他们就不再是凭借"动作漂亮"而得分，而要看他们的来访者是否取得了进步（Goodyear, Wampold, et al., 2017; Tracey, Wampold, Goodyear, & Lichtenberg, 2015; Tracey et al., 2014; Wampold, Lichtenberg, Goodyear, & Tracey, 2017）。在这个专业特长发展的过程中，最有效的途径就是督导师指导下的刻意练习（Rousmaniere, 2016; Rousmaniere et al., 2017）。

刻意练习

专家们的卓越能力是通过年复一年的刻意练习、长期的辛勤努力而一步一步提高的。没有捷径可以走。有效的实践方法也许有很多种，但是其中最有效的就是刻意练习。（Ericsson & Pool, 2016a, p.207）

对于希望从能力的高原状态继续向卓越水平发展的咨询师和治疗师而言，这段引用包含了两个重要含义。第一，他们必须有意愿投入持续不断的长期努力。中文"功夫"的最初含义指的就是这个意思：功夫不仅仅是指一种武术，而是指为了达到精湛造诣所必须付出的持续刻苦练习。

上述引用的第二个含义是指为了达到卓越水平的教育手段——刻意练习。引用的这段话中虽然没有说，但是我们会明确说明，督导师在帮助从业者发展"卓越能力"的过程中具有不可或缺的重要作用。

Gladwell（2008）将 Anders Ericsson 及其同事（如，Ericsson & Charness, 1994; Ericsson, Krampe, & Tesch-Römer, 1993; Ericsson & Lehmann, 1996）的研究成果向广大的公众进行普及推广。他提出的"10000 小时定律"已经广为人知：即，要想在任何一个领域成为专家都需要经历 10000 小时的练习。但是，Ericsson 和 Pool（2016b）之后指出，这种说法过于简单了，有些人并不需要 10000 小时的练习就能成为专家，而另一些人可能需要更长的练习时间。更重要的是，他们批评 Gladwell 并没有区分每日重复练习与刻意练习之间的不同。无论一个人重复练习多少小时，他 / 她也不可能突破专业表现的高原状态（也有少数例外，比如外科医生在工作中能得到即时反馈，就能通过每日重复练习得到提高）。

任何人通过经年累月、日复一日地练习某项技能最终都会形成一种根深蒂固的技能本领：我们练习得越多，我们的反应趋势（包括有效的和无效的）就会变得越牢固。但是，刻意练习是要让练习者区分出效果不好的行为然后努力进行改进。人们在进行刻意练习时（Miller, Hubble, & Chow, 2017）：

1. 以聚焦的、系统化的方式在一段较长的时间内追踪行为表现的改进过程。
2. 接受一名教师或教练（在咨询与心理治疗中就是督导师）的指导。
3. 接受关于个人表现的即时、连续反馈。
4. 除了日常工作外，进行单独刻意练习以精进技能。

专业特长发展模型

在 Goodyear 和 Rousmaniere（2017）所提出的顾问辅导和督导的专业特长发展模型中，刻意练习是一个核心要素。这个模型与第 2 章和第 3 章介绍的其他模型有一些共同的特征，但是它的独特性在于它聚焦于对从业咨询师和治疗师的督导，并且清晰地运用了专业特长发展的文献结果。我们将按照上面列出的 Miller、Hubble 和 Chow（2017）的四条标准来进行关于专业特长发展模型的讨论（不过我们会跳过第 1 条标准，关于持续的、系统化的表现，因为前面已经讨论过了）。

接受一名教师或教练的指导

刻意练习是指导下的练习。为了进行有效的指导，督导师需要具备两方面的技能。第一个方面，督导师的临床工作水平应该超越被督导者。这意味着从业者可能与一名督导师进行工作，当他们的技能达到相同水平时，就要选择另一名有更高技能的督导师继续学习。

督导师需要的第二个方面的技能是指导从业者进行刻意练习。Ericsson、Prietula 和 Cokely（2007）谈到督导师（用他们的说法是教练）应该具备的品质时说，

我们所研究的专业精英……特意选择了理智（不感情用事）的教练，这样的教练会挑战他们并推动他们追求更高水平的专业表现。最好的教练还会识别出你专业表现中需要进一步改进的方面，从而达到下一个水平的技能目标。（p.121）

他们使用教练这个术语也具有重要意义，因为这体现出采用专业特长发展模型的督导师

的工作风格。这些督导师会提供直接的指导。

接受关于个人表现的即时、连续反馈

发展专业特长需要有机会从过去的决策和经验中学习。但是，心理治疗从业者只能从工作中得到非常有限的反馈，因此他们很难提高自己工作的有效性（Tracey et al., 2014）。即使对于那些必须接受持续督导的治疗师来说情况也是如此：英国的资深执业心理学家报告，他们接受的督导中以自我报告为最主要途径（Nicholas & Goodyear, n.d.）。基于我们在第 8 章中已讨论过的原因，自我报告并不能获得关于行为表现的清晰、直接的反馈，而这样的反馈信息正是专业表现得以改进所必不可少的。

采用专业特长发展模型的督导师要确保被督导者所接受的反馈是：（1）基于督导师对从业者工作的直接观察；（2）从业者从来访者那里收集到的常规结果监测数据（参见第 8 章）。首先，督导师的反馈是基于对从业者工作的直接观察，包括各种方式如现场观察、与督导师共同进行治疗、视频录像等。在这些方式中，视频录像是最适合于技能发展训练的，因为它使得督导师与被督导者有机会对人际互动序列进行研究以及再研究。视频录像还可以用来设计练习任务，我们下面将会讨论到这一点。

第二种类型的反馈来自来访者自身，尤其是通过常规结果监测（ROM）获得的数据。Goldberg、Babins-Wagner 等人（2016）发现，当咨询师和治疗师所工作的机构要求所有治疗师都必须接受 ROM 并在顾问帮助下使用 ROM 反馈时，他们的确随着时间而变得更加有效了。与此相对应的是，Goldberg、Rousmaniere

等人（2016）的研究结果表明，当一个机构收集了 ROM 数据但是并没有要求在顾问帮助下定期对 ROM 反馈进行检查时，部分治疗师的工作有效性实际上随时间呈现下降趋势。

在日常工作外进行单独刻意练习

Lee（2016）提供了关于单独刻意练习的一个特别鼓舞人心的例子："世界知名的大提琴家 Pablo Casals 直至 80 多岁依然每天坚持练习 5~6 小时，因为他曾声称：'我认为我一直在进步'"（p.895）。Casals 所进行的练习与他在观众面前的表演是区分开的——这就是心理健康专业人员可能不太了解的刻意练习的特征。但是读者可以想象另一个例子，篮球运动员们在比赛之后观看比赛过程中打得有些问题的录像片段，然后就会在接下来的日子里针对这些问题进行反复练习和改进。他们的这种做法，就是在日常工作（比赛）之外进行单独练习。所有优秀的运动员和严肃的音乐家都是这样做的。

然而在心理学家中这种现象却十分罕见，这部分是由于大部分治疗师对刻意练习及其对提升有效性的作用并不熟悉。有关这方面的文献出版也只有很少的一些，而且都是在近期发表的（Chow et al., 2015; Goldberg, BabinsWagner, et al., 2016; Rousmaniere, 2016; Rousmaniere et al., 2017）。但是，即使是那些已经了解刻意练习的治疗师，也很难在已经十分繁忙的日常工作中抽出时间来进行单独刻意练习。最好的情况，也许是治疗师所工作的机构能够提供条件以保障刻意练习的正常进行（参见 Goldberg, BabinsWagner, et al., 2016）。

总结：专业特长发展模型的运用

督导师可以通过几种不同的方式来运用专业特长发展模型。我们在此提供两种可能途径。

方式 1。督导师与治疗师选择一个来访者，其 ROM 数据显示有恶化迹象，然后观看一段对该来访者近期进行的一次心理治疗会谈录像，确认 1~3 个治疗师需要练习以改进治疗工作的微技能（microskill）。接下来，治疗师扮演来访者，督导师在与治疗师的角色扮演中展示这些技能。督导结束时，督导师会要求治疗师在接下来的一周内每天花半小时观看刚才角色扮演的录像并复习所学到的新的反应方式。

方式 2。治疗师选择学习某种新的模型——比如说，情绪聚焦动力学治疗（McCullough & Magill, 2009）——以扩展自己的技能范围，因此他 / 她会被指定一名该理论模型的专家作为督导师。他们一起观看治疗师咨询会谈的一段录像，确认治疗师将要对来访者进行实践的干预技能。然后，督导师在与治疗师的角色扮演中展示这些技能。督导结束时，督导师会要求治疗师在接下来的一周内每天花半小时观看角色扮演的录像，并复习他们刚才一起练习的新的技能和反应方式。

对于上述讨论，我们希望补充说明三点。第一，虽然这个模型的主要关注点是帮助被督导者持续提高临床工作水平，但是也不完全排斥利用督导来促进个人与专业成长。督导可以提供重要的支持功能。事实上，很大一部分从业者（Grant & Schofield, 2007）表示，他们希望从督导中得到这样的帮助。但是在专业特长发展模型中，这种支持性的督导功能只能伴随着专业表现的改进功能一起发生，而不能取代主要功能。

第二，我们想指出，朋辈督导师可以通过多种方式促进专业特长的发展。有一种特别有前途的方式是一个在线服务的网站（Theravue），它是专门用于促进刻意练习的。用户可以练习特定的某方面技能，然后从指派给他们的在线朋辈督导团队那里获得反馈信息。

最后，我们想要强调的是，督导师在与受训者的工作中也可以使用这些刻意练习的策略。不过，此时要关注的问题就是训练目标的问题而不是督导教学策略，我们下面会讨论这一点。

成为一名心理咨询或心理治疗专家：发展的观点

我们前面已经指出，督导师采用专业特长发展模型对从业者进行督导的工作目标与督导受训者的目标是有区别的。以下四个假设可以帮助我们理解这种区别。

- 新手治疗师最基本的第一步是发展基本胜任力。如果这种胜任力是基于某种特定理论模型下的实践能力，那就更好。掌握实践的内在规则有助于治疗师能够逐渐以合理的方式偏离这些规则，从而更进一步提升其专业特长。
- 仅有胜任力是不够的，因为胜任力并不必然与来访者的结果相关联（Webb et al., 2010），并且由于来访者治疗效果的不断

提升是专业特长发展的最合理评价指标（Goodyear, Wampold, et al., 2017），所以，想要努力追求卓越的治疗师应该采用刻意练习的方法。

- 随着治疗师的经验不断积累，多数人逐渐发展出个性化的治疗风格。早在 70 年前，Fiedler（1950a, 1950b）就首次提出了这一理论上的进展，之后又有不少学者肯定了这一现象。Rønnestad 和 Skovholt（2003）引用一名富有经验的治疗师的话很好地展示了这一点：

我学习了所有规则，经过长期努力，我已经达到对规则非常熟练的地步。慢慢地我开始对这些规则进行调整。然后我开始能够使用规则去达到我想要达到的效果。最近我已经不那么多地谈论规则了。（p.21）

- 尽管形成更加个性化的治疗模型是一种正常现象，但这种进步并不必然会带来更好的临床效果。后者更有可能是通过刻意练习以及在督导师的指导下才能达成。

以上四个假设奠定了区分胜任力发展模型与专业特长发展模型的基础。为了对这两种模型进行比较，我们先从 Robinson（1974）的胜任力发展模型开始。图 12.2 左侧显示了该模型的几个阶段及发展顺序，重要的是，前三个阶段同样也包含在专业特长发展模型中。

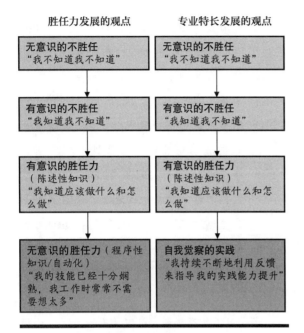

图 12.2　胜任力发展与专业特长发展关于专业发展阶段的观点

　　根据定义，任何一个领域的新手都是不胜任的。在训练的最初阶段，他们处于无意识的不胜任阶段，因为他们还不了解用以衡量他们行为的标准，因此也无法评价自己的工作。遗憾的是，任何一个专业领域内的大多数不胜任者始终停留在这一水平（Dunning, Johnson, Ehrlinger, & Kruger, 2003）。

　　当受训者能够在工作中区别不同水平的工作质量时，他们就进入有意识的不胜任阶段。这有助于他们进行自我批评并处理他们表现中的不足。当他们往这个方向努力之后，就开始进入有意识的胜任力阶段。专业人员在这一水平开展工作时需要运用认知心理学家所谓的陈述性知识。Anderson（2014）将陈述性知识与程序性知识进行了区分，指出"陈述性知识是一种事实性知识，人们可以报告或描述它，而程序性知识只能通过人们的表现才能显示出

来"（p.19）。这意味着一个初级治疗师（如，处于有意识的胜任力水平）在对来访者进行反应时需要保持高度的自我觉察，根据他们已经习得的各种规则随时监控自己的行为。

　　Robinson（1974）的胜任力模型在第四个阶段与专业特长发展模型表现出差异。在进入无意识的胜任力阶段后，治疗师已经发展出Anderson 所指的程序性知识。程序性知识是与自动化相联系的，即"一开始缓慢的、按部就班的、需要意识注意的操作过程变得快速而更少刻意注意……关于技能掌握的行为学研究表明……实践是实现自动化的途径（熟能生巧）"（Feltovich, Prietula, & Ericsson, 2006, p.53）。我们相信 Robinson 模型的第四个阶段及其自动化特征反映了大多数治疗师的功能水平。

　　专业特长发展模型的第四个阶段则是不同的，如图 12.2 所示。当然，在部分的表现领域，治疗师可以通过经验积累而发展出自动化操作。但是，在治疗师所从事的实践活动出现自动化时，他们是无法进行自我检查的。在Moulton、Regehr、Lingard、Merritt 和 MacRae（2010）关于外科医生的一篇文章中，其题目很好地抓住了这一情境所带来的挑战性，"在手术室里慢下来以避免麻烦：对自动化保持留心"。督导师通过定期与治疗师回顾其会谈录像及来访者反馈，然后布置单独刻意练习的任务，由此帮助治疗师摆脱自动化的影响。

总结性评论

　　从业治疗师，包括他们的来访者，都会从督导中受益。Slater（2003, p.8）曾说："我记得一名病人曾经问我，'你会跟谁谈论我的情

况？'他并不是出于害怕而这么问的，而是带着希望。什么样的痛苦人群不想要很多关于如何有帮助的想法呢？"

但是，我们想将督导的工作进一步推进，倡导基于专业文献研究的督导方法，意图在于提高心理治疗的有效性。正如我们观察到的，新手治疗师的有效性起初会有一个快速提升的过程，然后进入高原期，因此富有经验的治疗师并不一定比他们的年轻同事更有效——

即使他们相信自己是更有效的。我们的训练、评价和认证体系在确保大多数治疗师具有胜任力方面是有效的。但是，对咨询师和治疗师来说关键的问题是，他们是只想成为有胜任力的专业人员，还是希望在对来访者工作的能力方面不断成长。我们相信大多数人是希望继续成长的。这就要求他们投入持续的努力，并且需要有一名合格的督导师来指导他们进行刻意练习。

通过角色扩展促进专业发展：从治疗师到临床督导师

心理健康专业人员完成训练之后，就有机会承担新的角色，包括成为一名兼职教师或行政管理人员（参见 Goodyear et al., 2016）。但是，几乎所有人在某些时候可能要担任的一种角色就是临床督导师（Rønnestad, Orlinsky, Parks, & Davis, 1997）。因此，本章下面的部分将主要讨论这种角色转换的过程。

很多研究生课程会为高年级学生提供一些督导方面的知识和技能学习。在咨询、心理学以及婚姻和家庭治疗的博士项目认证中，这是必须具备的课程训练内容（如，APA, 2014; CACREP, 2016）。这样做的好处很多，包括提高了学生

对其自身作为治疗师的初步胜任力的觉察……并将注意力同时聚焦于他们当前接受的督导的质量以及自己作为被督导者角色如何使督导工作有效、正确地进行。（Newman, 2013, p. 11）

然而这一阶段训练的重要一点在于，心理

健康专业人员只有在完成训练之后才能完全进入督导角色。只有当他们能为被督导者的表现负责任、能够评价被督导者的表现并承担守门人的职责时，他们才真正完成向督导师的角色转换。

本章的下面部分是为那些将要训练和督导受训督导师（supervisors-in-training）的人准备的。我们将依次讨论应该教什么、应该怎么教以及作为一名督导师要求发展哪些核心素质。

确保督导师接受了督导角色的训练

第一个有记载的督导工作坊出现于一个世纪之前，在 1911 年，是为社会工作者提供的（Milne, Sheikh, Pattison, & Wilkinson, 2011, who were citing Kadushin,1985）。从那以后，督导培训就以工作坊的形式提供，后来也进入了大学课程以及其他组织机构里。但是，要求所有的督导师都应该接受关于督导角色的训练则是最近的事情。这一趋势开始于 20 世纪 80 年

代，并在 20 世纪 90 年代引起了更多关注（如，1996 年美国心理学会指导纲领与原则的修订版，以及 1994 年 CACREP 标准，都要求认证博士项目中的学生必须接受督导训练）。

督导师的训练可在几种不同的项目背景中进行，包括大学训练课程、实习及博士后住院医项目以及对已获得认证的从业者的训练。这些项目包括面对面和在线的形式（见 Rosenfield, 2012）。但是无论在什么背景中，最好的训练都应该同时包含教学与体验的内容，两者缺一不可（如，Borders, 2010; McNeill & Stoltenberg, 2016）。同时，训练还应该是有先后顺序的并逐渐提高复杂性。

单独依赖继续教育工作坊的局限性

相关管理部门逐渐认识到，督导师应该对其角色具有胜任力。在这种认识的推动下，很多部门已经开始要求那些获得执照的专业人员参加以督导为主要内容的继续教育（continuing education，CE）。尽管 CE 是帮助从业者更新知识的有用途径，但它对于发展督导胜任力仍是不够的。例如，CE 的工作坊不可能彼此连接成一个序列的、一致的训练体系。另外，它们也很少聚焦于技能发展（参见 Getz & Agnew, 1999），并且很难知道参与者的学习有多少转化为专业实践能力（Culloty, Milne, & Sheikh, 2010）。

正如 Ellis 等人（2014）所观察的：

令人讽刺的是，很少有心理学家会同意某人未经训练或仅参加了 3~6 小时的工作坊就进行治疗实践。然而，作为一种专业，某些人并未证明自己在督导知识、技能和态度方面的胜任力就可以开展没有督导的督导实践活动。（p.30）

相反，结构化的训练项目可以同时提供必要的知识以及在督导下发展技能的机会。这种训练的最大好处是，可以使学习者获得循序渐进的经验积累。Taylor 和 Neimeyer（2017）提出了一些建议，将继续教育项目进行重新设计以更好地符合上述标准。不过在当前，学习督导的最好选择依然是与任何胜任力的学习途径一样的：一种有组织的训练项目，作为研究生训练项目的一部分或博士后训练项目。

下面，我们将采用 Bradley 和 Whiting（2001）的理论框架来组织相关讨论，介绍一些相对更正式、更结构化的训练项目。我们会重点介绍督导师训练的以下目标：（1）传授知识；（2）发展技能；（3）将知识与技能整合为一种督导风格；（4）促进督导师角色认同的发展。

传授知识：督导训练课程大纲

在督导教学中，训练者首先应该考虑的就是知识领域的问题。我们在第 1 章中介绍的框架结构（图 1.1）代表了我们对督导所必需的内容的理解。当然，其他督导专家们的建议也有重要的参考价值。

Russell 和 Petrie（1994）提供了关于督导训练的一种特别节约的观点，建议训练内容涵盖以下三个范畴。

1. 督导的理论模型。Russell 和 Petrie 建议，可以使用现有的关于督导的书籍或者展示基于某种理论的督导方法的录像。例如，Goodyear（1982）的录像系列展示了来自 5 种不同理论观点的督导方法：Albert Ellis 的理性情绪疗法、

Carl Rogers 的来访者中心疗法、Erving Polster 的格式塔疗法、Rudolph Ekstein 的心理动力学疗法和 Norman Kagan 的人际过程回顾。最近，Arpana Inman 和 Hanna Levenson 发表的一个录像系列是由督导理论家们来演示他们自己的工作（Levenson, 2016）。

　　我们认为，应该要求参加督导课程的学生至少阅读两本关于督导的书籍。一本书应该提供督导领域的全面知识以及相关的重要文献。我们编写本书的意图就是想提供这样一本书。另一本书则应该提供督导受训者可以深入学习的某种详细的模型（如，Frawley-O'Dea & Sarnat, 2001; Ladany, Friedlander, & Nelson, 2005; McNeill & Stoltenberg, 2016）。

2. 督导研究。Russell 和 Petrie 建议，对督导师的训练可以采用两种互相补充的策略帮助学生熟悉关于督导的实证性研究文献：（1）给学生布置任务，要求阅读关于督导议题、过程与结果的特定研究论文、综述报告及评论文章；（2）设计一个研究方案作为学习本课程的主要书面成果。第二个策略可以促使新手督导师不仅阅读文献，而且要对知识内容进行充分整合，这样他们就能提出有意义的问题。

　　关于以上建议，我们还要补充一点：

除了了解当前的研究外，任何一个督导学习者都应该阅读至少部分"经典"的督导文献（如，Bordin, 1983; Searles, 1955; Stoltenberg, 1981）。

3. 伦理与专业化问题。督导学习者通常已经通过其他课程或培训体验发展出伦理方面的胜任力。在督导训练中再次接触这个主题有助于学生加深对相关知识的理解，并且更多思考与督导相关的伦理与法律问题（见第 11 章）。

　　Russell 和 Petrie（1994）的观点非常重要，但还不够全面。但是，如果将 Borders 等人（1991）和 Falender 等人（2004）的建议报告书同时结合进来，也许就能形成一个完整的课程大纲。这些建议报告书是由咨询督导专家小组（Borders et al., 1991）及心理学督导专家小组（Falender et al., 2004）分别撰写的。在表 12.1 中，我们将两个报告的内容总结在一起，这是关于一个好的督导训练项目应该包括什么内容的最好说明。就像 Russell 和 Petrie 所建议的，这个课程大纲包括了督导理论或督导模型、督导研究以及伦理法律和专业管理问题。不过，在 Russell 和 Petrie 的研究中，方法和技术是比较不明确的，但在后面两个建议报告书中对方法和技术予以了明确说明。这两个报告还明确指出，训练内容应包括咨询师发展、督导关系、评价、执行技能以及多元文化胜任力。

表 12.1　督导训练课程大纲涵盖的主题：

咨询师（Borders et al., 1991）与心理学（Falender et al., 2004）督导专家的推荐

内容	学习目标		
	自我觉察	理论性与概念性知识	技能与技术
督导模型			
咨询师的发展			
督导方法与技术			
督导关系			
评价			
执行技能			
伦理、法律及专业管理问题			
多元文化胜任力			
关于督导研究的知识			

注：阴影部分内容不在 Borders 等人建议的范围，但是与 Falender 等人的相一致，故添加在此。

　　表 12.1 中呈现的课程大纲有助于在精简与详细之间保持一个有益的平衡。它指出了需要涵盖的训练主题，但是每个主题还需要通过特定的资料进行内容充实。训练督导师的指导教师可以去寻找特定领域的不同资料来源。

　　教学资料的来源之一是美国咨询师教育与督导协会（Association for Counselor Education and Supervision，2011）发布的指导纲要。这一纲要不仅明确规定了督导师的 12 个最佳实践领域，并且列出了每个领域的具体行为。Green 和 Dye（2002）的研究可作为一个额外的补充资源。英国的一个心理学专家小组对督导训练课程或项目可能包含的 50 项内容的重要性进行了评估，在此基础上提供了训练必须涵盖的一个很棒的内容列表（例如，澄清督导、支持与个别治疗之间的区别与重叠关系；帮助督导师学会提问，促使被督导者对自己的实践活动进行反思）。

　　最近，一组咨询督导师确定了 33 个督导胜任力，另一组督导师则对每一个胜任力的必要性程度进行评估（Neuer Colburn, Grothaus, Hays, & Milliken, 2016）。与 Green 和 Dye 的研究类似，Neuer 等人也提供了一个督导训练必备内容的清单。根据逻辑关系，作者将这 33 个胜任力归类为 5 个范畴：伦理 / 法律，促进被督导者发展，文化反应性，督导性的理解与技能，受训者评价。

发展技能

　　那些接受训练的督导师可被称为"学习中的督导师"（supervisors in learning, Watkins & Wang, 2014）或"训练中的督导师"（supervisors in training, SIT; Hoffman, 1990）。两种称呼都是合适的，不过我们在以下讨论中采用 Hoffman 的术语，用 SIT 指代训练中的督导师。

关于角色和训练目标的反思

督导训练的第一步，要帮助新手 SIT 对自己作为督导师的角色以及他们对训练的期望进行反思。Bonney（1994）描述了让 SIT 们讨论自己第一次与来访者面对面坐着时的体验，并思考这种感受与当前开始进行督导的感受有多大的相似性。Borders 和 Leddick（1988）报告了让新手督导师写一个关于自己以往督导相关经历的"简历"。他们这些做法的意图是要促使 SIT 对自己既往作为咨询师、教师、顾问、研究者以及朋辈督导师的相关体验进行系统化的回顾。每一种体验都有助于 SIT 更好地理解自己作为督导师的新角色。

Hoffman（1990）要求 SIT 完成一个"督导生命线"（Supervision Life Line，SLL），列出自己过去接受督导的经历。他们要画一条从上到下的垂直线条，然后按照时间顺序将过去受督导体验的经历排列在这条直线上（在直线上画一条横杠），将第一次受督导经历标在直线最上面，依次往下。对于每一次受督导的经历，SIT 要在直线的左侧写下当时那位督导师的人口学信息（包括专业、性别、年龄、工作年限）。在直线的右侧，对应于督导师人口学信息的位置，SIT 要标明每次受督导体验的年份及持续时间（如，"1995 年，6 个月"），并评价这一督导经历对自己专业发展的价值（采用 1-10 的评分，1= 最差，10= 最好）。

SIT 完成上述任务后，Hoffman 会接着布置两个后续的任务：

- 用叙事体的方式真实描绘各种督导经历。如 SIT 可能被要求描述每个列出的督导经历所服务的来访者的情况、可能影响

督导过程的督导师所用方法的理论取向、督导师使用的督导方法、从这次督导经历中学习到的最有收获的内容、特别容易和特别艰难的督导经历，最后是感到这次督导经历中被忽略的内容。

- 对他们从 SLL 和所描绘的叙事材料中学到的内容进行书面讨论。这个讨论包括：对关于他们更喜欢的学习风格的观察结论，观察在他们发展的不同时期他们如何评价教学式与体验式学习的不同，从督导过程中冲突的解决方式得出经验教训，他们遇到的各种学习障碍，他们对督导师诸如年龄、性别和专业领域等特性的偏好。Hoffman 报告，在这种练习的结束阶段，她要求小组成员一起讨论他们从该过程中学到了什么，并且这种练习对他们开始适应督导师角色起到什么样的重要作用。

Aten、Madson 和 Kruse（2008）提出了对 Hoffman（1990）练习过程的一个变式。他们采用家庭治疗的观点，让 SIT 画一个"督导家谱图"，在一条水平的横线上组织各个督导体验经历（不同于 Hoffman 练习的垂直线条）。与 Hoffman 的方法类似，他们指导 SIT 具体生动地叙述过往的督导体验，然后鼓励 SIT 对这些过去经历进行反思。

技能促进

大多数 SIT 会模仿与他们一起工作的督导师的行为与思维模式。但是，他们应该得到正确的指导以了解什么是值得模仿的，因为不胜任的督导太普遍了（Ellis et al., 2014）。我

们前面所描述的 Hoffman（1990）或 Aten 等人（2008）的评估练习就提供了一种方法，以帮助 SIT 区分哪些督导师的行为是有效的。

Richardson 和 Bradley（1984）提出了一个训练督导师的"微督导"模型。它包括三个阶段：（1）评估（评估 SIT 的技能和技能缺陷，然后按等级将这些缺陷进行排列）；（2）示范（用视频录像或角色扮演来示范微督导所教的每一个督导技能）；（3）迁移（通过督导角色扮演和对自己的表现进行自我评价的形式将技能运用到真实的实践情境中）。受到心理治疗标准化手册编制的工作启发，部分学者（Neufeldt, 1994; Perkins & Mercaitis, 1995）也编写了手册用于督导技能的教学。

关于微技能的发展，我们所偏好的方法是在新手 SIT 刚开始进行训练时为他们指定某些特定的督导技能。特别是，Kagan 的 IPR 技术（见第 8 章）是 SIT 较容易掌握的一种基本技能。IPR 本身可作为一个模型，或者，更多情况下，当 SIT 对其他方法感到不确定时，可以返回来将 IPR 作为一套工具进行使用。

将知识与技能整合为一种督导风格

成为一名好的督导师的首个先决条件是能够主动为自己安排好的督导。（Hawkins & Shohet, 2012, p.51）

元督导——对督导的督导——对训练督导师的重要性就如同督导对训练咨询师或治疗师的重要性一样。元督导不仅为 SIT 提供了机会以掌握基本胜任力，而且可以"形成自己的督导风格"（Ögren, Boëthius, & Sundin, 2008, p.5）。

此外，当 SIT 为在校研究生的情况下，元督导还具有保障来访者利益的额外目的（Keenan-Miller & Corbett, 2015）。

工作或训练项目的背景将决定 SIT 们实际开始他们的督导实习经历的时间点。例如，如果他们的训练在能开出两门或更多门督导课程的大学里进行，督导实习期间通常会开设一门理论课程或者之后提供另一门课程。另一方面，如果督导实习安排在一个心理学实习训练基地，也许在一两期引导性的工作坊之后就开始督导实习过程。

新手督导师的受督导体验与新手咨询师的早期受督导体验之间存在重要的相似性。例如，Watkins（1994）建议：

（1）密切监控受训者的工作案例（这有助于受训者在督导关系中感到被抱持、获得安全感，并使之稳定，即"在这里我不是孤身一人"）；（2）保持关于受训督导师的督导过程的稳定性（即，定期安排好督导会谈的时间表，要清楚地列出时间、地点、频率和持续时间，这会进一步巩固并稳定督导环境）；（3）确立一个关于督导危机的应对原则（即，如果发生受训督导师感到自己没有能力处理又必须要立即予以关注的事情，他/她应该如何与督导师交谈？），受训督导师和他/她的督导师都要对这一应对原则感到可接受。（p.422）

元督导所使用的技术和方式大部分都可以采用咨询或治疗督导的任何一种方法，包括督导的视频录像回顾（Wilcoxon, 1992）、现场元督导（Constantine, Piercy, & Sprenkle, 1984），甚至还可以进行角色转换，让 SIT 对他（她）的督导师进行督导。不过我们推测，团体元督导可能是最常见的形式。

团体元督导

不少作者（Ellis & Douce, 1994; Haber et al., 2009; Ögren et al., 2008）已经描述过团体督导的过程。例如，Ellis 和 Douce 详细介绍了他们对大约 35 个督导师训练团体的长期跟踪研究。这些团体通常由 5~9 名 SIT 和 2 名元督导师组成，每周会面 2 小时，持续时间长达 13 年。每次会面中，前 30~60 分钟用来检查各团体成员的督导工作；接下来，一名 SIT 提供一个督导案例，并辅之播放录音、录像来进行展示。每名 SIT 以这种方式进行汇报展示在一个学期中至少要进行 2 次。

Gazzola、De Stefano、Thériault 和 Audet（2014）研究了参加团体元督导的 SIT 的体验。他们的调查对象报告，团体元督导提供给他们的反馈很有益，帮助他们获得开展各种督导任务的信心以及作为督导师多种角色的知识。SIT 们还发现，团体元督导聚焦于他们自己的督导工作，丰富了他们对心理治疗以及其他干预方法的理解。

平衡责任

当 SIT 进入督导师的角色时，他们对来访者的责任依然存在。他们现在有时会遇到令人沮丧的事实，他们不能像过去那样直接接近来访者，而且作为督导师他们现在有另一种促进被督导者成长的责任。对于新手督导师来说，取得这些责任间的平衡是很困难的（Liddle, 1988），特别是有时这些责任之间存在冲突，或至少看起来是这样的。针对这个问题，Ellis 和 Douce（1994）提出元督导师可以采取两种

干预措施：（1）指定阅读并随后讨论有关的文献资料（与伦理、法律、专业角色相关）；（2）建议 SIT 们对他们的被督导者运用一种 IPR 技术，从而使被督导者对自己的体验进行一个自我反思的过程。

学习像督导师一样思考

学习如何平衡对来访者与对被督导者的责任的一个方面，就是要避免像代理治疗或遥控治疗，或者如 Fiscalini（1997）所谓的腹语治疗那样去思考。或许一个人作为治疗师工作的时间越长，就越难避免这种倾向。例如，Carl Rogers 谈到自己偶尔也会体验到一种强烈的冲动想要接替被督导者的治疗，他把自己比喻为一匹拉消防车的老马随时留意着警报声（Hackney & Goodyear, 1984）。

与 SIT 放弃这种代理治疗倾向相关的一个任务就是要完成从一个咨询师或治疗师的思维向督导师思维的认知转变。一个简单的标志就是 SIT 不再不经意地将他们的被督导者称为"我的来访者"。尽管当 SIT 获得一些经验后这种转变经常就会发生，但 Borders（1992）观察到，仅有作为督导师的经验对于促成这一转变仍是不够的，因此她提出了有助于这种转变出现的一些策略。一个简单的策略是让 SIT 通过回顾被督导者的录音录像带并作笔记，似乎他们将要在下一个小时接待这名咨询师并为其进行督导。在观看（或听）10~15 分钟录音录像后，SIT 被打断并要求回顾他们的笔记，计算出自己所做的笔记中关于来访者和关于被督导者的陈述语句数量各有多少。

通常，参与者报告出的关于咨询师的陈述句几乎没有。那些在工作期间参加工作坊训

练的有经验的临床工作者尤其容易出现这种情况。然后他们被提醒，他们将在下一个小时接待咨询师而不是来访者，在帮助咨询师进行督导期间他们会做什么呢？当他们回顾余下的部分录音录像时，必须把这个问题深深地刻在脑海里。（Borders，1992，p.139）

　　Borders 提出的第二个策略是鼓励 SIT 在他们督导期间进行精心的教育计划。这一教育计划会受到两类数据的引导：（1）依据对被督导者一个或更多咨询录音录像的回顾，SIT 自己对被督导者优缺点的评价；（2）SIT 希望被督导者在最初督导期间达到的 3~5 个督导经历的学习目标。然后 SIT 可用被督导者的学习目标和他们自己对被督导者工作的评价来指导他们对被督导者的反馈。

平行过程

　　我们在第 4 章已经讨论过平行过程的相关内容，在此我们要补充一点，元督导可以展现出另一个水平的平行过程：正如督导过程中督导师必须觉察到来访者 - 咨询师与被督导者 - 督导师关系中的平行过程，在元督导中这种平行过程可能表现为 SIT 与元督导师之间的关系中。事实上，Ellis 和 Douce（1994）指出，在元督导中平行过程是很有可能被注意到的。元督导中对平行过程的识别提供了一个独特的机会，不仅可以对 SIT 进行教学，同时也可以对这种关系模式进行调整。

促进对督导师角色认同的发展

　　随着 SIT 对督导师工作的逐渐熟练，他们不仅体验到自己作为督导师的自我效能的转变，同时也体验到对他们工作的认知转变、他们与自己作为督导师角色的关系以及与督导师角色相联系的与他人的关系，等等。有关这一角色认同转变的很多文献都聚焦于 SIT 所需经历的几个阶段，不过近期的研究倾向于关注在一个连续过程中发生的变化。

督导师发展的阶段模型

　　表 12.2 总结了 5 个主要的督导师发展模型所包含的不同阶段。这些模型中最早提出的是 Alonso（1983）的督导发展模型。这个模型整合了心理动力学和毕生发展的观点，涵盖了

表 12.2　发展理论家提出的督导师发展阶段汇总

ALONSO	HESS	RODENHAUSER	STOLTENBERG & MCNEILL（IDM MODEL）	WATKINS
职业初期	开始	模仿	一级	角色冲击
	探索	概念化	二级	角色恢复和转换
	督导师身份的确定		三级	
		整合		角色巩固
职业中期		巩固	三级整合	角色掌握
职业后期				

来源：Alonso（1983）；Hess（1986, 1987）；Rodenhauser（1994, 1997）；Stoltenberg & McNeill（2010）；Watkins（1990a,1990b）.

一个督导师的整个职业生涯，而其他四个模型所提出的阶段通常只覆盖一个相对较短的时间段。下面我们简要介绍一下该模型中的几个不同阶段。

Alonso 观察到，新手督导师可能会产生一种强烈的被组织机构认可的需要，并因此与比他们更有经验的同事相比，他们对被督导者要求更严厉、更具批判性。相反的一种情况是，因为他们自己还没解决从前作为被督导者时的问题，所以当他们在与组织的规则和程序而努力抗争时，他们可能更容易与自己的被督导者产生认同。在督导师职业生涯的中期，他们通常会像 Levinson（1978）描述的那样试图成为完美导师（ideal mentor），这意味着他们从对自我的关注更多地转向对他人的关注——尤其是与他们一起工作的被督导者。

Alonso 观察到在职业后期，督导师通常要在面对西方文化中贬低老年人价值这一倾向面前产生维护自尊的需要（有意思的是，我们看到在东方儒学文化中长者得到更多的尊重）。另一方面，督导师的角色又提供了一个媒介来展示他们的智慧和专业特长，并提供了一个机会以解决整合与绝望之间的矛盾冲突。这一阶段似乎与 Rønnestad 和 Skovholt（2003）提出的治疗师发展的最后一个阶段非常相似。

Hess（1986, 1987）模型描述了三个阶段。在开始阶段，一个人要改变其角色（如从被督导者转换成督导师）和参照群体（也就是从初学者转换成有经验的临床工作者），这种伴随着对其角色和技术的不明确而进行的向新领域的转换，使督导师的自我意识相对较弱，并对同伴和被督导者的评论很敏感。他们通过两种方式进行补偿：（1）在督导中应用具体的框架结构；（2）关注来访者和技术的教授。在第二阶段即探索阶段，督导师存在两种不良的反应倾向：一个是过多地局限于他们的督导师角色；另一个是对被督导者表现出过于侵入性，干涉与被督导者作为一个治疗师的任务无关的问题。被督导者很可能对这两种倾向予以抵抗。

当督导师到达 Hess 模型的第三阶段，即督导师身份的确定阶段时，他们在被督导者的成功中找到更多的满足感和职业自豪感，因而很少再依赖他人评价来证实自己是一个"好督导师"。他们能更多关注被督导者的学习方面，并且真正去感受与被督导者的关系，而不是在认知水平上处理关系问题。他们的职业认同感日益增强并最终确立起来。

Rodenhauser（1994, 1997）指出，新的督导师会模仿他们先前的角色模型（模仿阶段）。这种认同确立了开始发展作为督导师的胜任力和身份认同所依赖的重要基础。然而，新的督导师们逐渐会遭遇模仿的局限性，继而开始探索他们自己的方法和原则（概念化阶段）。这种探索多半会经常发生在与同伴的讨论中，这一讨论过程有建立朋辈联盟的额外好处，将会减少督导师对他们的被督导者过分认同的可能性。在整合阶段，督导师开始逐渐提高对督导关系重要性的认识。这些认识的发展同时也伴随着督导师对自己的个人风格对被督导者的影响并最终影响被督导者－来访者关系这一认识敏感性的提高。同时伴随的还有对影响督导三方关系的个体差异（性别、种族、文化等）的深刻认识。

最后，在巩固阶段，督导师巩固强化他们所学的知识和经验。此阶段既提高了督导师在督导过程中利用被督导者反移情反应的能力，同时又提高了督导师对被督导者保护隐私需要的平衡能力。在此阶段督导师无须进行很大的努力，也能够熟练地通过操纵平行过程而持续地提供指导线索。

Stoltenberg 和 McNeill（2010）则认为，督导师经历的一系列发展过程与咨询师发展的阶段相似。实际上，他们假定咨询师与督导师的发展阶段有一种联系，即一级水平的督导师作为治疗师至少应达到二级水平所处的阶段（见第 2 章关于咨询师发展阶段的总结和讨论）。一级水平的督导师，就像一级水平的治疗师一样，他们会感到特别焦虑并渴望"做出正确的反应"。他们与被督导者的关系往往是机械的、结构化的，他们可能摆出一种"专家"的姿态，并经常希望将自己的理论取向和技术强加于被督导者。反过来，他们又很依赖从自己的督导师那里获得支持。

Stoltenberg 和 McNeill 指出，一级水平的督导师在对刚参加督导的被督导者进行督导时，经常是很有成效的。他们倾向于向这些被督导者提供他们需要的结构和专家观点。实际上，他们观察到，部分一级督导师（相当于治疗师发展的二级水平），他们进行督导（如果匹配了一级水平的被督导者）通常要比自己当治疗师好得多（pp. 201–202）。

二级水平阶段的特征是困惑和冲突。所幸这只是一个短暂的阶段。SIT 现在理解督导远比他们原来认为的要复杂和艰难。他们可能会过分地聚焦于被督导者，从而冒着失去客观性及失去指导、面质能力的风险。与此同时，处于这一水平的 SIT 在他们作为督导师的动机方面也各不相同，其结果是他们因自己作为督导师角色自身的问题而责怪被督导者，并变得愤怒和退缩。Stoltenberg 和 McNeill（2010）指出，处于二级水平的 SIT 需要他们自己的元督导师是专家并要与他们保持一致。

三级水平阶段的特征是 SIT 面对督导角色的一致性动机，他们将督导师角色作为自己所从事职业的许多角色中的一个。处于这一阶段的督导师有较高的自主性，但他们在必要时仍会寻求顾问辅导甚至是经常性的督导。他们有能力进行诚实而相对准确的自我评价。处于三级整合水平的督导师可以称作高级督导师。他们能够很好地督导处于各级发展水平的被督导者，而且不会对被督导者的水平产生强烈偏好。他们在所工作的机构中，通常承担对初级督导师进行督导的角色。

Watkins（1990a, 1993a, 1994）回顾了关于督导师发展阶段的几个概念，然后依据 Hogan（1964）首先提出并由 Stoltenberg（1981）进一步完善的咨询师发展模型提出了一个督导师发展模型。由于与 Stoltenberg 的咨询师混合发展模型具有如此直接的渊源，Watkins 把他的模型称为督导混合模型。

Watkins（1993b）提出有四个阶段是很多发展性思想的核心（p.66）。处于阶段 1 的 SIT 会体验到角色冲击，其特点为有欺骗他人之感，好像"在扮演督导师的角色"。阶段 1 的督导师经常会采用一种具体的、遵循一定规则的方法，很少注意发生在他们和被督导者之间的过程。新手督导师要么从被督导者那里败下阵来，要么强行推行一个过于刻板的结构。

处于阶段 2 的督导师——角色恢复和转换，开始建立起对督导师的身份认同，同时培养自信和一种更现实的对自己优缺点的认知。然而，此阶段的督导师在自我评价中容易产生很大的波动，对自己的表现评价在好与坏之间快速摇摆。到了阶段 3——角色巩固阶段的督导师，他们作为督导师的思想和行动趋向一致，他们的自信和自我评价的准确性逐渐增强。他们已经开始感到总体上能胜任他们的角色，实际上，他们已经开始巩固一个稳定的和清晰的督导角色。最后，处于阶段 4——角色掌握阶段的督导师，不但形成了一个一致的、坚定的自信感，而且发展成了一个整合的、精心塑造的角色认同感。他们的督导风格是全面整合的、理论上统一的，并且具有独特的个人风格。

督导师发展的变化维度

以上我们所总结的模型均假设督导师的发展需经历若干性质不同的阶段。尽管这种阶段假说在直觉上颇具吸引力，但实际上并没有证据表明督导师确实是按照这些理论家的假设途径发展的。因此，Goodyear、Lichtenberg、Bang 和 Gragg（2014）提出，也许更好的方式是将督导师的发展视为沿不同维度而发生变化的一个过程。

事实上，心理治疗督导师发展量表（Psychotherapy Supervisor Development Scale，PSDS; Hillman, McPherson, Swank, & Watkins, 1998; Watkins, Schneider, Hayes, & Nieberding, 1995）被认为就是代表了这样一种维度变化的观点。Barker 和 Hunsley（2014）所做的元分析研究验证了 PSDS 的信度与效度，Barnes 和 Moon（2006）通过验证性因素分析得出以下 4 个因素：

- 督导师胜任力与有效性（条目样例："我认为我提供的督导对被督导者是有帮助的。"）
- 自我觉察（条目样例："我对自己作为督导师的局限性与弱点有现实的觉察。"）
- 致力于发展对督导师的身份认同（条目样例："我认为督导是我承担的一个重要角色。"）
- 对督导角色的真诚（条目样例："如果被问道，'你真的感到自己像一名心理治疗 / 咨询的督导师吗？'我会诚实地回答，'是的。'"）

Heid（1997）比较了我们前面描述的几个模型，并总结出督导师发展的 10 个主题。在此基础上，Goodyear 等人（2014）进行了如下研究步骤：（1）请督导专家对这 10 个主题进行了进一步修订；（2）请一组具有不同经验水平的督导师对这 10 个主题根据对督导师发展的重要性进行评估。根据评估结果，这 10 个主题按照重要性由高到低的排序如下：

1. 能够对复杂的反应机会形成认知或采取行动。
2. 学会像督导师一样思考。
3. 发展坚持自我的能力。
4. 学会将自己看作一名督导师。
5. 学习运用反思作为一种工具来监控自己的认知偏差以及对他人的影响。
6. 发展在判断什么是有效的咨询方面的

自信。

7. 发展对自己作为一名督导师的胜任力的自信。

8. 培养对被督导者发展过程的耐心。

9. 发展作为守门人角色去做正确的事情的勇气。

10. 学习理解和管理权力（p.1044）。

从理论和实证研究文献来看，我们可以得出结论，随着经验积累，新督导师的确在关于自己与督导角色的关系方面经历了一个变化过程。在比较督导师发展与咨询师发展中一个重要的因素是，督导师发展过程中所拥有的被督导者要大大少于咨询师发展中所拥有的来访者数量。或许这恰好印证了 SIT 在督导师发展过程中需要采用刻意练习（之前已讨论过）的重要性。

我们还观察到，关于督导师发展的大部分研究其对象 SIT 是在作为受训者时就开始接受督导师训练了。如果督导师训练的时间更晚一些，在 SIT 成为从业者之后才开始，其发展过程可能会有所不同。在 Rønnestad 等人（1997）的研究中，数据来自较大的国际样本，这些有经验的治疗师需要评估自己"指导其他心理治疗师发展"的能力。虽然可以预计到，他们的督导经验总量可以预测其作为一名督导师的自信，但是结果还表明，他们对自己治疗技能的评估是一个更强有力的预测变量。

督导师训练有效吗？

Watkins 和 Wang（2014）关于督导训练提出了以下问题：

督导师训练是否产生了确切的、所需的会谈中督导师行为的持久改变？如果改变的确发生了，那么导致这种改变的机制或变量又是什么？此外，达到最佳效果需要多少数量的督导师训练？（p.192）

我们写作此书正是表明了我们对督导训练的坚定信念，以及我们相信督导训练可以培养督导胜任力。这也是主张督导训练必要性的专业团体（如，APA, 2015; CACREP, 2016）的共识。但是，这种主张的有效证据又是什么呢？

这当然值得引起重视。但是在讨论督导训练有效性之前，还有一个更基本的问题必须先得到回答：督导本身有效吗？如果有效，它是如何起效的？我们下面会证明，对这个问题的回答是有条件的"有效"。这种有效性取决于衡量"有效"的标准是什么。图 12.3 的右侧部分就列出了督导的作用（有效性）。

督导的作用可体现在几个不同的水平：（1）被督导者的胜任力；（2）这些胜任力迁移到被督导者 – 来访者之间的过程；（3）对来访者功能的影响。在第一个水平，被督导者胜任力，可以采用 Bernard（1997）的三种技能范畴来进行衡量：被督导者有效运用他 / 她自己的能力，个案概念化的能力，以及进行有效干预的能力。

Carroll（2010）提出了对临床督导的一个"试金石"："你现在的做法与未接受督导之前有什么不同？"（p.1）。这个问题涉及前两个水平的影响作用：被督导者胜任力和技能迁移。在本书中引用的很多研究表明，督导对于发展被督导者在上述三个范畴的胜任力是有效的。

关于督导是否影响被督导者技能迁移的

研究我们还没有了解得很清楚。但是这些研究的确是有的，并且支持了督导的效果（如，Kivlighan, Angelone, & Swafford, 1991）。此外，关于督导是否影响被督导者使用标准化手册对来访者进行工作的遵循度研究（如，Bearman et al., 2013; Henggeler, Schoenwald, Liao, Letourneau, & Edwards, 2008; Hildebrand et al., 2012; Roth, Pilling & Turner, 2010; Schoenwald, Sheidow, & Chapman, 2009）也间接地证明了技能迁移这一水平的作用。基于现有证据，我们可以充分肯定地得出结论，临床督导符合 Carroll 的试金石标准。

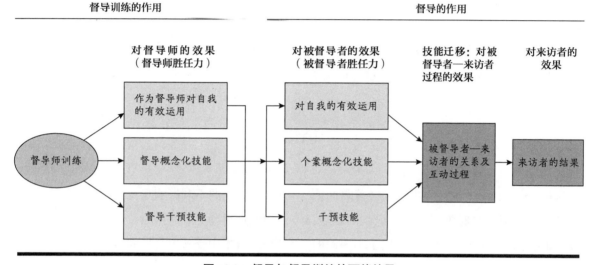

图 12.3　督导与督导训练的可能结果

但是，Ellis 和 Ladany（1997）提出了一个比 Carroll 更加严苛的对临床督导的检验标准：临床督导是否对来访者结果具有影响作用。有一些研究表明，临床督导也许达到了这一检验的标准（如，Bambling, King, Raue, Schweitzer, & Lambert, 2006; Callahan, Almstrom, Swift, Borja, & Heath, 2009; Reese et al., 2009）。但是，另外一些研究则发现督导对来访者效果的影响几乎可忽略不计。例如，Rousmaniere、Swift、Babins-Wagner、Whipple 和 Berzins（2016）发现，督导对来访者治疗效果的方差贡献率不到1%。尽管 Beutler 和 Howard（2003）的论断"督导根本没用"（p.12）似乎有点言过其实，

但是现有研究结果互相矛盾，因此我们还不能就此得出明确结论说，督导对来访者的治疗效果肯定有作用（Ladany & Inman, 2011; Watkins, 2011）。

综上所述，回答督导训练是否"有效"这个问题需要视不同的目标而定。如果目标是被督导者胜任力的发展或技能向临床工作的迁移，那么现有证据是支持督导有效性的。但是，如果我们的目标是改善来访者的治疗效果，那么研究结果并不是那么明确，充其量也就是好坏参半。

我们回到督导训练是否有效这个问题上来。如图 12.3 的左半部分所示，督导训练作用

的第一个水平是对 SIT 胜任力的影响。Milne 等人（2011）通过对 11 项研究的回顾得出结论，"督导师训练的有效性存在明确的实证研究支持"（p.62）。Gosselin、Barker、Kogan、Pomerleau 和 Ioro（2015）的结论似乎更谨慎一些，指出"研究文献对于心理治疗督导师发展训练的有效性提供了中等程度的支持"（p.388）。

Gosselin 等人（2015）也观察到现有研究主要聚焦于 SIT 胜任力，即图 12.3 的左侧部分。他们报告，很难找到证明督导师训练对被督导者或来访者的影响作用（即图 12.3 的右半部分）的相关研究。对督导训练的这一领域进行检验可能尤为严格，但是这样的检验也是合乎情理的。

总之，现有证据对督导训练有效性的支持只达到中等程度，而且主要聚焦于 SIT 胜任力领域。督导师训练的领域需要进行更深入的研究，其价值才能得到更多的认可。

结论

Raimy（1950）曾在心理学领域著名的博尔德会议上做报告时加上了一个讽刺的陈述："心理治疗是将未阐明的技术应用于不明确的问题得到无法预测的结果。我们为这种技术推荐严格的训练"（p.93）。此事已过去很久了。所幸的是，当前情况已有了很大的改观，我们通过大量实证研究不但巩固了咨询与治疗的实践，而且也证明 Raimy 所说的"严格训练"是有必要的。

事实上，在我们编写本书不同版本的四分之一世纪的时间里，关于督导的理论和实证研究文献正以极快的速度增长。这种"可喜的丰富性"带来的不利影响是我们在写作每一个新版本时都遇到更大的挑战，因为我们力图在每一个新版本中反映出督导的最新知识进展，同时还要保持书的容量不膨胀。我们希望我们做到了。

我们希望在本书的最后一章传递一个明确的观点，持续的专业发展是非常重要的，并强调督导师在促进专业人员职业生涯发展中的作用。在本书的最后，我们以一个完美的告诫作为结尾。我们再次重申 Szecsödy（2014）为一期督导特刊所写的前言的标题："学习不息，督导不止！"

督导个案研究

在这个附录里，我们提供了两个关于督导关系的个案描述，包括在这一督导关系中发生的一些事件、问题以及发展变化的例子。这两个个案均根据共同作者之一在一个督导关系研究中所获得的经验编写而成。因此，尽管个案本身是虚构的，但其内容来源于真实的督导关系过程。

我们并非想用这两个案例作为如何进行督导的所谓样板。寥寥几个段落的描述不可能涵盖督导过程的方方面面。我们希望这两个案例可以起到抛砖引玉的作用，读者应思考除了案例中所描述的方法，还有哪些其他方法可以采用。

莱亚与安吉拉
（Kathryn T. Kozak and Harvey C. Peters）

莱亚的专业公开声明

莱亚是一名三年级博士生，拥有心理健康咨询师的执照，是一名 30 岁出头的受训督导师，刚被指派了一名新的被督导者。安吉拉是莱亚的被督导者，约 20 多岁，二年级硕士生，是临床心理健康咨询项目的一名学生，最近刚开始进入教学实习阶段。莱亚从安吉拉的实习指导教师那里得到安吉拉的联系方式后，就通过电子邮件与她的新被督导者进行联系。在电子邮件中，莱亚进行了自我介绍，并提供了四个不同的时间段用以安排与安吉拉的第一次督导会面并开始她们的督导关系。48 小时后，她们互相商定了每周一次的会谈时间。她们将在咨询系专为个别督导而设置的一个房间里会面。

在第一次督导会谈中，莱亚在一开始向安吉拉提供了自己的专业公开声明而不是签署督导协议。莱亚向安吉拉介绍了她的临床经验、学历背景以及专业资质，包括莱亚的硕士学位是临床心理健康咨询、接受过聚焦创伤的认知行为治疗（Trauma-Focused Cognitive Behavioral Therapy，TF-CBT）专门训练、目前是咨询系的在读博士生。接下来莱亚又讨论了她自己的临床经验，在申请攻读博士之前她曾在一个社区门诊部工作过 3 年。在介绍完受训背景及临床工作经验之后，莱亚还分享了自己在博士学习的第二个学期修了一门临床督导的课程，并在课程结束之后每学期督导 2~4 名被督导者。莱亚向安吉拉简要介绍了自己在临床督导中所采用的几个模型并提供了每个模型的简要讲义。作为督导师，莱亚主要采用两个模型。第一个是系统性认知发展督导模型（systemic cognitive-developmental supervision model，SCDS，Rigazio-DiGilio & Anderson，1995），这是一个督导的发展性方法。另一个是区辨模型（DM; Bernard, 1979, 1997），这属于临床督导的过程模型。

第一次督导会谈进行到这个阶段，莱亚与安吉拉确认关于刚才自己分享的内容安吉拉有没有什么问题。莱亚在临床督导课程上学习过关于评价角色及过程的相关内容，因此她很清楚在评价的程序与过程这个问题上必须对安吉拉开诚布公。虽然莱亚不时会有些紧张，但与刚开始做督导时相比，她对自己的评价角色已经没有那么小心翼翼或感到巨大挑战了。鉴于评价本身所具有的一些困难，莱亚向安吉拉说明了在这个学期对她的评价中所参照的胜任力及相应标准。莱亚还给安吉拉提供了咨询系所制订的评价工具，并具体说明她将如何对安吉拉进行评价。所有这些讨论完之后，莱亚确定已经花了足够时间充分阐明评价的具体内容及

其对督导关系的影响。莱亚和安吉拉还讨论了对安吉拉的临床工作进行评价的作用、功能以及目标。

介绍并讨论评价的作用之后，莱亚继续介绍关于自己专业公开声明的余下部分内容。她回顾了督导的目的与目标，保密的范围及保密例外，督导中将对安吉拉临床工作记录进行回顾的过程与目的，最后确定了督导会谈的具体日期及次数。会谈结束之前，在确认双方已经没有其他问题之后，她们就刚才讨论的内容签署了一份协议，包括对 HIPAA 会谈录音录像规定的同意书。

为建立牢固的督导关系奠定基础

莱亚努力在一开始就与安吉拉建立牢固的督导关系，并在整个督导过程中持续关注这一基本条件。在与安吉拉的第一次会谈结束的时候，莱亚列举了通常会对督导关系产生影响一些主要因素并对此进行正常化。在莱亚的经验中，预先提出这些因素的可能影响有助于督导双方在这些因素出现时更容易识别并对它们进行公开讨论。例如，莱亚解释说她的目标与期望有时候可能会与安吉拉存在分歧。莱亚敦促安吉拉可在督导中提出任何不同想法和意见，并告诉安吉拉她自己也会这样做。

接下来，莱亚谈到了被督导者在刚开始与来访者进行工作时经常会体验到的焦虑感。莱亚试图减轻被督导者焦虑的一些主要来源，她安慰安吉拉说，新手被督导者冒险和犯错这些都是不可避免的，并邀请安吉拉在督导会谈中提出与过程相关的问题，她还明确指出在一小时的督导会谈中的工作框架。莱亚同时也建议

安吉拉在督导中可以表达自己的焦虑，这样她们可以共同来处理安吉拉的情绪体验。

最后，莱亚承认自己在督导关系中拥有的权力，并解释说督导会谈中的很多心理动力过程都是以这种权力差异为媒介而发生的。莱亚进一步解释她会尽力做到对权力运用心中有数。她鼓励安吉拉如果感到权力对督导关系出现消极影响，也有责任提出关于权力的对话讨论。

莱亚意识到自己作为督导师角色本身所具有的影响力，应在构建牢固的督导联盟中运用榜样示范这一重要工具。为了展示在影响督导关系的因素上的公开、透明与自我暴露，莱亚要向安吉拉示范正确的做法。然后，作为对莱亚启动上述对话的努力的接纳与反应，安吉拉也要示范出对反馈的接受性。在督导的过程中，安吉拉要定期分享她对督导关系的感受并征求莱亚对于双方关系体验的反馈。

命名并关注文化与多元化

莱亚在整个督导过程中都融合了对文化的探索，并督促安吉拉也同样进行文化探索。关注文化具有不同的目的，包括培养安吉拉的文化胜任力、提高她的个案概念化水平、帮助双方更好地理解她们的互动过程及关系动力学。莱亚在第一次督导会谈中提出文化的主题，谈到她与安吉拉每个人都代表了一些文化认同，可能对双方在督导中的体验具有重要影响。例如，莱亚确认自己是一名异性恋者、白人女性，而安吉拉确认自己也是异性恋者、是来自 El Salvador 的一名国际学生。莱亚认为文化因素有时会造成在对来访者问题的概念化、有关

特定治疗目标的理论假设、对督导过程的认识以及其他很多方面存在的差异。她强调督导师与被督导者在督导中必须定期关注并讨论文化问题。莱亚提出一个例子，比如说，她会帮助安吉拉探索自己的文化认同如何影响咨询会谈中所选择的干预方法。

随着督导的进展，当他们涉及安吉拉的个案以及督导本身时，莱亚关注到文化的不同维度。在督导的初期，文化适应成为一个特别重要的主题。当要求安吉拉描述自己在实习阶段刚开始时的体验时，她提到在她与来访者之间可能存在语言障碍。作为来自萨尔瓦多的一名国际学生，安吉拉对自己的英语语言技能感到不是十分自信，因为她的母语是西班牙语。她担心自己在语言上的不自信会阻碍在咨询会谈中的冒险能力。另外，她也比较关心当来访者感知到她的语言能力不足时可能会怀疑她的专业胜任力。

莱亚运用区辨模型来构建针对安吉拉这一担忧的督导干预方法。采用咨询师角色聚焦于个性化技能，莱亚帮助安吉拉探索了她的语言自我怀疑的来源，包括她在训练项目中接收到的模糊的以及明确的反馈信息。然后，采用教师角色聚焦于干预技能，莱亚建议了一些特定的干预及语言技巧，安吉拉可用它们与来访者讨论语言及其他文化差异。在督导进行过程中，当遇到相关情况时，莱亚还会重新讨论这一文化主题。随着安吉拉对这一文化主题获得越来越多的领悟，莱亚更经常采用顾问角色聚焦于概念化技能。莱亚和安吉拉还特别讨论了安吉拉对干预方法的选择如何受到其对英语语言的担忧的影响。她们还讨论了当咨询会谈中

偶然出现沟通失误后，安吉拉如何理解发生在咨询会谈中的动力学现象。

引入伦理议题

督导开始几周后，安吉拉有一次来督导时看上去心烦意乱。她解释说在当天下午的一个咨询会谈中遇到了一个伦理困境。她的一名来访者，一个 15 岁的女孩，披露说自己正与一名近期毕业于本校高中部的 19 岁男性保持亲密关系。安吉拉不确定这种关系是否合法，因为这牵涉到一名未成年人与成年人的关系。她同时也不知道是否应该将此事通报来访者的父母。

莱亚肯定了安吉拉对伦理问题的识别并就此事寻求督导的决定是正确的。莱亚感觉到安吉拉对当前面临的情境十分困惑且手足无措，于是采取了教师角色聚焦于概念化技能。为此，莱亚建议采用特定的伦理决策模型来决定采取一种适当的行动。莱亚协助安吉拉按照该模型的步骤进行决策，提供了大量直接的反馈、指导及建议。在评估所有的相关信息后，莱亚建议安吉拉去向了解本州罗密欧与朱丽叶法的相关专家寻求顾问指导。同时，她们还寻找到在本社区还有另外两名专家可能有助于对此问题予以澄清。莱亚向安吉拉举例示范如何在寻求顾问指导的同时保护来访者的隐私。

在下一周的督导中，莱亚向安吉拉询问寻求顾问指导的结果。莱亚继续采用教师角色，总结了伦理决策模型中每一步骤的相关信息。当安吉拉分享了她所建议采用的行动方案后，莱亚肯定了她的选择，总结了需要采取的最终行动方案，并对安吉拉在整个事件处理过程中

的总体表现提供了反馈。在这次督导临近结束时，莱亚要求安吉拉在上述所有重要步骤完成后给她发送一个电子邮件确认信息。

深入研讨督导师－被督导者关系冲突

两周后，莱亚注意到安吉拉在督导中对她表现出不寻常的防御和反应。考虑到督导工作关系的重要性，尤其是督导关系对积极成长与发展的机制作用，莱亚决定必须处理这个问题。莱亚进行了一个过程观察，向安吉拉指出她观察到安吉拉的声音提高了、她双臂交叉、当莱亚提供任何建议或试图理解安吉拉在咨询中所用的干预方法时她的沟通变少了。安吉拉稍微停顿了一下，然后说，"我知道你觉得我在临床上进步不够快。我不知道该怎么办。我已经尽力了。我实习工作中的其他督导师认为我干得不错，所以我要努力平衡我自己。"

莱亚注意到督导师之间存在的潜在三角关系，但她并没有从这个点开始讨论。她先聚焦于督导关系中潜在的破裂，莱亚尤其观察到安吉拉歪曲了督导中的信息并使讨论偏离了原本的目的。莱亚花了几秒钟时间来评估她应该如何对被督导者进行反应。之后，莱亚反思到她听到安吉拉可能将她体验为评判性的，并且很担心自己不能做到"足够好"。安吉拉报告说她过去的自我感觉更加自信，但是最近并不确定莱亚对她作为咨询师与被督导者的看法是怎样的。在简要对此进行探索之后，莱亚认为这个问题与上次会谈中出现的潜在伦理困境有关联，安吉拉可能将她的反馈转变成了一种不好的内在体验。

这时，安吉拉分享了她的感受，自从那个

事件发生后，她开始产生一点不安全的自我意识。莱亚对她的感受进行了正常化，作为咨询师和被督导者角色，她可以被允许犯错误，同时莱亚也肯定了她作为咨询师所做的正确决定。安吉拉随即就变得更加开放了，她说自从在督导中分享了这个潜在的伦理困境并作为咨询师采取了相应行动之后，她的来访者很生气并对她感到失望。在这个时候，莱亚意识到这是一个平行过程的表现，她的被督导者体验到与来访者的关系破裂，而她与被督导者之间体验到督导关系的破裂。莱亚现在对这一关系动力学感到很清晰，并意识到这种平行过程的含义。她细致耐心地示范如何修补关系的破裂，并协助她的被督导者如何进行工作以修补她与来访者的关系破裂。在这个过程的最后，莱亚探讨了如果这一问题再次出现，双方可以做什么以关注督导关系以及安吉拉的发展。督导会谈之后，莱亚也咨询了机构督导师以及博士生班级的同学，她希望能对自己在与安吉拉的督导关系破裂以及平行关系的处理进行分析反思并获得一些反馈。

安吉拉的发展：运用 SCDS 模型

在督导关系建立之初，莱亚对安吉拉的认知－发展取向进行了探索，以评估她的主要取向。她认为安吉拉主要表现为具体思维的认知取向，因为她对于咨询会谈中以及来访者生活中发生的事情采用一种明显的按时间顺序的思维方式。

在督导开始之后的 7 周时间里，莱亚注意到安吉拉在具体思维取向方面已经获得了很多横向发展（根据 SCDS 模型，见第 2 章）。她变得更加能够熟练运用"如果－那么"的思维模式，在计划干预方法时能充分思考如何做她认为是更有效的以及如果这些干预方法没有产生预期的效果她该怎么办。基于 SCDS 的目标是促进被督导者在四个认知取向上的胜任力及优势的全面发展，莱亚认为安吉拉现在已经准备好进入纵向发展阶段了。因为安吉拉似乎对觉察自己在会谈中的情绪体验以及情绪体验对自己进行决策的影响方面还不是那么熟练，因此莱亚决定从感觉运动的方向开始尝试纵向发展。

在下一次的督导中，在观看了安吉拉的会谈录像片段之后，莱亚注意到安吉拉并没有运用基本的微技能。安吉拉的来访者在讲述她最近失去自己唯一的孩子的故事。莱亚注意到安吉拉在这次会谈中多次在椅子里动来动去，而且对来访者并没有提供很多反映。此外，在督导会谈中，安吉拉对于她和莱亚共同在录像中观察到的现象似乎也没有什么反应。莱亚停止观看录像，开始评估安吉拉在咨询会谈中的概念化及个人体验。安吉拉没有觉察到自己在咨询会谈中分心和走神了。莱亚继续播放了一小段录像，并让安吉拉观察自己的躯体动作。在一阵思考之后，安吉拉告诉莱亚她所亲近的人都还在世，当她来美国上学时体验到很大的失落感，她不想谈论这些事情。当莱亚试图帮助她的被督导者命名并体验来访者的情感时，安吉拉才能够说出她的来访者是悲伤的。

那一时刻，莱亚觉察到她的被督导者正在体验一种反移情并与自己的情绪体验做斗争。莱亚让她的被督导者继续倾听来访者的故事，但是这一次莱亚要求安吉拉觉察她自己的身体在当前所表现出来的生理反应。安吉拉听了几分钟，这个过程中莱亚协助她觉察自己的身体反应与情绪感受。一旦安吉拉能够与自己的不适与痛苦产生联结，她就能够更好地命名并体验来访者在咨询会谈中所表达的痛苦与悲伤。莱亚利用这个机会进行了一个体验性角色扮演，这样安吉拉就可以练习对自己的反移情进行觉察、识别以及搁置处理，从而能够与来访者临在当下并保持连接。

上述工作结束后，莱亚鼓励她的被督导者通过某种途径去处理和修通督导中所出现的个人问题，可以通过写日记、单独阅读或者接受个别咨询。莱亚还指出出现反移情的现象是正常的，并示范在督导中识别并分享反移情的重要性。因此，莱亚并没有彻底地处理安吉拉因离开家乡和家庭而体验到的伤害与潜在创伤。相反，莱亚为安吉拉提供了一个平台以发展自我觉察、对安吉拉遇到的困难进行正常化并肯定她，并示范了如何探索反移情的现实情况。

在安吉拉的实习期结束时，莱亚向教学人员报告说，安吉拉在 SCDS 的具体思维取向方面是有胜任力的，在感觉运动取向方面取得了很大的进步，并开始识别贯穿于咨询会谈之间以及她与不同来访者工作中的重要主题，因此正在进入形式思维取向的发展水平。安吉拉被推荐进入临床实习阶段，她将继续接受个别督导及团体督导。

奥马尔与曼迪

（Kelly C. Belmontes and Ahram Lee）

奥马尔是一名异性恋黑人男性，30 岁刚出头，是咨询与咨询师教育项目的四年级博士生。除了学生身份之外，他还为了申请执照而在一个社区心理健康门诊工作。他拥有 6 年临床工作经验，接待过不同类型的来访者群体，但他的兴趣方向是物质滥用与人格障碍的双重诊断。作为博士训练项目的一部分，他还与几个被督导者一起工作过，并接受对督导的督导。这学期，他被指派了一名被督导者曼迪，一名非全日制学生。曼迪是一名快 30 岁的白人女性，女同性恋者。曼迪的教学实习要求她必须接受一名博士生的每周一次个别督导。曼迪的实习场所在一个心理健康机构，她同时在学校里接受每周一次的团体督导，并在实习机构有一名督导师负责个案管理。曼迪之前的专业经历是在一个社区危机干预中心作为专业人员的助手。曼迪得到她的博士督导师的联系方式后，就通过电子邮件与奥马尔进行联系以确定他们首次督导会谈的时间。

确立督导设置：一个磕磕绊绊的开端

在邮件中，曼迪表达了即将接受奥马尔督导的兴奋心情，并询问第一次督导会谈安排在什么时间。奥马尔收到邮件后，在回复邮件中提供了他本周可以安排的时间。他提供了 6 个不同的时间段让曼迪选择。然而，曼迪给奥马尔的回复是这 6 个时间段都不行。她表达了她的工作安排十分繁忙，她还有其他课程的任务，以及实习机构的工作职责。奥马尔决定调整自己的日程表以适应曼迪的需要，提供了晚上较早的时间段以及上午 9 点或 10 点的时间。但是曼迪否决了这些时间段，转而要求在一周中某两天的其中一天的早上 7 点进行督导会谈，这让奥马尔感到困惑并有一些沮丧。

奥马尔很清楚，实习生们应该了解个别督导是实习阶段的强制要求，他也知道在合理范围内实习生通常应该尽可能适应督导师的日程安排。奥马尔对督导关系的开端感到担忧，因为他在被督导者面前感到受挫了；他也希望能够传递给曼迪一个信息，督导是一项重要的活动，他和曼迪都需要不折不扣地开始这个过程。奥马尔决定给实习课程的指导教师写一封邮件同时抄送给曼迪。奥马尔在邮件中说，即使他已经提供了尽可能多的时间选择，他们仍然无法商定首次督导会谈的确切时间。仅仅 30 分钟后，曼迪就写邮件回复说她可以设法确定最初提供的 6 个时间段中的某一个。

奥马尔意识到他对双方邮件沟通的反应可能对他与曼迪的工作联盟造成不利影响。因此，他决定利用自己参加的团体督导来处理他与曼迪最初接触过程中所产生的一些想法与感受。奥马尔的团体成员肯定了他的做法，并对他提出挑战，他需要记住自己在督导关系中的权力，并且"观察"曼迪的初始行为而不是评判它们。团体成员还鼓励奥马尔利用第一次督导会谈来表达他对曼迪的支持，同时明确督导的要求。

按照奥马尔通常的程序，他希望通过专业公开声明的方式来向曼迪表示他已准备好担任她的督导师。他还打算对曼迪进行一些角色引导。曼迪第一次督导会谈就迟到了，然后在一开始的几分钟里她开始谈论自己有多忙、她挤出时间来接受督导有多么不容易。奥马尔对她的烦恼表达了共情；与此同时，他说明督导不仅对顺利完成实习项目非常重要，而且对受训咨询师的实践伦理及有效性也是很重要的。奥马尔试图以一种支持但坚定的方式进行这项工作。然后，他转变了会谈方向，让曼迪谈谈自己作为一名咨询师目前为止的发展情况，她怎么考虑接下来这个学期她将在哪些方面有所成长。在会谈的最后，奥马尔和曼迪签署了专业公开声明，并复印一份给曼迪。奥马尔结束了初次督导会谈，他对曼迪的初始评估印象是，曼迪对督导的焦虑高于正常水平。

应用 IDM 与区辨模型

这是奥马尔与曼迪的第 3 次督导会谈。奥马尔评估曼迪的发展水平处于整合发展模型（IDM）（Stoltenberg & McNeill, 2010）的水平 1。曼迪仍处于发展对自己以及对来访者的觉察的阶段。了解到曼迪的焦虑水平较高，奥马尔采用了我们之前讨论过的一种督导结构，包括回顾曼迪所选的录像片段、提供反馈，然后采用区辨模型（DM; Bernard, 1979, 1997）的教师角色提出指导建议。奥马尔还与曼迪进行角色扮演以培养她的核心咨询技能。奥马尔偶尔也会采用区辨模型的咨询师角色来提高曼迪对个人议题的自我觉察，从而减少这些个人议题对咨询干预的影响。

奥马尔还通过一种结构化的形式帮助曼迪

发展概念化技能。他经常使用视觉辅助工具，例如思维导图，帮助曼迪练习如何利用初始访谈以及后续会谈中收集的来访者信息从认知、情感、行为、系统以及文化等方面对问题进行概念化。

探讨三角关系

在第 3 次督导会谈中，曼迪呈现的一段录像显示，她的来访者，一位母亲和她的成年儿子，互相发生了躯体上的攻击行为。曼迪希望奥马尔帮助她对儿子的问题进行概念化，因为儿子是她的指定来访者。奥马尔观察到曼迪并未识别出会谈中发生的一些行为；他认为曼迪没有觉察到自己错过了一个机会设立与来访者之间的边界，或者处理和探索来访者的行为以发展她对来访者及其家庭系统的概念化理解。

奥马尔采用区辨模型的咨询师角色帮助曼迪进行探索，当她的来访者在咨询会谈中互相发生攻击行为时，她当时有什么样的认知和情绪体验。曼迪说来访者的攻击性行为并没有让她非常震惊。经过进一步的探索，奥马尔评估曼迪的个人创伤史以及在危机干预中心的工作经历降低了她对攻击性行为的反应性，同时也导致她为了保护自身安全而没有采取更有效的干预去帮助她的来访者。他认识到曼迪在与来访者会谈之前有意不看初始访谈的记录是为了避免对来访者产生认识偏差，但这种做法限制了她进行概念化的能力。

奥马尔采用教师角色，肯定了曼迪能够承受强烈情绪并在一个治疗危机情境下保持冷静的能力优势。然后，他采用苏格拉底式对话帮助曼迪认识到保持冷静与不做反应之间的区别。他还挑战曼迪的内在信念，即了解初始访谈记录信息会影响她对来访者的看法，并鼓励她思考自己的控制能力，是否可以利用初始访谈信息在会谈中进行概念化及有效干预。上述对话之后，曼迪认识到自己的认知偏差对她与来访者的关系和咨询过程所产生的消极影响。

奥马尔还向曼迪说明了重视初始访谈信息的几个原因，其中之一是需要了解来访者的历史以及自伤或伤害他人的风险，这两方面都是咨询师在首次会谈中必须评估的内容，这样如果有必要可以制订对来访者的安全保护计划。奥马尔指出，来访者的既往侵犯行为可能会提醒咨询师要有意坐在靠近出口的位置，万一发生危机可以尽快得到帮助。曼迪认为这个信息很有用，她决定下次咨询会谈中她要坐在靠近出口的地方。

在接下来的一次督导会谈中，曼迪向奥马尔报告，她的实习指导教师似乎不赞同奥马尔认为咨询师应该关注初始访谈信息以评估诸如咨询师安全性这类的因素。她报告说当她在团体督导中展示自己的会谈录像时，她的指导教师指出她将椅子放在靠近出口的地方是有问题的。

奥马尔对曼迪的报告感到很吃惊，但同时也意识到自己陷入一个三角关系中了，并且这不是第一次。在上一次的督导会谈中，曼迪报告说她的实习机构督导师的反馈与奥马尔的意见互相冲突。为了保持透明，他向曼迪披露了自己对三角关系的恐惧，并且有意识地停止在督导中讨论这一话题直至他向指导教师咨询后再做决定。与曼迪的督导结束后，奥马尔与她的指导教师预约了一次会面。与曼迪的指导教师就有关问题进行讨论后，奥马尔了解了曼迪所说的教师反馈的问题情境。指导教师认为有问题的并不是曼迪在房间里的位置，而是她的行为表现与她所报告的对来访者暴力行为不担忧之间的不一致。奥马尔对此并不感到惊讶，因为他已经觉察到曼迪正在费力地想要理解她自己的想法与感受。奥马尔与指导教师决定与曼迪共同进行一次会谈以讨论关于自我觉察的问题，他们两人将作为一个联合督导团队，目标是为了支持曼迪的发展。

接受反馈的困难与平行过程

在第 5 次督导会谈中，奥马尔开始聚焦于曼迪需要发展处理来访者情感的自信与能力。在这次会谈中，曼迪提交了她与一名 12 岁来访者进行工作的录像。曼迪报告说她已进行的工作主要是帮助这名男孩改善社交技能。她使用橡皮泥进行游戏治疗来帮助来访者更多觉察到他的情绪。曼迪表达了她对这名来访者已经用尽了一切她能想到的干预方法。

奥马尔通常喜欢询问被督导者他们认为督导中哪些方面也许对他们有帮助。他也这样问过曼迪，但是作为一个水平 1 的被督导者，曼迪无法确切地指出她希望奥马尔给她提供什么帮助，而只是说她需要得到关于下次咨询会谈的建议。奥马尔意识到曼迪可能被这个来访者难住了，而且她的这种感受会在咨询中表现出来。在观看咨询录像的过程中，奥马尔看到曼迪在与来访者玩橡皮泥的游戏中，既没有眼神接触也没有对来访者的情感进行反映。看上去橡皮泥游戏似乎成为一个中间地带，使得曼迪跟来访者避免触及"真正的问题"。

为了处理这个问题，奥马尔表达了他作为区辨模型教师角色所观察到的内容。曼迪对他的反馈进行了回应，她说，从一开始与来访者建立关系，她就运用了反映、主动倾听、谈论情感等方法进行干预。曼迪报告说，这些干预并没有帮到来访者，因为他总是回到与朋友之间的同一个问题。考虑到曼迪处于发展的水平 1 阶段，奥马尔决定提供一些其他干预方法的建议以增进咨询会谈的互动性。但是，对于奥马尔提出的每一个建议，曼迪的回应都是说，基于她对来访者的观察，这些方法都不会有用的。

到了这次督导的中间时刻，奥马尔逐渐意识到督导没有任何建设性进展。双方的互动模式变成奥马尔提出一个建议，然后曼迪回应说"是的，但是……"奥马尔领悟到曼迪肯定在对来访者进行干预的过程中也体验到了与此相同的反应模式。

为了对这个平行过程进行探讨，奥马尔采用区辨模型的咨询师角色，开始询问曼迪对督导中发生的事件的情感及认知过程。奥马尔运用了即时化和自我暴露的技术。他分享说，他感觉到曼迪好像很不愿意接纳他提出的任何建议，他想知道曼迪与这名来访者一起工作时的感受是什么样的。曼迪也分享了自己的内心感受，虽然她学习过一门游戏治疗课程，但这是她的第一个儿童来访者，她承认在与这个男孩进行工作时感到不胜任和尴尬。曼迪还分享了即使她知道自己需要帮助，但她很不情愿将这次会谈拿来进行督导，因为她对自己的不胜任感到很焦虑。

奥马尔对曼迪的感受表达了共情，同时

也说明了他所观察到的平行过程。曼迪表示同意，她确实是在用橡皮泥游戏来应对自己的焦虑，她对处理来访者的其他治疗目标缺乏信心。奥马尔解释了自己刚才向曼迪示范的方法，并要求她反思这一干预方法对于解决她在咨询中的困难有何帮助。接下来他们就一起讨论她可以如何对来访者运用即时化技术以打破已经形成的互动模式。奥马尔强调说可以采用他与曼迪已经练习过的一个游戏治疗范式来完成这项工作。除此之外，奥马尔还给曼迪布置了作业，要求她去寻找一些学习资源如图书、儿童青少年咨询会谈录像等，为下一次咨询会谈做好准备。

伦理问题；采用人际互动回顾（IPR）

在第 7 周的督导中，曼迪呈现的一段会谈录像显示，区辨模型中所指的个性化问题已经影响了曼迪对来访者呈现内容的概念化能力以及正确干预的能力。曼迪的来访者报告，她感觉自己生活在一个受到情绪虐待的家庭里，因而产生了自杀意念。曼迪在这名来访者面前表现出明显的焦虑。她进一步表达，她感到有责任帮助来访者脱离家庭的情绪虐待，这样她才能停止想要自杀的念头。在这些想法和情绪的驱使下，曼迪开始向来访者提供向庇护场所的转介，而没有进一步探索或评估来访者的自杀风险以及遭受虐待的严重程度。

奥马尔识别出来访者报告对曼迪带来的影响。为了提高曼迪对她自己在咨询中的体验的觉察，奥马尔停止了录像播放，然后与曼迪一起运用人际过程回顾（IPR; Kagan, 1980）进行工作。奥马尔确信他可以开始采用顾问角色来

帮助曼迪，因为在过去的几周内，曼迪对自己以及来访者的觉察正在逐步增强，她对来访者进行概念化以及有意图使用干预方法的能力也有了很大的提高。奥马尔问曼迪，"你还记得在咨询中的这一时刻你有什么感受吗？"以此激发她对自我的觉察。这个问题促进了曼迪对自己内心焦虑的觉察，以及随之而来的信念，即她的来访者正处于危机中并且需要采取紧急干预。曼迪继续将这些反应与她自身的个人问题联系起来，包括她个人的创伤史以及她在危机干预中心作为专家助理的工作经历。在结束一个 IPR 工作片段后，奥马尔重申创伤可能对咨询师带来的认知、情感和行为方面的影响，并鼓励曼迪继续在督导中寻求支持。奥马尔还建议曼迪可以将自己用于处理工作影响的自我照顾策略分享给他人。曼迪说，她经常对她的伴侣和朋友讲述从来访者那里听到的"恐怖"故事以缓解工作压力和寻求支持。

奥马尔意识到曼迪可能违反了关于保密的伦理准则。他要求曼迪澄清她与伴侣及朋友分享的具体内容以判断该行为是否已经违反伦理准则。曼迪自我修正说，她并没有披露来访者案例的具体细节或他们的个人信息，而且她只是在白天工作特别艰难时才会出现这种情况。奥马尔确认曼迪遵守了关于保密的伦理规范，但依然决定要再次回顾伦理守则以确保曼迪对来访者信息的保密。奥马尔还回顾了曼迪与来访者签署的知情同意书，再次重申了保密的重要性。奥马尔相信曼迪能理解他们这一对话的严肃意义。此外，他也在向自己督导师提交的督导记录中报告了他对此事的关注，希望在这个问题上得到督导师的支持并确定他采取的行

动是正确的。

处理文化认同与反移情

在督导的初期，奥马尔与曼迪讨论过双方在性别、种族与性取向等方面的差异。奥马尔常常鼓励曼迪思考，文化如何影响她对来访者处境以及来访者应对当前处境的看法。曼迪经常说，她自身作为一名女同性恋的身份使得她对差异十分敏感，奥马尔总的来说认为曼迪的文化发展是比较好的，作为一名多元文化咨询师方面她是领先于她的同辈的。

在教学实习的后三分之一时间，曼迪决定继续留在当前实习机构完成后续的临床实习。因此，机构督导师给她分配了更多有挑战性的个案，因为知道曼迪在下学期也可以继续与这些个案进行工作。在这些来访者中，有一名叫吉马尔的 20 岁非裔美籍男性。他因为涉嫌出售毒品而被强制接受咨询。他表现得很自信、傲慢、对咨询过程表示蔑视。一开始，他在咨询会谈中试图与曼迪调情；当曼迪对此没有表现积极回应后，他变得粗鲁和拒绝沟通。在对咨询会谈的观察中，奥马尔看到曼迪被激怒了，而且基本上是由吉马尔控制了会谈的所有动力过程。

奥马尔与曼迪继续运用 IPR 进行工作，他们在督导中慢慢地重新回顾咨询过程。一开始，曼迪只能针对她对吉马尔行为的即刻反应进行反思。不过，在奥马尔的耐心和有技巧的促进帮助下，曼迪最终能够识别自己对于吉马尔所表现出来的"这种类型男人"——因为（至少她以为）她的性取向而表现出敌意或轻蔑——的强烈反应。所以，她对吉马尔的愤怒

并不仅仅是由当下的情境而引起的；它还代表了过去的愤怒。奥马尔还跟曼迪检查了关于曼迪与吉马尔之间存在的种族差异问题，但是曼迪确实认为这个方面与她的反应无关；在回顾了曼迪与其他非裔美籍来访者的工作之后，奥马尔也倾向于同意这一点。之后，事情就进展得比较顺利了。

关于反移情的识别，以及它与曼迪个人认同中重要部分的关系的分析处理带来了后续督导的丰硕成果，包括曼迪能够采取不同方法搁置她自己的历史问题，将吉马尔当作一个具体个人来看待。曼迪还认识到，像吉马尔这样的人就是她将来在心理健康咨询机构中肯定会经常见到的来访者。她热切地希望能够直接面对困难解决问题。几周后，她跟奥马尔分享说，对这个案例的工作给她带来了额外的积极收获，她在个人生活中也不像以前那样频繁被"触发"了。曼迪将与困难非自愿个案的工作作为自己临床实习期的专业发展目标，并向她的机构督导师表达了自己的想法。

追踪被督导者的发展并进行评价

在学期结束的时候，奥马尔对曼迪的评价是，她已从一名水平 1 的治疗师发展成为具有扎实能力的水平 2 治疗师。在督导开始的第 1 周，奥马尔就请曼迪填写了《被督导者水平问卷 - 修订版》（Supervisee Levels Questionnaire-Revised，SLQ-R; Stoltenberg，未发表）以更好地理解她当前的发展水平，从而使督导能更好地支持她的专业发展。SLQ-R 显示，曼迪具有很高的动机水平，并且有意思的是，她很自信。这种结果并不常见，因为新的

受训咨询师倾向于缺乏自信，对自己的专业表现有很多焦虑，通常会需要指导性及支持性的督导，并包含对技能的练习。曼迪还表现为对自己及他人都十分关注。奥马尔对 SLQ-R 的测试结果持有合理的怀疑，他认为也许曼迪故意将自己表现得过分自信以掩盖她的不安感。在他们最初确定日程表时遇到困难并且体验到曼迪的焦虑后，奥马尔肯定自己的判断是正确的。由于曼迪有强烈的动机要学习成为一名有效的咨询师，她渴望获得奥马尔对她咨询工作的反馈，在督导中表现出对自己概念化及技能应用的紧张与不确定。

为了减轻被督导者的焦虑并发展她的自我效能，在每周的督导中，当曼迪表现出概念化和干预技能以及对她自己和她对来访者影响的觉察时，奥马尔都会对她予以肯定。为了发展曼迪的技能，奥马尔对她提供直接反馈，鼓励她通过阅读与工作相关的专业文献或图书进行自我指导性的学习，并激励她尝试新的干预方法。奥马尔还利用督导来提高曼迪的技能。例如，奥马尔与曼迪进行角色扮演来示范可运用于她的来访者的干预方法。为了跟踪曼迪在咨询会谈中对来访者所要实践的干预方法，奥马尔要求她在督导中提交能展示她采用的干预方法的一个会谈录像，或者让奥马尔进入她的咨询过程中自己去观察。奥马尔持续在督导中向曼迪提供反馈，她哪些地方做得不错以及可以做哪些不同的事情，或者通过书面方式给她提供简短、直接的反馈。在每次督导会谈的最后，奥马尔都会留出一点时间请曼迪分享她从督导中获得了什么，以此评估她运用反馈的能

力并确保她在每次督导中都能获得一些指导。

几周后，曼迪的技能有了发展，她变得更加自信了。这明显地表现为她在咨询会谈中的冒险能力是与来访者相匹配的，例如她运用空椅技术以鼓励来访者对自己提出克服当前压力源的一些建议。她在督导中对自己的需要也变得更加开放了。在曼迪取得上述进步的基础上，奥马尔采用区辨模型的教师角色挑战曼迪的发展局限性，同时采用顾问角色提供不同的观点以保持平衡，并鼓励曼迪自己决定咨询中的工作方向。

督导结束前的一周，奥马尔与曼迪一起讨论她在本学期所取得的进步，为最终的评价性会谈做准备。此时，曼迪已经非常习惯于对自己的成长过程进行反思，她回顾了学期开始时自己设立的目标、随着学期进行而发展出来的新目标以及她在这些目标上的进步。奥马尔与曼迪双方对曼迪的发展评估是基本一致的，奥马尔分享说曼迪需要继续发展关于处理特定刺激的自我觉察，曼迪表示同意，并报告说她有一个计划打算重新开始接受个人治疗。为了对曼迪整个学期的工作提供具体的反馈指标，奥马尔让她又填写了一次 SLQ-R，结果确定她的发展水平处于水平 2 中等偏上的治疗师。

奥马尔利用与曼迪的最后一次督导完成了要提交给实习指导教师的书面评价报告。在接下来的评价会谈中，奥马尔对曼迪的评价与指导教师及机构督导师对她的评价结果显然十分吻合。曼迪不但表现得很开放，而且有准备地讨论了她的发展目标以及她计划通过什么途径实现这些目标。

督导工具箱

这个工具箱为督导从业者及研究者提供了一些资源。我们在工具箱里包含了督导相关的一些文件及测量工具。我们也列出了可为督导师提供资源的相关网址。

督导师工作中需要的相关文件

1. 咨询督导协议
2. 督导合作协议
3. 专业公开声明（范本）（适用于教学实习督导）
4. 被督导者权利法案
5. 督导协议（基于被督导者权利法案）
6. 督导记录表（SRF-1）
7. 督导记录表（SRF-2）

督导量表与测量工具

作用及结果的测量

8. 督导满意度问卷
9. 督导结果量表

联盟及协作性的测量

10. Leeds 督导联盟量表（LASS）
11. 督导工作联盟（SWA）-督导师问卷
12. 督导工作联盟（SWA）-被督导者问卷
13. 简明督导联盟量表-督导师量表（BSAS-SF）
14. 简明督导联盟量表-受训者量表

（BSAS-TF）

15．协作性行为督导量表

被督导者需要、质量及功能的测量

16．被督导者需要索引

17．被督导者水平问卷——修订版

18．被督导者预期焦虑量表（ASAS）

督导师胜任力、效能与风格的测量

19．督导师自我效能量表

20．督导师胜任力自我评估

21．多元文化督导胜任力问卷

22．督导风格调查表

督导过程的测量

23．角色冲突与角色模糊调查表

24．督导评价过程调查表

25．团体督导量表

26．被督导者隐瞒量表（本书不包含，需要者可联系 Michael Ellis：mvellis@albany.edu）

工具箱资源 1

咨询督导协议 *

本协议证实并描述由 Cynthia J. Osborn 博士，PCC-S（"督导师"）向____（"被督导者"）提供的咨询督导，被督导者为肯特州立大学临床心理健康咨询（CMHC）实习生，报名参加 2012 年春季学期 CHDS 项目实习课程 I 。

1．目的和目标

    a．监督和确保被督导者接待的来访者的福祉

    b．促进被督导者在专业咨询师认同和胜任力方面的发展

    c．达到被督导者实习课程的学业要求

    d．达到被督导者申请咨询师执照的准备要求

2．服务内容

    a．每周 1 小时个别督导

    b．个别督导将在_大学的_楼 301 督导师的办公室里进行，时间是星期__从____点到____点。被督导者咨询会谈的录像将使用督导师的台式计算机进行播放。

    c．督导中将运用动机访谈风格、协作性个案概念化、人际过程回顾以及角色扮演。

    d．在每周的个别督导中都要按常规回顾被督导者的咨询会谈录像以及临床记录文件。

---

* 基于 C. J. Osborn and T. E. Davis（1996）. The Supervision Contract: Making It Perfectly Clear. The Clinical Supervisor, 14（2），121–134.

3. 评价方法

a. 督导师在每次会谈中都会提供反馈，在期中和期末还将根据 CHDS 对学生临床技能的评价标准各进行一次正式的评价。期中和期末督导师还要提供一个描述性的评价，作为客观评价的补充材料。

b. 督导师提供的特定反馈将集中于被督导者表现出来的咨询技能和临床记录，基于督导师对被督导者咨询会谈（通过录像或现场）的常规观察以及对临床记录文件的回顾。

c. 被督导者将根据 CHDS 对督导师的评价标准，在期中和期末对督导师进行评价，同样也要提供一个描述性的评价作为客观评价的补充。

d. 如果被督导者提出要求，督导师可自行决定是否将督导记录与被督导者分享。

4. 督导师与被督导者的义务和责任

A. 督导师

a. 检查来访者的临床信息（如，评估）并确定适当的服务。

b. 定期回顾被督导者的咨询会谈录像。

c. 使用 Titanium Schedule© 软件系统回顾、修改被督导者完成的所有来访者记录文件并最终签名。

d. 挑战被督导者，要求他论证自己使用的方法和技术。

e. 监督被督导者的基本关注技能，尤其是与动机访谈风格一致的技能。

f. 提出、描述并示范适当的指导建议。

g. 当来访者的利益处于受伤害风险时进行干预。

h. 示范并确保美国咨询协会（ACA, 2005）的伦理守则得到遵守。

i. 确保职业责任保险在有效期内。

j. 保存每周的督导记录。

k. 协助被督导者发展对动机访谈"精神"的重视并展示这种精神。

l. 协助被督导者回顾不同的咨询理论，其目标是发展出对整合实践方法的认可。

m. 协助被督导者在咨询与督导会谈中获得更多的自我觉察。

B. 被督导者

a. 遵守 ACA（2005）伦理守则。

b. 确保职业责任保险在有效期内。

c. 在准备每周督导时回顾咨询会谈录像。

d. 在回顾咨询会谈录像后完成《受训咨询师自我批判与反思记录表》，准备在督导中讨论这些内容。

e. 为讨论所有来访者的案例做好准备，在 Titanium Schedule© 软件系统中准备好每周督导时需要回顾的来访者文件、当前及已完成的来访者案例记录和咨询会谈录像。

f. 论证自己对来访者的个案概念化以及所使用的方法和技术。

g. 完成来访者案例记录和督导记录，把它放在 CHDC 的合适文件夹里。

h. 遇到紧急情况应咨询 CHDC 的相关工作人员和督导师。

i. 在下次咨询中执行督导中所提出的指示。

j. 练习与动机访谈风格一致的技能，目标是发展并展示动机访谈的"精神"。

k. 练习运用不同的且适当的咨询理论进行工作。

l. 有意愿在督导中讨论自己作为被督导者关于专业发展的体验。

C. 被督导者希望在实习课程 I 中达到的学习目标

注：以下内容为摘自某个学生督导协议的学习目标示例。这些目标涉及每个被督导者在训练项目中的不同体验以及特定的职业发展目标。

a. 学习在初始访谈中如何进行生物心理社会历史、心理评估以及精神状况检查。

b. 在与来访者的会谈中提供流畅的释义。

c. 在接受、处理和执行（督导）反馈时更加自在。

d. 在建立咨询专业的自我认同中，对自己作为一名咨询师有更多的自我觉察。包括留意咨询会谈的结构、进行以人为中心的咨询、在每次会谈中保持缜密思考并在每次会谈中关注即时化的问题。

e. 学习如何管理和评估自杀风险。

5. 程序方面的说明

a. 每一次督导时都要回顾和评价被督导者的书面案例记录（在 Titanium Schedule© 软件系统中完成）、治疗计划以及咨询会谈录像。

b. 每次督导会谈都将讨论有关被督导者专业发展的问题。

c. 双方中的任一方遇到与本协议规定条款的冲突和失败问题可在督导会谈中讨论。如果在某一问题上双方无法在督导中解决，将咨询_____（CMHC 项目协调人）。

d. 紧急情况下，被督导者可联系督导师办公室（电话）_____或她的手机_____。

6. 督导师的胜任力范围

　　Osborn 博士于 1996 年获得俄亥俄大学的咨询教育与督导专业的博士学位。她拥有专业临床咨询师执照及俄亥俄州的督导师资质（PCC-S; #E2428），她还拥有俄亥俄州物质依赖咨询师执照

（LCDC-III; #081091）。她目前在肯特州立大学 CHDS 项目担任教授职务。她接受过临床督导的系统专业训练，在肯特州立大学的督导及实习课程中督导过 CHDS 博士生督导师以及临床心理健康咨询/社区咨询的硕士生，并在肯特州立大学 CHDS 项目中承担一部分博士水平的督导课程。她作为专业临床咨询师的训练和从业领域主要为物质滥用咨询，主要采用焦点解决咨询方法以及动机访谈风格（她是动机访谈培训师联盟的成员之一）。

7. 协议条款的修改与生效

本督导协议可以根据督导师或被督导者的要求在任何时间进行修改。在 2012 年春季学期的中期将对协议进行一次正式的回顾，修改内容必须得到被督导者的同意和督导师的许可才能生效。

我们一致同意，双方应该尽最大努力，遵守本督导协议所规定的特定要求，并按照所属专业协会的伦理准则来行使我们的专业行为。

督导师：_____ / 日期：_____

被督导者：_____ / 日期：_____

本协议有效期自_____（开始时间）到_____（结束时间）。

（修改或结束日期）_____

Osborn, C. J.（2012）. 未出版的《咨询督导协议》。复制已获得许可。

工具箱资源 2

督导合作协议

（由 Christopher R. Smith 博士和 Michelle Pride 博士制订）

我们认可安全的重要性，以及必须对发展与保持多元文化胜任力及从业者成长给予共同关注，我们就以下内容达成协议：

1. 督导是一个协作性过程。

2. 营造一种互动的关系对于培育有关多元化问题的支持性成长及更高水平思维具有重要作用。

3. 多元化对话可能是困难的，但它是督导必不可少的一部分。

4. 评价是督导的一个方面，它产生了督导关系中固有的权力差异。这一问题需要进行协商以培育一种良好的督导工作联盟。

5. 思想信念的差异不会被作为负面评价的依据。开放、诚实的沟通是被重视的，它是胜任力评价的一个基础。

作为督导师我承诺：

● 努力营造一种有利于学习和成长的安全氛围。

● 有责任发起对督导中多元文化与多样性问题的讨论。

● 努力沟通并消除与被督导者的文化差异。因此，我有责任对我个人的文化认同及其对我的沟通与督导风格的影响保持觉察，并进行必要的调整以满足被督导者的需要、培育健康的工作联盟。

● 识别并接纳被督导者与我个人在信念方面的差异。

- 避免进行假设，花时间评估被督导者的多元文化知识与技能，并提供适当的挑战以鼓励他们的成长与发展。
- 欢迎并鼓励被督导者提出对我的反馈，这可以帮助我发现自己的盲点并乐于接受新的学习。
- 避免被督导者对我的盲点的反馈在我对被督导者的评价中产生不利影响。

作为被督导者我承诺：
- 愿意努力成长、发展为一名胜任的、遵守伦理的专业人员。
- 能够接受这个过程有时可能是痛苦的或挑战性的。
- 愿意冒险在督导中涉及我的文化觉察与技能。
- 愿意接受督导师的帮助去识别我自己的文化盲点。
- 努力帮助我的督导师发现他们的盲点。
- 识别并接纳督导师与我在信念方面的差异。
- 与督导师分享我的独特知识与专业特长。

我们都认可评价是督导不可或缺的一个方面。评价的目的是提供反馈以帮助被督导者的能力、知识及技能发展。信念方面的差异不会被用于评价，但是在整个督导过程中都要重视胜任力和实践伦理。通过这种共同协作的督导过程，督导师与被督导者都能获得个人成长并提高实践中的多元文化胜任力。

督导师：_____ / 日期：_____　　被督导者：_____ / 日期：_____

工具箱资源 3

专业公开声明（范本）

（由教学实习督导的课程指导教师准备）

作为你的实习课程指导教师，我将负责你在本学期接受的个别和团体督导。这一声明将与你的课程大纲联合使用，后者包括本实习课程的全部要求。我向你呈现本声明的目的是让你了解我的督导目标，为你提供关于督导过程的一个概况，并列出我们双方必须执行的一些条件。

在谈到上述几点之前，我想先介绍一下我的督导资格（包括咨询专业的学位、执照和资格认证）。

我开展临床督导已经有（数字）年了，这主要是我在（大学名字）担任的工作职责。（列出与本人督导相关或限定的专业领域。列出证明本人有督导资格的其他活动，例如，督导方面的出版成果，所指导过的工作坊）我遵守 NBCC 的职业伦理准则（作为附件提供给被督导者），并遵守 NBCC 临床督导实践标准（作为附件提供给被督导者）。

临床督导有两个目标：被督导者（接受训练的咨询师）咨询技能的发展和对来访者的保护。这两个目标在督导过程中总是同时进行的。大部分时间里，似乎督导中首要的注意力放在你的技能发展方面，因为我们需要做出一个判断，你的来访者正在接受适当的咨询服务。如果我们对于来访者所接受的咨询服务的适当性有任何疑问时，督导将变得更加主动而且也许更加直接干涉咨询过程。

本学期你将与两名督导师进行工作。每星期你将与一名博士生督导师进行 1 小时的个别会谈，可在你们双方都方便的时候进行。这名个别督导师每周将接受我进行的对督导的督导。偶尔我会观察你们的个别督导会谈。所有的督导会谈都将进行录音或录像。每周我将指导一次 3 小时的实习课程（或团体督导）。团体督导有助于你们同时从督导师和同伴那里进行学习。在你们的课程资料里有关于个别督导和团体督导的详细说明。

　　你必须向你的个别督导师每周至少提交一份咨询会谈的录音。此外，在团体督导中你也需提交录音资料（平均每3周提交一次）。你还要提交你每周所进行的所有个别咨询、家庭咨询和团体咨询的案例记录。你的责任是提交录音和案例记录文档，我的责任是协调你通过我、你的个别督导师以及个别情况下你的实习机构督导师所进行的督导。你在个别督导会谈中的全部案例记录和录音资料将由系里保存7年。

　　你的督导师可能会采用不同的督导模型。然而，以下各方面是督导中共有的内容：你会被鼓励去考虑你在进行咨询会谈时的想法、行为和感受。你的督导师将扮演教师、顾问和咨询师的角色来帮助你这样做。你接受的督导将与你的发展水平相适应（即，督导将与你的经验水平、相关能力相匹配）。督导将包括讨论你自己的、督导师的以及来访者的文化背景，以及它们如何影响咨询和你作为其中一员的督导关系。督导将与你作为咨询师的个人目标紧密联系，并且与你如何对来访者的问题进行概念化的理论相一致。在整个督导过程中，你将受到挑战和支持，你会被尊重地对待。

　　虽然你的其中一个督导师将扮演咨询师的角色，但重要的是，你要理解这仅仅是为了帮助你理解任何可能做出的削弱你作为一个咨询师的积极效果的个人反应。个人困难的解决不可能通过督导而达到。你可以在校园手册中找到相关的咨询服务机构列表，也可以通过任何教职人员获取相关信息。一个学生在攻读咨询学位时寻求个人咨询的帮助，这是常有的事。

　　在上课第一天，你会领到《评价工具》的一份复印件。我和你的个别督导师将在整个学期中都会使用这个评价工具，以跟踪你的进步并给你提出特定的形成性反馈。你将接受两次正式的反馈会谈，一次在期中稍早一点，另一次在学期末，这次你会得到书面的反馈。如果在实习课程中我认为你的进展有任何严重的问题，我会尽快通知你，最好在第一次正式反馈时就提供这方面的信息。

　　由于你是咨询师训练项目中的一名学生，我不能保证在督导中获得的个人信息的保密性，如果它和你在训练项目中的整体进步有关。但是我承诺，我会尊重在督导中获得的关于你和/或来访者的全部信息，而且尽可能保密。偶尔也会有一些情况下不可能做到完全保密。这些情况包括：

　　1．伤害自己和他人的威胁；

　　2．有理由怀疑存在对儿童或其他弱势群体的虐待；

　　3．当接到法庭指令时。

当一个人需要在法庭面前为自己进行辩护时，保密性也可以被突破。

　　在实习期间，无论什么时候你对来访者感到有问题，请随时打电话给我。我家电话：＿＿＿＿。

常规联系请打电话到我的办公室：_____或发电子邮件给我：_____。如果发生紧急情况时正好我外出，我会建议你打电话给一个最合适的人。

　　虽然很少会发生，但偶尔，一个学生可能会感觉到他或她接受了不充分的督导或不公平的评价。如果发生这种情况，你首先应该尽量和我一起来解决它。如果你仍然感到不满意，本课程会被同样的申诉程序所保护，就像系里下发的材料和 SOE 目录标明的任何其他课程一样。如果你认为我的行为不符合伦理准则，你可以投诉至：_____

　　尽管本声明中列出的有关实习课程的许多规定使得这种过程显得有点冗长和恐怖，但我向你保证，与此相反的是，在你作为一个专业咨询师的发展中，这将是一个非常令人激动的时刻。我期望着与你共事，并希望你在下一步进入这个高尚的职业时能够祝贺你的进步。

　　请签上你的名字和日期，并将此表复印一份给我。

_____　　　　　　　　　_____

实习指导教师签名_____　　　　　　　　学生签名_____

日期：_____　　　　　　　　　　　　　日期：_____

NBCC 伦理办公室（电话号码）

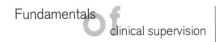

工具箱资源 4

被督导者权利法案

导言

本权利法案的目的是告诉被督导者他们在督导过程中的权利和责任。

督导关系的性质

督导关系是一个帮助被督导者发展治疗和专业胜任力的体验性学习过程。一名已经接受过督导专门训练的专业咨询督导师将通过以下方面促进被督导者的专业成长：

- 监控来访者的福祉
- 鼓励遵守法律、伦理和专业的标准
- 传授治疗技能
- 提供定期的反馈和评价
- 提供专业的体验和机会

对初次督导会谈的期望

被督导者有权了解督导师关于督导关系的期望。督导师应该清晰地说明对督导关系的期望，包括：

- 被督导者对其督导目标的确认
- 被督导者对督导会谈的准备
- 被督导者可以决定专业发展和成长的领域
- 督导师关于正式和非正式评价的期望

- 督导师期望被督导者提供正式和非正式的自我评价
- 督导师对督导会谈的结构和 / 或性质的期望
- 每周进行案例记录回顾，直到被督导者在个案概念化方面表现出胜任力
- 被督导者应该将他对督导关系的期望提供给督导师。

对督导关系的期望

督导师是一名有适当专业认证资格的专业咨询师。被督导者可以期望督导师起到导师和一个积极的角色榜样的作用，能协助被督导者建立一种专业认同。被督导者有权与这样一名督导师一起工作：他具有文化敏感性，能够开放地讨论民族、种族、性别、性取向、宗教和社会阶层对咨询和督导过程所带来的影响。督导师能觉察到个人文化的假设与结构，能够帮助被督导者在与来自不同文化的来访者工作时，发展额外的知识和技能。

由于被督导者和督导师之间积极的协作关系对成功的督导极其重要，双方都应优先考虑这种关系。如果存在关系方面的问题，双方应共同讨论所关切的问题并解决存在的差异。由督导师提出或被督导者恳求的治疗性干预应该只用于帮助被督导者提高对来访者工作的有效性。如果有必要，应该进行合适的咨询转介。

督导师应该通知被督导者，遇到危机情况或督导师不在时他 / 她可以联系的另一名督导师。

督导关系中的伦理及相关问题

1. **伦理守则与实践标准**：督导师应该确保被督导者理解《美国咨询协会伦理守则与实践标准》以及法律责任。双方应该讨论适用于刚开始从业的咨询师的相关部分内容。

2. **双重关系**：由于督导关系中存在着权力的差异，督导师不应该利用这种差异达到个人目的。由于双重关系可能影响督导师的客观性，被督导者不应该被要求参加可能削弱督导关系专业特性的社会交往活动。

3. **正当程序**：在初次督导会谈中，督导师需向被督导者提供关于督导过程的期望、目标和作用的相关信息。被督导者有权得到定期的口头反馈和双方签名的正式书面反馈。

4. **评价**：在初次督导会谈中，督导师应向被督导者提供用来评估咨询师进步的评价工具的副本。

5. **知情同意**：被督导者应告诉来访者他 / 她正在接受训练和督导，她必须从来访者那里得到录音或录像的书面许可。

6. **保密**：咨询关系、评估、记录以及往来通信信息等应严格保密。泄密是对专业伦理的违反，咨询师会受到渎职的起诉。咨询师寻求专家辅导之前，必须征得来访者的书面同意。

7. **替代责任**：督导师对被督导者的来访者的福祉负有最终责任。被督导者应该与督导师讨

论咨询过程和自己对每一个来访者的个别关注。

8. **孤立**：督导师对于督导中遇到的相关问题应与同侪进行商榷。

9. **督导的终止**：督导师应讨论督导关系的终止过程，帮助被督导者确定继续成长的方向并探索专业发展的目标。

对督导过程的期望

被督导者应被鼓励决定一个理论取向，以用于概念化和指导与来访者的工作。

被督导者有权与这样一位督导师一起工作，他对被督导者的理论取向、学习风格和发展需要有积极的响应。

由于督导师的咨询理论有可能影响督导过程，被督导者需要了解督导师的咨询理论，以及这种理论取向将如何影响督导过程。

对督导会谈的期望

每周的督导会谈应该包括对全部案例、录音和录像的回顾，有时还包括现场督导。

被督导者将在一个能保证保密性的专业环境下与督导师面对面进行会谈。

对评价过程的期望

在初次会谈中，应该向被督导者提供督导师将使用的正式评价工具的副本。

在每一次督导会谈中，被督导者将接受口头反馈和／或非正式的评价。在咨询师发展的初始阶段，被督导者会定期地收到书面反馈或书面评价。在咨询师发展的中级和高级阶段，被督导者可主动要求得到书面的反馈。

如果督导师意识到被督导者存在可能会妨碍其未来专业表现的一些个人或专业局限性，应及时向被督导者推荐可行的补救措施。

在最后一次的督导会谈中，刚开始从业的咨询师将得到书面或口头的总结性评价。中级或高级咨询师将得到一封推荐信以便申请执照和／或资格认证。

Maria A. Giordano, Michael K. Altekruse, and Carolyn W. Kern（2000）. 原稿未公开发表。复制已获得作者许可。

工具箱资源 5

督导协议

基于被督导者权利法案

督导关系是一个帮助被督导者发展治疗和专业胜任力的体验性学习过程。这一协议的目的是帮助督导师和被督导者建立关于督导过程的明确期望。

被督导者

阅读被督导者权利法案和本协议书。填写技能、目标和专业机会的部分，在初次督导会谈时携带本协议。

在初次督导会谈之前，阅读《美国咨询协会伦理守则与实践标准》。

对督导体验的介绍和期望

督导师

1. 自我介绍：讨论你的资格认证、执照、学术背景、咨询经验以及你的督导风格。

2. 描述你作为督导师的不同角色：教师，顾问，咨询师，以及评价者。

3. 讨论你的责任：监控来访者的福祉，传授治疗技能，提供定期的口头和书面反馈以及评价，确保遵守法律、伦理和专业实践标准。

4. 询问被督导者的学习风格和发展需要。

被督导者

1. 自我介绍并描述自己的学术背景、临床经验和训练情况。

2. 简要讨论你希望在督导会谈中涉及的信息。

3．描述在今后三个月中你希望提高的治疗技能和你想获得的专业发展机会。

列出 3 个你希望进一步发展的治疗技能

（1）_____

（2）_____

（3）_____

列出 3 个在督导过程中你想达到的总体目标

（1）_____

（2）_____

（3）_____

列出 3 个在今后三个月中你希望获得的特定咨询或专业发展体验（如，参加一个研讨会，组织一个团体活动，进行公开发言等）

（1）_____

（2）_____

（3）_____

对督导关系的期望

督导师和被督导者

1．讨论你对督导关系的期望。

2．讨论你将如何建立一种积极的和有成效的督导关系。同样，讨论你将如何提出和解决冲突。

3．督导体验会加强被督导者对因来访者而诱发的情感、思想、行为以及自我方面的觉察。讨论督导师在促进这个过程中所起的作用。

4．把你的想法和别人分享，包括种族、民族、性别、性取向、宗教和社会阶层对咨询和督导过程的影响。

被督导者

描述你希望如何增强你关于个人文化的假设、结构以及与来自不同文化的来访者工作能力的觉察。

督导师

如果被督导者需要在下一次督导会谈之前向你咨询，讨论如何能联系到你。同样，如果你在一段时间内无法与被督导者保持联系，通知被督导者在你不在时应如何与另一名督导师联系。

督导关系中的伦理及相关问题

1. 讨论伦理守则与实践标准。回顾本部分未列出的关键问题。

2. 在督导师与被督导者之间保持一种专业的关系。双方不参加可能会干扰督导师的客观性和专业判断的社会交往活动。

3. 在初次督导会谈之后，双方可以重新建立目标和期望，讨论督导过程的作用。督导师和被督导者定期相互提供反馈。

4. 在初次咨询会谈中，被督导者应告知来访者她/他正在接受训练和督导。如果被督导者希望进行录音或录像，必须从来访者那里得到书面同意。

5. 讨论保密的问题，以及在向其他正服务于来访者的专业人员咨询之前必须得到来访者的书面同意。

6. 督导师对被督导者的来访者的福祉负有最终责任。每次督导会谈中，被督导者应及时与督导师讨论每一个来访者的咨询进程以及相关的重要问题。

对督导过程的期望

督导师

1. 描述你的咨询理论以及它如何影响你的咨询和督导风格。

2. 讨论你的督导理论或模型。

被督导者

1. 讨论你的学习风格和发展需要。

2. 讨论你目前关于你的理论取向的想法。

对督导会谈的期望

被督导者

1. 讨论你关于学习过程的期望和对回顾录音、录像以及案例记录的兴趣。

督导师

1. 描述每周督导会谈的结构和内容。

2. 讨论你关于被督导者对督导会谈准备（录音，录像，案例记录）的期望。

CACREP 标准要求，学生在实习期间每周至少要接受 1 小时的个别督导以及 90 分钟的团体督导。

每周的督导会谈将在一个专业环境中面对面地进行，以确保保密性。确认督导的地点、日期和时间。

地点：_____ 日期：_____ 时间：_____

关于评价的期望

被督导者

1. 讨论你在以下领域接受每周反馈的兴趣：建立关系，咨询技术，对来访者的概念化，评估。

督导师

1. 讨论你提供口头反馈和评价的风格。

2. 向被督导者提供一个你将使用的正式评价的副本；讨论评价工具，阐明需要进一步解释的特定条目。

3. 讨论自我评价的好处；提供自我评价表格的副本，并阐明需进一步解释的特定条目。

督导师签名_____日期_____

被督导者签名_____日期_____

Maria A. Giordano, Michael K. Altekruse, & Carolyn W. Kern（2000）. 原稿未公开发表。复制已获得作者许可。

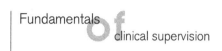

工具箱资源 6

督导记录表（SRF-1）*

督导师：_____被督导者：_____

所讨论的来访者名字：_____

关于该来访者，说明你是否看到 / 听到咨询过程的以下各部分内容。

1. 督导会谈中确定的咨询前预定目标。

2. 咨询前预定目标在多大程度上已实现。（评论）

3. 督导会谈中出现的重要主题（无论由督导师提出或被督导者提出）。

4. 列出任何与被督导者对于某一特定来访者工作有关的督导干预（及其干预原理）。

5. 列出你在这次会谈中注意到的被督导者需要成长的地方。

6. 标注被督导者在这次会谈中表现出来的优势。

7. 下次督导会谈的目标。

风险管理回顾。基于对被督导者全部个案的回顾，标出任何需要关注的问题。包括：（1）来访者的名字（或个案编号）；（2）需要关注的问题的性质；（3）相应的督导干预。

签名：_____日期：_____

审核者签名 / 日期：_____

---

*　由 Janine M. Bernard 编制。

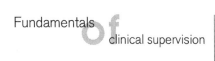

工具箱资源 7

督导记录表（SRF-2）*

督导师：_____被督导者：_____

所讨论的来访者名字：_____

关于该来访者，说明你是否看到/听到咨询过程的以下各部分内容：

1. 督导的哪个发展模型对这次会谈产生了影响、如何产生的？

2. 督导的哪个过程模型对这次会谈产生了影响、如何产生的？

3. 你的咨询理论取向在多大程度上对这次会谈产生了影响、如何产生的？你在这次会谈中采用其他咨询理论了吗？

4. 列出这次会谈中与你对问题1、2、3答案相一致的督导干预（及其情境）。

5. 你的咨询前预定目标在多大程度上已实现？（评论）

6. 你在下次督导会谈中的目标是什么？（注意你使用的语言要能够反映被督导者的发展、一种过程模型，以及/或者你关于督导相关的咨询理论的想法。当然，你不必涉及所有三个方面，仅说明关系最紧密的一个方面。）

风险管理回顾。基于对被督导者全部个案的回顾，标出任何需要关注的问题。包括：（1）来访者的名字（或个案编号）；（2）需要关注的问题的性质；（3）相应的督导干预。

签名：_____日期：_____

审核者签名/日期：_____

---

* 由 Janine M. Bernard 编制。

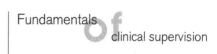

工具箱资源 8

督导满意度问卷

1. 你如何评定你接受的督导的质量？

1	2	3	4
非常好	好	一般	很差

2. 你是否得到了你所期望的督导？

1	2	3	4
肯定没有	没有	基本上是的	肯定是的

3. 督导在多大程度上满足了你的需要？

4	3	2	1
几乎全部需要得到满足	大部分需要得到满足	仅一小部分需要得到满足	需要完全没有得到满足

4. 如果一个朋友需要督导，你会向他或她推荐这位督导师吗？

1	2	3	4
肯定不会	不会	会的	肯定会

5. 你对你接受的督导的数量有多满意？

1	2	3	4
非常不满意	无所谓，或不太满意	大部分满意	非常满意

6. 你接受的督导是否有助于你更有效地承担一名咨询师或治疗师的角色？

4	3	2	1
肯定是	一般	不是	肯定不是

7. 总体来讲，你对你接受的督导有多满意？

4	3	2	1
非常满意	大部分满意	无所谓，或不太满意	非常不满意

8. 如果你将再次寻求督导，你会回来找这位督导师吗？

1	2	3	4
肯定不会	不会	会的	肯定会

注：总分为所有条目的得分总和。

由 Ladany, N., Hill, C. E., Corbett, M., & Nutt, E. A.（1996）经原作者同意而改编。工具未公开发表。复制已获得作者许可。

工具箱资源 9

督导结果量表

请你和你当前（或最近）的个别督导师回答下列问题。请注意，在你当前（或最近）的临床训练活动中如果有**不止一位**个别督导师，请选择其中一位，并在整个调查中只针对同一位督导师。

请描述你与当前（或最近）的个别督导师的督导在多大程度上对以下各方面的**改进**有帮助：

1	2	3	4	5
一点帮助也没有	只有很小的帮助	有部分帮助	很有帮助	有极大的帮助

1. 来访者的症状（症状减少）

　　　　　　　　　　　　　　　　　　　　　　　　　1 2 3 4 5

2. 你与来访者的关系

　　　　　　　　　　　　　　　　　　　　　　　　　1 2 3 4 5

3. 你的咨询技能

　　　　　　　　　　　　　　　　　　　　　　　　　1 2 3 4 5

4. 你的个案概念化能力

　　　　　　　　　　　　　　　　　　　　　　　　　1 2 3 4 5

5. 你的多元文化咨询技能（如，与不同来访者进行与文化适应的工作的技能）

　　　　　　　　　　　　　　　　　　　　　　　　　1 2 3 4 5

6. 你的多元文化信念 / 态度 / 觉察（如，对你自己的世界观的觉察）

1　2　3　4　5

7. 你的多元文化知识（如，关于不同文化背景来访者的世界观的知识）

1　2　3　4　5

总体结果分量表：条目 1，2，3，4
多元文化分量表：条目 5，6，7

摘自 Tsong and Goodyear（2014）. American Psychological Association. 复制已获得许可。

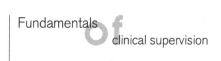

工具箱资源 10

Leeds 督导联盟量表（LASS）[*]

被督导者姓名：_____

督导会谈日期：_____

指导语

请在下面的线条上做一个标记，以表示你对督导会谈的感受。

督导会谈	（方法）	督导会谈
没有聚焦	_____	是聚焦的

这次会谈中我的督导	（关系）	这次会谈中我的督导
师跟我没有互相理解	_____	师跟我能够互相理解

这次督导会谈	（满足我的需要）	这次督导会谈
对我没有帮助	_____	对我有帮助

---

[*] 这个测量工具可通过国际临床卓越中心（the International Center for Clinical Excellence）获得。

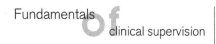

工具箱资源 11

督导工作联盟（SWA）– 督导师问卷

指导语：以下每一项描述的行为是有关你和被督导者工作时的特点，请指出它们发生的频率。在每一个条目后面，根据 7 点评分法选出适合的数字，并在数字上打钩。

	1 2 3 4 5 6 7
	几乎没有　　几乎总是

1. 我帮助我的被督导者在一个特定的治疗计划下与来访者进行工作。　　1 2 3 4 5 6 7

2. 我帮助我的被督导者在我们的会谈中一直保持在既定轨道上。　　1 2 3 4 5 6 7

3. 我的风格是仔细地和系统地考虑我的被督导者带到督导中的材料。　　1 2 3 4 5 6 7

4. 在督导会谈中，我的被督导者跟我在特定的目标上进行工作。　　1 2 3 4 5 6 7

5. 在督导中，我期望被督导者考虑或反思我对她/他的评论。　　1 2 3 4 5 6 7

6. 我通过直接的建议对被督导者进行教学。　　1 2 3 4 5 6 7

7. 在督导中，我会高度重视我们对来访者的观点的理解。　　1 2 3 4 5 6 7

8. 我鼓励被督导者花些时间去理解来访者所　　1 2 3 4 5 6 7

说的和所做的。

9.　当纠正被督导者对待一个来访者的错误　　　1　2　3　4　5　6　7
　　时，我会提供可选的其他干预方法。

10.　我鼓励被督导者形成他 / 她自己对来访者　　1　2　3　4　5　6　7
　　　的干预方法。

11.　我鼓励被督导者以他 / 她感到舒适的方式　　1　2　3　4　5　6　7
　　　谈论工作。

12.　我欢迎被督导者关于来访者的行为的解释。　1　2　3　4　5　6　7

13.　在督导中，被督导者说得比我多。　　　　　1　2　3　4　5　6　7

14.　我努力去理解我的被督导者。　　　　　　　1　2　3　4　5　6　7

15.　当对被督导者的表现进行评论时，我会把握　1　2　3　4　5　6　7
　　　好分寸。

16.　我推动被督导者在我们的会谈中发表言论。　1　2　3　4　5　6　7

17.　在督导中，当被督导者跟我讨论他 / 她的困　1　2　3　4　5　6　7
　　　难时，他们更多地表现出好奇而不是焦虑。

18.　我的被督导者和我工作时显得很舒适。　　　1　2　3　4　5　6　7

19.　我的被督导者在理解来访者的行为和治疗　　1　2　3　4　5　6　7
　　　技术方面与我相类似。

20.　在督导过程中，我的被督导者似乎能够退　　1　2　3　4　5　6　7
　　　后一步并反思我对他 / 她所说的话。

21.　在督导过程中我跟被督导者很合拍。　　　　1　2　3　4　5　6　7

22.　我的被督导者在思考和谈论来访者的方式　　1　2　3　4　5　6　7
　　　上与我比较认同。

23.　我的被督导者一贯执行督导中所提出的建议。　1　2　3　4　5　6　7

SWA- 督导师问卷有三个分量表，按如下方式计分。

良好关系：条目 10 至 16 的总和，再除以 7。

关注来访者：条目 1 至 9 的总和，再除以 9。

认同：条目 17 至 23 的总和，再除以 7。

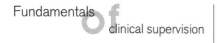

工具箱资源 12

督导工作联盟（SWA）- 被督导者问卷 *

指导语：以下每一项描述的行为是有关你和督导师工作时的特点，请指出它们发生的频率。在每一个条目后面，根据 7 点评分法选出适合的数字，并在数字上打钩。

	1 2 3 4 5 6 7
	几乎　　　　几乎
	没有　　　　总是
1. 和我的督导师工作时我感到舒适。	1 2 3 4 5 6 7
2. 我的督导师欢迎我对来访者的行为进行解释。	1 2 3 4 5 6 7
3. 我的督导师努力来理解我。	1 2 3 4 5 6 7
4. 我的督导师鼓励我用我感到舒适的方式来谈论 我与来访者的工作。	1 2 3 4 5 6 7
5. 我的督导师评论我的表现时善于把握分寸。	1 2 3 4 5 6 7
6. 我的督导师鼓励我形成自己对来访者的干预方法。	1 2 3 4 5 6 7
7. 我的督导师帮助我在我们的会谈中自由地谈论。	1 2 3 4 5 6 7
8. 我的督导师在督导过程中跟我很合拍。	1 2 3 4 5 6 7
9. 我理解来访者行为及治疗技术的方式与督导师相类似。	1 2 3 4 5 6 7

---

* 英文版原著此处原文为"除以 6"，经查阅量表参考文献，"关注来访者"分量表的条目数为 7，得分应为 13 至 19 条目的总和"除以 7"，读者如需要应用该量表，请与量表原作者联系确认。——译者注

10. 我能够自由地向督导师提出任何我对他 / 她可能　　　1　2　3　4　5　6　7
　　出现的困惑的感觉。

11. 我的督导师在督导会谈中对待我像同事。　　　　　　1　2　3　4　5　6　7

12. 在督导中讨论我与来访者的困难时，我更多地感　　　1　2　3　4　5　6　7
　　到好奇而不是焦虑。

13. 在督导中，督导师高度重视我们对来访者的观点　　　1　2　3　4　5　6　7
　　的理解。

14. 我的督导师鼓励我花些时间去理解来访者的所言　　　1　2　3　4　5　6　7
　　所行。

15. 我的督导师的风格是仔细和系统地考虑我带到督　　　1　2　3　4　5　6　7
　　导中的材料。

16. 当纠正我和来访者工作的错误时，督导师给我提　　　1　2　3　4　5　6　7
　　供可选择的对来访者进行干预的其他方法。

17. 我的督导师帮助我在一个特定的治疗计划中　　　　　1　2　3　4　5　6　7
　　对来访者进行工作。

18. 我的督导师帮助我在会谈中一直保持在既定　　　　　1　2　3　4　5　6　7
　　轨道上。

19. 在督导会谈中我和督导师在特定的目标上进行　　　　1　2　3　4　5　6　7
　　工作。

SWA 的被督导者问卷有两个分量表，按如下方式计分：

良好关系：条目 1 至 12 的总和，再除以 12。

关注来访者：条目 13 至 19 的总和，再除以 6 。

摘自 Efstation, J. F., Patton, M. J., & Kardash, C. M.（1990）. Measuring the working alliance in counselor supervision. Journal of Counseling Psychology, 37, 322–329. Copyright © 1990 by the American Psychological Association.

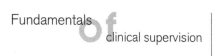

工具箱资源 13

简明督导联盟量表 – 督导师量表（BSAS–SF）

以下是关于你当前与受训者的督导不同方面的一系列陈述。请回答每一个句子，并在合适的数字上画圈。（0= 完全没有，1= 很少，2= 部分，3= 中等，4= 很多，5= 非常多）

1. 我对我的受训者很尊重·····································　0　1　2　3　4　5
2. 我帮助我的受训者在督导中开放地谈论·······················　0　1　2　3　4　5
3. 我和我的受训者互相信任·································　0　1　2　3　4　5
4. 在督导中受训者可以自由地表达他 / 她对我·················　0　1　2　3　4　5
   的负面感受
5. 我的受训者和我对他 / 她作为一名被督导者·················　0　1　2　3　4　5
   的任务看法一致
6. 我帮助我的受训者系统地与来访者进行工作···············　0　1　2　3　4　5
7. 我喜欢受训者··　0　1　2　3　4　5
8. 我和我的受训者以一种目标导向的方式共同合作···········　0　1　2　3　4　5
9. 我的受训者和我关于他 / 她的专业发展所需进行·············　0　1　2　3　4　5
   的任务看法一致
10. 我对受训者和我一起应对他 / 她的专业挑战的···············　0　1　2　3　4　5
    方式感到自信
11. 我认为我的受训者喜欢我·······························　0　1　2　3　4　5

12. 我的受训者和我对我作为一名督导师的任务·························· 　0　1　2　3　4　5
　　看法一致

注："受训者"也可替换成学生、被督导者、申请人，等。

BSAS-SF 的计分方法如下：

量表总分：所有条目得分总和除以 12

关系联结分量表：条目（1+2+3+4+7+11）/6

共同行动分量表：条目（5+6+8+9+10+12）/6

Rønnestad, M. H., & Lundquist, K.（2009a）. The Brief Supervisory Alliance Scale.—Supervisor Form. Department of Psychology, University of Oslo, Norway. 复制已获得许可。

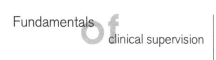

工具箱资源 14

简明督导联盟量表－受训者量表（BSAS-TF）

以下是关于你当前接受的督导不同方面的一系列陈述。请回答每一个句子，并在合适的数字上画圈。（0= 完全没有，1= 很少，2= 部分，3= 中等，4= 很多，5= 非常多）

1. 我的督导师对我很尊重·······························0 1 2 3 4 5
2. 我的督导师帮助我在督导中开放地谈论·······················0 1 2 3 4 5
3. 我的督导师和我互相信任···························0 1 2 3 4 5
4. 在督导中我可以自由地表达我对督导师可··················0 1 2 3 4 5
   能有的负面感受
5. 我的督导师和我对我在督导中的任务看法·················0 1 2 3 4 5
   一致
6. 我的督导师帮助我系统地与来访者进行工作················0 1 2 3 4 5
7. 我喜欢我的督导师·······························0 1 2 3 4 5
8. 我的督导师和我以一种目标导向的方式共同合作·············0 1 2 3 4 5
9. 我的督导师和我关于我的专业发展所需进行················0 1 2 3 4 5
   的任务看法一致
10. 我对督导师和我一起应对我的专业挑战的方式···············0 1 2 3 4 5
    感到自信
11. 我认为我的督导师喜欢我·························0 1 2 3 4 5

12. 我的督导师和我对督导师在我的督导中的························· 0　1　2　3　4　5
　　任务看法一致

注："受训者"也可替换成学生、被督导者、申请人，等。
BSAS-TF 的计分方法如下：
量表总分：所有条目得分总和除以 12
关系联结分量表：条目（1+2+3+4+7+11）/6
共同行动分量表：条目（5+6+8+9+10+12）/6

Rønnestad, M. H., & Lundquist, K.（2009b）. The Brief Supervisory Alliance Scale—Trainee Form. Department of Psychology, University of Oslo, Norway. 复制已获得许可。

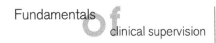

工具箱资源 15

协作性行为督导量表

请根据你与当前为你提供个别督导的实习机构督导师的工作体验，回答以下问题。

	从未	很少	有时	经常	总是
	1	2	3	4	5

1. 你的督导师公开讨论督导
   对你有多大帮助

2. 你的督导师公开讨论督导
   关系

3. 你的督导师公开讨论你们
   将在督导中共同进行的工作

4. 你的督导师公开与你讨论
   督导是如何进行的

量表总分为 4 个条目的得分总和。

Rousmaniere, T. G., & Ellis, M. V.（2013）. Developing the construct and measure of collaborative clinical supervision: The supervisee's perspective. Training and Education in Professional Psychology, 7（4），300–308.

工具箱资源 16

被督导者需要索引

请对你当前的个别督导师进行评估。使用以下量表作为指导，选择一个数字代表你对每一句话的同意程度。

1·············2·············3·············4·············5·············6·············7

完全不同意   完全同意

1. 我的个别督导师不鼓励我的个人成长。　　　　　　　　　　1—2—3—4—5—6—7

2. 督导的常规工作包括回顾我的临床工作录像（录音）。　　　1—2—3—4—5—6—7

3. 当我面临关于来访者的一个新问题时，督导没有提供什么指导。　1—2—3—4—5—6—7

4. 我对督导中将重点放在学习治疗技术上感到满意。　　　　　1—2—3—4—5—6—7

5. 当出现伦理问题时，我的督导师会提供有意义的协助。　　　1—2—3—4—5—6—7

6. 在督导中，对反移情问题的讨论没有我希望的那么多。　　　1—2—3—4—5—6—7

7. 在督导中我有充足的机会收到关于我治疗工作的正式评价。　1—2—3—4—5—6—7

8. 我感觉我的督导充分地关注于我的来访者的需要。　　　　　1—2—3—4—5—6—7

9. 当我离开督导时，感觉我的紧迫问题并没有得到处理。　　　1—2—3—4—5—6—7

10. 我的督导师谨遵我们常规设置好的督导时间。　　　　　　1—2—3—4—5—6—7

11. 我的督导师帮助我在临床工作中感到自信。　　　　　　　1—2—3—4—5—6—7

12. 我的督导师很愿意在督导中帮助我。　　　　　　　　　　1—2—3—4—5—6—7

13. 有很多次我的督导师似乎没有在倾听我。　　　　　　　　1—2—3—4—5—6—7

14. 我在督导中没有得到我想要的指导。　　　　　　　　　　1—2—3—4—5—6—7

15. 我的督导师帮助我提高对来访者的理解能力。　　　　1—2—3—4—5—6—7

16. 我的督导师花时间解释他／她对我的期望。　　　　　1—2—3—4—5—6—7

17. 我的督导师极少为我腾出时间。　　　　　　　　　　1—2—3—4—5—6—7

18. 我在督导中有安全感。　　　　　　　　　　　　　　1—2—3—4—5—6—7

19. 我常常在离开督导时感觉没有学到足够多关于治疗的内容。　　1—2—3—4—5—6—7

20. 作为被督导者，我的角色不够清晰。　　　　　　　　1—2—3—4—5—6—7

21. 我很希望当我提出请求时，督导师能在与我的临床工作有关的文献方面提供建议。

　　　　　　　　　　　　　　　　　　　　　　　　　1—2—3—4—5—6—7

22. 在督导中我最关切的重要问题得到了处理。　　　　　1—2—3—4—5—6—7

23. 我觉得我的督导师只想让我采用他／她的理论取向。　1—2—3—4—5—6—7

24. 我的临床知识通过督导得到了扩展。　　　　　　　　1—2—3—4—5—6—7

25. 我担心我的来访者的福祉在督导中被忽视。　　　　　1—2—3—4—5—6—7

26. 我的督导师能适当地提出挑战让我进行独立思考。　　1—2—3—4—5—6—7

27. 督导中对我个人成长的重视符合我的需要。　　　　　1—2—3—4—5—6—7

28. 有时候，我感觉督导师的行为是无效的。　　　　　　1—2—3—4—5—6—7

29. 我对督导关系感到不满意。　　　　　　　　　　　　1—2—3—4—5—6—7

30. 我觉得如果督导师能给我更多临床决策方面的自主权将对我更有帮助。

　　　　　　　　　　　　　　　　　　　　　　　　　1—2—3—4—5—6—7

31. 我希望督导师能对我的治疗会谈有更多的直接观察。　1—2—3—4—5—6—7

32. 在督导中我无法坚持自我。　　　　　　　　　　　　1—2—3—4—5—6—7

33. 当我征询关于某一主题的阅读材料时，督导师会提供推荐意见。　1—2—3—4—5—6—7

34. 我希望在督导中更多关注多元化的问题。　　　　　　1—2—3—4—5—6—7

35. 我的督导师鼓励我采用适合我的理论方法进行工作。　1—2—3—4—5—6—7

36. 在督导中多元文化问题得到了充分的讨论。　　　　　1—2—3—4—5—6—7

37. 督导师关于我治疗技能的反馈是不充分的。　　　　　1—2—3—4—5—6—7

38. 我感到督导关系是支持性的。　　　　　　　　　　　1—2—3—4—5—6—7

39. 在督导中，当我的个人问题与临床工作有关时，我们会进行适当的讨论。

　　　　　　　　　　　　　　　　　　　　　　　　　1—2—3—4—5—6—7

40. 督导中关于我的来访者的概念化对我的临床工作影响不大。　1—2—3—4—5—6—7

41. 我希望我的督导师能乐意讨论我的伦理议题。　　　　1—2—3—4—5—6—7

42. 我的督导师似乎不怎么考虑我的需要。　　　　　　　1—2—3—4—5—6—7

43. 我的督导师不值得信赖。　　　　　　　　　　　　　1—2—3—4—5—6—7

44．我的督导师在我的专业发展中起到引导作用。　　　　1—2—3—4—5—6—7

45．我的督导师会优先考虑我们的关系。　　　　　　　　1—2—3—4—5—6—7

46．当我遇到某个不熟悉的临床问题时督导师会帮助我。　1—2—3—4—5—6—7

47．我能在我的督导师面前披露我的真实反应。　　　　　1—2—3—4—5—6—7

48．我的督导师没有足够聚焦于运用不同的治疗性干预。　1—2—3—4—5—6—7

SNI 计分方法

在计算 SNI 的总分之前，先将下列条目进行反向计分。然后，将所有条目的得分相加得到全量表的总分（范围 =48–336）。

反向计分条目：1, 3, 6, 9, 13, 14, 17, 19, 20, 21, 23, 25, 28, 29, 30, 31, 32, 34, 37, 40, 41, 42, 43, 48

对于上述条目：7 = 1, 6 = 2, 5 = 3, 4 = 4, 3 = 5, 2 = 6, 1 = 7

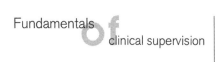

工具箱资源 17

被督导者水平问卷 – 修订版

根据你自己当前的行为，回答以下条目。请用以下评分标准进行回答：

从未	很少	有时	一半的时间	经常	大部分时间	总是
1	2	3	4	5	6	7

1. 我在咨询/治疗会谈中确实感到放松和舒适。

1	2	3	4	5	6	7

2. 我能够评论咨询的录音并且从我的督导师那里获得最小帮助就能够获得领悟。

1	2	3	4	5	6	7

3. 在咨询和治疗中我能够做到自然自发地工作，并且我的行为是贴切的。

1	2	3	4	5	6	7

4. 我缺乏与不同类型的来访者建立咨询关系的自信。

1	2	3	4	5	6	7

5. 我能够将个人对人类行为的统一理念应用到与来访者的工作中。

1	2	3	4	5	6	7

6. 当事情与计划不符，对处理意外事件的能力缺乏自信时，我会感到困惑。

1	2	3	4	5	6	7

7. 我的整体工作质量起伏不定；有时我做得好，有时做得差。

1	2	3	4	5	6	7

8．我极其依赖督导，以便讨论如何处理我的来访者。

　　　1　　　　　2　　　　　3　　　　　4　　　　　5　　　　　6　　　　　7

9．对来访者提出面质时我感到很自如。

　　　1　　　　　2　　　　　3　　　　　4　　　　　5　　　　　6　　　　　7

10．在咨询 / 治疗的大部分时间里我发现自己在思考下一个反应，而不是努力使我的干预与整个情境相适应。

　　　1　　　　　2　　　　　3　　　　　4　　　　　5　　　　　6　　　　　7

11．我的动机水平时常发生波动。

　　　1　　　　　2　　　　　3　　　　　4　　　　　5　　　　　6　　　　　7

12．有时，我但愿我的督导师能在咨询 / 治疗会谈中助我一臂之力。

　　　1　　　　　2　　　　　3　　　　　4　　　　　5　　　　　6　　　　　7

13．在咨询 / 治疗会谈中，我发现由于我关注自己的表现，因而很难集中注意力。

　　　1　　　　　2　　　　　3　　　　　4　　　　　5　　　　　6　　　　　7

14．尽管有时候我确实希望从督导师那里得到建议和反馈，但有时我又很想按自己的方式行事。

　　　1　　　　　2　　　　　3　　　　　4　　　　　5　　　　　6　　　　　7

15．有时来访者的情况似乎是毫无希望了，我不知道该怎么办。

　　　1　　　　　2　　　　　3　　　　　4　　　　　5　　　　　6　　　　　7

16．我的督导师允许我犯错误，这很重要。

　　　1　　　　　2　　　　　3　　　　　4　　　　　5　　　　　6　　　　　7

17．根据我目前的专业发展状况，我相信我知道什么时候需要从督导师那里得到咨询指导，什么时候我不需要。

　　　1　　　　　2　　　　　3　　　　　4　　　　　5　　　　　6　　　　　7

18．有时我质问自己是否适合当一名咨询师 / 治疗师。

　　　1　　　　　2　　　　　3　　　　　4　　　　　5　　　　　6　　　　　7

19．我把督导师看作咨询 / 治疗方面的教师或指导者。

　　　1　　　　　2　　　　　3　　　　　4　　　　　5　　　　　6　　　　　7

20．有时我感到咨询 / 治疗太复杂了，我永远也无法真正学会它。

　　　1　　　　　2　　　　　3　　　　　4　　　　　5　　　　　6　　　　　7

21．我相信我了解自己作为一名有效的咨询师的强项和弱点，也明白自己的专业潜能和局限性。

1	2	3	4	5	6	7

22. 我把督导师看作我的咨询 / 治疗过程的伙伴或同事。

1	2	3	4	5	6	7

23. 我认为我非常了解自己，并能够将此与我的治疗风格相融合。

1	2	3	4	5	6	7

24. 我发现我能够理解来访者的世界观，同时又能帮助他们客观地评价与之不同的其他观点。

1	2	3	4	5	6	7

25. 在我目前的专业发展水平上，我对自己能力的自信可以使我对咨询 / 治疗的愿望不会变动太大。

1	2	3	4	5	6	7

26. 我发现我能够对来访者的情感状态表示共情，但仍能帮助他们聚焦于问题解决。

1	2	3	4	5	6	7

27. 我能够恰当地评估我对来访者的人际影响并应用这一知识进行治疗。

1	2	3	4	5	6	7

28. 我能够恰当地评估来访者对我的人际影响并应用它进行治疗。

1	2	3	4	5	6	7

29. 我相信我能够表现出一贯的专业客观性以及在一名咨询师的角色范围内进行工作的能力，而没有不恰当的对来访者的过度卷入。

1	2	3	4	5	6	7

30. 我相信我能够表现出一贯的专业客观性以及在一名咨询师的角色范围内进行工作的能力，而没有过分的与来访者保持距离。

1	2	3	4	5	6	7

计分键：自我和其他觉察条目：1，3，5，9，10*，13*，24，26，27，28，29，30
动机条目：7，11*，15*，18*，20*，21，23，25
依赖－自主条目：2，4*，6*，8，12*，14，16，17，19*，22
* 表示反向计分。各分量表的得分为所属条目得分总和除以条目数。

由 Stoltenberg, C. D. 编制。Supervisee Levels Questionnaire–Revised. 未发表。复制已获得作者许可。

工具箱资源 18

被督导者预期焦虑量表（ASAS）

指导语：在督导会谈前完成量表评估。

以下这些陈述句描述了你对即将到来的督导会谈可能具有的感受或体验。注意，如果你每周有不止一名督导师或一次督导会谈，请选择要求你进行评估的督导会谈。

请指出你当前对即将到来的督导会谈的想法和感受，以这样一个句子开始："在预期即将到来的督导会谈时，我……"对每个条目按照 1–9 进行评分；1 代表"完全不正确"，5 代表"一半正确"，9 代表"完全正确"。请务必回答每一个问题，否则你的数据将不能被充分使用。

1 2	3	4 5 6	7	8 9
完全不正确	少部分正确	一半正确	很正确	完全正确

"在预期即将到来的督导会谈时，我……"

____1. 很难集中思考将要对督导师说什么

____2. 感觉我的心怦怦地跳

____3. 对督导师将如何评价我感到焦虑

____4. 感到局促不安

____5. 担忧我的同伴将如何看我

____6. 因为自己作为一名治疗师的缺点而少想我自己

____7. 害怕我可能会得到督导师的负面评价

____8. 注意到我自己很难放松

_____ 9．感到紧张不安

_____ 10．对自己的不足感到恼怒

_____ 11．担心自己的技能不如其他治疗师

_____ 12．忍不住将自己与同伴进行比较

_____ 13．感到不知所措

_____ 14．开始查找自己在治疗会谈中的过错

_____ 15．感到忧虑

_____ 16．*感到平静

_____ 17．感到焦躁

_____ 18．感到心力交瘁

_____ 19．担心会在督导师面前丢面子

_____ 20．怀疑自己作为一名治疗师的能力

_____ 21．担心不能在督导会谈中表现出自己最好的水平

_____ 22．感觉自己越来越紧张

_____ 23．*感到放松

_____ 24．担心可能讲不清楚（在呈现问题时条理清晰）

_____ 25．不知道督导师会怎么看我

_____ 26．担忧督导师会怎么看我

_____ 27．担心自己会显得很愚蠢

_____ 28．对接受督导师的批评感到紧张不安

* 反向计分条目

ASAS 计分方法：先进行反向计分，然后将所有条目的得分相加；高分表示有较高的被督导者预期焦虑。

摘自 Ellis, M. V., Singh, N. N., Dennin, M. K., & Tosado, M. The Anticipatory Supervisee Anxiety Scale. Unpublished measure. University at Albany, SUNY, Albany, NY. 复制已获得许可。

工具箱资源 19

督导师自我效能量表

说明：以下列出的每个条目都与咨询督导中所实施的某项任务相关。请标出你**当前**对完成每项任务的自信水平。在能够反映你的自信水平的数字上画圈。请回答每个问题，不管你是否确实实施了相应的活动。

1	2	3	4	5	6	7	8	9	10
完全没自信				有些自信					完全有自信

1. 选择与所使用的模型／理论相一致的督导干预

1	2	3	4	5	6	7	8	9	10

2. 向被督导者讲解关于来访者福祉的伦理标准

1	2	3	4	5	6	7	8	9	10

3. 展示关于评估和报告一个儿童虐待事件的程序

1	2	3	4	5	6	7	8	9	10

4. 描述不同督导模式（例如，自我报告、现场观察、录音带回顾）的优势和局限性

1	2	3	4	5	6	7	8	9	10

5. 辅助被督导者处理治疗结束的问题

1	2	3	4	5	6	7	8	9	10

6. 帮助被督导者在个案概念化中包含相关的文化变量

1	2	3	4	5	6	7	8	9	10

7．示范如何在面对伦理和法律困境时进行有效决策

    1　　　2　　　3　　　4　　　5　　　6　　　7　　　8　　　9　　　10

8．展示不同的咨询理论、系统的知识以及与它们相关的方法

    1　　　2　　　3　　　4　　　5　　　6　　　7　　　8　　　9　　　10

9．围绕着被督导者的学习目标来构建督导过程

    1　　　2　　　3　　　4　　　5　　　6　　　7　　　8　　　9　　　10

10．帮助被督导者发展关于他/她的来访者的工作假设

    1　　　2　　　3　　　4　　　5　　　6　　　7　　　8　　　9　　　10

11．从我的同伴或评价者那里征求关于我作为一名督导师的工作的重要反馈

    1　　　2　　　3　　　4　　　5　　　6　　　7　　　8　　　9　　　10

12．理解关于咨询师发展的重要研究以及与督导相关的发展模型

    1　　　2　　　3　　　4　　　5　　　6　　　7　　　8　　　9　　　10

13．帮助被督导者发展一种策略以处理来访者的阻抗

    1　　　2　　　3　　　4　　　5　　　6　　　7　　　8　　　9　　　10

14．鼓励被督导者表达她/他对于督导的消极感受，避免转化成防御反应

    1　　　2　　　3　　　4　　　5　　　6　　　7　　　8　　　9　　　10

15．认真听取被督导者提出的意见

    1　　　2　　　3　　　4　　　5　　　6　　　7　　　8　　　9　　　10

16．确认与来访者保密性相关的伦理和法律方面的关键问题

    1　　　2　　　3　　　4　　　5　　　6　　　7　　　8　　　9　　　10

17．将被督导者的民族或种族认同作为一个咨询过程变量予以讨论

    1　　　2　　　3　　　4　　　5　　　6　　　7　　　8　　　9　　　10

18．正确理解督导师的教师、咨询师、顾问的角色功能

    1　　　2　　　3　　　4　　　5　　　6　　　7　　　8　　　9　　　10

19．恰当地应用符合被督导者学习需要的干预方法

    1　　　2　　　3　　　4　　　5　　　6　　　7　　　8　　　9　　　10

20．描述未成年人咨询工作中的相关法律责任

    1　　　2　　　3　　　4　　　5　　　6　　　7　　　8　　　9　　　10

21．建立一个计划以保证被督导者在督导中的正当程序

    1　　　2　　　3　　　4　　　5　　　6　　　7　　　8　　　9　　　10

22．帮助被督导者评估他/她在会谈中的行为与所采纳的理论取向之间的相容性

    1　　　2　　　3　　　4　　　5　　　6　　　7　　　8　　　9　　　10

23. 示范能提高被督导者个案概念化技能的策略

    1　　　2　　　3　　　4　　　5　　　6　　　7　　　8　　　9　　　10

24. 严格遵照监管本专业的伦理标准来实施督导

    1　　　2　　　3　　　4　　　5　　　6　　　7　　　8　　　9　　　10

25. 促进被督导者的文化觉察

    1　　　2　　　3　　　4　　　5　　　6　　　7　　　8　　　9　　　10

26. 在与被督导者的交往中表现出胜任力

    1　　　2　　　3　　　4　　　5　　　6　　　7　　　8　　　9　　　10

27. 从被督导者那里接受关于我作为一名督导师的表现的重要反馈，避免转化成防御或愤怒
    反应

    1　　　2　　　3　　　4　　　5　　　6　　　7　　　8　　　9　　　10

28. 说明基于理论、来访者 / 咨询师的动力学、和 / 或咨询情境选择一个督导干预的原理

    1　　　2　　　3　　　4　　　5　　　6　　　7　　　8　　　9　　　10

29. 确认在督导中可能出现的多重关系问题

    1　　　2　　　3　　　4　　　5　　　6　　　7　　　8　　　9　　　10

30. 表现出对不同于自己的世界观的被督导者的尊重

    1　　　2　　　3　　　4　　　5　　　6　　　7　　　8　　　9　　　10

31. 评估被督导者的多元文化胜任力

    1　　　2　　　3　　　4　　　5　　　6　　　7　　　8　　　9　　　10

32. 当督导关系中出现平行过程时，对此进行讨论

    1　　　2　　　3　　　4　　　5　　　6　　　7　　　8　　　9　　　10

33. 如果被督导者对我提供的督导不满意，向他 / 她说明相关的正当程序

    1　　　2　　　3　　　4　　　5　　　6　　　7　　　8　　　9　　　10

34. 对督导中的不同学习风格和个人特点予以尊重

    1　　　2　　　3　　　4　　　5　　　6　　　7　　　8　　　9　　　10

35. 在团体督导中推动案例讨论

    1　　　2　　　3　　　4　　　5　　　6　　　7　　　8　　　9　　　10

36. 在团体督导中平衡每个被督导者的个人需要和团体需要

    1　　　2　　　3　　　4　　　5　　　6　　　7　　　8　　　9　　　10

37. 示范如何对团体督导中出现的情感做出适当的反应

    1　　　2　　　3　　　4　　　5　　　6　　　7　　　8　　　9　　　10

38．在团体督导中对所有团体成员提供足够的支持

　　1　　　2　　　3　　　4　　　5　　　6　　　7　　　8　　　9　　　10

39．把对被督导者学习风格的理解整合到团体督导的过程中

　　1　　　2　　　3　　　4　　　5　　　6　　　7　　　8　　　9　　　10

计分键：

理论和技术：1，4，8，9，10，12，13，18，19，21，22，23，28，32

团体督导：35，36，37，38，39

督导伦理：2，5，7，15，24，26，29，33

督导中的自我：11，14，27，30，34

多元文化胜任力：6，17，25，31

法律问题的知识：3，16，20

摘　自　Barnes, K. L.（2002）. Development and initial validation of a measure of counselor supervisor self-efficacy. Unpublished dissertation, Syracuse University, Syracuse, NY. 复制已获得作者许可。

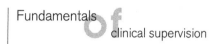

工具箱资源 20

督导师胜任力自我评估

这个督导师胜任力路线图的目的是帮助你确认你作为一名督导师的优势，以及你需要发展更多督导师胜任力的方面，你可以通过持续的专业学习与实践提升这些方面的胜任力。请使用以下评分标准在每个条目上进行评分。

这项胜任力描述多大程度上符合你的行为特征？

一点也不符合/轻微	部分符合	中等符合	大部分符合	非常符合
0	1	2	3	4

范畴 A——督导师胜任力

1. 我在所督导的临床实践领域中具有胜任力。当我督导的个案超出我的专业特长范围时，我会努力发展出我在这个新领域的知识、技能与态度。	K/S/A
2. 我致力于学习更多的东西，并在督导中做得更好。	K/S/A
3. 我与参与被督导者训练项目的同事进行沟通与协调。	S
4. 我了解我的被督导者所接待的不同人群类型与机构情境。	K
5. 当我在督导中采用某种技术时，我能胜任该技术的使用。	K/S

范畴 B——多元化

6. 我很注重自己的多元化胜任力，努力提升我在这一实践领域的知识、技能与态度，并充当一个在多元化问题上具备自我觉察的心理学家的良好角色榜样。	K/S/A
7. 我尽量做到对个体差异和多元化保持敏感性，从而能够与我的所有被督导者，包括他们的背景或个人特征，建立积极的关系。	K/S/A
8. 我努力寻求能提升我的多元化胜任力的各种学习机会。	K

（续表）

9. 我了解偏差、偏见、刻板印象以及其他形式的机构或结构性歧视的作用，这些作用会影响我的被督导者以及他们的来访者／病人。	K
10. 我很熟悉关于多元化在督导中的影响的研究文献，包括在督导中探讨个人价值观与专业实践之间的冲突问题（如，被督导者协助来访者／患者处理与其宗教信仰相冲突的某个问题）的重要性。	K/S

范畴 C——督导关系

11. 我营造并保持与被督导者的一种协作性关系。	K/S/A
12. 在与一名被督导者开始一段新的督导关系之初，我会讨论双方各自的责任与期望。	S
13. 我会定期回顾与被督导者的督导进展，讨论我们的关系的有效性，并处理可能对督导关系与过程产生影响的特征性人际风格。	S

范畴 D——专业性

14. 我在与被督导者的交往过程中保持专业性，并帮助他们学习如何使自己的行为表现出类似的专业性。	S
15. 我为被督导者提供有关他们发展专业性行为方面的持续的（如，形成性）以及总结性反馈。	S

范畴 E——提供评估、评价及反馈

16. 在提供有关被督导者学习目标的反馈时我是坦诚的并保持敏感性。	S
17. 我仔细观察并监控被督导者的临床表现，从而使我的评价能基于准确的信息。	S
18. 我的反馈是明确的、直接的和及时的。反馈着眼于行为方面，从而使被督导者清楚地知道自己哪些方面做得不错以及如何改进。我会监控我的反馈对督导关系的影响。	S
19. 我帮助我的被督导者如何更好地进行准确的自我评估，并将他们的自我评估整合到我对他们的评价中。	S
20. 我向被督导者征询我对他们提供的督导的质量反馈，并利用这些反馈增进我作为一名督导师的胜任力。	K/S
21. 在处理被督导者的表现方面的问题时，我会直截了当地提出来，并按照我所在的工作部门、组织机构及所属法律辖区的相关政策与程序来进行处理。	S

范畴 F——管理专业胜任力问题

22. 如果我看到一个专业表现方面的问题，我会及时向被督导者进行确认并讨论，这样他们就有合理的时间对此问题进行改进。	S
23. 我有能力制订并执行一个针对表现问题的正式补救计划。	S
24. 我理解我有义务保护公众免受被督导者有害行动的影响，严肃认真地履行专业守门人的角色。	K/S/A

范畴 G——伦理、法律、规范方面的考虑

25. 我通过自身的言行遵守心理学实践相关的专业标准、伦理及法律规范，为我的被督导者提供一个积极的角色榜样。	K/S/A
26. 作为督导师，我的重要责任是保护被督导者服务的来访者的福祉，这一点在我的督导中始终处于首要位置。	K/A
27. 我向被督导者提供明确的信息，我对他们在督导中的期望是什么。	K/S
28. 我会及时、准确地完成关于被督导者的表现的记录。	S

注：K＝知识，S＝技能，A＝态度

　　计分：现在你已完成自我评估，请快速浏览一下评分最低的那些条目，这些方面就是你需要重点关注并展示的胜任力发展。如果你发现低分条目集中在某一特定范畴，你可以考虑在这一领域进行相关的阅读、朋辈辅导或接受继续教育。

摘自 Falender, C., Grus, C., McCutcheon, S., Goodyear, R. K., Ellis, M. V., Doll, B., Kaslow, N. J.（2016）. Guidelines for clinical supervision in health service psychology: Evidence and implementation strategies. Psychotherapy Bulletin, 51（3）, 6–16. 复制已获得 the Society for the Advancement of Psychotherapy 的许可。

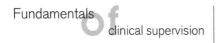

Fundamentals of clinical supervision

工具箱资源 21

多元文化督导胜任力问卷

此问卷用来评价多元文化督导的质量。如果你已经有一名在文化或种族方面与你不同的督导师，请你完成关于这名督导师的问卷调查。

你的民族／种族

_____

你的督导师的民族／种族背景

_____

你的性别_____   你的督导师的性别_____

督导发生在多久之前？_____   他／她作为你的督导师有多久？_____

在这个督导中你的临床训练处于什么水平？

_____

督导活动所在的临床机构属于什么性质？

_____

根据你的体验和观察，按照以下评分标准对下面的描述进行评分。

1	2	3	4	5
强烈反对	反对	不确定	赞同	强烈赞同

在每一描述后面最能准确反映你对督导师的看法的数字上画圈（例如，4 代表赞同，2 代表反对）。请尽量少选数字 3。

1. 理解我的文化和价值系统　　　　　　　　　　　　　　1　2　3　4　5

2. 对具有不同文化的被督导者表现出开放性和尊重　　　1　2　3　4　5

3. 在同少数民族学生工作时主动避免带有文化　　　　　1　2　3　4　5
   偏见和歧视的实践活动

4. 理解来自其他文化的被督导者和来访者的世界观　　　1　2　3　4　5

5. 理解种族刻板印象的倾向性和问题　　　　　　　　　1　2　3　4　5

6. 努力去理解和适应不同文化的被督导者　　　　　　　1　2　3　4　5

7. 能够通过考虑个人独特性以及已知的文化特征避免　　1　2　3　4　5
   种族刻板印象

8. 利用每一个机会提高被督导者在咨询中的多元文化胜任力　1　2　3　4　5

9. 能够针对来自不同文化背景的来访者澄清当　　　　　1　2　3　4　5
   前的问题并完成与文化相关的个案概念化

10. 理解文化、民族、种族是如何影响督导和咨询的　　　1　2　3　4　5

11. 与少数民族学生和来访者在一起时能够克服　　　　　1　2　3　4　5
    文化和语言带来的障碍

12. 从未提及种族在督导和咨询中是应考虑的一个重要因素　1　2　3　4　5

13. 表现出足够的技能来平衡咨询的一般性特征与　　　　1　2　3　4　5
    不同文化群体的独特价值

14. 在对来自不同文化的被督导者督导时表现出敏感性和技能　1　2　3　4　5

15. 表现出对所有被督导者的无条件接纳，无论　　　　　1　2　3　4　5
    他们属于什么种族、民族和文化

16. 认识到基于西方假设的模型和方法在与不同文　　　　1　2　3　4　5
    化的个体进行工作时存在的局限性

17. 知道如何在咨询和督导中鼓励关于文化与种族　　　　1　2　3　4　5
    问题的讨论

18. 在学习新技能和提高自己在督导和咨询中　　　　　　1　2　3　4　5
    的多元文化胜任力方面表现出兴趣

19. 认识到从主流文化的立场来看不适宜的东西　　　　　1　2　3　4　5
    也许对少数文化群体是适宜的

20. 在评估被督导者和形成临床判断时考虑文化偏差因素　1　2　3　4　5

21. 尊重其他文化，既不过度将自己与少数民族的文化　　1　2　3　4　5
    认同，也不家长作风

22. 愿意为遭到社会歧视的少数群体而呼吁	1	2	3	4	5
23. 理解少数民族学生和来访者倾向于遵从权威人物的文化原因	1	2	3	4	5
24. 能在言语和非言语水平上与不同文化的被督导者进行有效沟通	1	2	3	4	5
25. 理解在提供帮助和寻求帮助方面的文化差异	1	2	3	4	5
26. 相信西方的咨询模型和方法对少数民族具有普遍适用性	1	2	3	4	5
27. 对少数民族学生提供情感支持和鼓励	1	2	3	4	5
28. 对正确的咨询方法的构成持非常刻板和教条的态度	1	2	3	4	5
29. 有兴趣帮助少数民族学生克服系统性和制度性的障碍	1	2	3	4	5
30. 即使我表达不同的观点和价值仍然欢迎我的意见	1	2	3	4	5
31. 知道如何在民族文化社区中征询和了解相关资源	1	2	3	4	5
32. 在督导和咨询中把种族偏见和社会政治含义考虑进去	1	2	3	4	5
33. 在对被督导者反馈和评价方面考虑到他们的文化和语言背景	1	2	3	4	5
34. 在了解其他文化方面表现出浓厚兴趣	1	2	3	4	5
35. 承认民族 / 种族认同方面的个体差异	1	2	3	4	5
36. 熟悉多种文化群体的价值系统	1	2	3	4	5
37. 了解西方咨询模型的偏见和假设可能对不同文化的 被督导者和来访者产生负面影响	1	2	3	4	5
38. 知道如何将文化差异的知识应用于督导和咨询	1	2	3	4	5
39. 在与不同文化的被督导者和来访者工作时似乎 没有意识到自己的局限性	1	2	3	4	5
40. 丝毫没有注意到被督导者的人口统计学特点	1	2	3	4	5
41. 能够为来自不同文化背景的来访者制订适合 其文化特点的治疗计划	1	2	3	4	5
42. 努力与不同文化的被督导者建立一种信任和接纳的关系	1	2	3	4	5
43. 灵活地调整自己的督导风格以适应不同文化的被督导者	1	2	3	4	5
44. 帮助被督导者制订与文化相适应的评估和治疗计划	1	2	3	4	5
45. 利用少数民族的支持网络	1	2	3	4	5
46. 在督导和咨询中似乎没有意识到自己隐含的文化偏见	1	2	3	4	5
47. 认识到她 / 他自己的生活经历、价值观和偏见可能影响督导过程	1	2	3	4	5
48. 在咨询和教学场所外积极与少数民族学生交往	1	2	3	4	5
49. 对性别、社会经济状况和宗教问题与少数民族 的关系有部分了解	1	2	3	4	5

50. 关于不同种族群体的文化传统方面了解部分知识　　　　　1　2　3　4　5

51. 在与不同文化的被督导者建立关系时能够把自己　　　　　1　2　3　4　5
　　的信仰、知识和技能结合进去

52. 能够减少我面对来自不同文化的督导师的防御、　　　　　1　2　3　4　5
　　怀疑和焦虑

53. 对理解我的文化背景和民族／种族传统方面没有兴趣　　　1　2　3　4　5

54. 对没有遵从督导师自己的理论取向和咨询方法的　　　　　1　2　3　4　5
　　被督导者采取负面评价

55. 倾向于滥用督导权力（例如，把自己的观点强加于　　　　1　2　3　4　5
　　被督导者身上）

56. 尊重不同文化的被督导者的世界观、宗教信仰和价值观　　1　2　3　4　5

57. 在运用多种不同的评估和干预方法方面表现出胜任力，　　1　2　3　4　5
　　包括非传统的方法

58. 向国际学生和新移民提供指导，以促进他们的文化适应　　1　2　3　4　5

59. 使来自少数民族的被督导者在分享他们的困难和忧虑　　　1　2　3　4　5
　　方面感到有安全感

60. 能够在保持自己的文化价值观的同时，与不同文化的　　　1　2　3　4　5
　　被督导者建立联系

评分：评分之前，先将下列条目进行反向计分：12，26，28，39，40，46，53，54，55。

态度和信念（督导师对多元文化问题和不同文化的被督导者的感觉）：2，12，16，19，21，26，34，39，40，46，47，56

知识和理解（督导师对多元文化督导的了解）：1，4，5，10，23，25，36，37，49，50

技能和实践（督导师如何在督导实践中表现出多元文化胜任力）：7，8，9，13，14，17，18，20，24，28，31，32，33，35，38，41，43，44，45，52，54，57

关系（督导师如何与不同文化的被督导者进行联系）：3，6，11，15，22，27，29，30，42，48，51，53，55，58，59，60

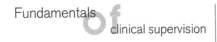

工具箱资源 22

督导风格调查表

被督导者问卷：在以下每一个描述中，标出你对当前或最近的心理治疗 / 咨询的督导师的风格的感受。从 1 到 7 中，圈出最能够反映你对她 / 他的看法的数字。

督导师问卷：在以下每一个描述中，标出你对自己作为心理治疗 / 咨询督导师的风格的感受。从 1 到 7 中，圈出最能够反映你对自己看法的数字。

	1	2	3	4	5	6	7
	非常不符合						非常符合
1. 目标导向	1	2	3	4	5	6	7
2. 有洞察力的	1	2	3	4	5	6	7
3. 具体的	1	2	3	4	5	6	7
4. 明确的	1	2	3	4	5	6	7
5. 坚定的	1	2	3	4	5	6	7
6. 肯定的	1	2	3	4	5	6	7
7. 实践的	1	2	3	4	5	6	7
8. 敏感的	1	2	3	4	5	6	7
9. 合作性的	1	2	3	4	5	6	7
10. 直觉的	1	2	3	4	5	6	7
11. 反思性的	1	2	3	4	5	6	7
12. 反应积极的	1	2	3	4	5	6	7

13．结构性的	1	2	3	4	5	6	7
14．评价性的	1	2	3	4	5	6	7
15．友好的	1	2	3	4	5	6	7
16．灵活的	1	2	3	4	5	6	7
17．规范的	1	2	3	4	5	6	7
18．教导的	1	2	3	4	5	6	7
19．彻底详尽的	1	2	3	4	5	6	7
20．重点聚焦的	1	2	3	4	5	6	7
21．创造性的	1	2	3	4	5	6	7
22．支持的	1	2	3	4	5	6	7
23．开放的	1	2	3	4	5	6	7
24．现实的	1	2	3	4	5	6	7
25．资源丰富的	1	2	3	4	5	6	7
26．投入的	1	2	3	4	5	6	7
27．推动性的	1	2	3	4	5	6	7
28．治疗性的	1	2	3	4	5	6	7
29．积极的	1	2	3	4	5	6	7
30．信任的	1	2	3	4	5	6	7
31．提供信息的	1	2	3	4	5	6	7
32．幽默的	1	2	3	4	5	6	7
33．温暖的	1	2	3	4	5	6	7

计分键：吸引力：15，16，22，23，29，30，33 项的总和；除以 7。

人际敏感性：2，5，10，11，21，25，26，28 项的总和；除以 8。

任务导向：1，3，4，7，13，14，17，18，19，20 项的总和；除以 10。

填充条目（不计分）：6，8，9，12，24，27，31，32。

摘自 Friedlander, M. L., & Ward, L. G.（1984）. Development and validation of the Supervisory Styles Inventory. Journal of Counseling Psychology, 31, 542–558.

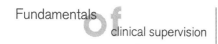

工具箱资源 23

角色冲突与角色模糊调查表

说明：以下句子描述了受训治疗师在临床督导过程中也许会遇到的一些问题。请阅读每一个句子，并评定在最近的临床训练督导中你体验到的困难的程度。

对下列每一条目，在最适合的数字上画圈，1 代表完全不正确，5 代表非常正确。

在当前或最近的督导中我遇到了困难，因为：

1. 我不确定应该向我的督导师提交什么材料。　　　　　　　　　　1　2　3　4　5

2. 我感觉我的督导师不具备胜任能力或能力还不如　　　　　　　1　2　3　4　5
　　我。我常感觉好像是我在对他／她进行督导。

3. 我曾想挑战我的督导师向我推荐的对某个来访者使用一种　　　1　2　3　4　5
　　技术的正确性，但我认为还是自己保留观点更好。

4. 我不太确定当我变得更有经验时如何很好地利用督导，　　　　1　2　3　4　5
　　虽然我意识到我还没有决定是否与他／她进行对峙。

5. 我认为我的督导师的行为在一种或更多情况下是　　　　　　　1　2　3　4　5
　　违反伦理或不合法的，但我犹豫是否对他／她提出反对。

6. 我的治疗取向不同于我的督导师。他／她希望我在与来访者的
　　工作中应用他／她的治疗框架，但我感觉应该允许我使用我自己的方法。　1　2　3　4　5

7. 我想用一种特定的方法对来访者进行干预，我的督导师希望我用
　　另一种很不相同的方法。我既要判断什么方法对我是适合的，又要按督导师所说的做。

　　　　　　　　　　　　　　　　　　　　　　　　　　　　　1　2　3　4　5

8. 我的督导师希望我为督导做好准备，但我不知道
　　应该准备什么或如何准备。　　　　　　　　　　　1　2　3　4　5

9. 我不太确定在对来访者的工作中我应有多大的自主性。　1　2　3　4　5

10. 我的督导师叫我去做一些我认为是不合法或
　　违反伦理的事情，并要求我服从他。　　　　　　　1　2　3　4　5

11. 我的督导师对我的工作的评价标准并不明确。　　　1　2　3　4　5

12. 我不太确定我是否已经做了督导师希望我在对
　　来访者的一次会谈中所做的事情。　　　　　　　　1　2　3　4　5

13. 对我在督导中的表现进行评价的标准不清晰。　　　1　2　3　4　5

14. 我从督导师那里得到混乱的信号，我不知道该
　　关注哪些信号。　　　　　　　　　　　　　　　　1　2　3　4　5

15. 当使用一种新技术时，我并不知道详细的步骤，
　　所以我不知道督导师会如何评价我的工作。　　　　1　2　3　4　5

16. 我不赞同我的督导师关于如何向来访者提出一
　　个特定议题的做法，但我又想按他所建议的去做。　1　2　3　4　5

17. 我部分地想依靠自己对来访者的直觉，但我知道
　　督导师才有最终的决定权。　　　　　　　　　　　1　2　3　4　5

18. 督导师给我的反馈并不能帮助我了解在日常对
　　来访者的工作中我应如何做。　　　　　　　　　　1　2　3　4　5

19. 当我使用我的督导师推荐的技术时感到不舒服；
　　但是，我感到我应该按督导师的建议去做。　　　　1　2　3　4　5

20. 所有事情都是新的，我不确定对我的期望是什么。　1　2　3　4　5

21. 我不确定是否应在督导中讨论我的专业弱点，
　　因为我不知道督导师将如何评价我。　　　　　　　1　2　3　4　5

22. 我不同意我的督导师关于实施一种特定技术的建
　　议，但我又希望去执行他认为最好的方法。　　　　1　2　3　4　5

23. 我的督导师没有给我反馈，我感到失落。　　　　　1　2　3　4　5

24. 我的督导师告诉我该对来访者做什么，但是没有
　　告诉我关于如何去做的具体意见。　　　　　　　　1　2　3　4　5

25. 我的督导师希望我对某个特定的来访者使用
　　一种评估技术，但我认为它不适合这个来访者。　　1　2　3　4　5

26. 我在督导中的行为没有得到清晰的指导。　　　　　1　2　3　4　5

27. 督导师没有给我建设性的或负面的反馈，　　　　　　　1　2　3　4　5
　　因此我不知道如何处理我的弱点。

28. 我不知道作为一名治疗师我应如何去做，所以　　　　　1　2　3　4　5
　　我不知道督导师将如何评价我。

29. 我不确定从督导师那里期望得到些什么。　　　　　　　1　2　3　4　5

计分键：

角色模糊条目：1，4，8，9，11，12，13，18，20，21，23，24，26，27，28，29

角色冲突条目：2，3，5，6，7，10，14，15，16，17，19，22，25

摘自 Olk, M., & Friedlander, M. L.（1992）. Trainees' experiences of role conflict and role ambiguity in supervisory relationships. Journal of Counseling Psychology, 39, 389–397. Copyright © 1992 by the American Psychological Association.

工具箱资源 24

督导评价过程调查表

对于以下每一个陈述，指出你同意和不同意的程度。在 7 点评分表上圈出合适的数字，1 代表非常不同意，7 代表非常同意。

1. 我和我的督导师为我的训练所设立的目标显得很重要。　　　1　2　3　4　5　6　7

2. 我和督导师设立的目标对我来说很容易理解。　　　　　　　1　2　3　4　5　6　7

3. 我和督导师设立的目标是明确的。　　　　　　　　　　　　1　2　3　4　5　6　7

4. 我和督导师设立的目标是现实的。　　　　　　　　　　　　1　2　3　4　5　6　7

5. 我认为我的督导师在我们一起工作的过程中会反对
   我对学习目标的调整或改变。　　　　　　　　　　　　　　1　2　3　4　5　6　7

6. 我和我的督导师设立的目标对我来说太容易。　　　　　　　1　2　3　4　5　6　7

7. 我和督导师设立的目标是可测量的。　　　　　　　　　　　1　2　3　4　5　6　7

8. 我不太确定什么是这个训练过程中最重要的目标。　　　　　1　2　3　4　5　6　7

9. 我的训练目标在我们的关系建立的初期就确立了。　　　　　1　2　3　4　5　6　7

10. 我和我的督导师从未讨论过我的训练目标。　　　　　　　1　2　3　4　5　6　7

11. 我的督导师告诉我他 / 她希望我从这个经历中学习
    的内容，但是没有询问我希望学习什么。　　　　　　　　1　2　3　4　5　6　7

12. 我和督导师建立的部分目标依据我的实践场所能够获得的
    资源来看是不切实际的（例如，要求录像但不提供设备）。　1　2　3　4　5　6　7

13. 我的督导师和我设定的目标依据我的实践场所能够提供的
    机会来看是合乎实际的（例如，如果职业咨询技能是一个

目标，我能够有机会对有职业问题的人进行工作）。　　　1　2　3　4　5　6　7

14. 我的督导师欢迎我对她 / 他作为督导师的风格进行评论。　1　2　3　4　5　6　7

15. 我从督导师那里得到的评价看上去是公正的。　　　　　　1　2　3　4　5　6　7

16. 我的督导师对我的工作评价是可以理解的。　　　　　　　1　2　3　4　5　6　7

17. 直到学期的后面我才得到作为一名咨询师我该如何做这方面的信息。

　　　　　　　　　　　　　　　　　　　　　　　　　　　　1　2　3　4　5　6　7

18. 在学期末我得到了对我的工作的一个总结性的、正式的评价。

　　　　　　　　　　　　　　　　　　　　　　　　　　　　1　2　3　4　5　6　7

19. 我的督导师在她 / 他提供的正面和负面反馈之间做出平衡。　1　2　3　4　5　6　7

20. 我从督导师那里得到的反馈基于他 / 她对我的工作的直接观察。

　　　　　　　　　　　　　　　　　　　　　　　　　　　　1　2　3　4　5　6　7

21. 我得到的反馈与我们确立的目标是直接相关的。　　　　　1　2　3　4　5　6　7

评分：首先，将以下条目进行反向计分：5，6，8，10，11，12，17。

目标设定：条目 1-13 的得分总和。

反馈：条目 14-21 的得分总和。

工具箱资源 25

团体督导量表

下面的每一个条目中，在最能描述你与你的团体督导师的体验的数字上画圈。用 5 点评分法来评定，1 代表非常不同意，5 代表非常同意。

1. 督导师提供了关于我的技能和干预的有用反馈。　　　　　　　　　1　2　3　4　5

2. 督导师提供了关于来访者治疗的有用建议和信息。　　　　　　　　1　2　3　4　5

3. 督导师推动我建设性地探索与来访者进行工作的想法和技术。　　　1　2　3　4　5

4. 督导师提供了关于个案概念化和诊断的有用信息。　　　　　　　　1　2　3　4　5

5. 督导师帮助我理解和形成来访者的核心问题。　　　　　　　　　　1　2　3　4　5

6. 督导师帮助我理解来访者的思想、感情和行为。　　　　　　　　　1　2　3　4　5

7. 督导师恰当地鼓励被督导者的自我探索。　　　　　　　　　　　　1　2　3　4　5

8. 督导师使我能表达关于我的咨询的观点、问题和关注点。　　　　　1　2　3　4　5

9. 督导师为团体督导建立一个安全的环境。　　　　　　　　　　　　1　2　3　4　5

10. 督导师密切关注团体的动力过程。　　　　　　　　　　　　　　　1　2　3　4　5

11. 督导师有效地设定限制并为团体建立规范和边界。　　　　　　　　1　2　3　4　5

12. 督导师给团体提供了有益的领导作用。　　　　　　　　　　　　　1　2　3　4　5

13. 督导师鼓励被督导者互相提供反馈。　　　　　　　　　　　　　　1　2　3　4　5

14. 督导师在合适的时候改变讨论的方向。　　　　　　　　　　　　　1　2　3　4　5

15. 督导师在所有团体成员之间很好地安排了时间。　　　　　　　　　1　2　3　4　5

16. 督导师在团体督导中提供了足够的结构。　　　　　　　　　　　　1　2　3　4　5

计分：团体安全感：条目 7，8，9，10，13 的得分总和；除以 5。

技能发展和个案概念化：条目 1，2，3，4，5，6 的得分总和；除以 6。

团体管理：条目 11，12，14，15，16 的得分总和；除以 5。

摘自 Arcinue, F.（2002）. The development and validation of the Group Supervision Scale. Unpublished doctoral dissertation, University of Southern California, Los Angeles, CA. 复制已获得作者许可。

参考文献 *

Abadie, P. D. (1985). *A study of interpersonal communication processes in the supervision of counseling* (Unpublished doctoral dissertation). Kansas State University, Manhattan, KS.

Abbass, A. (2004). Small-group videotape training for psychotherapy skills development. *Academic Psychiatry, 28*(2), 151–155.

Abbass, A., Arthey, S., Elliott, J., Fedak, T., Nowoweiski, D., Markovski, J., & Nowoweiski, S. (2011). Web-conference supervision for advanced psychotherapy training: A practical guide. *Psychotherapy (Chicago, Ill.), 48*(2), 109–118. doi:10.1037/a0022427

Abbott, A. (1988). *The system of professions: An essay on the division of expert labor.* Chicago, IL: University of Chicago Press.

Abbott, A. A., & Lyter, S. C. (1998). The use of constructive criticism in field supervision. *The Clinical Supervisor, 17*(2), 43–57.

Abernethy, C., & Cook, K. (2011). Resistance or disconnection? A relational-cultural approach to supervisee anxiety and nondisclosure. *Journal of Creativity in Mental Health, 6*(1), 2–14.

Abroms, G. M. (1977). Supervision as metatherapy. In F. W. Kaslow (Ed.), *Supervision, consultation, and staff training in the helping professions* (pp. 81–99). San Francisco, CA: Jossey-Bass.

Acuff, C., Bennett, B. E., Bricklin, P. M., Canter, M. B., Knapp, S. J., Moldawsky, S., & Phelps, R. (1999). Considerations for ethical practice in managed care. *Professional Psychology: Research and Practice, 30,* 563–575.

Adamek, M. S. (1994). Audio-cueing and immediate feedback to improve group leadership skills: A live supervision model. *Journal of Music Therapy, 31,* 135–164.

Adams, J. (1995). Perspectives on live supervision: Working live. *The Supervision Bulletin, 8*(2), 4.

Adelman, C. (2008). *Learning accountability from Bologna: A higher education policy primer.* Washington, DC: Institute for Higher Education Policy.

Ægisdóttir, S., Gerstein, L. H., Leung, S. A., Kwan, K. K., & Lonner, W.J.(2009). Theoretical and methodological issues when studying culture. In L. H. Gerstein, P. P. Heppner, S. Ægisdóttir, S. A. Leung, &K.L. Norsworthy (Eds.), *International handbook of cross-cultural counseling* (pp. 89–109). Thousand Oaks, CA: Sage Publications.

---

* 为了环保，也为了节省您的购书开支，本书参考文献不在此一一列出。如果您需要完整的参考文献，请通过电子邮箱 1012305542@qq.com 联系下载，或者登录 www.wqedu.com 下载。如果您在下载中遇到问题，可拨打 010-65181109 咨询。